高等医药院校教材

温 病 学

(供中医专业用)

主　编　孟澍江
副主编　王乐匋
编　委　盛国荣
　　　　郭谦亨
　　　　张之文

上海科学技术出版社

图书在版编目(CIP)数据

温病学／孟澍江主编．—上海：上海科学技术出版社，
1985.3（2025.9重印）
 高等医药院校教材．供中医专业用
 ISBN 978-7-5323-0488-2

Ⅰ．①温… Ⅱ．①孟… Ⅲ．①温病学说—医学院校—教材 Ⅳ．①R254.2

中国版本图书馆 CIP 数据核字（2009）第 177138 号

温病学

  主编　孟澍江

上海世纪出版（集团）有限公司
上海科学技术出版社　出版、发行
（上海市闵行区号景路 159 弄 A 座 9F－10F）
邮政编码 201101　　www.sstp.cn
常熟市兴达印刷有限公司印刷
开本 787×1092　1/16　印张 16
字数 382 千字
1985 年 3 月第 1 版　2025 年 9 月第 46 次印刷
ISBN 978-7-5323-0488-2/R·127
定价：38.00 元

本书如有缺页、错装或坏损等严重质量问题，请向印刷厂联系调换

前　言

由国家组织编写并审定的高等中医院校教材从初版迄今已历二十余年。其间曾进行了几次修改再版，对系统整理中医药理论、稳定教学秩序和提高中医教学质量起到了很好的作用。但随着中医药学的不断发展，原有教材已不能满足并适应当前教学、临床、科研工作的需要。

为了提高教材质量，促进高等中医药教育事业的发展，卫生部于一九八二年十月在南京召开了全国高等中医院校中医药教材编审会议。首次成立了全国高等中医药教材编审委员会，组成32门学科教材编审小组。根据新修订的中医、中药、针灸各专业的教学计划修订了各科教学大纲。各学科编审小组根据新的教学大纲要求，认真地进行了新教材的编写。在各门教材的编写过程中，贯彻了一九八二年四月卫生部在衡阳召开的"全国中医医院和高等中医教育工作会议"的精神，汲取了前几版教材的长处，综合了各地中医院校教学人员的意见；力求使这套新教材保持中医理论的科学性、系统性和完整性；坚持理论联系实际的原则；正确处理继承和发扬的关系；在教材内容的深、广度方面，都从本课程的性质、任务出发，注意符合教学的实际需要和具有与本门学科发展相适应的科学水平；对本学科的基础理论、基本知识和基本技能进行了较全面的阐述；同时又尽量减少了各学科间教材内容不必要的重复和某些脱节。通过全体编写人员的努力和全国中医院校的支持，新教材已陆续编写完毕。

本套教材计有医古文、中国医学史、中医基础理论、中医诊断学、中药学、方剂学、内经讲义、伤寒论讲义、金匮要略讲义、温病学、中医各家学说、中医内科学、中医外科学、中医儿科学、中医妇科学、中医眼科学、中医耳鼻喉科学、中医伤科学、针灸学、经络学、腧穴学、针灸学、针灸治疗学、针灸医籍选、各家针灸学说、推拿学、药用植物学、中药鉴定学、中药炮制学、中药药剂学、中药化学、中药药理学等三十二门。其中除少数教材是初次编写者外，多数是在原教材，特别是在二版教材的基础上充实、修改而编写成的。所以这套新教材也包含着前几版教材编写者的劳动成果在内。

教材是培养社会主义专门人才和传授知识的重要工具，教材质量的高低直接影响到人才的培养。要提高教材的质量，必须不断地予以锤炼和修改。本套教材不可避免地还存在着一些不足之处，因而殷切地希望各地中医药教学人员和广大读者在使用中进行检验并提出宝贵意见，为进一步修订作准备，使之成为科学性更强、教学效果更好的高等中医药教学用书，以期更好地适应我国社会主义四化建设和中医事业发展的需要。

全国高等中医药教材编审委员会

一九八三年十二月

编　写　说　明

一九八二年十月在南京全国高等中医药教材编审会议上成立了《温病学》教材编审小组，同时拟定了本教材的教学大纲(草案)。编审小组按教学大纲的要求，在前四版《温病学》教材的基础上，汲取了各地高等中医院校在教学实践中提出的意见，集体编写了这本教材，供全国高等医药院校五年制中医专业使用。

本教材由总论、各论、名著选录三个部分组成。总论部分介绍温病学的基本理论知识，主要内容有温病学的发展概况，温病的概念、病因发病、辨证、常用诊法、治疗、预防等。各论部分介绍四时温病的具体证治，主要内容是叙述风温、春温、暑温、湿温、伏暑、秋燥、大头瘟、烂喉痧等温病的病因病理、诊断要点、辨证论治等。各章后并附有文献摘录和病案举例，以有助于对各病的进一步了解。在名著选录部分选有叶天士《温热论》和《三时伏气外感篇》、陈平伯《外感温病篇》、薛生白《湿热病篇》、吴鞠通《温病条辨》选、吴又可《温疫论》选、余师愚《疫病篇》等。为了便于教学，把原著的内容进行了分类整理，并冠以标题。除了对原文进行阐述外，还选录了部分注家的注释，并作了按语，以便于领会原文和注文的含义。

在草拟本教材教学大纲时，华东地区七所中医学院的有关老师参加了讨论。在本教材的编写过程中，南京中医学院温病教研组提出了许多有益的建议，并做了大量的工作。编审小组还邀请王灿晖、白介辰、李洪涛、杨进等同志参加了部分初稿的编写。在本教材的定稿阶段，沈凤阁、王灿晖、杨进等同志参加了审稿和修订工作。此外，各地中医院校的同志对本教材的编写提了许多宝贵的意见，在此一并致谢！

鉴于各地用药剂量有一定的差别，加之临床情况复杂多端，难以定出统一的标准剂量，故本教材中所选用方剂的药物剂量一律沿用原著所载，读者在具体运用时可因地、因时、因人、因病确定适当的剂量。

我们在编写本教材时，力求能在保持和发扬中医特色的基础上，进一步提高温病学理论的系统性和科学性，使之更切合教学和临床工作的需要。但限于水平，本教材中一定还有一些不足和错误之处，因此殷切地希望广大的读者提出宝贵的修改意见。我们相信，随着中医温病学理论的发展提高和教学经验的不断积累，本教材在今后一定会得到进一步的充实和提高。

《温病学》教材编审小组
一九八三年十二月

目 录

总 论

1 绪论 …………………………………… 1
2 温病的概念 …………………………… 6
  2·1 温病的特点 ……………………… 6
  2·2 温病的范围和分类 ……………… 7
  2·3 温病与伤寒 ……………………… 8
  2·4 温病与温疫 ……………………… 8
  2·5 温病与温毒 ……………………… 9
3 温病的病因和发病 …………………… 10
  3·1 病因 ……………………………… 10
  3·2 发病 ……………………………… 13
4 温病的辨证 …………………………… 15
  4·1 卫气营血辨证 …………………… 15
  4·2 三焦辨证 ………………………… 17
5 温病常用诊法 ………………………… 20
  5·1 辨舌验齿 ………………………… 20
  5·2 辨斑疹白㾦 ……………………… 23
  5·3 辨常见脉象 ……………………… 24
  5·4 辨神色 …………………………… 25
  5·5 辨常见症状 ……………………… 25
6 温病的治疗 …………………………… 31
  6·1 温病的主要治法 ………………… 31
  6·2 温病兼挟证的治疗 ……………… 36
  6·3 温病瘥后调理 …………………… 37
7 温病的预防 …………………………… 38
  7·1 温病预防的意义 ………………… 38
  7·2 我国古代预防温病的成就 ……… 38
  7·3 温病的预防方法 ………………… 39

各 论

8 风温 …………………………………… 42
  8·1 病因病理 ………………………… 42
  8·2 诊断要点 ………………………… 43
  8·3 辨证论治 ………………………… 43
  8·4 小结 ……………………………… 49
  8·5 文献摘录 ………………………… 49
9 春温 …………………………………… 52
  9·1 病因病理 ………………………… 52
  9·2 诊断要点 ………………………… 52
  9·3 辨证论治 ………………………… 53
  9·4 小结 ……………………………… 61
  9·5 文献摘录 ………………………… 61
10 暑温 ………………………………… 64
  10·1 病因病理 ………………………… 64
  10·2 诊断要点 ………………………… 65
  10·3 辨证论治 ………………………… 65
  10·4 小结 ……………………………… 71
  10·5 文献摘录 ………………………… 72
11 湿温 ………………………………… 77
  11·1 病因病理 ………………………… 77
  11·2 诊断要点 ………………………… 78
  11·3 辨证论治 ………………………… 78
  11·4 小结 ……………………………… 84
  11·5 文献摘录 ………………………… 84
12 伏暑 ………………………………… 88
  12·1 病因病理 ………………………… 88
  12·2 诊断要点 ………………………… 89
  12·3 辨证论治 ………………………… 89
  12·4 小结 ……………………………… 92
  12·5 文献摘录 ………………………… 92
13 秋燥 ………………………………… 95
  13·1 病因病理 ………………………… 95
  13·2 诊断要点 ………………………… 95
  13·3 辨证论治 ………………………… 96
  13·4 小结 ……………………………… 100
  13·5 文献摘录 ………………………… 100
14 大头瘟 ……………………………… 103
  14·1 病因病理 ………………………… 103
  14·2 诊断要点 ………………………… 103
  14·3 辨证论治 ………………………… 103
  14·4 小结 ……………………………… 104
  14·5 文献摘录 ………………………… 104
15 烂喉痧 ……………………………… 107
  15·1 病因病理 ………………………… 107
  15·2 诊断要点 ………………………… 107
  15·3 辨证论治 ………………………… 108
  15·4 小结 ……………………………… 110
  15·5 文献摘录 ………………………… 110

名 著 选

叶天士《温热论》 …………………… 114

温病大纲 …………………… 114
邪在肺卫 …………………… 117
流连气分 …………………… 120
里结阳明 …………………… 123
论湿 ………………………… 126
邪入营血 …………………… 128
辨舌 ………………………… 131
验齿 ………………………… 141
辨斑疹 ……………………… 143
辨白痦 ……………………… 146
妇人温病 …………………… 147

叶天士《三时伏气外感篇》 150
概论 ………………………… 151
春温 ………………………… 151
风温 ………………………… 152
暑病 ………………………… 154
秋燥 ………………………… 157

陈平伯《外感温病篇》 157
风温病提纲 ………………… 158
风温犯肺 …………………… 158
肺胃热盛 …………………… 160
热灼营阴 …………………… 162
风温兼变证 ………………… 163

薛生白《湿热病篇》 165
湿热病提纲 ………………… 165
邪在肌表 …………………… 166
邪在气分 …………………… 167
邪入营血 …………………… 172
湿热致痉 …………………… 174
善后调理 …………………… 177
其他外感疾病 ……………… 179

吴鞠通《温病条辨》选 185
温病概念 …………………… 185
温病起病 …………………… 187
邪犯肺卫 …………………… 187
邪入阳明 …………………… 189

邪入心包 …………………… 192
邪入血分 …………………… 193
真阴耗伤 …………………… 194
暑温证治 …………………… 194
湿温证治 …………………… 196
伏暑证治 …………………… 197
温毒证治 …………………… 198
温病治禁 …………………… 199
汗论 ………………………… 202
治病法论 …………………… 203
吴又可温病禁黄连论 ……… 203

吴又可《温疫论》选 204
原病 ………………………… 204
杂气论 ……………………… 207
论气盛衰 …………………… 209
论气所伤不同 ……………… 210
温疫初起 …………………… 211
急证急攻 …………………… 213
注意逐邪勿拘结粪 ………… 214
辨明伤寒时疫 ……………… 216
发斑战汗合论 ……………… 218
补泻兼施 …………………… 218
统论疫有九传治法 ………… 220
解后宜养阴忌投参术 ……… 223

余师愚《疫病篇》 224
论疫与伤寒似同而异 ……… 225
论斑疹 ……………………… 225
论治疫 ……………………… 226
论治疹 ……………………… 227
论疫疹之脉不能表下 ……… 228
论疹形治法 ………………… 229
论疹色治法 ………………… 229
论发疮 ……………………… 230
论妊娠病疫 ………………… 230
论闷证 ……………………… 231
清瘟败毒饮方论 …………… 231
疫证条辨 …………………… 232

总　论

1　绪　论

温病学是研究温病发生发展规律及其预防和诊治方法的一门学科。它的任务主要是阐明温病的病因、发病、病理变化以及转归,以揭示温病的本质,并进而研讨其诊断方法、预防和治疗措施,从而有效地保护广大人民的生命健康。

温病是临床上一类常见病、多发病,一年四季都有发生,男女老幼皆可罹患。其中多数病种来势急骤、发展迅速、病情较重,甚至有一定的死亡率或留下某些后遗症;还有许多病种具有传染性,在一定的条件下,可在人群中传播、蔓延,造成程度不等的流行,因而长期以来严重地威胁着人民的生命健康。新中国成立后,由于贯彻了"面向工农兵,预防为主,团结中西医,卫生工作与群众运动相结合"的卫生工作方针,温热病的预防工作取得了显著的成绩,其中有些疾病已被消灭、控制,或发病率大大地降低。但还有许多种温病仍然危害着广大人群,因此迅速而有效地进行防治仍是医学界的一项重要任务。温病学是我国劳动人民和医学家数千年来与温病作斗争的经验积累和理论总结,它是中医学的一个重要组成部分。实践证明,温病学的理论和经验具有较高的实用价值,长期以来一直指导着临床实践,特别是新中国成立以后,在党的中医政策光辉照耀下,中医学得到了蓬勃的发展。广大医务工作者运用温病学的理论和经验,治疗多种急性传染病、急性感染性疾病及其他一些发热性疾病,取得了可喜的成绩,引起了国内外医学界的重视。

温病学是经过了一个漫长的历史过程才逐步发展成为一门独立学科的。历代医家通过长期的实践观察和研究,发现温病在病因、病机和临床表现等方面具有共同的特点和独特的规律而有别于其他疾病。在实践经验不断积累,认识不断深化的基础上,逐步总结出一套完整的理论体系和诊治方法,从而形成了温病学。其发展过程大体上可分为以下几个阶段:

战国到唐代

在这一阶段的医学文献中,虽然尚没有论述温病的专著,但早在《内经》中就已经有了关于温病因证脉治等方面的记载。如《素问·六元正纪大论》有"温病乃起"等温病病名之述。在病因方面,除了认为时令之气不正常可引起温病发生外,《素问·生气通天论》还有"冬伤于寒,春必病温"的论述,这是温病伏邪病因学说的最早理论根据。在证候叙述方面,突出了温病的温热特性。如《素问·评热病论》说:"有病温者,汗出辄复热,而脉躁疾,不为汗衰,狂言不能食。"在治疗方面,《素问·至真要大论》提出的"热者寒之""温者清之"等,是治疗温病的基本原则。在温病预后方面,《素问·玉版论要》提出了"病温虚甚死"。在预防方面,《素问·刺法论》提出了预防疫病的关键在于"正气存内"和"避其毒气"。强调一方面要增强人体正气,以抵御外邪入侵发病;另一方面也要避免外来"毒气"的侵袭。但当时温病在概念上仍从属于伤寒的范围,如《素问·热论》说:"今夫热病者,皆伤寒之类也。"《难经》也把温病作为伤寒中的一种病证类型。《伤寒论》对温病初起热象偏盛的临床特点作了简要的描述:"太阳病,发热而渴,不恶寒者为温病。"该书虽然没有明确指出温病的治疗方剂,但论中所述的清热、攻下、养阴等治法、方药确可适用于温病,这对后世温病治疗学的形成有深刻的影响。其后又有一些文献对温病的病因作了进一步的探索,如《肘后备急方》说:"岁中有厉气,兼挟鬼毒相注,名曰温病。"《诸病源候论》中也提出:时气、温病都是"人感乖戾之气而生病",即认识温病的病因是一种特殊的致病因素——"乖戾之气"。在治疗上,《肘后备急方》、《千金要方》、《外台秘要》等文献记载了许多治疗温病的方剂,如黑膏方治疗温毒发斑、葳蕤汤治疗风温、大青汤治疗温病热盛阴伤、犀角地黄汤治疗温病之内蓄血及出血者等,这些方剂一直为后世医家治疗温病所沿用。同时,上述文献中,还收录了许多预防温病的方剂,如太乙流金散熏烧辟温气。《千金要方》不仅把预防温病方列于伤寒章之首,并明确指出"天地有斯瘴疠,还以天地所生之物防备之",即说明可以用药物来预防疫病的发生。

由此可见,唐代以前对温病虽已有了一定的认识,但论述比较简单、在理论上比较朴素,在概念上把温病隶属于伤寒的范围。因此,从战国到唐代可以说是温病学萌芽阶段。

宋到元代

从宋代开始,随着对温病认识的深入和实践经验的积累,有关温病的治法和理论有了新的进展和突破。在温病的治疗方面,开始突破了法不离伤寒,方必遵仲景的框框。自《伤寒论》问世后,在很长一段历史时期内,对外感病的治疗,基本上是以《伤寒论》的理法方药为依据的。随着社会的发展,经济和交通的逐渐发达,城市的不断兴起,人口流动和集中也大大增加,外感病的种类及发生逐渐加多。许多医家在实践中深刻体会到完全遵循《伤寒论》经方已不能适应临床治疗的实际需要,因而提出了发展和改革的主张。如宋代朱肱在《类证活人书》中提出,运用《伤寒论》麻黄汤、桂枝汤等辛温发表剂治疗外感病不能一成不变,必须因时、因地、因人而灵活加入寒凉清热等药。他说:"桂枝汤自西北二方居人,四时行之无不应验。自江淮间,唯冬及春初可行,自春末及夏至以前,桂枝证可加黄芩半两,夏至后有桂枝证,可加知母一两、石膏二两,或加升麻半两。若病人素虚寒者,正用古方,不在加减也。"这对突破当时医家墨守经方,拘泥不变的局面,起了一定的作用。对于温病的病因,宋代有的医家就认为并不限于"冬伤于寒",如郭雍在《伤寒补亡论》中说:"冬伤于寒,至春发者,谓之温病;冬不伤寒而春自感风寒温气而病者,亦谓之温。"可见郭氏认为发于春季的温病,既有冬季伏寒而后发者,亦有感受春季时令之邪而发者。后世认为温病有伏邪、新感两类,实即导源于此。到金元时代,医学领域中出现了"百家争鸣"的活跃局面,这对温病学的发展也起了有力的推动作用,特别是金元四大家之一的刘河间,在热性病的治疗方面大胆地创新论、立新法、订新方,对促进温病学的发展作出了重大贡献。他根据实践体会认为伤寒六经传变皆是热证,六气皆从火热而化,因而在治疗上强调热病初起不可纯投辛温,主张应以寒凉为主,故被后世称为"寒凉派"。为了克服热性病初起滥施麻、桂辛温之弊,他创制了双解散、防风通圣散等表里双解之剂,将辛温解表药与寒凉清热药配合运用。刘氏这些见解为后世建立寒凉清热药为中心的温病治疗学打下了基础,是温病学发展史上的一个重大转折。元代有的医家还对温热病的证治作了规律性的提示。如罗天益在《卫生宝鉴》中按邪热在上、中、下三焦及"气分"、"血分"不同部位分别制方用药,这对后来温病学辨治体系的形成有着一定的影响。在此以后,元末医家王安道在《医经溯洄集》中更进一步从概念、发病机理和治疗原则上把温病与伤寒明确予以区别。他强调"温病不得混称伤寒",并认为伤寒与温病的发病机理迥然不同,温病属里热外发,即使有表证亦多为里热郁表所致。因而主张对温病的治疗应以清里热为主,解表兼之,并认为亦有里热清而表证自解者。这样,温病便开始从伤寒体系中分离出来,所以清代温病学家吴鞠通称他"始能脱却伤寒,辨证温病"。

总之,从宋到元代,温病学在理法方药等方面都有了重大的发展,并渐渐从《伤寒论》体系中摆脱出来,为以后温病学的自成体系打下了基础。因此,宋至元代可以说是温病学的成长阶段。

明到清代

温病学发展到明、清时代已渐趋成熟。许多医家在总结、继承前人有关温病理论和经验的基础上,结合各自的实践体会,使温病学有了蓬勃发展。具体表现在对温病的认识更深化,理论日益完善,治法不断丰富,创造性地总结出了一套比较完整的温病辨证论治体系,从而使温病学形成为一门独立的学科。

明代医家吴又可编著了我国医学发展史上第一部温病专著——《温疫论》,他对温疫的病因、发病、治疗等提出了独特的见解。在病因方面,他认为温疫的病因并非风、寒、暑、湿等六气所感。而是自然界里一种特殊的致病物质——"疠气",这对温病致病因素特异性质的认识有了进一步的深入。在流行特点方面,提出了温疫病具有强烈的传染性,"无问老少强弱,触之者即病",感染途径是由口鼻而入。在治疗方面,强调以祛邪为第一要义,并创疏利透达之法。这些认识在当时历史条件下确是重大的创见,直到现在仍不失其实际意义。其后,喻嘉言在《尚论篇》中除了提出温疫的治疗应根据上、中、下三焦病位治以逐秽解毒为主外,并对秋季燥邪为病的病机和治疗作了深入的论述。温病学在因证脉治方面形成完整体系,则以清代叶天士、薛生白、吴鞠通、王孟英等温病学家确立了卫气营血、三焦为核心的理论体系为标志。

在清代众多的温病学家中,首推被誉为"温热大师"的叶天士为杰出的代表人物。他的门人据其口授整理而成的《温热论》是温病学理论的奠基之作。在这篇著作中,叶氏系统阐述了温病的病因、病机、感染途径、侵犯部位、传变规律和治疗大法等。他指出温邪从口鼻而入,犯于人体肺卫,在病程传变中有顺传与逆传的不同,创立了卫气营血辨证施治的理论体系,发展了温病的诊断方法,如辨舌、验齿、辨斑疹、白㾦等。此外,在《临证指南医案》中还记载有治疗温病的大量病案,为温热病的辨证用药提供了范例。与叶天士同时代的医家薛生白在《湿热病篇》中,对湿热病的病因、病机、辨证治疗作了较全面、系统的论述,进一步充实了温病学的内容。此后,温病学家吴鞠通在叶氏学术成就的基础上,结合他自己的临床经验,编著了系统论述四时温病的专书——《温病条辨》,倡导三焦辨证,使温病学形成了以卫气营血、三焦为核心的辨证施治体系。吴氏所整理总结一整套温病的治疗大法和方剂,使温病学的辨证论治内容更趋完整。此外,清代戴天章著的《广温疫论》、杨栗山著的《伤寒温疫条辨》、余霖著的《疫疹一得》等,对温疫的发生发展和辨证治疗均作了深入的讨论,并创制了许多有效的治疗方剂。王孟英则"以轩岐仲景之文为经,叶薛诸家之辩为纬",汇集了一些主要温病学的著作,并参合自己的实践认识编著成《温热经纬》,对温病学的理论和证治作了较全面的整理,这对温病学的进一步成熟和发展也起了重要的作用。

由此可见,温病学发展到明清时代,通过温病学家的努力,总结了新经验,创立了新理论,制订了新治法。在理论方药方面已有一套完整的体系,从而形成了新的独立学科。在中医热病学方面取得了划时代的成果,直到现在仍有效地运用于临床实践,指导着温热病的辨证施治。所以,明清时代,特别是清代,可以说是温病学的形成阶段。

在温病学的形成过程中,随着温病学理论体系的确立,在医学领域中围绕着对温病学理论的评价及其与《伤寒论》的关系曾展开了一场论争,这就是所谓的伤寒学派和温病学派之争。伤寒学派的主要观点是强调伤寒为一切外感热病的总称,温病自居其中,不应该再另立门户。他们认为张仲景的《伤寒论》已包括了温病证治的完整内容,《伤寒论》六经提纲本不独为伤寒设,废伤寒则六经不传,废六经则百病失传。认为《伤寒论》中的阳明病证治就是为温病而立,温病热自内燔,其最重者只有阳明经、腑二证,经证用白虎汤,腑证用承气汤,称有此两法,无不可治之温病。基于以上认识,对叶、吴等温病学家大加指责,说他们"标新立异,数典忘祖"。温病学派的主要观点是强调温病与伤寒为外感病的两大类别,病因、病机截然不同,概念不可混淆,治疗应严格区别。并指出《伤寒论》虽然是治疗外感病的专书,但其内容毕竟"详于寒,略于温",其阳明病证治内容虽可运用于温病,但远远不能概括所有温病的证治,因此主张温病必须"跳出伤寒圈子",创立新论以"羽翼伤寒"。应该肯定,《伤寒论》在治疗外感病方面是有巨大贡献的,它所确立的辨证施治原则是后世温病学发展的重要基础,其中有许多治法方药已被温病学家所汲取,并直到现在仍具有很高的临床实用价值。但也应该看到《伤寒论》毕竟成书于东汉末年,由于当时历史条件和对热性病认识的局限,其内容不可能十分完整、全面。随着社会的发展,医疗实践的不断积累,人们必然要在《伤寒论》基础上不断总结、不断发展,以适应客观医疗实践的需要。温病学的产生正是中医学在治疗外感病方面的进步和发展,无论在理论上和具体证治方法上较之《伤寒论》都有了很大发展,补充了《伤寒论》的不足,提高了外感病的治疗效果。因此在温病学说形成后,能较快地为多数医家所肯定、接受和运用。温病学与《伤寒论》在学术上是一脉相承,不可分割的,《伤寒论》是温病学形成的重要基础,温病学又是《伤寒论》的发展和补充。既不能认为在《伤寒论》处再有温病学是多此一举,又不可把温病学与《伤寒论》截然对立起来。当然,温病学也还有待在不断的实践、总结和研究中加以补充、发展和提高。

新中国成立前后

温病学在清代形成了完整的体系,但在鸦片战争以后,直到新中国成立这一段历史时期之内,中医学没有受到重视,温病学不可能得到应有的发展。

新中国成立以后,中医学获得了新生,中、西医务工作者认真继承了温病学的理论,并对其进行系统整理、研究提高,促进了温病学的蓬勃发展。在防治急性传染病、急性感染性疾病和其他发热性疾病的实践中,广泛应用温病学的理论和经验,取得了新的成就,显示了中医学在治疗急性热病方面的作用。在一九五四年,石家庄地区运用温病学理论和方法治疗流行性乙型脑炎,取得了显著效果,为中医治疗急性传染病作出了良好的开端,引起了医学界的重视。此后,温病学的理论和经验更广泛地运用于防治流行性脑脊髓膜炎、流行性乙型脑炎、麻疹、白喉、菌痢、肠伤寒、钩端螺旋体病、流行性出血热、肺炎、急性胆道及泌尿道感染等急性传染病和急性感染性疾病,都取得了较好的效果。在广泛医疗实践的基础上,通过不断总结临床经验,探索诊断治疗规律,对温病学的理论也进行了一些研究。如有的采取中西医结合的方法根据温病卫气营血辨证的理论,联系现代医学对传染病的认识,对温病卫气营血的传变规律及其本质进行了探讨;有的运用现代生理、病理、组织、生化等知识和方法对温病的舌苔变化进行了系统的观察和研究,取得了一定成绩;有的对各种急性传染病、急性感染性疾病及其他一些发热性疾病的辨证分型治疗规律进行了总结;有的对温病治疗的有效方药,在肯定疗效的基础上,进一步通过实验研究以阐明其药理作用。在此同时,温病治疗方法和药物的研究也有了新的进展。如各地总结出了一批针对不同疾病特异性病原体的中草药和治疗方剂;有的对传统的剂型进行了改革,创制了片剂、冲剂、针剂等新剂型,方便了使用,提高了疗效。这些成果,都极大地丰富了温病治疗学的内容。各地在整理古代文献、总结临床经验的基础上,编著出版了多种温病学专著和教科书。此外,在温病学文献整理方面也做了大量的工作,重印、校注和译释了许多温病学原著,对继承和发展祖国医学遗产作出了贡献。当然,以上所取得的成绩离时代的要求尚有一定的差距,还须继续努力,以促进温病学的进一步发展和提高。

温病学是一门临床实用学科,既有全面而系统的理论,又有较高的临床实用价值。因而,在学习过程中,首先应注意系统掌握温病学的基础理论、基本知识和基本技能,要明确概念,搞清原理。在此基础上,重点掌握温病的各种病证特点,以及不同温病的证治规律。并且还要注意前后内容的联系和比较,以求融会贯通。同时还必须贯彻理论联系实际的原则,注意运用基础理论知识指导临床病例的分析和诊断治疗,在实践中不断提高分析问题和解决问题的能力。

2 温病的概念

温病是由温邪引起的以发热为主症,具有热象偏重、易化燥伤阴等特点的一类急性外感热病。这类疾病虽然致病原因各异、发病季节不同、临床表现不尽一致,但它们在发生发展过程中都具有温热性质的特点,所以总称为温病。温病在概念上与伤寒、温疫、温毒等有所区别,应予明确。

2·1 温病的特点

温病所包括的多种外感热病在发生、发展和临床表现等方面均具有以下一些共同的特点。

2·1·1 有特异的致病因素

温病之所以有别于风寒类外感疾病,更有别于内伤杂病,其根本的原因是在于它有特异的致病因素——温邪。温邪的特异性主要在于它是从外而侵袭人体,故与内伤杂病的病因不同;它又具有温热性质,故与风寒类外感疾病有别。

温邪包括了风热病邪、暑热病邪、湿热病邪、燥热病邪,以及传统认为是"伏寒化温"的温热病邪等,即温邪可兼具风、暑、湿、燥等外感病邪的性质。明代吴又可根据实际的观察,并继承了前人有关"乖戾之气"致病的病因理论,认为温病的发生原因是六淫之外的一种特殊致病物质,称之为"疠气",突出了温病致病因素的特异性。这在现代病原生物学诞生之前确是一个重大的创见。但"疠气"病因说,从辨证求因、审因论治的意义上来分析,仍不脱温邪的范围。

2·1·2 有传染性、流行性、季节性、地域性

大多数温病可以通过各种途径在人群中传播,具有程度不等的传染性。在历代医学著作中,关于温病的传染性曾有不少记载,如《素问·刺法论》说:"五疫之至,皆相染易,无问大小,病状相似。"刘河间在《伤寒标本》中把疫疠称为"传染"。吴又可在《温疫论》中更进一步提出:"邪之所着,有天受,有传染。"这些记述指出了温病的传染特征,并认识到病邪可以通过口鼻或接触等途径传染给其他人,在人群中引起互相传染。

由于多种温病具有传染性,因此在一定条件下,可在人群中引起程度不等的流行。古代所说的"天行""时行"就包含了流行的意思。王叔和在《伤寒论》中说:"是以一岁之中,长幼之病多相似者,此则时行之气也。"温病流行的程度和范围各不相同,如庞安时在《伤寒总病论》中说"天行之病,大则流毒天下,次则一方,次则一乡,次则偏着一家",这指出了温病流行的程度有大流行、小流行和散在发生等几种情况。不同的温病流行性固然不同,即使同一种温病在不同条件下流行性也有差异。

温病的发生大多有明显的季节性,因此有四时温病之分。所谓季节性是指有的温病只发生于某一特定季节,有的温病则在某一季节发生较多。这主要是温病的发生与四时的气候变化有密切的关系。因为一年四季的气候特点及变化有所不同,形成的温邪也各具特点。例如春季温暖多风,故多风热为病;夏季暑热酷蒸,故多暑热为病;长夏天气既热且湿气亦

重,故多湿热为病等。同时,在不同的季节中,不同的气候条件也可造成人体反应性的差异。如冬春季节每易肺卫功能失司,故容易导致风热病邪侵犯;夏秋之交热盛湿重,人体脾胃功能多呆滞,故外在的湿热病邪较易侵犯脾胃。

温病的发生和流行又常表现出一定的地域性,即某些温病在某一地域较为多见,而在其他地域则少见。如叶天士在《温热论》中说"吾吴湿邪害人最广",指出了东南沿海等地湿热性疾病较多。这是由于地理环境和气候条件的不同,影响了温邪的形成与致病,以及在不同地域,人的体质状况有所不同而造成的。

2.1.3　病理演变有一定的规律性

温病在病变发展过程中的病理演变,有与其他疾病不同的规律性。

从温病的发展趋向和过程来看,多数是由表传里、由浅入深、由轻到重、由实致虚。即温病开始时一般多病位较浅,而后邪传入里,病势随之加重;经过一段时间,或是病邪渐退而病渐向愈,或是正虚邪甚而病情加重,甚至死亡。

从温病全过程的病理变化来看,当温邪作用于人体后,主要表现为人体卫气营血及三焦所属脏腑的功能失调及实质损害。总的来说,温病开始时多以人体功能失调为主,病情严重者,继则可有明显的实质损害,耗损阴液,甚则引起阴竭阳脱。

2.1.4　临床表现有其特殊性

温病的临床表现有一定的特殊性。大多起病急骤,来势较猛,传变较快,变化较多。在证候表现上,较突出的是热象偏重,不仅必具发热见症,而且多数热势较高,并伴有口渴、心烦、溲短赤、舌红、脉数等见症。同时,还易内陷生变,致动血、动风、闭窍,出现斑疹、吐衄、痉厥、神昏等症状。病变过程中又易化燥伤阴,到疾病后期,伤阴的表现更为突出。

以上所述温病几个方面的特点是各种温病的共性,但就每个具体的病种来说,这些特点表现的程度有很大的差别,又各具一定的个性。

2.2　温病的范围和分类

在中医历代文献中,温病的含义有所不同,所指的范围亦有差别。有的包括范围较小,如《类证活人书》中说:"春月伤寒谓之温病,冬伤于寒轻者,夏至已前发为温病。"这里所指的温病范围只限于春季发生的某种温热病;有的则包括范围较大,如《温病条辨》说:"温病者,有风温、有温热、有温疫、有温毒、有暑温、有湿温、有秋燥、有冬温、有温疟。"现在一般把外感病中除风寒性质以外的急性热病都属于温病的范围。而本教材中所论述的温病则以四时温病为主,主要讨论风温(包括冬温)、春温、暑温、湿温、秋燥、伏暑、大头瘟、烂喉痧等,这些病种的命名主要是根据发病的季节、四时主气或病候特点而确立的。如发于春季的称为春温,发于冬季的称为冬温,即是根据季节而命名;又如风温、暑温、湿温、秋燥等则以四时主气为依据而命名;再如发于秋、冬的伏暑,发于冬、春的大头瘟、烂喉痧,是根据其临床特点而命名的。因前者发于秋冬而有暑湿见证,故名为伏暑;后者临床表现上有头面红肿热痛或肌肤痧疹的热毒征象,所以定名为大头瘟、烂喉痧。此外,如温疟、湿热痢、麻疹、白喉等,虽然也属温病范围,但现已分别按其特点归属于其他有关学科,故本教材不予论述。

温病虽包括了许多病种,但根据它们内有的某些共同之处,可以进行一些归类。现在常用的归类方法大致有以下两种:一是根据病证性质是否兼湿,分为温热与湿热两类,温热类温病有风温、春温、暑温、秋燥、大头瘟、烂喉痧等;湿热类温病有湿温、伏暑等。二是根据温病发病初起是否有里热见证,分为新感和伏邪两类。凡初起病发于表,以表热证为主的称为新感温病,如风温、秋燥等;凡初起病发于里,以里热偏重为特点的称为伏邪温病,如春温、伏暑等。另有暑温、湿温,初起时虽每以里证为主,但其临床见证与当时主气的致病特点一致,所以一般仍将其归属于新感温病。上述分类,可以执简驭繁地掌握温病的内在规律,有助于区别临床类型,对临床辨证施治有一定的指导意义。

2·3　温病与伤寒

温病学是在《伤寒论》体系的基础上发展起来而逐渐形成自身体系的,因此,温病与伤寒在概念上是有区别的,但在历代文献中,二者概念间又有一定的关系。

在中医历代文献中,伤寒的含义有广义和狭义之分。广义伤寒是一切外感疾病的总称,它包括了温病在内,正如《素问·热论》所说"今夫热病者,皆伤寒之类也",即是把所有的热病都归属于伤寒范围。《难经·五十八难》所说的"伤寒有五:有中风、有伤寒、有湿温、有热病、有温病",其"伤寒有五"的"伤寒"是广义的,其五种之一的"伤寒"则是狭义的,专指感受寒邪而引起的一种外感病。而其五种之一的温病则与中风、伤寒、湿温、热病等并列。这与现在作为多种外感热病总称的温病概念有所不同。由此可见,在古代伤寒、温病的概念之间的关系是:温病包括在广义伤寒范围之内,两者是隶属关系;它与狭义伤寒,则是外感病中两类性质完全不同的疾病,两者是平列关系。

外感温热之邪引起的温病与外感寒邪引起的伤寒在临床表现上有明显的差别,所采用的治法方药也截然不同。因此必须严加区分。如温病中的风温与伤寒,虽然都容易发生在冬春季节,但二者在因证脉治方面则各不相同:风温是感受风热病邪而引起,初起属表热证,临床见证有发热较甚,恶风寒较轻,口微渴,咳嗽痰黏,咽喉疼痛,苔薄白,舌边尖红,脉浮数等,治宜辛凉解表,以疏泄风热;伤寒是感受风寒病邪而引起,初起属表寒证,临床见证有发热较轻,恶寒较甚,口不渴,无汗,咳嗽痰稀,身体骨节疼痛,苔薄白,舌质正常,脉象浮紧等,治宜辛温解表,以发散风寒。

2·4　温病与温疫

温病是温热性质的外感病,温疫则是指温病中具有强烈传染性和引起流行的一类疾病。

在历代中医文献中,对温病与温疫概念的认识颇有分歧。有的医家认为温病即为温疫,二者名称虽异,其所指实同。如吴又可说:"夫温者热之始。热者温之终,温热首尾一体,故又为热病即温病也。又名疫者,以其延门阖户,又如徭役之役,众人均等之谓也。"有的医家则认为温疫与温病不同,其区别在于是否传染,有传染者称为温疫,不传染者称为温病,如陆九芝说:"温为温病,热为热病……与瘟疫辨者无他,盖即辨其传染不传染耳。"

以上两种见解虽不相同,但也有一致之处,即都认为温疫是指具有传染性的一类疾病。其分歧之处在于:前者认为温病都能传染,因而亦可称为温疫,后者则认为温病没有传染性,能传染者即为温疫。从现在的认识来看,这两种看法都有一定的片面性。如前所述,温病实质上包括了现代医学所说的多种急性传染病、急性感染性疾病和一些其他发热性疾病,其中多数确有程度不等的传染性,但也有一些是没有传染性的,因此不能认为温病就是温疫,把二者混为一谈。但也要看到,温病中确有不少病种是可以传染的,即使有些温病没有发生明显的传染与流行,但也不等于就绝对不具有传染性,因此又不能认为温病没有传染性,把温病与温疫的概念对立起来。

在概念上明确温病与温疫的区别,对于指导温病的防治有一定的意义。由于温疫是温病中具有强烈传染性,并可引起流行的一类疾病,大多来势迅猛,病情严重,较之一般温病的危害更甚,因此对温疫的防治应引起更高度的重视,采取迅速而有效的预防和治疗措施,以控制其发展蔓延。由于温疫不是独立于温病以外的一种疾病,其辨证治疗仍按温病的辨治体系进行,所以本教材没有把温疫另列专章讨论。

2·5 温病与温毒

在中医古代文献中,还有温毒之名,在《肘后方》中已载有温毒发斑的治法。温毒一般是指因感受温热毒邪而引起的一类具有独特表现的急性热病。它们除了具有一般急性热病的临床见症外,还具有局部红肿热痛,甚则溃烂,或发斑疹等特征,包括大头瘟、烂喉痧、痄腮等多种疾病在内。温毒实际也属于温病的范畴,是温病中有肿毒表现的一类特殊病种,它并不是一个独立的疾病。因此,本教材不把温毒作一个具体病种的名称。

此外,前人还把温毒作为一个病因概念,这将在温病的病因中论述,这里不予多赘。

3 温病的病因和发病

温病的病因是指引起温病的主要原因,即温邪。而人体感邪以后能否发病,还取决于人体正气的强弱,并与自然、社会因素等有密切关系。认识清楚温病的病邪特性和发病情况,有助于掌握每一病因的致病特点和疾病的演变规律,并对温病的辨证施治有一定的指导意义。

3.1 病因

温病的致病原因是外感温邪,所谓温邪是指外邪中具有温热性质的一类病邪。这类病邪除了风热、暑热、湿热、燥热等病邪外,还包括了传统称为"伏寒化温"的温热病邪,而疠气、温毒实质也都属于温邪的范围。这些病邪均具有从外感受,性质属热,致病迅速,病位有别等特点。

温病是外感病中的一大类别,它的发生大多有着明显的季节性。古代医家根据"外感不外六淫,民病当分四气"的认识,认为温病的致病原因亦主要是四时"六淫"为患,只是在性质上具有属热的特点。六淫学说是根据四时不同的气候变化,联系季节性外感病的临床特点,而对病因作出的理论概括。它贯串了人与自然相适应的观念和"辨证求因"的精神。在长期的临床实践中,古代医家逐步体会到,温病的发生所以具有独特的规律而有别于内伤杂病,其根本原因就在于它的病因是感受外界致病之邪。但由于历史条件的限制,对外邪的认识只能根据临床观察和实践体验,把人体能明显感觉得到的气候变化看成是外感病的致病原因,从而形成了"外感不外六淫"的病因学说。

从现在的认识分析,温病包括了多种急性传染病和感染性疾病,其致病原因主要是病原微生物的感染。但是应该看到,四时的不同气候变化,可影响自然界微生物的生长繁殖和传播媒介以及机体的防御能力。另一方面,传统上既把"六淫"作为外感病的主因看待,并在实践中已形成了一套"辨证求因,审因论治"的理论体系,而且一直有效地指导着临床实践,那么今天就不能把外感"六淫"看成是单纯的物理性致病因素,而应看成是包括了致病微生物在内,只是限于历史条件,古人还不可能认识罢了。同时还应该认识到,"六淫"病因学说的意义实际上已不仅限于阐明温病的发生原因,更重要的是在于指导临床治疗。它已成为中医指导临床辨证施治的理论基础之一。因此掌握"六淫"病因理论,重点在于明确每一病邪的特异性及其致病规律,这样临床上就可以通过不同病候的特点分析,正确推断其致病原因,进而针对病因采取相应的治疗方法。

根据四时温病发病后的临床特点,其致病之邪主要有:

3.1.1 风热病邪

具有风热性质的外感病邪称为风热病邪。感受风热病邪而引起的温病称为风温。风热致病以春季为多,因风为春令主气,此时阳气升发,气候温暖多风,故易形成风热病邪。但如冬令气候反常,应寒反暖,亦可形成风热病邪而发为风温,因其于冬季致病,故亦称为冬温。

风热病邪致病一般具有如下特点：

3·1·1·1　先犯上焦肺卫　风邪具有升散、疏泄的特性，其侵袭人体多先犯上焦肺系和肌表皮毛，所以风温初起病位多在上焦肺卫，临床以发热，微恶风寒，头痛，少汗，咳嗽，口微渴，苔薄白，舌边尖红，脉浮数等风热表证为特点。

3·1·1·2　易于化燥伤阴　风热病邪致病，易于劫灼津液，所以风温病过程中极易出现热灼津液的化燥伤阴变化。由于风温病位以上焦肺系为主，故肺胃阴伤尤为多见。

3·1·1·3　变化迅速　风邪还具有善行数变的特点，所以风热病邪为病大多来势较急，传变较速，病程中易出现"逆传心包"的急剧变化。叶天士说"温邪则热变最速"，即含此意。但是病程经过顺利者，其病邪消退亦快，一般病程不长。

3·1·2　暑热病邪

具有暑热性质的病邪称为暑热病邪，夏季因感受暑热病邪所致的温病称为暑温。暑为夏令主气，性属火热。朱丹溪指出：暑属"盛热之气，火也。"暑热病邪的形成主要与炎夏高温的气候条件有关，所以其致病有着明显的季节性。暑热病邪致病一般具有如下特点：

3·1·2·1　先入阳明气分　暑为火热之邪，其势炎炎，其性酷烈，侵入人体后，传变极速，往往不拘表里，不以渐次。所以暑温初起大多一病即邪入气分而无卫分过程，临床以壮热大汗、头晕面赤、心烦口渴、脉象洪大等暑热盛于阳明的证候为主要表现。叶天士说"夏暑发自阳明"，即概括指出了暑热病邪的致病特点。但临床亦有暑邪直犯心包、肝经或侵入肺络而卒然引起昏迷、痉厥以及咯血之变的。

3·1·2·2　易于损伤津气　暑性炎热酷烈，不仅易于劫灼津液，而且易于损伤元气，所以暑温病过程中每易产生暑伤津气，甚或津气欲脱的严重变化。这是暑热致病不同于一般温热之邪的特点之一。

3·1·2·3　易于兼挟湿邪　暑邪虽属火热之邪，但其致病每易兼挟湿邪，对这种暑热兼挟湿邪性质的病邪，又可称为暑湿病邪。这是因为炎夏之季，天暑下迫，地湿上蒸，暑热既盛而湿气亦重，所以暑热为病往往挟有湿邪而成暑温兼湿之证。又因为炎夏盛暑之季，人们每喜恣食生冷，贪凉露宿，以致暑邪又常挟湿兼寒而成暑湿兼寒之证。

3·1·3　湿热病邪

具有湿热性质的病邪称为湿热病邪，因感受湿热病邪而引起的温病称为湿温。湿热病邪四季均可产生，但以长夏季节为甚。因长夏之季暑气犹盛，湿易蒸腾，且雨水较多，湿气偏重，故易致湿热为病。其他温病兼挟湿邪者则是一种兼证，如风温挟湿、暑温兼湿等。湿热病邪致病一般具有如下特点：

3·1·3·1　病位以中焦脾胃为主　脾为湿土之脏，胃为水谷之海。湿土之气同类相召，故湿热之邪始虽外受，但好犯中焦脾胃。所以湿温病的病变多以脾胃为主，而见有脘痞、腹胀、恶心、便溏等湿困脾胃、运化失职的证候。

3·1·3·2　易于困遏清阳，阻滞气机　湿为重浊阴邪，侵犯人体后极易困遏清阳，阻滞气机。所以湿温初起阳热之象多不太显著，而以身热不扬、恶寒、身重等湿困卫阳见症，以及头重如裹、神情呆顿等清阳被蒙的见症为主要表现。同时由于湿浊内蕴，气机被阻，而伴有胸闷、脘痞、腹胀等湿阻气机的见症。后期阶段，还可因湿困日久伤及阳气而产生阳气衰微的变化。

3·1·3·3　病势缠绵，传变较慢　湿性粘腻淹滞，侵入人体后多滞着难化，不若寒邪之一汗可解,温热之一清可除,且病程中化热较缓,传变较慢,所以湿温病大多病程较长,缠绵难解,且瘥后易于复发。

3·1·4 燥热病邪

具有燥热性质的病邪称为燥热病邪。感受燥热病邪而引起的温病是为秋燥中之温燥。燥为秋令主气,具有干燥的特性。其性质亦有属寒属热的不同,这主要与秋令气候的偏凉偏热有着密切关系,燥热病邪是在"秋阳以曝"的温燥气候条件下形成的。其致病具有如下特点:

3·1·4·1 病位以肺为主　燥金之气内应于肺,侵袭人体多从口鼻上受犯于肺经。所以秋燥病初起除有发热、微恶风寒等肺卫见症外,必有咳嗽少痰、鼻干咽燥等肺燥见症,这是燥邪致病的主要特点。病程中燥热化火,则易灼伤肺阴,而见咳嗽气急、胸满胁痛、咽干舌燥等肺燥阴伤证候。

3·1·4·2 易致津液干燥　燥邪具有干燥的特性,易于消耗津液,而燥热之邪则尤为显著。所以温燥初起必有明显的津液干燥见症,如唇干鼻燥、咽喉干燥、口干而渴、干咳无痰或少痰,舌苔少津等。病变过程中尤多肺胃阴伤见症。少数严重病例后期可损及下焦肝肾之阴。

同时,历代医家根据《素问·生气通天论》"冬伤于寒,春必病温"的论述,认为冬感寒邪,当时未发病,至春则内伏之寒邪化热,从内而发为温病。这种"伏寒化温"而形成的致病因素实质也就是春季的一种温邪,因其不兼具风、暑、湿、燥等病邪的性质,而以温热性质为著,故称之为温热病邪;又因其致病有初起即见里热证的特性,属热自内发,所以古人视其为伏气。感受温热病邪引起的温病称为春温。温热病邪致病一般具有的特点是:初起即犯于气分或营分,出现热自里发的症状,如高热、烦渴、溺黄赤,或斑疹隐隐、神昏等;病变过程中温热特性显著,不仅邪热炽盛,而且易见斑疹显露,痉厥,神昏等症状;易耗伤人体阴液,致病后阴伤见症突出,病之后期每可见肝肾真阴亏耗。

上述各类温邪虽各有特点,但在性质上都具有温热的属性,所以是四时温病的致病主因。此外,六淫中之寒邪,还可作为一种诱因而导致某些温病的发生。如伏暑的发病,就可因外感寒邪而诱发,以致初起除见暑湿郁伏的症状外,并兼有外寒束表的见症。有时寒邪还可作为一种兼挟之邪而与其他温邪相兼为病,如风温初起可见客寒包火的证象等。

温病病因学说,除了温邪致病理论外,还有一种疠气致病学说。疠气亦称戾气,是指致病暴戾,具有强烈传染性的一种致病因素,它是明代医家吴又可在前人理论的基础上,根据当时温疫病"延门阖户,众人相同"的大流行特点而提出的温病病因概念。吴氏在长期的临床实践中,通过反复观察和深入研究,深刻认识到温疫病的发生并非风、寒、暑、湿的六气所感,而是自然界别有的一种致病物质感染为患。从而较为系统地提出了疠气病因学说。他认为疠气致病具有如下特点:① 其性暴戾,致病力强,往往无问老幼,触之即病。② 具有强烈的传染性,极易引起广泛传播,蔓延流行。③ 感染途径多从口鼻而入,既有"天受"(空气传播),也有"传染"(接触感染)。④ 疠气有多种不同,不同疠气致病对脏腑经络有特异的定位性。⑤ 疠气致病对不同的动物种属有一定的选择性,所以"牛病而羊不病,鸡病而鸭不病,人病而禽兽不病"。这些独创性的见解,不仅突破了"百病皆生于六气"的传统观点,而且也较为准确地揭示了急性传染病的发病原因,这确是病因学上的一大创见,是温病病因学的一大发展。当然,由于历史条件的限制,这些认识还是根据直观现象的分析、推断而得来的,因此必然有一定的局限性。在"辨证求因,审因论治"方面,疠气学说亦未形成独立的理论体系而有别于"六淫"证治。因此它的临床意义只是在于提示温病的发生和流行特点,而在指导辨证施治方面,仍不能脱离"六淫"体系的范围。

此外,在古代温病文献中,还有温毒病因的记载,它是前人根据某些温病具有肿毒表现的临床特点而提出的病因概念。温毒亦称温热毒邪,包括了风热时毒、温热时毒等,是指具有温热性质而又有肿毒特征的一种致病因素。它的致病特点是临床除有温邪致病的一般见症外,并见局部红肿热痛甚或溃烂的特殊征象。由于其临床证候具有独特的肿毒表现,因此把这类病因称为"温毒",但究其实质仍属温邪挟毒一类。明确其为温毒致病的临床意义,主要在于治疗时除按照一般温邪致病辨证施治外,还须注重清热解毒。

3.2 发病

发病是指疾病发生的机理和规律,温病发病学的内容包括温病的发病因素、感邪途径以及发病类型等。兹分述如下:

3.2.1 发病因素 温病的发生,除了首先要有温邪感染的致病主因外,还必须有其他一些因素的参与。

在导致温病发病的因素中,人体的防御能力即正气的强弱,是一个决定性的因素。根据《素问·刺法论》"正气存内,邪不可干"的理论,温邪能否侵入人体发病,取决于人体正气的强弱及邪正力量的对比,即温邪只有在人体正气不足,防御功能减弱,或病邪的致病力超过了人体的防御能力的情况下,才有可能导致发病。《灵枢·百病始生》说:"风、雨、寒、热,不得虚,邪不能独伤人。卒然逢疾风暴雨而不病者,盖无虚,故邪不能独伤人。此必因虚邪之风,与其身形,两虚相得,乃客其形。"这就明确指出了人体正气不足是导致外邪侵犯人体发病的一个决定性因素。

温病的发生,除了取决于人体内在的正气强弱外,外界环境中的自然因素与温病的发生也有着密切的关系,其中特别是气候的变化,对温病的发生更有着重要的影响。就一年四季而言,由于时令气候的不同,对温病病邪的形成、传播和机体的反应性及防御功能,都会产生不同的影响,从而可导致不同类型温病的发生。例如,在夏季气温偏高,雨多湿重的自然条件下,不仅湿热之邪易于形成,而且人体的脾胃运化功能亦易呆滞,所以易致暑湿或湿热为病。至于气候的异常变化,如暴寒暴暖、久旱淫雨等,更是导致温病发生和流行的一个重要因素。

除了上述因素而外,社会因素对温病的发生和流行也有极其密切的关系。解放前的旧中国,温病疫疠猖獗流行,严重地威胁着广大劳动人民的生命和健康。解放后,广大人民群众的生活条件和健康水平都有了显著改善和提高。在"预防为主"方针的指引下,对传染病采取了一系列的防治措施,从而有效地控制和降低了多种急性传染性温病的发生和流行。

3.2.2 感邪途径

温邪侵犯人体每因病邪种类的不同而有不同的感染途径。根据古代医家论述,主要有如下几种:

3.2.2.1 邪从皮毛而入 皮毛主一身之表,它在卫气作用下,通过正常开合以保持机体内外环境的统一,防御外邪的侵袭。一旦卫外功能下降,皮毛失固,外邪即可乘虚而入,以致形成卫气与外邪抗争,皮毛开合失司的卫表证候。

3.2.2.2 邪从口鼻而入 "口鼻之气,通乎天气"。故外界致病之邪每易通过人的口鼻呼吸而侵入机体。由于鼻气通于肺,所以从呼吸经口鼻而侵入人体的病邪,其病位多在上焦手太阴肺。如风温、秋燥等初起以肺经为病变中心的温病,其病邪即是通过口鼻的呼吸而侵入人体的。叶天士说"温邪上受,首先犯肺",不仅说明了邪从上受的感染途径,而且指出了上受之邪首先犯肺的病位所在。

口气通于胃,口和胃为人体摄纳饮食的重要器官,故邪从口入者大多因饮食不洁,致邪毒随其侵入人体。如《诸病源候论》所说:"人有因吉凶坐席饮啖,而有外邪恶毒之气,随食饮入五脏,沉滞在内,流注于外,使人肢体沉重,心腹绞痛,乍瘥乍发,以其因食而得之,故谓之食注。"邪从口入者,其病位多以中焦脾胃为主,如湿温、湿热痢等湿热性质的温病即属于这一类型。

应该指出,古人关于邪入途径的论述,实际上亦是根据临床观察而得出来的结论,随着实践经验的积累,在认识上也不断丰富和发展。明清之前,大多数医家根据皮毛主一身之表的理论和外感病初起多有皮毛开合失司见症的客观实际,认为外邪侵袭人体都是从皮毛而入。明清以后,随着温病学的发展,不少温病学家,如吴又可、叶天士、薛生白等通过临床反复观察,根据温病初起的病位所在,创造性地提出了邪从上受首先犯肺或直趋中道的受邪途径说,从而使温病感染途径的理论获得了新的发展,更切合临床客观实际。

3·2·3 发病类型

发病类型是指温病发病后在证候上所表现出的不同类型。温病虽然种类很多,但根据其发病后的临床表现,可概括为病发于表和病发于里两大类型,即前人所说的新感温病和伏邪温病。

新感温病的原意是指感受当令之邪即时而发的温病,是与伏邪温病伏而后发相对而言的,实际是指病发于表的温病。其特点是:初起病多在表,以发热,恶寒,无汗或少汗,头痛,咳嗽,苔薄白,脉浮数等卫表证候为主要表现。其传变趋向是由表入里,由浅入深。一般病情较轻,病程较短。初起治疗以解表透邪为基本大法。代表性的病种如风温、秋燥等。

伏邪温病的原意是指感受外邪伏藏于体内过时而发的温病,实际是指病发于里的温病。其特点是:初起以灼热,烦躁,口渴,溲赤,舌红苔黄等热郁于里的证候为主要表现。其传变趋向:如伏热由里外达,为病情好转的表现;如里热进一步内陷深入,则为病情进展的标志,伏邪温病一般病情较重,病程较长。初起治疗以清泄里热为主,主要病种有春温、伏暑等。

上述两种发病类型的特点,仅是就一般情况而言,临床上亦有特殊表现的。如新感温病中的暑温,初起即见气分证候而无卫分过程。伏邪温病亦有初起兼见表证而呈表里同病的。并且伏邪温病的里热证候,其病位、病机亦各有不同,所以前人有邪伏募原、邪伏少阴、邪舍营分等多种邪伏部位之说,这亦是根据发病后的不同证候表现而推断出的结论。

新感温病与伏邪温病的不同发病类型,从概念上讲虽是以感邪后是否即时发病为区别,但实际上是建立在临床不同证候观察的基础上的。前人提出新感、伏邪学说,实际是根据温病发病初起的不同证候特点,联系发病季节、时令主气的致病规律,通过分析比较而对发病类型作出的理论概括。其临床意义并不在于探究感邪后的即发与伏藏,而主要是为了从理论上阐明温病初起的不同发病类型,区别病位的浅深轻重,提示病机的传变趋向,确定不同的治疗方法。从现在的认识看,新感温病与伏邪温病不同发病类型的差别,主要与病邪的性质、轻重及机体的反应状态等因素有关。因此,研究新感、伏邪学说,应着眼于临床实际,分析不同证候的病机所在,而不必拘泥于概念上的感而即发和伏而后发。

4 温病的辨证

温病辨证是以卫气营血和三焦辨证理论为指导的。前人在长期的临床实践中,逐步体会到:温邪侵犯人体发病后的病理变化,主要表现为卫气营血和三焦所属脏腑的功能失调和实质损害。由于人体卫气营血和三焦脏腑各有特定的生理功能,因此发生病理变化后的临床表现亦各有异。临床上只要掌握了这些证候特点,就能正确地进行辨证施治。

4·1 卫气营血辨证

卫气营血辨证理论是清代温病学家叶天士创立的。他根据《内经》及前人有关卫气营血方面的论述,结合自己的实践体会,对温病的病理变化及其证候类型作出了理论性的概括,用以指导温病的辨证施治。

4·1·1 卫气营血的证候与病理

4·1·1·1 卫分证　卫分证是指温邪初犯人体肌表,导致卫气功能失调而引起的一个证候类型。其临床特点是:发热,微恶风寒,头痛,无汗或少汗,咳嗽,口渴,苔薄白,舌边尖红,脉浮数等。其中以发热与恶寒并见,口微渴为卫分证的辨证要点。

卫气是人体阳气之一,主要敷布于人的体表,能温养肌肤,有抵御外邪的侵袭和驱邪外出的作用。它内与肺气相通,外司毛孔、汗腺的开合。温病初起,温邪由上而受,一般先犯肺卫,因肺与皮毛相合,故病变部位以表为主,卫分首当其冲。卫气与邪相抗争,必引起发热,卫气与病邪抗争,卫阳被邪所遏,肌肤失却温养则恶寒。又因属温邪为患,故多表现为寒轻热重。邪在肌表,卫气郁阻,皮毛开合失司,则无汗或少汗。头为诸阳之会,温邪袭表,阳热上扰清空,且卫气郁阻,经气不利,则头部作痛。卫气郁阻、肺气失宣而咳嗽。温热之邪易伤津液,则可见口渴。热郁于表则舌边尖红而苔白,脉象多见浮数。所以卫分证的病理特点是:温邪袭表、肺卫失宣。

邪在卫分为病变之最浅层,一般病变程度较轻,持续时间较短,如治疗准确、及时,邪可从表而解。若感邪过重,或治不及时,则邪传气分而病势进一步发展。也可由于心阴素虚,或感邪较重,或失治误治,心气劫伤,使邪由肺卫逆传心包,则病势更重。

4·1·1·2 气分证　气分证是指病邪入里,影响人体气的生理功能所产生的一类病变。由于病变的所在部位有在胃、脾、肠、胆、胸膈等不同,其证候表现也各有区别。其中以热盛阳明较为常见。其临床特点是:身体壮热,不恶寒,但恶热,汗多,渴欲冷饮,舌苔黄燥,脉洪大等。热在气分一般都以但发热不恶寒,口渴,苔黄为辨证要点。

气是人体赖以生活的物质之一,是脏腑百骸活动力量的基础,又是人身整体的防御机能,《内经》形容它如雾露一样地灌溉全身,有"熏肤、充身、泽毛"的作用。邪在卫分不解,势必向里传变而进入气分,可直接影响气机的正常功能。如邪入阳明气分,由于正邪剧烈抗争,必然引起发热加重,且邪在里而不在表,故此时多表现为不恶寒而但恶热。里热蒸腾而津液受伤,每引起汗出量多,大渴引饮,且多渴喜凉饮。气分热盛则苔必由白转黄,脉必洪大有力。就热盛阳明而论,其病理特点主要是:邪盛而正气抗御力亦较强,正邪斗争剧烈,热盛而致津液耗损。

气分病变较卫分深入了一层,持续时间也较长,病情一般较重。然而这时正气未衰,抗邪有力,如治疗及时,治法恰当,就可使邪去病愈。否则,邪盛正伤则可内陷营血分。于此必须明确,上述阳明热盛仅是邪在气分的一种证候,凡病邪由表入里而未入营动血的一切病证,皆属气分范围。

4·1·1·3 营分证 营分证是指热邪深入、劫灼营阴、扰乱心神而产生的一个证候类型。其临床表现是:身热夜甚,口干但不甚渴饮,心烦不寐,时有谵语,斑疹隐隐,舌质红绛,脉象细数等。其中以身热夜甚,心烦谵语,舌质红绛为邪入营分的辨证要点。

水谷之精气,其清者为营,流注脉中,化以为血,有营运营养物质、和调五脏、洒陈六腑、贯输全身、平衡阴阳、增强人体抵抗力等功能。热邪在气分不得清泄,则津灼正亏,致进入营分;或因营阴素虚,邪由肺卫而内陷入营;或体内热邪郁伏,暗耗营阴而病发于营。热陷营分致直接灼伤阴液,则身热夜甚而脉细数。营热蒸腾则口干不甚渴饮而舌质红绛。营为血之清者,与脉相贯,营热及血,热窜血络则斑疹隐隐。营气通于心,心主神明,热扰心神则神识异常,轻者心烦不寐,重者谵语、神昏。因此,营分证总的病理特点是:营分热盛,热损营阴,心神被扰。

营分病变较气分证为深,较血分为浅。由于它有外转出气分或内入血分之机,故治之得法,则可外出气分而邪退病减;反之则深入血分而病转危重。

4·1·1·4 血分证 血分证是指热邪深入,引起耗血动血之变而产生的一种证候。其临床特点是:身热,躁扰不安,或神昏谵狂、舌质深绛、吐血、衄血、便血、溺血,斑疹密布等。其中以舌质深绛,斑疹及出血见症为血分证的辨证要点。

血为营气所化,是人体主要的阴液之一,它运行脉中,周流全身,有输气布津、营养五脏六腑肢体百骸的功能。营分热邪未能及时透转出气而久留不解,必进而深陷入血分;或卫、气之邪未解,亦可能径入血分。热邪入血,对所病脏腑、经络造成严重的病理损害。它除了使原有营分病变加重外,一方面由于热毒过盛,加重对血络的损伤而迫血妄行,溢于内外,血从口、鼻、二便而出或发为斑疹;另一方面,热邪耗血,血热相搏,形成脉络内广泛瘀结,以致营运障碍,气血阻滞而热瘀交结。心主血藏神,热邪入血,扰乱心神则身热、躁扰不安,甚则神昏谵语。因此,血分证总的病理特点是:热甚迫血,热瘀交结。

病入血分为病变的最深层,多见于温病的极期、后期,病多危重。如邪势不减,正气大衰,则病情可迅速恶化;如经过积极恰当的治疗,邪势渐减,正气得复,则病情缓解而可逐步趋向恢复。

4·1·2 卫气营血证候的病位浅深和相互传变

人体卫气营血四者之间有着不可分割的密切关系。卫与气以躯体脏腑生理功能活动为主,营与血是营养全身的物质,故卫、气属阳,营、血属阴。卫与气虽同是指功能活动,但其作用范围有表里之分,卫主表而气主里,故卫是气的浅层。营与血同源于水谷之精微,但二者有区别,营为血中之气,故营为血之浅层。叶天士说:"卫之后方言气,营之后方言血。"就是从卫气营血的生理、病理方面,概括了温病病邪入侵的浅深层次、病变证情轻重及其相互传变。总的来说,病在卫分浅于气分,而病在血分则深于营分。具体说,邪在卫分,病位最浅,属表证,持续时间较短,病情最轻;邪在气分为病已入里,邪势转盛,病位深入一层,其病变多影响脏腑的功能活动,病情较邪在卫分为重,但此时正气尚盛,抗御力量较强,如治疗及时,每易驱邪外出,使疾病趋向好转或痊愈;邪热深入营分、血分,不仅营血耗伤,而且心神亦受影响,病情最为深重。

卫气营血这种浅深轻重的四个层次的变化,一般可作为疾病发展过程的传变顺序。因为温邪多从卫分开始,而后向里传变,即由卫到气,进而内陷营血,这种发展变化,为温病传变的一般规律。但由于感邪性质有差异,病人体质有强弱,治疗是否及时恰当,所以上述传变规律,也不是固定不变的。在临床上有不传和特殊传变两种情况,所谓不传,是指邪犯卫分,经治疗后邪从外解而病愈;所谓特殊传变是指病发于里,即开始就见气分或营血分病变,而后转出气分,逐渐趋向好转,痊愈。这种初起即见里证的病,往往反复性大,病情较重。此外,也有气分未罢而内陷营血者,有卫气同病者,更有外透而复内陷者。这是温病病程发展特殊传变中的又一些不同形式。

要掌握温病的发展变化规律,关键是要抓住卫气营血各个阶段的证候特点。认清这些证候特点,不但可以明确掌握其病变部位的浅深,病机变化的出入传变,而且随之即可决定准确的治疗方法。叶天士所说的"在卫汗之,到气清气,入营透热转气,入血凉血散血",就是针对卫气营血病变所确立的治则。

下面把卫气营血的病理、证候和辨证要点归纳如下表。

卫气营血辨证表

证型	病理	证候	辨证要点
卫	温邪袭表 肺卫失宣	发热,微恶风寒,头痛,无汗或少汗,咳嗽,口微渴,舌尖边红,苔薄白,脉浮数	发热,微恶寒,口微渴,苔薄白
气	邪入气分 热炽津伤	壮热,不恶寒,反恶热,汗多,渴喜凉饮,溺赤,舌质红,苔黄,脉数有力	壮热,不恶寒,口渴,苔黄
营	热灼营阴 心神被扰	身热夜甚,口干不甚渴饮,或斑疹隐隐,心烦不寐,或时有谵语,舌红绛,脉细数	身热夜甚,心烦谵语,舌红绛
血	热盛迫血 热瘀交结	身热灼手,吐血、衄血、便血、溲血、斑疹密布,昏狂谵妄,躁扰,舌深绛	身灼热斑疹、出血见症,舌深绛

4·2 三焦辨证

三焦辨证为吴鞠通所倡论。他依据《内经》对三焦部位的论说,并结合他自己对温病实践的体会,用三焦以阐述温邪在病变过程中由上及下、由浅及深所引起各种病证的发展变化规律,并用以说明病邪所犯脏腑的病理变化及其证候特点,作为指导温病临床辨证论治的依据。

4·2·1 三焦的证候与病理

4·2·1·1 邪在上焦　邪在上焦包括手太阴肺与手厥阴心包的病变,邪在于肺,多为疾病的初起阶段。

吴鞠通说:"太阴之为病,脉不缓不紧而动数,或两寸独大,尺肤热,头痛,微恶风寒,身热自汗,口渴,或不渴而咳,午后热甚。"温邪由口鼻而入,鼻气通于肺,肺与皮毛相合而统卫气,邪侵于肺,外则卫气郁阻,内则肺气不宣,因而出现上述见症。如表邪入里,邪热壅肺,肺气郁闭,则见身热,汗出,口渴,咳嗽,气喘,苔黄,脉数等症。如肺卫之邪不解,内陷心包,机窍阻闭,是为逆传心包,则见舌质红绛,神昏谵语或昏愦不语,舌蹇肢厥等症。前二者病变重心在肺,后者则在心包络,病情较为危重。

4·2·1·2 邪在中焦 邪入中焦为病的中期或极期阶段。病变部位包括足阳明胃、手阳明大肠、足太阴脾等。

病至中焦,邪热炽盛,多表现为阳明气分热实之证。吴鞠通说:"面目俱赤,语声重浊,呼吸俱粗,大便闭,小便涩,舌苔老黄,甚则黑有芒刺,但恶热,不恶寒,日晡益甚者,传至中焦,阳明温病也。脉浮洪躁甚者,白虎汤主之;脉沉数有力,甚则脉体反小而实者,大承气汤主之。"可见温邪传入阳明,或为无形热盛蒸腾于外,或为有形热结腑气不通。湿热病邪犯于脾,气机痹阻,多为湿温病证。因脾为湿土之脏,主运化水湿,故湿热病邪易侵犯于脾,症见身热不扬,有汗不解,胸脘痞闷,泛恶欲呕,身重肢倦,便溏尿浊,苔白腻,脉濡缓等。随着病程的进展,湿郁化热则热象可逐渐明显,甚则化燥化火。

脾胃居中土,为万物所归,当病邪在中焦时,病势虽盛而人体抗御之力未衰,如治之合法,可使病不再传变而愈。

4·2·1·3 邪在下焦 邪入下焦,为病之末期阶段,病变部位包括足厥阴肝和足少阴肾。

肾为水脏,主藏阴精。邪热久留不退,耗损肾阴,则可见身热颧红,手足心热甚于手足背,口燥咽干,脉虚神倦,或心烦不寐等症。肝为风木之脏,赖肾水以滋养,如肾阴被耗,水不涵木,肝失所养则虚风内动,乃见手指蠕动,甚或瘛疭,神倦,肢厥,心中憺憺大动,舌干绛而痿,脉虚弱等症。温邪最易伤阴耗液,所以温病传入下焦,多为肝肾阴虚之候。此时,邪势虽衰而阴精大伤,所以本阶段病变多属邪少虚多之候。

4·2·2 三焦的病程阶段和相互传变

三焦所属脏腑的病理变化和证候表现,也标志着温病发展过程的不同阶段。上焦手太阴肺的病变多为温热病的初期阶段,中焦足阳明胃的病变,多为极期阶段;下焦是足少阴肾、

三 焦 辨 证 表

证型		病理	证候	辨证要点
上焦	手太阴 (肺)	邪袭肺卫 肺气失宣	发热,微恶风寒,头痛,口微渴,咳嗽,脉浮数,苔薄白等	发热恶寒,咳嗽,口微渴,脉浮数
		热邪壅肺 肺气闭郁	身热汗出,口渴,咳嗽,气喘,苔黄,脉数等	身热,口渴,咳嗽,苔黄
	手厥阴 (心包)	邪陷心包 机窍阻闭	舌质红绛,神昏谵语或昏愦不语,舌蹇肢厥等	昏谵肢厥
中焦	足阳明 (胃)	胃经热盛 熏蒸于外	发热不恶寒,反恶热,面目红赤,汗出,口渴,气粗,苔黄燥,脉洪大等	壮热,汗多,渴饮,苔黄燥,脉洪大
	手阳明 (大肠)	肠道热结 腑气不通	日晡热甚,便秘,溺涩,语声重浊,苔黄黑焦燥,脉沉有力等	潮热便秘,苔黄黑而燥,脉沉有力
	足太阴 (脾)	湿热困脾 气机郁阻	身热不扬,有汗不解,胸脘痞闷,泛恶欲呕,身重肢倦,苔腻,脉濡等	身热不扬,脘痞苔腻,脉濡
下焦	足少阴 (肾)	热邪久留 肾阴耗损	身热颧红,手足心热甚于手足背,口燥咽干,脉虚神倦等	手足心热甚于手足背,口干咽燥,脉虚神倦
	足厥阴 (肝)	水不涵木 虚风内动	手指蠕动,甚或瘛疭,神倦肢厥,心中憺憺大动,舌干绛而痿,脉虚弱等	手指蠕动或瘛疭,舌干绛而痿,脉虚弱

足厥阴肝的病变,多为末期阶段。所以说"始上焦,终下焦"。但这是仅就一般病发于表的温病而言。由于病邪的性质不一,其发病初起,不一定皆始于手太阴肺经,如湿温初起,病变重心就在足太阴脾,而稍兼邪郁肌表;暑温发病即可见中焦阳明病证。另如暑风、暑厥,病一开始即呈足厥阴肝、手厥阴心包见症。正如王孟英所说:"夫温热究三焦者,非谓病必上焦始,而渐及于中下也。伏气自内而发,则病起于下者有之,胃为藏垢纳污之所,湿温疫毒,病起于中者有之,暑邪挟湿者,亦犯中焦。又暑属火,而心为火脏,同气相求,邪极易犯,虽始上焦,亦不能必其在手太阴一经也。"所以关于三焦的病程阶段,应根据每一具体疾病而分别看待。

三焦所属脏腑的证候传变,一般多由上焦手太阴肺开始,可向中焦阳明传变,致胃热亢盛或热结肠腑,亦可传入心包;中焦病不愈,则多传入下焦肝肾。正如吴氏所说:"温病由口鼻而入,鼻气通于肺,口气通于胃。肺病逆传,则为心包;上焦病不治,则传中焦,胃与脾也;中焦病不治,即传下焦,肝与肾也,始上焦,终下焦。"这是一般的传变情况,但并不是固定不变的,在传变过程中,有上焦证未罢而又见中焦证的,亦有中焦证未除而又出现下焦证的。

下面把三焦所属脏腑的病理、证候和辨证要点归纳如上表。

4·2·3 卫气营血辨证与三焦辨证的区别及联系

卫气营血辨证、三焦辨证的病理变化和证候表现,既如上述,据此可以看出二者在具体内容上,既有所区别,又有所联系。如上焦手太阴肺卫的病变,相当于邪在卫分,热壅于肺而无表证的,则属气分范围;上焦热入心包的病变,虽可归属在营分范围,但其病理变化及病状表现与热入营分者不尽一致,前者主要是邪热炼痰内闭心窍,后者主要是热损营阴而心神被扰;中焦足阳明胃和足太阴脾的病变虽都属气分范围,但邪在气分者不都限于中焦病变,凡邪不在表而未入营血的病证都属气分病变范围;下焦肝肾的病变和邪在血分,其证候表现则有显然区别,前者是热伤肝肾之阴,其证属虚,后者病变不限于下焦,以热迫血溢为主,其证属实中有虚之候。

卫气营血辨证与三焦辨证都是用以分析温病病理变化、明确病变部位、掌握病势轻重、认识病情传变、归纳证候类型,从而确立治疗方法的理论概括。因此,两者在很大程度上有其共同之处,是经纬相依,相辅而行的。在临床运用时,必须把两者有机结合起来,才能更全面地指导温病的辨证论治。

5 温病常用诊法

温病的诊断方法,不外望、闻、问、切四诊。根据温病的临床特点,温病中的常用诊法主要是辨舌验齿、辨斑疹白㾦以及辨神色、辨常见脉象、辨常见症状等。正确运用这些方法,能为温病卫气营血辨证、三焦辨证以及四时温病诊断的确立,提供客观的依据。例如察舌苔与舌质的变化,能了解卫气分与营血分的病变;又如根据头面肿胀,或肌肤痧疹等特殊征象的辨别,能确立大头瘟或烂喉痧的诊断。鉴于治疗的正确与否,往往取决于诊断的是否正确,辨证是否准确,因此掌握温病的常用诊断方法,具有极为重要的意义。

5.1 辨舌验齿

5.1.1 辨舌

辨舌是诊断温病的一种重要方法。人体是一个统一的整体,舌是人体的重要组成部分,不少经络与舌相通,所以感邪之性质、病变之浅深、津液之盈亏、脏腑之虚实等,均可反映于舌象的变化。舌象变化,包括舌苔和舌质两个部分,故舌诊的内容有辨舌苔和舌质两个方面,主要是从其状态、色泽、润燥等变化的观察,为温病的辨证施治提供重要的依据。

5.1.1.1 辨舌苔　主要观察舌苔的色泽、润燥、厚薄等。温病舌苔的变化,主要反映卫分和气分的病变。

白苔:白苔有厚薄之分。薄者主表,候卫分之邪,一般见于温病初起,病变尚轻浅;厚者主里,候气分之邪,多因于湿热为患。根据舌苔厚薄、润燥程度不同,分为下列几种:

① 苔薄白欠润,舌边尖略红:为外感温邪初袭人体,客于卫分的征象,多见于风温病初起。风寒表证亦可见到苔薄白,但质地润泽,舌色正常,以此为别。

② 苔薄白而干,舌边尖红:系表邪未解,肺津已伤。多见于素体津液亏损而外感风热者,或感受风热病邪较重而津液耗伤者;或见于燥热病邪初犯肺卫者。

③ 苔白厚而黏腻:多伴见口吐浊厚涎沫,为湿与热相搏,浊邪上泛的征象,多见于湿温病过程中湿阻气分的病证。

④ 苔白厚而干燥:是脾湿未化而胃津已伤的征象,亦主胃燥气伤,即胃津不足无以上承,肺气受伤,气不化液,故舌苔白厚而干。

⑤ 苔白腻而舌质红绛:为湿遏热伏之象,即气分有湿邪遏阻而致热邪内伏。但热毒入营而湿邪未化者也可见此舌苔,临床必须结合全面征象予以鉴别。

⑥ 白苔滑腻厚如积粉而舌质紫绛:为湿热秽浊郁闭募原之象,病多凶险。

⑦ 白苔如碱状:为温病兼胃中宿滞挟秽浊郁伏。

⑧ 白砂苔(水晶苔):苔白干硬如砂皮,系邪热迅速化燥入胃,苔未及转黄而津液被灼的征象。

⑨ 白霉苔:满舌生白衣,甚至弥漫到唇颚,或如霉状,或生糜点,或如细碎饭粒。主秽浊之气内郁而胃气衰败,预后多属不良。

总之,白苔薄者主表,厚者主里。润泽者是津液未伤,干燥者为津液已伤,厚浊黏腻多挟湿痰秽浊。一般说,白苔主表主湿,病情较轻,预后较好;但白砂苔为热结在里,白霉苔主胃气衰败,均系里证、重证,这是属于白苔中的特殊类型。

黄苔:黄苔多由白苔转变而来,标志邪热已入气分。临床上须区分其厚薄、润燥、兼白、不兼白等情况。

① 薄黄苔:苔薄黄不燥,为邪热初入气分,津液未伤;苔薄黄干燥,为气分热甚,津液已伤。

② 黄白相兼苔:为邪热已入气分,表邪尚未尽解。

③ 老黄苔:苔色老黄,焦燥起刺,或中有裂纹,为阳明腑实之证。

④ 黄腻苔或黄浊苔:主湿热内蕴。湿热或暑湿病邪流连气分多见此种舌苔。

总之,黄苔主里,属实、属热。薄者病浅,厚者病深。润泽者津液未伤,干燥者津液已伤。黄厚焦燥者为阳明腑实,黄腻厚浊者系湿热蕴阻。若黄白相兼,则为邪虽入里而表邪未尽,卫气同病的征象。

灰苔:温病过程中多见如下三种:

① 灰燥苔:多为阳明腑实而阴液已伤。

② 灰腻苔:系温病兼挟痰湿内阻的征象,多有胸痞脘闷、渴喜热饮或口吐涎沫等症。

③ 灰滑苔:属阳虚有寒,临床上多伴见肢冷、脉细或吐泻等症。湿温病湿胜热微,衍为寒湿者亦可见此种舌苔。

由此可见,灰苔所反映的病理变化,有寒、热、虚、实及痰湿等区别,临床须根据苔的润燥及全身证候加以辨别。

黑苔:温病过程中出现的黑苔,大多数由黄苔或灰苔转化而来,标志着病情已经危重。

① 黑苔焦燥起刺质地干涩苍老:为阳明腑实,应下失下,热毒炽盛,阴液耗损的征象。

② 黑苔干燥甚或焦枯:多出现于温病后期,为热邪深入下焦耗竭肾阴的征象。多见舌体枯痿,绛而不鲜。其苔薄而不厚,且中无芒刺,与腑实证的黑苔自有不同。

③ 遍舌黑润:为温病兼挟痰湿征象。胸膈素有伏痰的患者,可见此种舌象多并见发热、胸闷、渴喜热饮等而无其他险恶征象。

④ 舌苔干黑、舌质淡白无华:湿温病湿随热化深入营血,灼伤阴络,大量下血,气随血脱时每见此种黑苔。由于病变迅速发展,舌苔未及转化,故苔色仍黑,但因阳气随血而耗,故舌质变为淡白无华。

总之,黑苔所反映的病变,以热盛伤阴者居多。一般而言,凡黑苔焦燥的多为热邪极盛,或热灼真阴的征象,润滑的多系挟痰浊内伏,需结合临床证候辨识。

5·1·1·2 辨舌质　由于舌为心之苗,而心为血之主,故通过对舌质的色泽、形态等观察,可以辨热入营血的病候。温病舌质的变化,主要有红舌、绛舌、紫舌等不同。

红舌:多为邪渐入营分的标志。这里所说的红舌,比正常人舌色稍深,应注意区别。温病邪在卫分、气分,由于热邪亢盛,舌质亦可变红,但多局限在舌的边尖部位,且多罩有苔垢,与热在营分全舌纯红而无苔者有所不同。

① 舌尖红赤起刺:为心火上炎。多见于红绛舌之早期。

② 舌红中有裂纹如人字形,或舌中生有红点:均系心营热毒极盛。

③ 舌质光红柔嫩:望之似觉潮润,扪之却干燥无津,多为邪热初退而津液未复。

④ 舌色淡红而干,其色不荣:是指比正常舌色更淡的一种舌色,多为心脾气血不足,气

阴两虚的征象。主要见于温病后期邪热已退而气阴未复之证。

温病过程中的红舌,其类型虽有多种不同,但所反映的病变性质不外虚实两端。实者多为热在心营,舌色红赤鲜明;虚者属气阴不足,舌色淡红而不荣。

绛舌:绛指深红色。绛舌多由红舌发展而来,绛舌与红舌所候病变基本相同,只是反映的病变更深重。临床所见绛舌主要有如下几种:

① 纯绛鲜泽:为热入心包。

② 绛而干燥:为火邪劫营,营阴受损。

③ 绛而兼有黄白苔,是邪热初传入营,而气分之邪未尽。

④ 绛舌上罩粘腻苔垢:为热在营血而中挟痰湿秽浊之气,每易蒙蔽心包而出现神志症状。

⑤ 绛舌光亮如镜(镜面舌):舌质光亮如镜,舌面干燥无津,为胃阴衰亡的表现。

⑥ 舌绛不鲜,干枯而痿:为肾阴枯涸的征象,病情多危重。

总之,绛舌所反映的病候有虚实之分,纯绛鲜泽及绛而干燥,均为心营热盛。光亮如镜或干枯不荣则为胃肾阴津枯竭。同时,还需察其有苔或无苔,兼有黄苔者为邪热入营而气分之邪未尽,上罩有黏腻苔垢者,则为热在营血而兼痰湿秽浊之气。

紫舌:舌紫较舌绛其色更深且暗,紫舌一般由绛舌发展而来,所反映的病候更深重,常为营血热毒极甚的征象。此外,亦有其他因素而使舌色变紫的。

① 焦紫起刺(杨梅舌):状如杨梅,为血分热毒极盛所致,常为动血动风之先兆。

② 紫晦而干(猪肝舌):色如猪肝,为肝肾阴竭之危重证候的反映,示预后不良。

③ 紫而瘀暗,扪之潮湿:为内有瘀血的征象,临床多有胸胁或腹部刺痛等症状,常见于患温病而兼挟宿伤瘀血的病人。

此外,舌色淡紫而青滑为阴寒之征,有恶寒、肢冷、脉微等一系列虚寒征象,与温病紫舌属热者截然不同。

总之,紫舌所反映的病候有虚实之别,焦紫起刺为热毒极盛,紫而瘀暗为兼瘀血,属实证。紫晦干枯为肝肾阴竭,属虚证。至于紫而青滑多属虚寒,温病中较少见。

5·1·1·3 辨形态 观察舌体形态的变化,在辨证中具有一定的参考价值。简述如下:

① 舌体强硬:为气液不足,络脉失养,有动风趋势。

② 舌体短缩:系内风扰动,痰浊内阻的征象。

③ 舌卷囊缩:指舌体卷曲,兼阴囊陷缩,是病入厥阴的危险征象。

④ 舌体痿软:指舌体痿弱乏力,不能伸缩或伸不过齿,为肝肾阴精将竭的征象。

⑤ 舌斜舌颤:多为肝风内动之候。

⑥ 舌体胀大:兼黄腻苔垢满布者,系湿热蕴毒上泛于舌的征象。舌体胀大,其色紫晦者,为酒毒冲心的表现。

5·1·2 验齿

验齿亦属温病诊断的方法之一。叶天士说:"再温热病,看舌之后,亦须验齿。齿为肾之余,龈为胃之络,热邪不燥胃津,必耗肾液。"由于温热病最易耗伤胃津,劫烁肾液,所以验齿对于判断热邪之轻重,津液之存亡,具有一定的参考价值。

5·1·2·1 牙齿干燥 为津液耗损津不上布,牙齿失于濡润所致。所反映的病理变化有轻重浅深的不同。

光燥如石:指齿面干燥,形体不枯,仍有光泽。为胃热津伤,肾阴未竭,病情尚不甚重的征象。若见于温病初起,而有恶寒无汗者,则为卫阳受郁,表气不通,津液不布所致。一经发散,则表疏气通,布津于上,齿燥即可转润。

燥如枯骨:指齿面干枯而无光泽。为肾阴枯涸、预后不良的征象。

5.1.2.2 齿缝流血　所反映的病候有虚实之分,因于胃者属实,因于肾者属虚。

齿缝流血兼齿龈肿痛:血从齿龈外溢,色鲜红而量较多,为胃火冲激,其病属实。

齿缝流血齿龈无肿痛:血从齿缝渗出,多为肾火上炎,其病属虚。

5.2 辨斑疹白㾦

温病过程中常出现斑疹、白㾦。观察其色泽、形态、分布等,可以帮助了解感邪轻重,病变浅深,证候顺逆等,对于指导临床治疗具有重要意义。

5.2.1 辨斑疹

斑疹是温病的重要体征之一,斑与疹是两种不同的形态,因其可以伴随出现,故古代医籍每举斑以赅疹,或统称斑疹。

5.2.1.1 斑与疹在形态上的区别　斑与疹均系出现在肌肤表面的红色皮疹,其点大成片,有触目之形,而无碍手之质,压之色不退者为斑;其点小呈琐碎小粒,形如粟米,突出于皮面,抚之碍手者为疹。

5.2.1.2 斑与疹形成的病变机理　斑疹皆系热邪深入营血的征象,如章虚谷说:"热闭营中,故多成斑疹。"阳明热炽,内迫营血,血从肌肉外渍,则形成斑;邪热郁肺,内窜营分,从肌肤血络而出,则形成疹,故有"斑出阳明,疹出太阴"之说,如陆子贤说:"斑为阳明热毒,疹为太阴风热。"可见斑疹的形成,在病位上有肺胃之异,在病变上有浅深不同。

5.2.1.3 斑与疹出现的临床意义　斑疹欲透未透之际,往往有灼热、烦躁、口渴、舌绛苔黄、脉数等症。如兼见闷瞀、耳聋等症,则为发斑之征;如兼见胸闷、咳嗽等症,则为出疹先兆。斑疹一旦透发,标志邪气外露,故观察其色泽、形态、分布疏密以及发出时的脉症等,可以判断病情轻重,预后好坏,从而确定治疗原则。

观察色泽:红活荣润为顺,系血行尚属流畅及邪热外透的佳象;色艳红如胭脂为血热炽盛,紫赤类鸡冠花为热毒深重的表现;色黑为火毒极盛,最为凶险之象。如其黑而光亮,虽属热胜毒盛,但气血尚充,依法治之,尚可救治;若黑而隐隐,四旁赤色,为火郁内伏,气血尚活,大用清凉透发之剂,间有转红成可救者;若黑而晦暗,则为元气衰败而热毒锢结的征象,预后不良。总之,斑疹色泽加深,则病情增重,正如雷少逸说:"红轻,紫重,黑危。"

辨别形态:斑疹的形态与病情轻重、预后好坏有一定关系,正如余师愚所说:"苟能细心审量,神明于松浮、紧束之间,决生死于临症之顷。"斑疹松浮洋溢,如洒于皮面者,为邪毒外泄,预后大多良好,属顺证;斑疹紧束有根,从皮里钻出,如履透针,如矢贯的,则系热毒深伏有根,锢结难出之象,主预后不良,属逆候。

注意疏密:斑疹分布的稀密可反映邪毒之轻重,斑疹分布稀疏均匀,为热毒轻浅,一般预后良好;分布稠密融合成片,为热毒深重,预后不佳,故叶天士称斑疹"宜见不宜见多"。宜见指斑疹稀疏,示邪热外透;见多指斑疹稠密,示热毒深重。

结合脉症:辨别斑疹时,结合脉症分析,有助于正确辨证。斑疹透发热势下降,神情清爽,为邪热外达,外解里和之象;斑出热不解,或甫出即隐,神志昏愦,肢厥脉伏,为正不胜邪、毒火内闭之险恶证象。

斑疹的治疗有一定的原则。因为斑属阳明邪热迫于血分，疹属太阴风热内窜血络，所以治斑宜清胃泄热，凉血化斑，治疹宜宣肺达邪，清营透疹，如果挟斑带疹，则以化斑为主，兼以透疹。如里实壅盛，斑疹蔽伏不透，宜通下腑实。迨至内壅一通，表气从而疏畅，则热随斑透。对于斑疹治疗之禁忌，应注意以下几点：其初发之际，不可过用寒凉，以免邪热冰伏；另斑疹不可妄用升提和滋补，误用必助长热势或致邪热内闭，出现吐血衄血、痉厥、神昏等症。

【附】 阴斑

斑色淡红，隐而不显，分布稀疏，胸背微见数点，兼见四肢厥冷，口不甚渴，面赤足冷，下利清谷，脉不洪数等症。温病过用寒凉，或误用吐下，使中气亏乏，阴寒下伏，致无根失守之火载血上行，溢于肌肤，遂成阴斑。治宜桂附之类引火归原，误服寒凉则立见危殆。阴斑与温病实火发斑迥然不同，宜仔细鉴别。

5.2.2 辨白㾦

白㾦是湿热病邪留恋气分，蕴酿淹缠，郁蒸卫表，形成于皮肤的细小白色疱疹。多见于颈项、胸腹等部，四肢少见，头面极少见。

白㾦每随发热与出汗而透发。因湿热病邪粘腻滞着，非一汗即能透解，每随身热增高，热达汗出，即透出一批，所以白㾦常反复多次透发。一般在透发之前，每因湿热郁蒸而有胸闷不舒之症，既透之后，由于病邪外达，则胸闷随之缓解。

观察白㾦可辨别病邪性质和津气盛衰程度。凡有白㾦发出，即说明湿热为患，多见于属湿热性质的湿温、暑温挟湿、伏暑等病。对这些病证如误用滋腻，或失于轻清开泄，则尤易出现。㾦出晶莹饱绽，颗粒清楚，热势递减，神情清爽，为津气充足，正能胜邪，邪却外透的佳象。若㾦出空壳无浆，如枯骨之色，并见身热不退、神志昏迷等症，则为津气俱竭、正不胜邪、邪气内陷的危险征象，正如叶天士所说："或白如枯骨者多凶，为气液竭也。"

白㾦的治疗宜透热化湿，宣畅气机。若津气两竭者，急宜养阴益气。因白㾦的产生为湿热所酿，其病变部位在气不在卫，所以在治疗时勿需疏散，亦不可纯清里热，正如吴鞠通说："纯辛走表，纯苦清热，皆在所忌。"

5.3 辨常见脉象

切脉，也是温病重要诊法之一，脉诊内容非常丰富，下面介绍的是温病过程中比较常见的几种脉象。

5.3.1 浮脉、洪脉、数脉、滑脉

浮脉：主表，候卫分之邪。温病初起邪在卫分，脉多浮而兼数。如浮大而芤，则为阳明热盛而津气已虚；脉浮而促，为在里郁热有外达之机。

洪脉：即浮大洪盛之脉，主热证、实证，多见于阳明炽热证。若脉洪大而见芤象，亦为阳明热盛而津气已伤的征象。如洪大之脉仅见于寸部，则为肺经气分热盛。

数脉：一般主热证，常与其他脉象兼见。如数而兼浮，则为温邪在表。数而洪大有力，为气分热势亢盛。脉数而躁急，不浮不沉，是热郁于里之象。脉数而细，多为热入营血，营阴受损，或热犯下焦、真阴受劫的表现。若脉见虚数，则为邪少虚多，内有虚热之候。

滑脉：为热盛邪实，正气充盈之象。凡脉滑而弦，多属痰热结聚。脉濡滑而数，多为湿热交蒸。

5.3.2 濡脉、缓脉、弦脉、沉脉、伏脉

濡脉：濡脉多为湿邪为患的征象。脉濡而数，为湿热交蒸。濡缓而小，为湿邪偏重。若

脉见濡细无力,则为病久正虚,胃气未复的证候。

缓脉:多见于湿温,为气机失于宣畅所致。病久胃气未复,亦可见到缓脉,但多缓而无力。

弦脉:脉弦而数,为热郁少阳,胆热炽盛之征;若弦而兼滑,多为痰热之象。脉弦劲而数,则主邪热亢盛,肝风内动。

沉脉:主里证,多主实邪内结,但也有属于虚证的。脉沉实有力,为热结肠腑,下焦蓄血亦可见之;若沉弱或沉而无力,多为腑有热结而津液已亏;若沉细而涩,则为真阴耗损的表现。

伏脉:主里证,欲作战汗,脉先伏,兼肢冷甲青等。阴阳离决,阳气欲脱,脉伏匿难触。

5.4 辨神色

辨神色包括察神气,观肤色。这是通过望诊以了解患者神情、肤色的变化,从而辨别正气的盛衰、邪热的轻重。

5.4.1 察神气

温病察神气的变化,在于区别有神与无神,因神藏于心、外候在目,故察神气着重于眼神的观察。有神者目光明亮有精彩,瞳人灵转,神思清晰,气息匀静,纳谷如常,行动轻捷等。有神为感邪轻,正气未伤,脏腑功能正常,预后良好的征象,或为温病将愈,正气已复的表现。无神,又称失神,临床表现如目光晦暗,瞳人呆滞,或闭目倦卧,萎靡懒言,或神思不清,闭目即有所见,喃喃自语,而无伦次,两手撮空,循衣摸床,或双目凝视,息弱无语,撒手遗尿等。无神为感邪重,正气已虚,甚至为元气将脱,心神失守的表现。病情严重,预后差。

5.4.2 观肤色

肤色的变化,在一定程度上能反映感邪的性质、病情的轻重等。因为"十二经脉,三百六十五络,其血气皆上于面而走空窍"(《灵枢·邪气脏腑病形》),故临床上较着重面部肤色的观察。

面赤:一般为发热的征象,系火热上炎所致。其满面正红,为阳明热炽的表现;两颧潮红,为肾精虚损的征象,多见于温病后期。

面垢:指面色垢晦,如油腻或烟熏之色,为里热熏蒸所致。如戴天章云:"瘟疫主蒸散,散则缓,面色多松缓而垢晦,人受蒸气,则津液上溢于面,头目之间多垢滞,或如油腻,或如烟熏,望之可憎者,皆瘟疫之色也。"

面黄:主湿邪为患。面色淡黄,并见头痛恶寒,身重疼痛,胸闷不饥,舌白不渴等,为温湿初起,湿遏卫气的表现。面目俱黄,鲜明如橘子色者,为湿热蕴蒸发黄,多见于湿热发黄;若黄而晦暗,则为寒湿发黄,于温病少见。

面黑:温病中出现面黑,为火极似水的征象,主预后不良。

5.5 辨常见症状

温病复杂多样的临床证候是各种温邪导致的卫气营血及三焦所属脏腑生理失常的结果。因此,认真辨识温病中常见的临床症状,就能从一个方面探求出温病的病因、病机。由此可见,仔细询问、观察,认真比较、鉴别温病中出现的常见症状,是准确辨证的一个重要环节。现就温病常见症状辨别如下:

5.5.1 发热

发热是体温升高的表现，是各种温病必具的主症之一，是正气抗邪、邪正相争的全身性反应。正能胜邪，则热退邪却。持续发热，则能耗伤津气，甚至阴竭阳脱而死亡。

除温病有发热外，某些内伤性疾病也可出现发热。内伤发热起病较缓，病程较长，多呈持续低热，或伴有手足心热、盗汗、自汗、头晕、神倦等，在发热过程中无卫气营血诸阶段的证候变化。温病发热起病争骤，初起发热恶寒并见，或寒战壮热，在发热过程中，一般具有卫气营血各阶段的证候变化，病程较内伤发热为短。

温病初起，正气较盛，病变轻浅，一般属实证发热。温病中期，正盛邪实，邪正剧争，属实证发热者多。温病后期，因邪热久羁，耗损阴津，故一般属虚证发热；此外，亦有肾阴耗损，邪火内炽之发热，证属虚实相兼。

温病发热的类型，主要有以下几种：

发热恶寒：指发热时伴有恶寒，为温病初起邪在肺卫的征象。王学权说"热邪首先犯肺，肺主皮毛，热则气张而失清肃之权，腠理反疏，则凛冽恶寒，然多口渴，易汗，脉症与伤寒迥别"，说明温病发生的恶寒与伤寒不同。

寒热往来：指发热与恶寒交替，往来起伏如疟状。为热郁半表半里，少阳枢机不利的表现。

壮热：指热势炽盛，多表现为但恶热而不恶寒，系邪正剧争，里热蒸迫所致。热入阳明，多呈现壮热。

日晡潮热：发热于下午益甚。日晡，即申时，相当于下午3~5时。日晡潮热多为热结肠腑所致。

身热不扬：身热稽留而热象不显，系热为湿郁，湿蕴热蒸的表现。

发热夜甚：指发热入夜更甚，为热灼营阴的表现。

夜热早凉：指至夜发热，天明则不热，多伴见热退无汗。系温病后期，余邪留伏阴分的证候。

低热：温病后期热势低微，手足心热甚于手足背。为肝肾阴虚，邪少虚多之候。

5.5.2 汗出异常

汗为水谷精微所化生的津液通过蒸化从腠理毛窍排泄而成，在正常情况下为一种生理现象。津液亏损则汗源不足，腠理开阖失司则排汗障碍。故通过对汗出异常的观察，能帮助判断津液、耗损的程度以及腠理开阖是否正常等。正如章虚谷说："测汗者，测之以审津液之存亡，气机之通塞也。"

无汗：温病初起，邪在卫分阶段的无汗，是邪郁肌表，闭塞腠理而致，并见发热恶寒、头身疼痛等症。其次，邪入营分，劫灼营阴，而无作汗之源，亦可见无汗，并见烦躁、灼热、舌绛、脉细数等症。

时有汗出：指汗随热势起伏而时出，汗出热减，继而复热。为湿热相蒸所致。吴鞠通说："若系中风，汗出则身痛解，而热不作矣；今继而复热者，乃湿热相蒸之汗，湿属阴邪，其气留连，不能因汗而退，故继而复热。"

大汗：指全身大量出汗，若并见壮热、渴饮、心烦者，为气分热炽，迫其津液外泄所致；若骤然大汗，淋漓不止，而有唇干齿槁，舌红无津，神志恍惚，脉散大者，为亡阴脱变之象；若冷汗淋漓，肤冷肢厥，面色灰惨，神气衰微，夺气无语，脉伏难触，舌淡无华者，则为气脱亡阳的表现。

战汗：多系邪气留连气分，邪正相持，正气奋起鼓邪外出，而出现的战栗汗出。战汗欲作，常有四肢厥冷，爪甲青紫，脉象沉伏等先兆。战汗以后，邪退正虚，脉静身凉，病情向愈；若正不胜邪，亦可见虽经战汗而热不退；若病邪内陷，阳气外脱，则见肤冷汗出，烦躁不安，脉象急疾等。此外，有全身战栗而无汗出者，多因中气亏虚，不能升发托邪所致。预后甚差，正如吴又可说："但故而不汗者危，以中气亏微，但能降陷，不能升发也。"

5.5.3　头身疼痛

头身疼痛包括头痛与身痛，两者可单独出现，也可同时并见。

对头痛身痛的辨别，应注意询问疼痛的部位，疼痛的程度以及并见的其他症状。

温病头痛形成的因素，主要是经气不利及邪热上干。前者常见于温邪客于肌表，后者多因邪热化火，上炎清窍所致。至于身痛，多因邪着肌腠，气血周行受阻所致。

头胀痛：多出现于温病初期，并见发热恶寒，无汗或少汗，咳嗽等，一般为风热袭表所致。

头昏痛：多见风热上干清窍所致，常并见目赤多眵，咽喉疼痛等。

头痛如裂：指头痛剧烈，有如斧劈刀裂，多并见身痛如杖，骨节烦疼，壮热，口渴，狂躁等。为毒火内炽，充斥表里，循经上攻所致。

头重痛：指头重如裹，昏胀如蒙，呈钝痛感。为湿邪蒙蔽清阳所致，多见于湿温初起。

身重痠痛：指肢体沉着重痛，痠软乏力，甚则难以转侧。多为湿热阻滞肌腠，气血循行受阻引起。

5.5.4　口渴

口渴是温病常见症状之一，由津液耗损或阴津不布引起。通过对口渴程度、喜饮或不喜饮、渴喜热饮或渴喜冷饮以及其他症状的辨别，有助于判断热势盛衰、津伤程度以及津液不能正常敷布的原因。

口渴欲饮：为热盛津伤的表现。邪在卫表时，伤津不甚，口渴很轻，饮水少；邪入气分，津液受伤轻重，口大渴而喜凉饮并见壮热、汗大出等症，多为阳明热盛，胃津受损引起。

口渴不欲饮：多为湿郁不化，脾气不升，津液不布所致，如薛生白说："热则液不升而口渴，湿则饮内留而不引饮。"并可见身热不扬，胸脘痞满，舌苔白腻等，多见于湿温初起湿邪偏盛之时。温病兼挟痰饮，亦渴不欲饮，或渴喜热饮，但所饮不多，或饮下不舒。至于邪热传营，营阴被灼，每见口干反不欲饮或不甚渴饮，系邪热"蒸腾营气上升"所致。

此外，尚有口苦而渴者，系胆火内炽，津液受伤的表现。常并见寒热如疟，心烦，脉弦数等症。

5.5.5　呕吐

呕吐是胃失和降的表现。温病中出现呕吐，常有以下几种表现：

恶心呕吐：轻则恶心欲呕，重则恶心即呕，或为干呕，或得汤食即呕。出现于温病初起阶段，并见发热恶寒，头身疼痛者，多为外邪束表，温邪犯胃所致。出现于温病中期，并见脘痞腹胀，舌苔白腻者，多为湿浊中阻，脾胃升降失司所致；并见身热心烦，脘腹痞满，舌苔黄腻或黄浊者，为湿热互结，中焦痞塞，胃气上逆所致。

呕吐酸腐：指呕吐馊秽、酸腐宿食，并见嗳气厌食，脘腹胀满，甚或疼痛等。为食饮伤胃，积滞内停，胃之和降失职所致。为温病兼挟食滞的证候。

呕吐清水(或痰涎)：呕吐物一般无宿食残渣,多系清稀痰涎,或酸苦清水,并见口苦、心烦等症,为湿热内留,胆火乘胃,胃气上逆所致。多出现于湿温、伏暑等病中。

频吐如喷：呕吐频繁,呈喷射状,并见高热,剧烈头痛,项强,抽搐等症。为肝风内动,冲逆犯胃所致,多出现于春温等病中。

呕吐渴利：指呕吐渴饮,大便泄泻,肛门灼热,多为胃肠有热。

干呕气逆：指干呕不吐,气逆作哕。若见形体消瘦,舌光红无苔或少苔等,为胃阴大伤,胃气上逆所致,多出现于温病的后期。

5.5.6 胸腹胀痛

胸腹胀痛指胸膺、胸胁、脘腹、少腹等部位胀满疼痛,或胀痛并见,或但痛不胀。察胸腹是诊断温病的重要方法之一,古代医家非常重视,如王孟英说："凡视温症,必察胸脘。"察胸腹当分拒按与否,拒按者属实,喜按者属虚。胸腹胀痛多因气机失于展化,多由湿浊、积滞、瘀血所致,应结合相关症状作出鉴别。

胸部疼痛：温病中出现胸痛,一般为肺热络伤,肺气不利所致。并见发热咳嗽,咳则痛甚,咯痰不爽等,多见于风温病邪热壅肺证。

胸闷脘痞：为湿蔽清阳,气失宣畅所致,如薛生白说："湿蔽清阳则胸痞。"多见于湿温初起,湿遏气机之际,常并见不饥不食,舌苔白腻等症。

胸胁疼痛：可由痰热郁阻少阳,胆腑邪热炽盛引起,并见发热、口苦等症。

胃脘痛满：多为湿热痰浊内阻,气机郁滞所致。并见舌苔黄浊者,为湿热或痰热所结;并见舌苔白腻者,多系痰湿郁阻。

脘连腹胀：多为湿困中焦,升降失司,气机郁滞引起一般并见呕恶,舌苔厚腻等。

腹痛阵作：多为肠腑气机阻滞引起。因于湿热与宿滞相搏,肠道传导失司者,并见便溏不爽,或如败酱,或如藕泥,甚至大便闭结,舌苔黄腻或黄浊等。若因温热与食积搏结,则见腹痛欲便,便后稍觉松缓,并见嗳腐吞酸,恶闻食气等。

腹胀硬痛：多系热结肠腑的表现,常并见潮热便秘,谵语神昏等。

少腹硬满疼痛：多系下焦蓄血证的表现,并见神志如狂,大便色黑,舌质紫绛等。此外,热入血室亦可见到少腹硬满疼痛,必出现于月经期间,并见寒热往来,神志异常等。

5.5.7 大小便异常

大小便异常包括其性状、颜色、便次、便量的变化。

凡温病发热,小便颜色都会加深,如温病初起,尿呈淡黄色;气分热炽,则小便黄赤短少等。比较明显的小便异常则是小便涩少及小便不通。

小便涩少：指小便时涓滴而涩,其色红赤。温病热盛津伤者每可见之;亦可为小肠热盛,下注膀胱所致,并见时烦渴甚等症。

小便不通：吴鞠通说："温热之小便不通,无膀胱不开证。"常见因素是火腑热结,津液枯涸,即吴鞠通称之"热结液干",并见心烦、舌干红乏津等症,其次为湿阻小肠,泌别失司而致,并见热蒸头胀,神昏呕逆,舌苔白腻等。

大便异常主要为肠道传导失常引起。

大便不通：热结肠腑是其主要原因,并见腹胀痛而拒按,神昏谵语,舌苔黄燥起刺等,其次,因津枯肠燥之便结难解,一般无腹满胀痛,而见口干、舌红少苔等症,多出现于温病的后期。与热结肠腑不同。

便稀热臭：肠腑积热是其主要原因，并见身热口渴、肛门灼热等症，风温病中多见。若泻下清稀粪水，臭秽异常，并见腹痛拒按、舌苔黄燥起刺等，系热结肠腑的特殊表现，称为"热结旁流"。

大便溏垢：排便不爽，大便溏如败酱、藕泥，为湿热挟滞交阻肠道所致，并见呕恶、舌苔黄浊等症。

5·5·8 神志异常

心藏神，主营血的运行，温病中邪热侵扰心、营（血），皆可出现神志异常。由于病邪性质有殊，侵扰途径不同，神志异常有多种表现，它们所反映的病机自有差别，故应结合有关证候，注意鉴别。

神昏谵语：简称昏谵，即神志不清，意识丧失，语无伦次的表现。其有心烦不安，时有谵语，并见舌绛无苔者，为营热扰心所致。昏谵似狂，并见斑疹、吐血、便血者，则为血热扰心引起；神昏而有体热肢厥，不语舌绛者，为热陷包络，扰乱神明所造成。以上均系病邪侵犯心营（血）的结果，因病变属营血，故都并见舌绛或深绛。此外，神昏谵妄，语声重浊，并见潮热，便秘，腹满硬痛，舌苔黄燥等，则为热结肠腑、胃热扰心导致。因其病变在气分，故并见黄燥之苔。

神志昏蒙：表现意识模糊，时明时昧，似醒似寐，时有谵语等。为气分湿热，酿蒸成痰浊，蒙蔽包络，扰及心神所致。并见苔黄垢腻、脉象濡滑而数等，多出现于湿温病中。

昏愦不语：指意识完全丧失，沉迷不语，属神志异常中最严重者，多因热闭心包而致。如内闭而兼外脱者，除昏愦不语外，多伴见肢体厥冷，面色灰惨，舌淡无华，脉微欲绝等。

神志如狂：表现昏谵躁扰，妄为如狂，多为下焦蓄血，瘀热扰心所致。并见少腹硬满疼痛，大便色黑，舌质紫暗等。

5·5·9 痉厥

筋脉拘急而手足抽搐，称为痉，或称动风；神志不清，四肢逆冷，则为厥。因为痉与厥常多并见，故合称痉厥。温病中出现痉厥，与足厥阴肝、手厥阴心包络密切相关。邪热炽盛，木火相扇，或阴精耗损，心肝失济，皆可导致痉厥。前者因于热，抽搐急剧有力，称为实风内动；后者因于虚，抽搐徐缓无力，或呈蠕动，称为虚风内动。现分辨如下：

实风内动：来势急剧，抽搐频繁有力，表现为手足抽搐，颈项强直，牙关紧闭，角弓反张，两目上视等，同时可见肢冷，神昏，脉洪数或弦数有力，是因热极而风从内生。如并见壮热，渴饮，汗泄，苔黄者，为阳明热盛，引动肝风；如并见高热，咳喘，汗出者，为金（肺）受火刑，木（肝）无所制，而肝风内动（金囚木旺）；如并见昏谵，舌绛者，则为心营热盛引动肝风。

虚风内动：表现为手足徐徐蠕动，或口角震颤，心中憺憺悸动等。并常见低热，颧红，五心烦热，消瘦，神惫，口干舌燥，耳聋失语，舌绛枯痿等。为热邪深入下焦，耗损阴精，筋脉失于濡养所致。多出现于温病的后期。

此外，肝风内动尚有肝失濡养而痰湿不化的虚实兼挟证，多见于暑温病的后期。

凡温病出现痉厥，皆系病重的表现，若发作频繁，难于止息，则预后很差。

5·5·10 出血

温病过程中发生出血，一般为邪热深入营血，迫血妄行所致。多为急性多部位出血，或以一个部位出血为主而兼有其他部位的出血，这与内科杂病之血证表现局部出血，时出时止为主者不同。对于温病出血的辨别，须观察其出血的部位，出血量的多少，血的颜色以及并见症状等。

广泛出血：包括咯血、衄血、便血、尿血、肌血、阴道出血等。血色鲜红，为热盛动血引起，多并见昏谵，舌质深绛等。若出血过多，乃至气随血脱，可见血溢不止，肢体厥冷，昏沉不语，舌淡无华等。

咯血：指血由咳唾而出，为肺出血的表现。血量不多，其色瘀晦，并见胸痛、气促者，多为风热壅肺，肺络受损所致。起初咳唾粉红色血水，继则咯血不止，或血从口鼻喷出，并见躁扰不宁，面色反黑，脉搏急疾等，多为暑热伤肺，经血沸腾，血从清窍上溢所致，预后极差，常因化源速绝而死亡。如吴鞠通说："咳而衄，邪闭肺络，上行清道；汗出邪泄可生，不然则化源绝矣。"

便血：便下鲜血，系肠络损伤的表现。多为温邪深入营血，损伤肠络引起。此外，大便色黑，亦是便血的征象，如吴又可说："尽因失下，邪热久羁，无由以泄，血为热搏，留于经络，败为紫血，溢于肠胃，腐为黑血，便色如漆。"多见于肠腑蓄血证，并见少腹硬满疼痛，神昏如狂，舌质瘀紫等。

6 温病的治疗

温病的治疗,是在温病辨证论治的理论指导下,根据温病的证候表现,明确其病因病理,然后制订相应的治疗方法,选用恰当的方药,以驱除病邪,调整气机,辅助正气,从而促使患者恢复健康。

确立温病治法的依据主要有以下两个方面:一是审病因,即是明确引起各种温病发生的病邪性质;二是辨病机变化,即按卫气营血、三焦辨证来明确病变机理。

温病的致病主因是温邪,但不同季节发生的温病,其病邪性质有风热、温热、暑热、湿热、燥热等区别。当这些病邪犯于人体时,所使用的治法当有不同。如风热在表,法当疏风泄热;如果是暑湿在表、或湿遏肌表、或燥热在表,则分别采取清暑化湿透表、宣表化湿、或疏表润燥等法,此即"审因论治"。

病变机理不同,所用治法亦不相同。叶天士所云:"在卫汗之可也,到气才可清气,入营犹可透热转气……入血就恐耗血动血,直须凉血散血。"就是根据卫气营血的病理变化所确立的治疗大法。在一般情况下不应违背这一治则。否则"前后不循缓急之法",动手便错,会有毫厘千里之谬。吴鞠通所说:"治上焦如羽""治中焦如衡""治下焦如权",实质上也是根据三焦所属脏腑的病理变化所确立的治疗原则。他并要求注意"治上不犯中""治中不犯下",说明三焦治则也有其严格的区别。

此外,注意病人的体质因素以及有无兼挟证等,亦是温病治疗中不可忽视的环节。例如叶氏认为对于肾水素虚的病人,为了防其邪乘虚而入,必要时可酌用益肾药,以"先安未受邪之地"。又如同一清法,用于素体阳虚者,应清到十分之六七,就须审慎,不宜寒凉过度;而于阴虚有火者,纵然热退身凉,仍须防其"炉烟虽熄,灰中有火"。这种结合病人体质因素而治疗有别的原则,对临床是很有指导意义的。它如挟痰、挟食、挟气滞、挟血瘀等,也须结合实际,随证加减。

由于温病各种治法的确立和运用是以辨证为依据的,因此同一治法,在适应证候相同的条件下可运用于不同的温病,而同一温病由于证候表现不同,也就应采用不同的治法。这种证同治亦同,证异治亦异的原则,实质上就是辨证施治精神的具体表现。

6·1 温病的主要治法

根据卫气营血、三焦辨证和"审因论治"确立的温病治法主要有:解表、清气、和解、化湿、通下、清营凉血、开窍、息风、滋阴、固脱等法。分述如下:

6·1·1 解表法

解表法是用于驱除表邪,解除表证的一种治疗方法,具有疏泄腠理、逐邪外出的作用,属于八法中的"汗法"。适用于温病初起,邪在卫分的表证。由于温表证,其病邪性质有风热、暑热、湿热、燥热的不同,因此解表法又可分为如下几种:

6·1·1·1 疏风泄热 即通常所说的"辛凉解表",方以辛散凉泄之剂以疏散卫表之风热。主治风温初起,风热病邪袭于肺卫,症见发热,微恶风寒,无汗或少汗,口微渴,咳嗽,苔薄白,舌边尖红,脉浮数等。代表方剂如桑菊饮、银翘散。

6·1·1·2 透表清暑 此法旨在外散表寒,内清暑湿,主治夏月感受暑湿,复受寒侵,邪郁肌表者。症见头痛恶寒,身形拘急,发热无汗,口渴心烦等。代表方剂如新加香薷饮。

6·1·1·3 宣表化湿 本法以芳香宣透之品,以疏化肌表湿邪。适用于湿温初起湿热病邪侵于卫气分,症见恶寒头重,身体困重,四肢酸重,微热少汗,胸闷脘痞,苔白腻,脉濡缓等。代表方剂如藿朴夏苓汤。

6·1·1·4 疏表润燥 即以辛凉清润之品以疏解肺卫之燥热。主治燥热伤肺卫,症见头痛身热,咳嗽少痰,咽干喉痛,鼻干唇燥,苔薄白而欠润,舌边尖红等。代表方剂如桑杏汤。

上述解表法在运用时,尚须结合具体病情而随证加减。如素体阴虚而外有表邪,可予滋阴解表;平素气虚而外兼表邪,可予益气解表。其他如挟痰、挟食、挟气、挟瘀等,均须随证加减化裁。

温病在运用解表法时,应注意如下几点:① 一般忌用辛温开表发汗,即使是"客寒包火"证,亦只宜暂用微辛轻解之法,以免助热化火。② 使用解表法应中病即止,避免过汗伤津。

6·1·2 清气法

清气法是指清泄气分邪热的一种治法,属于"清法"范围。因温邪犯于气分者较多,所以清气法在温病中运用机会较多。气分证是温病过程中邪正交争最为剧烈的阶段,如果气分邪热不能及时清泄,则其邪可里结阳明,或内陷营血,甚或可致液涸风动等险局。故如何处理好气分病,把好这一关,对于温病的发展转归至关重要。温病运用清气法,亦须根据病位浅深、病邪性质等而采用不同的具体治法。常用者可分如下几种:

6·1·2·1 轻清宣气 即以轻清之品,透泄热邪,宣畅气机。主治邪初入气分,热郁胸膈,热势不甚,气失宣畅。症见身热微渴,心中懊憹不舒,舌苔薄黄。代表方剂如栀豉汤加味。

6·1·2·2 辛寒清气 即以辛寒之品大清气分邪热。适用于热炽阳明气分,症见壮热,汗出,心烦,口渴,苔黄燥,脉洪数等。代表方剂如白虎汤。

6·1·2·3 清热泻火 即以苦寒之剂,直清里热而泄邪火。适用于热在气分,郁而化火,症见身热不退,口苦而渴,烦躁不安,小便黄赤,舌红苔黄等,代表方剂如黄芩汤加减。

清气法包括范围较广,上述治法,仅示其概,运用时还须灵活化裁。例如,邪初入气,倘表邪未尽,则须于轻清宣气中加入透表之品,此谓宣气透表;气热亢盛,而阴液已伤,则于大清气热中须合以生津养液之法,此谓清热养阴;证见邪热壅肺,肺气为之闭郁,则清泄气热须配以宣畅肺气之药,此谓清热宣肺;热毒壅结,除发热口渴等症外,尚有某一局部红肿焮痛者,则于清热泻火中须伍以解毒消肿之品,此谓清热解毒。

使用清气法必须注意的是:① 病邪未入气分者不宜早用,用之反足以凉遏邪气;② 湿热性质病变,如尚有湿邪未化者,不宜单纯使用清气法;③ 素体阳虚者,使用本法时切勿过剂,中病即止。

6·1·3 和解法

和解法是指具有和解、疏泄作用的治疗方法,属于"八法"中的"和法"。凡温病邪不在表,又非里结,而是郁于少阳或留连三焦、郁于募原等,均宜用和解疏泄之法透解邪热,宣通气机,以达到外解里和的目的。温病常用的和解法有如下几种:

6.1.3.1 清泄少阳 作用在于清泄半表半里之邪热,兼以化痰和胃。主治邪郁少阳,胃失和降。症见寒热往来,口苦胁痛,烦渴溲赤,脘痞呕恶,苔黄腻舌红,脉弦数等。常用方如蒿芩清胆汤。

6.1.3.2 分消走泄 作用在于宣展气机,泄化痰热,以分消三焦气分之邪。主治邪留三焦,气化失司,而致痰热阻遏之证。表现为寒热起伏。胸痞腹胀,溲短,苔腻等。常用方剂如温胆汤加减,或叶天士所说的杏、朴、苓之类为基本药。

6.1.3.3 开达募原 作用在于疏利透达募原湿浊之邪,主治湿热秽浊郁闭气分的"邪伏募原"证。表现为寒甚热微,脘痞腹胀,苔腻白如积粉而舌质红绛甚或紫绛。常用方如雷氏宣透募原法。

使用和解法应注意的是:① 清泄少阳法虽有透邪泄热作用,但其清热之力毕竟较弱,故只能适用于热在少阳,而不足以适应里热炽盛之证。② 分消走泄、开达募原两法,作用偏于疏化湿浊,热甚渴饮者须配合他法应用。

6.1.4 祛湿法

祛湿法是以芳香化浊、苦温燥湿及淡渗利湿之品祛除湿邪的一种治法,具有宣通气机、运脾和胃、通利水道等化湿泄浊作用,临床用于湿热性质的温病。按其作用可分为如下几种:

6.1.4.1 宣气化湿 作用在于宣通气机,透化湿邪。主治湿温初起,湿蕴生热,郁遏气机,身热不扬,午后为甚,汗出不解,或微恶寒,胸闷脘痞,小溲短少,苔白腻,脉濡缓。代表方剂如三仁汤。

6.1.4.2 燥湿泄热 以辛开苦降之剂燥湿泄热。用于湿渐化热,遏伏中焦,症见发热,口渴不多饮,脘痞腹胀,泛恶欲吐,舌苔黄腻等。代表方剂如王氏连朴饮。

6.1.4.3 分利湿邪 以淡渗之品利尿渗湿,使邪从小便而去。主治湿热郁阻下焦,症见小便短少甚或不通,热蒸头胀,苔白口渴等。代表方剂如茯苓皮汤。

上述三法,虽各有一定的适应范围,但在运用时,每多互相配合。例如淡渗利湿法虽用于湿在下焦,但上中二焦有湿时,亦可配合于其他化湿法中使用,以利于湿热分解。此外,化湿法还常根据病情需要,配合清热、退黄、和胃、消导诸法使用。

运用化湿法应注意的是:① 须权衡湿与热的偏轻偏重及邪之所在部位而选用相应的化湿方药。② 已化燥者忌用。③ 平素液亏者慎用。

6.1.5 通下法

本法具有通腑泄热,荡涤积滞,通瘀破结等作用,属于"八法"中的"下法"。适用于温病热结肠腑,或湿热积滞交结胃肠以及血蓄下焦等证候。常用的具体治法有如下几种:

6.1.5.1 通腑泄热 以苦寒攻下之剂泻下肠腑实热,主治热传阳明,内结肠腑。症见潮热,谵语,腹胀满,甚则硬痛拒按,大便秘结,舌苔老黄或焦黑起刺,脉沉实等。代表方剂如大承气汤、调胃承气汤。

6.1.5.2 导滞通便 作用在于通导积滞,泻下郁热,主治湿热积滞交结胃肠。症见脘腹痞满,恶心呕逆,便溏不爽,色黄赤如酱,舌苔黄浊等。代表方剂如枳实导滞汤。

6.1.5.3 增液通下 作用在于滋养阴液兼以通下,主治热结液亏之证。表现为身热不退,大便秘结,口干唇裂,舌苔干燥等。代表方剂如增液承气汤。

6.1.5.4 通瘀破结 其作用在破散下焦蓄结之瘀血,借通下为出路。主治温邪瘀热结于下焦,症见身热,少腹硬满急痛,小便自利,大便秘结,或神志如狂,舌暗紫,脉沉实等。代表方剂如桃仁承气汤。

通下法尤其是通腑泄热之法,在温病中运用机会颇多,苟能适时运用,而用又得当,则奏功甚捷。清柳宝诒谓:"胃为五脏六腑之海,位居中土,最善容纳……温热病热结胃腑,得攻下而解者,十居六七。"可见通下法在温病治疗中占有很重要的位置。临床运用,尚须根据病情,加减化裁。《温病条辨》中所创制的五个承气汤的运用便是例子。

运用通下法所应注意的是:① 里未成实者,不可妄用。② 下后邪气复聚,必须再度用下者,应慎重掌握,避免过下伤正。③ 平素体虚或病中阴液、正气耗伤较甚而又里结者,应攻补兼施,不宜单纯攻下。④ 温病后期由于津枯肠燥而致大便秘结者,忌用苦寒攻下。

6·1·6 清营凉血法

清营凉血法是具有清营泄热、凉血解毒、滋养阴液、通络散血等作用的治疗方法,亦属于"八法"中"清法"的范围,适用于温病邪入营血分的证候。营为血中之气,血为营气所化邪入营血分,病位虽有浅深之别,证情虽有轻重之异,但病变机理并无本质之不同,故清营与凉血法合并论述。清营凉血法的具体运用有如下几种:

6·1·6·1 清营泄热 即于清解营分邪热中伍以轻清透泄之品,使入营之邪从气分外出而解。适用于邪热入营,症见身热夜甚,心中烦扰,时有谵语,斑疹隐隐,舌质红绛等。代表方剂如清营汤。

6·1·6·2 凉血散血 即凉解血分邪热,且以活血散血。用于邪热深入血分,迫血妄行,症见灼热躁扰,甚或狂乱谵妄,斑疹密布,吐血便血,舌质深绛或紫绛等。代表方剂如犀角地黄汤加味。

6·1·6·3 气营(血)两清 即合清营凉血与清泄气热之法,用于气热炽盛,内逼营血分,而成气营(血)两燔之候。症见壮热,口渴,烦躁,外发斑疹,甚或神昏谵妄,两目昏瞀,口秽喷人,周身骨节痛如被杖,苔黄燥或焦黑,舌质深绛或紫绛等。代表方剂如加减玉女煎、化斑汤、清瘟败毒饮,可根据证情轻重而分别选用。

运用清营凉血法应注意的是:① 热在气分而未入营血者,不可早用。② 挟湿者慎用。③ 热入营血,多影响及手足厥阴,故本法常与开窍、息风诸法相配合运用。

6·1·7 开窍法

本法是开通机窍之闭,促使神志苏醒的一种治疗方法。用于邪入心包或痰浊内蒙机窍的证候。常用者有如下两种:

6·1·7·1 清心开窍 作用在于清心、透络、开窍,使神志清醒。用于温病热邪陷入心包,症见神昏谵语,或昏愦不语,身热,舌蹇肢厥,舌质红绛,或纯绛鲜泽,脉细数等。常用方如安宫牛黄丸,或至宝丹、紫雪丹。

6·1·7·2 豁痰开窍 作用在于清化湿热痰浊,以宣通窍闭。适用于湿热郁蒸,酿生痰、浊,蒙蔽机窍,症见神识昏蒙,时明时昧,时有谵语,舌质虽红而苔黄腻或白腻,脉濡滑而数等。代表方剂如菖蒲郁金汤。

运用开窍法所应注意的是:① 上述两法各有适应范围,运用时必须辨清窍闭性质区别使用。② 热入营分而未至昏闭者,一般不宜早用本法。③ 非邪闭心窍之神昏禁用本法。④ 开窍法是一种应急措施,也是一种权宜之治,尚须根据病情,与他法配合运用。

6·1·8 息风法

息风法是平息内风、制止痉厥的一种治疗方法。用于温病里热燔灼,热盛风动,或阴虚

不能制阳,以致肝风内动的证候。由于内风有虚有实,故息风法约言之,有如下两种:

6·1·8·1 凉肝息风　作用在于清热凉肝,息风止痉。适用于温病邪热内炽,引动肝风者。症见灼热肢厥,手足搐搦,甚或角弓反张,口噤神迷,舌红苔黄,脉弦数等。代表方剂如羚角钩藤汤。

6·1·8·2 滋阴息风　作用在于育阴潜阳以息内风。适用于温病后期真阴亏损,肝木失涵,以致虚风内动之候。症见手指蠕动,甚或瘛疭,肢厥神倦,舌干绛而痿,脉虚细等。代表方剂如大定风珠。

息风法在临证运用时尚须根据病情需要而化裁配合。例如实风多兼神志昏瞀,此为手足厥阴俱病,凉肝息风中须加以清心开窍之药;如兼有阳明热盛者须配合清气泄热之剂,如兼有营血分热盛者,须伍以清营凉血之品。虚风内动者根据病情需要可配合益气固脱之法。

运用息风法应注意的是: ① 须辨别内风之属虚属实,实风重在凉肝,虚风重在滋潜,两者不可相混。② 用风药止痉(特别是虫类药)须不使其劫液,用滋阴药须防其恋邪。③ 小儿病在卫、气阶段,每可因高热而引起搐搦,应着重清热透邪,热退则抽搐自止,或酌用息风药,不宜纯用凉肝息风之剂。

6·1·9　滋阴法

滋阴法是用生津养阴之品滋补阴液的一种治疗方法,具有滋补阴液、润燥制火等作用,属于"八法"中的"补法"范畴。温热之邪最易耗伤阴液,而病至后期,肝肾之阴受耗,虚象更为严重。阴液之耗损程度,常关系着疾病的预后,正如吴锡璜所说"存得一分津液,便有一分生机"。因此,温病初期,便应预护其虚;一旦津液受耗,便当以救阴为务。滋阴法用于温病,约言之有如下几种:

6·1·9·1 滋养肺胃　即以甘凉濡润之品,以滋养肺胃之津液,适用于肺阴不足,或热虽解而肺胃之阴未复,症见口咽干燥,干咳少痰,或干呕而不思食,舌苔干燥,或舌光红少苔等。代表方剂如沙参麦冬汤、益胃汤。

6·1·9·2 增液润肠　以甘寒合咸寒之品生津养液、润肠通便。适用于温病邪热基本解除,阴伤未复,津枯肠燥之候,症见大便秘结,咽干口燥,舌红而干等。代表方剂如增液汤。

6·1·9·3 填补真阴　即以咸寒滋液之品,以填补肝肾之阴。适用于温邪久羁,劫烁真阴,而为邪少虚多之候,症见低热面赤,手足心热甚于手足背,口干咽燥,神倦欲眠,或心中震震,舌绛少苔,脉象虚细或结代等。代表方剂如加减复脉汤。

由于温病以护液为亟,所以滋阴法运用机会颇多,有时虽不单用本法,却常与他法配合运用,如前所述滋阴解表,滋阴通下、滋阴息风等。

运用本法应注意的是: ① 温病阴液虽伤而邪热亢盛者,不可纯用本法。② 阴伤而有湿邪未化者,应慎用,须注意化湿而不伤阴,滋阴而不碍湿。

6·1·10　固脱法

固脱法是治疗虚脱的一种急救方法。临床主要是用于气阴外脱,或亡阳厥脱的证候。在温病发展过程中,如果其人正气本虚,而邪气太盛,或汗下太过,津液骤损,阴损及阳,即可导致正气暴脱。此时治疗,就应以固脱为急务。固脱法有如下两种:

6·1·10·1 益气敛阴　作用在于益气生津,敛汗固脱。主治气阴两伤,正气欲脱,症见身热骤降,汗多气短,体倦神疲,脉散大无力,舌光少苔等。代表方剂如生脉散。

6·1·10·2 回阳固脱　作用在于回阳敛汗,以固厥脱。主治温病阳气暴脱,症见四肢逆冷,汗出淋漓,神疲倦卧,面色苍白,舌淡而润,脉象微细欲绝等。代表方剂如参附龙牡汤。

上述两法虽各有适应范围,但临床亦有阴津与阳气俱脱者,此时治疗须上述两法配合运用。如果其人正气欲脱,而神志昏沉,手厥阴心包症状仍显著,此为内闭外脱之候,则固脱须与开窍并用。

运用固脱法应注意的是:① 用药要快速及时。② 给药次数、间隔时间及用药剂量等都必须适当掌握,并随时注意病情变化,作相应调整。③ 一旦阳回脱止,即当注意有无火复炽,阴欲竭现象,并根据具体情况辨证施治。

6.2 温病兼挟证的治疗

6.2.1 兼痰饮

痰和饮同出一源,均是由于体内津液不能正常布化所酿成,只是在性状上有浊稠者为痰、清稀者为饮的区分。温病兼挟痰饮除患者素有停痰宿饮外,在病变过程中亦可产生,其原因主要有两个方面:一为病邪流连气分,三焦气化失司,以致津液不能正常布化而酿成痰饮;一为热邪内炽,熬炼津液而为痰浊。前者多属痰湿内阻,后者多系痰热互结。

痰湿内阻的,其症多见胸脘痞闷,泛恶欲吐,渴喜热饮,舌苔黏腻等。王孟英说:"凡视温证,必察胸脘,如拒按者……多挟痰湿。"临床治疗应予主治方中配合利气化痰燥湿之品,如温胆汤之类。

痰热互结的,其症因病所不同而有异。痰热壅肺的症见咳嗽黄稠脓痰,苔黄黏腻等,治疗宜加用清肺化痰之品,如瓜蒌、贝母、蛤壳、竹茹等。如因热邪内陷,动风闭窍而致痰热壅盛的,其症除见昏痉外,必有舌强言謇,口吐涎沫,甚或喉间痰声漉漉,舌绛而上罩黏腻黄苔等症,治疗当予清热息风、开窍剂中加入竺黄、胆星、菖蒲、郁金、竹沥及猴枣散等清化痰热之品。

6.2.2 兼食滞

温病兼挟食滞,主要有两方面的原因:一为发病之前所食之物未及消化,而致宿食停滞;一为发病后勉强进食,难以运化,以致食滞内停。其症多见胸脘痞闷,吞酸嗳腐、恶闻食臭,或腹胀肠鸣、矢气频转,舌被厚苔,脉沉涩或滑实等。治疗应合以消食导滞:偏于上者,宜消食和胃,如保和丸(山楂、神曲、半夏、茯苓、陈皮、连翘、莱菔子);偏于下者,宜导滞通腑,如枳实导滞丸之类。

6.2.3 兼气郁

温病兼挟气郁,多因情志失调,导致气机郁而不舒,肝脾失却和调。症见胸胁满闷或胀痛,上气太息,或脘痞泛恶,不思饮食,脉沉伏或弦涩等。治疗应予主治方中加入理气解郁之品,如枳壳、青皮、香附、佛手、郁金、苏梗、绿萼梅等。

6.2.4 兼血瘀

温病兼挟血瘀,多为患者素有瘀伤宿血;或妇女患者病温过程中适逢月经来潮,热陷血室而致瘀热互结;亦有因热入血分损伤血络,而导致血络瘀滞的。其症多见胸胁刺痛,或少腹硬满疼痛,或斑疹瘀紫不退,舌质紫晦扪之潮湿等。叶天士说:"热传营血,其人素有瘀伤宿血在胸膈中,挟热而搏,其舌色必紫而暗,扪之湿。"为兼挟瘀热者指出了辨证要点。临床治疗一般于主治方中加入活血散瘀之品,如桃仁、红花、赤芍、丹参、归尾、延胡、山楂等。如证属瘀血蓄结下焦,见少腹硬满疼痛,小便自利,大便秘结,神志错乱,舌质瘀紫的,则须用通瘀破结之法,可用桃仁承气汤之类。

6·3 温病瘥后调理

温病瘥后邪热虽已解除,但机体多未恢复正常状态,因此采取有效而适当的调理措施,对促使病体及早恢复健康,防止病情反复、迁延,具有重要意义。瘥后调理范围甚广,除注意精神、饮食及起居等方面外,药物调理仍是一个重要环节。根据临床所见,温病瘥后大多以体虚未复、机能不调及余邪未清为主要表现,因此药物调理亦不外补益虚损、调整机能及清泄余邪等方面。

温病瘥后,邪热已除而气血亏损未复,证见面色少华,气弱倦怠,声音低怯,语不接续,舌质淡红,脉虚无力者,治宜调补气血,可用集灵膏(人参、枸杞子、天冬、麦冬、生地、熟地、怀牛膝)方加减。如属气液两虚,症见精神萎顿,不饥不食,睡眠不酣,舌干少津的,则予益气养液之法,如薛氏参麦汤(西洋参、麦冬、石斛、木瓜、生甘草、生谷芽、鲜莲子)、三才汤(天冬、地黄、人参)均可选用。但若气液虽虚而余热未清的,则益气养液中须兼清余热,方如竹叶石膏汤(竹叶、石膏、半夏、麦门冬、人参、甘草、粳米)。瘥后胃肠津液未复,而见口干咽燥或唇裂,便结的,治宜益胃生津或增液润肠,方如益胃汤(沙参、麦冬、生地、玉竹、冰糖),或增液汤。

湿热病后,胃气未醒,余邪未尽,脘闷不畅,知饥不食,舌苔薄白微腻等症时,治宜芳香醒胃,清涤余邪,可用薛氏五叶芦根汤(藿香叶、薄荷叶、枇杷叶、佩兰叶、鲜荷叶、芦根、冬瓜仁)。如病后外邪已解,而脾胃虚弱,运化失职,内湿复生,以致症见饮食不消,四肢无力,大便溏薄,脉形虚弱,舌苔薄白,甚或肢体浮肿的,治宜健脾和中,理气化湿,方如参苓白术散(白扁豆、人参、白术、白茯苓、甘草、山药、莲子肉、桔梗、苡仁、砂仁)。

7 温病的预防

对于温病的预防,古代医家早有论述,但由于历史条件的限制,在这一方面没有得到应有的发展。为了提高对温病预防的认识,继承、发展前人预防温病的成就,对温病的预防作一专章讨论是有必要的。

7·1 温病预防的意义

预防是指机体未病之前就预先采取一定的方法和措施以防止疾病的发生。《周易》中提出的"君子以思患而豫防之",对于疾病来说同样是重要的。预防并非专指温病,但因温病大多具有传染性,如不及早加以预防,就可能发生传播,造成不同程度的流行,严重影响人群健康,甚至威胁生命。因此,预防温病具有特别重要的意义。在旧社会,劳动人民被压迫受剥削,贫病交加,瘟疫猖獗,不少地区呈现"千村薜荔""万户萧疏"的悲惨景象。解放后,在党的领导和关怀下,深入贯彻"预防为主"的方针,大力进行以除害灭病为中心的群众性爱国卫生运动,在较短时间内就取得了巨大成就。天花、鼠疫等烈性传染病已被消灭,许多严重危害人民健康的传染病得到控制。我们要继续总结经验,进一步掌握温病发生和流行的规律,采取切实有效的措施,为积极预防温病而努力奋斗。

7·2 我国古代预防温病的成就

中医学关于疾病的预防思想,早在《内经》中就已奠定基础。《素问》说:"不治已病治未病。""夫病已成而后病之,乱已成而后治之,譬犹渴而穿井,斗而铸锥,不亦晚乎?"这表明,我国在两千多年前就充分认识到无病早防的重要性。古人还发现有些疾病可以传染和流行。《素问》有"温气流行""五疫之至,皆相染易,无问大小,病状相似"的记载,并进而指出:"不施救疗,如何可得不相移易者……不相染者,正气存内,邪不可干。"主张保持机体正气强盛以防止病邪侵袭,从而免致疾病染易。同时,还指出应该"避其毒气",则又从另一角度,提出设法不与病邪接触,以防止染病。这些论述,现在看来仍然具有重要的指导意义。

《内经》以后,历代医家通过临床实践和经验总结,积累了丰富的预防知识。《诸病源候论》认为,对于温病可"预服药及为法术以防之"。《肘后备急方》、《千金要方》并载有 20 余首辟温方剂。在传播途径方面,前人早就发现通过饮食、呼吸等可以传染疾病。公元三四世纪间成书的《释名》说:"注病,一人死一人复得,气相灌注也。"表明由呼吸可传染注病。《千金要方》谓:"原夫霍乱之为病也,皆因饮食,非关鬼神。"不仅肯定了饮食不慎可以致病,还批驳了鬼神作祟的错误思想。《温疫论》指出"邪自口鼻而入",进一步明确了通过饮食呼吸而受邪的传播途径。有些疾病还可通过昆虫、动物等为媒介而传播,清·洪稚存《北江诗话》谓:"时赵州有怪鼠,白日入人家,即伏地呕血死。人染其气,亦无不立殒者。"稍晚成书的《瘟疫汇编》云:"忆昔年入夏,瘟疫大行,有红头青蝇千百为群,凡入人家,必有患瘟而死亡者。"可见鼠、蝇等均可传染疾病。

基于上述认识,中医学对预防疾病传染曾有着许多具体而有效的方法。我国人民历来重视卫生,《礼记》说:"鸡初鸣……洒扫室堂及庭。"《楚辞·渔父》载有"新沐者必弹冠,新浴者必振衣"之句,说明当时已极为重视个人清洁和环境卫生。《千金要方》谓:"勿食生肉""常习不唾地",就是要求人们谨慎饮食,不可随地吐痰。此外,对饮水卫生亦十分注意。宋·庄绰《鸡肋编》说:"纵细民在道路,亦必饮煎水。"清·王孟英《霍乱论》云:"人烟稠密之区,疫疠时行……故为民上及有心有力之人,平日即宜留意,或疏浚河道,毋使积污,或广凿井泉,毋使饮浊,直可登民寿域。"可见对排除污水,注意粪便处理,保持水源清洁,古人十分重视。为了防止蚊蝇传播疾病,我国在后汉已使用蚊帐,南宋已使用防蝇食罩。除此而外,还发明许多驱除或消灭传播疾病的昆虫或动物的方法。如北宋刘延世《孙公谈圃》说:"泰州西溪多蚊,使者行按左右,以艾熏之。"《琐碎录》载有驱蚊诗:"木别芳香分两停,雄黄少许也须秤。每到黄昏烧一炷,安床高枕到天明。"据《夷坚志》载,宋时还有"货蚊药以自给"的专门店家,药物烟熏驱蚊法直到现在仍为民间广泛应用。《本草纲目》载,砒霜可以"和饭毒鼠"。历代本草文献还记有不少灭蝇、杀虱的药物,如百部、藜芦、白矾、银朱等。这些方法,对防止温病的发生和传播有着一定的作用。

温病既可传染,为预防起见,"避其毒气"确为现实可行的简便方法,这就是避免与病人接触的隔离措施。《晋书·王彪之传》云:"永和末(公元356年)多疾疫,旧制:朝臣家有时疾染易三人以上者,身虽无疾,百日不得入宫。"说明当时为防止时疾染易,即使与病人密切接触而尚未发病者亦当暂时不与交往。唐释道宣《续高僧传》有收容麻风病患者的"疠人坊"的记述,谓:"收养疠疾,男女别坊。"明·萧大亨《夷俗记》云:"凡患痘疮,无论父母兄弟妻子,俱一切避匿不相见。"通过隔离病人,确可防止疾病的传染和播散。

预防传染的最积极最有效的直接措施,则是接种免疫。此法不仅为我国首创使用,就是免疫一词,亦为祖国医学所固有。18世纪曾有《李氏免疫类方》一书,可资佐证。远在《肘后方》中,就有"疗猘犬咬人方:仍杀所咬犬,取脑傅之,后不复发"的记载。即为人工免疫法的尝试。值得特别提出的是我国种痘术的发明,它是人工免疫法的开端,为世界医学史上的重大成就之一。清·俞茂鲲《痘科金镜赋集解》云:"又闻种痘法起于明朝隆庆(约公元1567~1572)年间,宁国府太平县,姓氏失考,得之异人丹传之家,由此蔓延天下。"此虽系清人之论,但明·周晖《琐事剩录》曾谓:"陈评事生一子……未几种痘,夭。"可证明代确已有种痘术,然具体操作方法,却无从查考。《医宗金鉴》对清代的种痘术有较全面的记载,如痘衣法、痘浆法、旱苗法、水苗法等。种痘术的推广使用,对当时保护人民健康起了很大作用,种痘法于17世纪传入欧洲,此后才于1798年出现英人琴纳发明的牛痘苗预防天花,我国较之早二百余年。当然,由于历史条件和科学水平的限制,我国古代在疾病预防方面也有迷信错误的内容,如禁咒、神符等。但这毕竟不是主流,且亦被逐渐淘汰。令人遗憾的是,基于同样原因,中医学中某些正确的预防方法,亦未能得到应有的发展。近代的西方医学,借助于现代科学技术,在预防方面作出了突出贡献,我们应该学习和借鉴。

7·3 温病的预防方法

温病的传染和流行有其一定的环节。现代研究表明,流行过程的基本环节是:传染源、传播途径和易感人群。针对这些环节,预防工作一面要采取综合措施,如经常开展爱国卫生运动等;一面要根据不同病种特点和当时当地具体情况,抓住关键环节,采取重点措施。在实际工作中往往两者结合,取长补短,相辅相成,才能达到预期目的。我国对预防工作十分重视,从中央到地方逐级成立爱国卫生运动委员会,还另有专门机构主持防疫工作,并通过立法形式,规定传染病病种。一经发现,除对患者给予必要处理外,还必须迅速上报,以采取相应的及时有力的措施,予以控制和消灭,切实保障人民健康。

预防的具体方法很多。现代常用的特异性人工免疫法对预防相应的传染病有肯定效果,应该推广使用,这里不予详述。运用中医中药预防温病的方法主要有如下几个方面:

7·3·1 培固正气,强壮机体

《素问》指出:"藏于精者,春不病温。"明示养护正气对预防温病的重要作用。在与疾病斗争的长期实践中,我国人民创造了许多养生保健的方法,如气功、保健灸、五禽戏、太极拳及各种武术健身运动等。同时,注意要顺应自然界四时气候的变化,劳逸结合,情志舒畅,调食节欲、讲究卫生等,这些对保养和充实正气都有积极意义。"正气存内,邪不可干"。机体抵抗力的强盛是预防温病的内在依据,必须引起足够重视。

7·3·2 隔离患者,控制传播

对具有传染性的温病患者,应及早发现,准确诊断,及时治疗。这不仅对患者本身有益,而且治愈疾病也就是消除了传染来源。同时应立即采取必要的隔离措施,以制止蔓延。对传染性较强的温病,更要强调严密隔离,并对患者的衣物、痰液、粪便等作出相应处理。在温病流行期间,应根据具体病种的不同传播途径,设法加以阻断。易感者要尽量避免接触病人,或施行其他保护措施,如采取戴口罩等方法,防止吸入病邪。还要注意饮食卫生,饭前便后要洗手,不使"病从口入"等。对一些传播疾病的昆虫、动物等,设法驱逐或杀灭,使其不致侵害人体为患。

7·3·3 预施药物,防止染病

在一般情况下,不需要预用药物防病,但在温病严重流行时,则应酌情使用,以保护未病人群。古代所用药物防病方法很多,有口服、佩带、烟熏、粉身或悬挂等。常用方剂有太乙流金方、岁旦屠苏酒、辟温病粉身散、治温令不相染方、朱蜜丸等。现代所用预防药物与当时流行病种的治疗药物基本一致,大多具有清热解毒作用,如金银花、连翘、大青叶、板蓝根、黄连、黄芩、蒲公英、野菊花、贯众、紫草、千里光、鱼腥草、土茯苓、蚤休、山豆根、大蒜等。可根据具体情况,单味或复方使用,对某些常见温病有一定预防效果。如用连翘、金银花或贯众等预防风温、感冒等;大蒜或金银花、野菊花、蒲公英等预防"流脑"(可归属于春温);大青叶、板蓝根、牛筋草等预防"乙脑"(可归属于暑温、湿温);黄芩预防"猩红热"(相当于烂喉痧);黄连预防"伤寒"(相当于湿温)等。此外,还有不少流传于民间的简便易行的有效方法,均可据情使用。

【附】 法定传染病病种和上报要求

中央卫生部于1956年曾规定应报告的传染病种类,下达执行。1978年9月20日又颁发了《中华人民共和国急性传染病管理条例》规定两类25种急性传染病应作报告。因中医为法定报告人之一,故附录于下,以供参考。

具体病种(均为现代医学病名):

甲类:① 鼠疫,② 霍乱及副霍乱,③ 天花。

乙类:① 白喉,② 流行性脑脊髓膜炎,③ 百日咳,④ 猩红热,⑤ 麻疹,⑥ 流行性感冒,⑦ 痢疾(细菌性痢疾和阿米巴痢疾),⑧ 伤寒及副伤寒,⑨ 病毒性肝炎,⑩ 脊髓灰质炎,⑪ 流行性乙型脑炎,⑫ 疟疾,⑬ 斑疹伤寒,⑭ 回归热,⑮ 黑热病,⑯ 森林脑炎,⑰ 恙虫病,⑱ 出血热,⑲ 钩端螺旋体病,⑳ 布氏杆菌病,㉑ 狂犬病,㉒ 炭疽。

报告办法：对所发现的传染病（包括确诊和疑似者），应迅速以口头、书面、电话或电报等方式向当地卫生医疗部门或县卫生防疫站报告，然后补送报告卡或报告表。

报告人员：有法定报告人和义务报告人两种。前指诊治病人的全部医务人员，如中、西医务人员等。按规定作好传染病报告，是他们的法定职责。后指对传染病的所有知情者，如家属、邻居等。他们对传染病报告有义不容辞的责任。

报告时间：凡发现应报告传染病需立即上报，属于甲类者，城镇最迟不得超过6小时，农村为12小时。属于乙类者，城镇应于12小时，农村应于24小时内报出。

报告要求：应该全面、及时、准确；防止漏报、迟报、错报。

各 论

8 风 温

风温是感受风热病邪所引起的急性外感热病。初起以发热,微恶风寒,咳嗽,口微渴等肺卫症状为其特征。多发于春冬两季,其发于冬季的又称为冬温。

风温之名,首见于《伤寒论》:"若发汗已,身灼热者,名曰风温。"但其所指系热病误汗后的坏证。在朱肱《类证活人书》中指出了风温的病因为"其人素伤于风,因复伤于热,风热相薄,即发风温",其症状为"脉尺寸俱浮,头疼身热,常自汗出,体重,其息必喘,四肢不收,嘿嘿但欲眠";其治法"治在少阴、厥阴""不可发汗"。至清代叶天士则明确提出"风温者,春月受风",把风温作为春季的新感温病。嗣后,陈平伯著有风温专著——《外感温病篇》,对风温的病因、病机和证治作了系统的论述。正如陈平伯所说:"风温为病,春月与冬季居多,或恶风,或不恶风,必身热,咳嗽、烦渴。"即指明了本病的发生季节和初起的临床特点。自此风温一病列有专章讨论,理法具详。

现代医学中的流行性感冒,急性支气管炎,大叶性肺炎等,可参考本病辨证治疗。

8·1 病因病理

本病的病因为感受春季或冬令风热病邪。春季风木当令,气候温暖多风,阳气升发,素禀不足之人,或因起居不慎,即可感受风热病邪,着而成病。叶天士所说"风温者,春月受风,其气已温",以及吴鞠通所说"风温者,初春阳气始开,厥阴行令,风夹温也",即是指此而言。如冬令气候反常,应寒反温,人体正气不足,亦可感受风热病邪发为本病。所以吴坤安说:"凡天时晴燥,温风过暖,感其气者,即是风温之邪。"明确地指出了本病是在"温风过暖"的条件下所形成的。

外感风热病邪,多从口鼻而入,肺位居高,首当其冲,所以本病初起以邪在上焦手太阴肺经为病变中心。故吴鞠通说:"凡病温者,始于上焦,在手太阴。"由于肺主气属卫,与皮毛相合,卫气敷布于皮毛,因而,病变初起即出现发热,恶风,咳嗽,口微渴等肺卫证候。如肺卫之邪不解,则其发展趋向大致有两种情况:一是顺传于胃;一是逆传心包。叶天士谓:"温邪上受,首先犯肺,逆传心包。"明确地指出风温初起的病变所在与传变规律。凡邪热顺传于胃,由卫转气,多呈阳明邪热炽盛之证;如邪热逆传心包,则必见神昏,谵妄等神志证候。在病变过程中,如邪热壅肺,则可出现痰热喘急;热入血络,则易外发红疹;病至后期,则多呈肺胃阴伤之象,这亦为本病特点之一。

8.2　诊断要点

① 发生于春冬两季的外感热病,应考虑到本病的可能性。

② 发病初起有发热,恶风寒,咳嗽,口渴,脉浮等肺卫见症,继则出现肺热壅盛等气分症状,后期多致肺胃阴伤。此为诊断本病的主要依据。

③ 应注意与发于春季的春温等病相鉴别。与春温的鉴别见春温章。

8.3　辨证论治

本病治疗,初起邪在肺卫,宜辛凉宣解以驱邪外出;如邪传气分则宜辛寒清热或苦寒攻下;内陷心包,则必须清心开窍。至本病后期,邪热已退而肺胃津伤未复时,则宜甘寒清养肺胃之阴。叶天士于《三时伏气外感篇》中说:"此证初因发热喘嗽,首用清凉清肃上焦……若色苍热胜烦渴,用石膏、竹叶辛寒清散,痧症亦当宗此;若日数渐多,邪不得解,芩连凉膈亦可选用;至热邪逆传膻中,神昏目瞑,鼻窍无涕泪,诸窍欲闭,其势危急,必用至宝丹或牛黄清心丸;病减后余热,只甘寒清养胃阴足矣。"对本病整个发展过程中各个阶段的治疗,作了具体的论述。

8.3.1　邪袭肺卫证治

【症状】　发热,微恶风寒,无汗或少汗,头痛,咳嗽,口微渴,苔薄白,舌边尖红,脉浮数。

此为风温初起,邪袭肺卫之证。因邪犯于表,卫气被郁,开合失司,故见发热,微恶风寒,无汗或少汗。卫气郁阻经脉不利则头痛。肺气失于宣畅,故见咳嗽。温热之邪,易伤津液,所以病初即感微渴,但与里热亢盛的大渴引饮有所不同。风热之邪在表,则见苔薄白,舌边尖红,脉浮数之征。本证颇与外感风寒相似,但风寒在表,必发热较轻而恶寒较甚,且口不渴,脉多浮缓或浮紧。两者见症,显然有别。

【治法】　辛凉解表,宣肺泄热。

【方药】　银翘散(《温病条辨》)

连翘一两　银花一两　苦桔梗六钱　薄荷六钱　竹叶四钱　生甘草五钱　荆芥穗四钱　淡豆豉五钱　牛蒡子六钱

上杵为散,每服六钱,鲜苇根汤煎,香气大出即取服,勿过煮。肺药取轻清,过煮则味厚而入中焦矣。病重者约二时一服,日三服,夜一服;轻者三时一服,日二服,夜一服,病不解者作再服。

吴鞠通谓:"治上焦如羽,非轻不举。"所以本方取轻清宣透之品以清宣肺卫之邪。方中芥穗、豆豉、薄荷解表发汗,祛邪外出;牛蒡、甘草、桔梗轻宣肺气以除咳嗽;连翘、银花、竹叶清热宣透;苇根生津止渴。从本方药物来看,是以辛凉为主而稍佐微辛温之品。所以吴鞠通称本方为辛凉平剂,用于风热客表而发热,恶寒,无汗者最为合适。如恶寒已罢,则荆芥、豆豉亦非所宜。本方如改作汤剂煎服,其每味药的用量应照上述酌减。煎的时间亦不宜过长。如因温热灼津而口渴较甚的,可加花粉以生津清热;兼挟温毒而项肿咽痛的,可加马勃、玄参以解毒消肿;因肺气失降而咳嗽较甚的,可加杏仁以宣利肺气;兼热伤津液而小便短少的,宜加知母、黄芩、栀子之苦寒与麦冬、生地之甘寒,以清热化阴。

桑菊饮(《温病条辨》)

杏仁二钱　连翘一钱五分　薄荷八分　桑叶二钱五分　菊花一钱　苦桔梗二钱　生甘

草八分　苇根二钱

水二杯，煮取一杯，日二服。

本方亦辛凉解表之剂，药用桑叶、菊花、连翘、薄荷辛凉轻透以泄风热；桔梗、甘草、杏仁宣开肺气以止咳嗽；苇根以生津止渴。本方与银翘散俱为辛凉解表方剂，均可运用于风热侵犯肺卫之证。但银翘散中有荆芥、豆豉辛散透表之品合于辛凉药物中，其解表之力较胜，故称为"辛凉平剂"。而桑菊饮大多为辛凉之品，且药量较轻，其解表之力较逊于银翘散，所以吴鞠通称之为"辛凉轻剂"，然桑菊饮中用杏仁以降肺气，故其止咳之功则较银翘散为优。如兼热入气分而气粗如喘的，加石膏、知母以清气分之热；如肺热较甚，可加黄芩以清肺热；如热伤津液而口渴的，可加花粉以清热生津。

8.3.2　热入气分证治

8.3.2.1　邪热壅肺

【症状】　身热，汗出，烦渴，咳喘，或胸闷胸痛，舌红苔黄，脉数。

本证为风温之邪化热入里，热壅肺经气分所致。因邪已化热入里，故身热而不恶寒。肺热郁蒸，迫津外泄，所以汗出而烦渴引饮。邪热壅肺，肺气宣降失常，故喘咳较剧，其则气急鼻煽，或胸闷、胸痛。舌红苔黄，脉数为里热征象。综观诸症，本证为邪热由卫分转入气分，病位虽亦在肺，然与风温初起邪袭肺卫而有恶寒，无汗或少汗，且口渴不甚，苔薄白者，显然有别。

【治法】　清热宣肺平喘。

【方药】　麻杏石甘汤（引《温病条辨》）

麻黄三钱（去节）　杏仁三钱（去皮尖，碾细）　甘草二钱（炙）　石膏三钱（碾）

水八杯，先煮麻黄，减二杯，去沫，内诸药，煮取三杯，先服一杯，以喉亮为度。

本方以麻黄、杏仁宣开肺气，石膏清泄里热，甘草调和诸药，合之共奏清宣肺热之效。麻黄辛温，原为发汗解表之药，石膏辛寒，擅清阳明气分之热。但两药相伍，则麻黄作用并不在发汗解表，而主要是在宣肺定喘；石膏配麻黄则不主在清阳明之热，而是在泄肺中邪热。在临床运用时，对肺热显著者，可重用石膏而酌减麻黄之量。是以本方虽亦属辛凉宣透之剂，但作用主要是宣透透热而并不在于解表，与银翘散、桑菊饮之辛凉表散，自是不同。如痰多咳甚、胸闷，加浙贝母、瓜蒌、郁金化痰理气；如咳痰带血，加白茅根、仙鹤草、黑栀子、侧柏炭以凉血止血，若肺热炽盛，烁液为痰，痰热瘀阻，肺失宣降，见咳喘、胸痛、咯腥臭脓痰者，则须清肺化痰，逐瘀排脓，加用芦根、苡仁、冬瓜仁、桃仁等药。如热毒炽盛者，可加蒲公英、银花、连翘、鱼腥草以增强清热解毒之力；如咳吐腥臭脓痰较甚者，可加桔梗、甘草、贝母等，以增强化痰排脓之效。

8.3.2.2　痰热结胸

【症状】　身热面赤，渴欲凉饮，饮不解渴，得水则呕，按之胸下痛，便秘，苔黄滑，脉洪滑。

本证为邪热内传与痰互结于上焦胸脘，气机失于通降所致。身热面赤，渴欲凉饮，为热盛于里。胸下按之疼痛，为痰热内结胸脘之征象。病邪内阻，腑失通降则大便秘结。苔黄滑，脉洪滑，乃为痰热内阻之象。

本证身热面赤，渴欲凉饮，有似阳明无形热盛之象，但舌苔黄滑而非黄燥，且有胸脘满痛之感，则显非阳明经证。其见大便秘结，又有似阳明腑实，但腑实便秘，必见潮热或腹部硬满疼痛，今身热、便秘而腹不硬痛，且舌苔亦不黄厚干燥，脉象亦不沉实，则非腑实便秘可知。

【治法】 清热化痰开结。
【方药】 小陷胸加枳实汤(《温病条辨》)
黄连二钱　栝蒌三钱　枳实二钱　半夏五钱
急流水五杯,煮取二杯,分二次服。

本方即《伤寒论》小陷胸汤加枳实组成。方用黄连清热,栝蒌宽胸化痰,半夏和胃止呕化痰,枳实降气开结,合之共奏清热化痰开结之效。小陷胸汤主治痰热结胸证,因其痰热内阻腑失通降,吴鞠通加枳实一味,则功效尤著。如呕恶较甚者,可加少许生姜汁、竹茹。

8·3·2·3　痰热阻肺,腑有热结

【症状】 潮热便秘,痰涎壅滞,喘促不宁,苔黄腻或黄滑,脉右寸实大。

本证为肺经痰热壅阻,肠腑热结不通之手太阴肺与手阳明大肠并病之候。阳明腑实热结,故潮热,便秘。热郁于肺,灼津炼液为痰,痰热壅盛阻肺,肃降无权,以致痰壅而喘促不宁,脉右寸实大。痰热内阻,则舌苔多见黄腻或黄滑。肺与大肠相表里,肺气不降则腑气亦不易下行;肠腑热结不通,则肺中之邪热亦少外泄之机。所以,本证实系肺与大肠之邪互为因果。

又本证与痰热结胸证,病位虽俱偏于上焦,而病机、见症却绝不相同。痰热阻肺必影响肺之宣降,故喘咳痰嗽为必有之症;痰热结胸为痰热结于胸脘而邪不在肺,故症以按之胸下痛为主。

【治法】 宣肺化痰,泄热攻下。
【方药】 宣白承气汤(《温病条辨》)
生石膏五钱　生大黄三钱　杏仁粉二钱　栝蒌皮一钱五分
水五杯,煮取二杯,先服一杯,不知再服。

本方取白虎、承气二方之意而变其制。方中以石膏两清肺胃之热,杏仁、栝蒌皮宣降肺气,化痰定喘,大黄攻下腑实。腑实得下,则肺热易清,肺气清肃,则腑气易通。所以本方为清宣肺热,通降腑气,上下合治之剂。吴鞠通说:"以杏仁、石膏宣肺气之痹,以大黄逐肠胃之结,此脏腑合治法也。"因有宣肺通腑之效,故名宣白承气。

8·3·2·4　肺热发疹

【症状】 身热,肌肤红疹,咳嗽,胸闷,舌红苔薄黄,脉数。

本证多为肺经气分热邪波及营络所致。邪热内郁于肺,故身热而不恶寒。肺热波及营分,窜于血络,则外发红疹。热郁肺气不宣,则为咳嗽、胸闷。陆子贤在《六因条辨》中说:"疹为太阴风热。"风温证病变重心在肺,故在病变过程中易于外发红疹,亦是本证特征之一。

【治法】 宣肺泄热,凉营透疹。
【方药】 银翘散,去豆豉,加细生地、丹皮、大青叶、倍玄参方(《温病条辨》)
连翘一两　银花一两　苦桔梗六钱　薄荷六钱　竹叶四钱　生甘草五钱　荆芥穗四钱　牛蒡子六钱　细生地四钱　大青叶三钱　丹皮三钱　玄参一两

银翘散本为辛凉平剂,用于风温初起邪袭肺卫之证。本证邪不在表,所以去豆豉之解表,因肺热及营而发红疹,故加生地、丹皮、大青叶、玄参等凉营泄热解毒,以共奏宣肺泄热、凉营透疹之效。临床运用时若无表郁见证,荆芥亦可去之。

8·3·2·5　肺热移肠

【症状】 身热咳嗽,下利色黄热臭,肛门灼热,腹不硬痛,苔黄,脉数。

此为肺胃邪热下移大肠所致。邪热在肺，故见身热咳嗽。肺与大肠相表里，胃与肠相连属，肺胃邪热不从外解，又不内结成实而迫注大肠，故下利色黄热臭，肛门灼热。苔黄、脉数亦为里热之证。本证下利热臭，肛门灼热，颇似热结旁流，但热结旁流为燥屎内结不下，致使粪水从旁而流，故所下多恶臭稀水，腹部必按之作痛；而本证为热移大肠，故所下多黄色稀便而不是稀水。由于内无燥屎，所以按其腹部并无硬痛感觉。

【治法】 苦寒清热止利。

【方药】 葛根黄芩黄连汤（《伤寒论》）

葛根半斤　甘草（炙）二两　黄芩三两　黄连三两

上四味，以水八升，先煮葛根，减二升，内诸药，煮取二升，去滓，分温再服。

本方用葛根轻清升发止利，芩、连苦寒清热，坚阴止利，甘草甘缓和中。肠中郁热一清，则下利自愈，所以本方亦为治疗热利的主要方剂。如肺热较甚，可加入银花、桑叶、桔梗等以清肺宣气。如腹痛较甚者，可加白芍以和营止痛；如下利赤白相兼者，可加白头翁以清热解毒，凉血止利；如呕恶者，可加藿香、姜竹茹以化湿止呕。

8·3·2·6　阳明热盛

【症状】 壮热，恶热，汗大出，渴喜冷饮，苔黄而燥，脉浮洪或滑数。

此为阳明里热亢盛之候。邪盛正旺，正邪剧烈抗争，里热蒸腾，所以身热、恶热。里热蒸迫，津液外泄，乃见汗液大出。邪热既盛，汗泄又多，津液耗伤太甚，故口燥渴饮，且多喜凉饮。热盛津伤，故舌苔黄燥。里热内盛，正气抗邪，所以脉形洪大有力或滑数。总之，壮热，汗出，渴饮，脉大，即阳明经证的"四大主症"，是为本证的辨证关键。

【治法】 清热保津。

【方药】 白虎汤（引《温病条辨》）

石膏一两（碎）　知母五钱　生甘草三钱　白粳米一合

水八杯，煮取三杯，分温三服。病退减后服，不知再作服。

白虎汤为清泄阳明里热之主方。石膏辛寒清泄里热，知母苦润清热生津，甘草、粳米养胃生津，共奏清泄里热而保津液之效。临床运用时，如欲加强清热生津之力，可加金银花、鲜石斛、芦根等。如热盛而津气耗损，除上述见症外，又有背微恶寒，脉洪大而芤者，可加人参以清热益气生津。吴鞠通说："白虎剽悍，邪重非其力不能举，用之得当，有立竿见影之妙，若用之不当，祸不旋踵。"因此，在运用时必须注意它的禁忌范围。《伤寒论》中指出："其表不解者，不可予白虎汤。"吴鞠通更明确地提出用白虎汤有四禁，即："脉浮弦而细者，不可与也；脉沉者，不可与也；不渴者不可与也；汗不出者，不可与也。"大旨表邪未解或里热未盛或病非阳明实热者，皆在禁用之例。在临床运用时，如见肺热仍壅盛者，可加杏仁、蒌皮、银花、鱼腥草等。

8·3·2·7　阳明热结

【症状】 日晡潮热，时有谵语，大便秘结，或纯利恶臭稀水，肛门灼热，腹部胀满硬痛，苔黄而燥，甚则灰黑而燥，脉沉有力。

本证多由肺经邪热不解，顺传阳明与积滞相结而致。邪热入里已深，阳明腑实已成，所以日晡潮热。里热熏蒸，神明被扰，则时有谵语。邪热与肠中糟粕相结，所以大便秘结不通。亦有因燥屎内结，以致粪水从旁而下利纯稀水者，是谓"热结旁流"，所下必恶臭异常，且肛门都有灼热感。无论便秘不通或热结旁流，总因肠中有燥屎结滞，所以多腹胀硬痛，或按之作痛。苔黄燥或灰黑而燥,脉沉有力,均为里热成实之象。

【治法】 软坚攻下泄热。

【方药】 调胃承气汤(《伤寒论》)

甘草(炙)二两 芒硝半斤 大黄四两(去皮,清酒洗)

上三味,以水三升,煮二物至一升,去滓,内芒硝,更上微火煮一二沸,温顿服之,以调胃气。

方中以大黄苦寒攻下泄热,芒硝咸寒软坚润燥,甘草以缓硝黄之峻使其留中缓下,则燥结郁热俱可从下而解。如腹胀满较甚,可加枳实、厚朴行气破坚,但枳、朴性偏温燥,津伤甚者须慎用。如苔灰黑而燥,津伤较甚者,可加玄参、生地、麦冬等,以攻下泄热,生津养液。

8.3.3 热入心包证治

8.3.3.1 热陷心包

【症状】 身灼热,肢厥,神昏谵语,或昏愦不语,舌蹇,舌色鲜绛,脉细数。

本证多由邪在手太阴肺卫时,因失治、误治或心气素亏,邪热内陷,逆传心包所致,即叶天士所说:"温邪上受,首先犯肺,逆传心包。"此在风温病变过程中为较常见之证,其病势亦多凶险。邪热闭郁于内,阳气不达,故身体灼热而四肢厥冷。其热闭浅者,则肢厥轻;热闭愈深,则肢厥愈甚,即所谓:"热深厥亦深,热微厥亦微。"因邪热内陷,灼液为痰,痰热阻闭包络,神志失常,则为神昏谵语,或昏愦不语。舌为心之苗,痰热阻于心窍,故舌蹇而言语不利。心营热盛,故舌色鲜绛,营阴耗损,故脉形细数。

【治法】 清心开窍。

【方药】 清宫汤送服安宫牛黄丸或至宝丹、紫雪丹。

清宫汤(《温病条辨》)

玄参心三钱 莲子心五分 竹叶卷心二钱 连翘心二钱 犀角尖二钱(磨冲) 连心麦冬三钱

安宫牛黄丸(引《温病条辨》)

牛黄一两 郁金一两 犀角一两 黄连一两 朱砂一两 冰片二钱五分 麝香二钱五分 真珠五钱 栀子一两 雄黄一两 黄芩一两

上为极细末,炼老蜜为丸,每丸一钱,金箔为衣,蜡护。每服一丸,大人病重体实者,日再服,甚至日三服,小儿服半丸,不知再服半丸。

紫雪丹(引《温病条辨》)

滑石一斤 石膏一斤 寒水石一斤 磁石二斤(水煮)捣煎、去滓,入后药:羚羊角五两 木香五两 犀角五两 沉香五两 丁香一两 升麻一斤 玄参一斤 炙甘草半斤

上八味,并捣锉,入前药汁中微火煎,去滓,入后药:朴硝、硝石各二斤。提净,入煎药汁中,微火煎,不住手将柳木搅,候汁欲凝,再加入后二味:辰砂三两(研细)、麝香一两二钱(研细入煎药拌匀)。合成,退火气。冷水调服一二钱。

局方至宝丹(引《温病条辨》)

犀角一两(镑) 朱砂一两(飞) 琥珀一两(研) 玳瑁一两(镑) 牛黄五钱 麝香五钱

以安息香重汤燉化,和诸药为丸一百丸,蜡护。

清宫汤专清包络邪热,包络为心之宫城,故清心包之热谓之清宫。犀角清心热,玄参心、

莲子心、连心麦冬清心滋液,竹叶卷心、连翘心清心泄热,合用以使心包邪热向外透达而解。临床运用时,若痰热盛可加竹沥、栝蒌皮,窍闭甚加石菖蒲。

安宫牛黄丸、紫雪丹、至宝丹均为清心开窍之成药,俱有苏醒神志之效。其中安宫牛黄丸优于清热兼能解毒,紫雪丹兼能息风,至宝丹则长于芳香辟秽。

8·3·3·2 内闭外脱

【症状】 身热,神志昏愦不语,倦卧,或兼汗多气短,脉细无力;或兼面色苍白,汗出淋漓,四肢厥冷,脉微细欲绝。

本证系因邪盛正虚,或汗下太过,阴液骤损,而导致亡阳气脱的危候。邪热闭遏于内,则身体灼热。热陷灼液为痰,痰热闭阻包络,神志被蒙,则神志昏愦不语。阳气虚衰,神气失养,故神衰倦卧。气阴两伤,正气欲脱,则汗多,气短,脉细无力。阳气暴脱,则见汗出淋漓,四肢厥冷,脉微欲绝。

【治法】 清心开窍,固脱救逆。

【方药】 安宫牛黄丸或紫雪丹、至宝丹合生脉散、参附汤。

安宫牛黄丸(方见本章)

紫雪丹(方见本章)

至宝丹(方见本章)

生脉散(引《温病条辨》)

人参三钱　麦冬二钱(不去心)　五味子一钱

水三杯,煮取八分二杯,分两次服,渣再煎服,脉不敛再服,以脉敛为度。

本方以人参补益元气,麦冬、五味子酸甘化阴,守阴留阳,元气得固,则汗不外泄,阴液内守,则气不外脱。

参附汤(《校注妇人良方》)

人参一两　熟附子五钱

人参另炖,熟附子加姜、枣水煎,取汁合服。

本方以人参大补元气,附子温壮真阳。二药合用,大补大温,具有回阳、益气、固脱的功效,适用于温病阳气暴脱之证。

上述两方,在温病发展过程中出现内闭外脱时,可与开窍法合并应用,以扶正祛邪,开闭固脱。然固脱法是用于病情危急之际的一种应急措施,用药务必及时快速,并根据病情变化灵活掌握,适可而止。一旦阳回脱止,即应根据具体证候辨证论治。

8·3·3·3 热入心包,阳明腑实

【症状】 身热神昏,舌謇,肢厥,便秘,腹部按之硬痛,舌绛,苔黄燥,脉数沉实。

本证为手厥阴心包与手阳明大肠俱病之候。热陷心包,故见身热神昏,舌謇肢厥,舌绛。燥屎内结致成腑实,则大便秘结、腹部硬痛而苔黄燥,脉数沉实。本证身热,神昏,肢厥,在阳明腑实证亦可出现,但单纯的阳明腑实证,不致舌謇而言语不利,此为辨证的关键。

【治法】 清心开窍,攻下腑实。

【方药】 牛黄承气汤(《温病条辨》)

即用前安宫牛黄丸一丸,化开,调生大黄末三钱,先服一半,不知再服。

本方以安宫牛黄丸清心包热闭,生大黄攻阳明腑实。如燥结津伤甚者,可加芒硝、玄参等以软坚生津;如心包见症严重而燥结不甚者,可先予清心开窍而后再行攻下。

8.3.4 余热未净,肺胃阴伤证治

【症状】 身热不甚或不发热,干咳不已或痰少而黏,口舌干燥而渴,舌红少苔,脉细。

本证多见于风温的恢复期。如邪热虽退而余热未净者,可见身热不甚,如邪热已退则不发热。肺津伤,则咳嗽不已而无痰,或痰少而黏。胃津伤,则口舌干燥而渴等。肺胃之阴不足,故舌红少苔,脉细。

【治法】 滋养肺胃津液。

【方药】 沙参麦冬汤(《温病条辨》)

沙参三钱　玉竹二钱　生甘草一钱　冬桑叶一钱五分　麦冬三钱　生扁豆一钱五分　花粉一钱五分

水五杯,煮取二杯,日再服。

本方以沙参、麦冬、花粉、玉竹滋养肺胃津液为主,扁豆、甘草以和养胃气,桑叶以清泄邪热。合之以共奏润肺止咳、泄热和胃之效。

8.4 小结

风温是多发生于冬春两季的温热疾病。其致病原因为感受风热病邪,发病初起多有肺卫见证,在病变过程中有顺传、逆传两种情况。初起邪在肺卫,宜治以辛凉透表,偏于卫表见证的,可用银翘散;偏于肺气失宣见症的,宜用桑菊饮。

如表邪不向外透解而内传气分,其病变以肺、胸膈和阳明胃肠三个方面为主。如邪热壅肺,而发热咳喘的,可用麻杏石甘汤清宣肺热;如痰热结胸,可以小陷胸加枳实汤清热化痰开结;如痰热阻肺而兼腑有热结,可用宣白承气汤清热化痰,攻下腑实;如肺热发疹,宜用银翘散化裁,以宣肺泄热,凉营透疹;如肺热移肠,应以葛根芩连汤清热止利;如邪热传入阳明,无形热盛而津液耗伤者,治以白虎汤清热保津;如阳明热结而成腑实的,当用调胃承气汤以软坚攻下泄热。

若病邪逆传心包,当以清心开窍为法,可用清宫汤送服安宫牛黄丸或至宝丹、紫雪丹;如邪盛正虚导致内闭外脱,宜急用"三宝"合生脉散或参附汤以开闭固脱;如热闭心包而兼腑实,可用牛黄承气汤清心与攻下同施。

本病后期多见余热未净而肺胃阴伤,可用沙参麦冬汤以滋养肺胃津液。

8.5 文献摘录

朱肱《类证活人书》:脉尺寸俱浮,头疼身热,常自汗出,体重,其息必喘,四肢不收,嘿嘿但欲眠,此名风温也。其人素伤于风,因复伤于热,风热相薄,即发风温。主四肢不收,头疼身热,常自汗出不解,治在少阴、厥阴。不可发汗,发汗即谵言独语,内烦躁扰不得卧,若惊痫,目乱无精。疗之者,复发其汗,如此死者,医杀之也。

章虚谷《医门棒喝》:风温者,冬至一阳来复,则阳进阴退,立春以后,阳气渐旺,由温而热……人感虚风而当温暖之候,即成温病,故方书称为风温。

吴坤安《伤寒指掌》:凡天时晴燥,温风过暖,感其气者,即是风温之邪,阳气熏灼,先伤上焦。其为病也,身热汗出,头胀咳嗽,喉痛声浊。治宜辛凉轻剂解之,大忌辛温汗散。古人治风温,有葳蕤汤、知母葛根汤,内有麻黄、羌活等药,皆不可用。

风温吸入,先伤太阴肺分,右寸脉独大,肺气不舒,身痛胸闷,头胀咳嗽,发热口渴,或发

痧疹，主治在太阴气分。栀豉、桑、杏、蒌皮、牛蒡、连翘、薄荷、枯芩、桔梗、桑叶之类，清之解之。痰嗽加贝母，声浊不扬加兜铃，火盛脉洪加石膏，咽痛加射干，饱闷加川郁金、枳壳，干咳喉燥加花粉、蔗浆、梨汁，咽喉锁痛加莱菔汁。

【病案举例】

邪袭肺卫（录自江苏新医学院中医内科教研组、第一附属医院内科编：《中医内科学》，江苏人民出版社，1977年）

陈××，男，16岁，住院号：16439。

病史：四天前因饱食赶路，当晚即起恶寒发热，头痛，脘胀，呕吐，寒热持续，汗出而热不退，继则又增咳嗽，胸痛。

症状：恶寒发热，汗少，头胀痛，左胸疼痛，咳嗽，痰吐淡黄而黏，或挟有少量铁锈色，脘部胀满，大便不行，口干喜凉饮，舌苔薄白微黄，舌边尖偏红，脉浮滑数。

检查：体温40.1℃，脉搏115/分，白细胞计数：总数18 300，中性91%，淋巴9%。痰培养：肺炎球菌。胸透：左下肺可见炎性病灶，呈片状模糊阴影。

印象：左下肺炎。

辨证施治：风温犯肺，食滞中阻，肺胃同病，防其传变。治以辛凉解表，佐以导滞。仿银翘散意。

淡豆豉四钱　银花、连翘、桑叶各三钱　荆芥一钱五分　薄荷一钱（后下）　光杏仁、炒牛蒡子各三钱　桔梗、炒枳壳各一钱五分　全瓜蒌四钱　枇杷叶三钱

服药二天，汗出，寒罢热平，脘痞亦减，大便得行，唯胸部稍有闷痛，咳吐黏黄痰，原方去荆芥、豆豉、瓜蒌、枇杷叶，加前胡二钱，栀子三钱，黄芩一钱五分，再服二天。

胸透（-）。白细胞计数：总数7 200，中性78%，淋巴22%，痊愈出院。

风温犯肺（腺病毒肺炎）（录自高辉远等整理《蒲辅周医案》，中医研究院主编，人民卫生出版社，1972年）

张××，男，2岁，1959年3月10日因发热三天住某医院。住院检查摘要：血化验：白细胞总数27 400/立方毫米，中性76%，淋巴24%，体温39.9℃，听诊两肺水泡音。诊断：腺病毒肺炎。

病程与治疗：住院后，曾用青、链、合霉素等抗菌药物治疗。会诊时，仍高烧无汗，神昏嗜睡，咳嗽微喘，口渴，舌质红，苔微黄，脉浮数。乃风温上受，肺气郁闭，宜辛凉轻剂，宣肺透卫，方用桑菊饮加味。处方：

桑叶一钱　菊花二钱　连翘一钱五分　杏仁一钱五分　桔梗五分　甘草五分　牛蒡子一钱五分　薄荷八分　苇根五钱　竹叶二钱　葱白三寸　共进两剂。

药后得微汗，身热略降，咳嗽有痰，舌质正红，苔微黄，脉滑数。表闭已开，余热未彻，宜予清疏利痰之剂。处方：

苏叶一钱　前胡一钱　桔梗八分　桑皮一钱　黄芩八分　天花粉二钱　竹叶一钱五分　橘红一钱　枇杷叶二钱　再服一剂。

微汗续出而身热已退，亦不神昏嗜睡，咳嗽不显，唯大便两日未行，舌红减退，苔黄微腻，脉沉数，乃表解里未和之候，宜原方去苏叶，加枳实一钱，莱菔子一钱，麦芽二钱。

服后体温正常，咳嗽亦止，仍未大便，舌中心有腻苔未退，脉滑数，乃肺胃未和，拟调和肺胃，利湿消滞。处方：

冬瓜仁四钱　杏仁二钱　苡仁四钱　苇根五钱　炒枳实一钱五分　莱菔子一钱五分　麦芽二钱　焦山楂二钱　建曲二钱

服二剂而诸证悉平，食、眠、二便俱正常，停药食养痊愈出院。

风温痰热痉厥（录自《丁甘仁医案》）

徐孩，发热六天，汗泄不畅，咳喘气急，喉中有痰声漉漉，咬牙嚼齿，时时抽搐，舌苔薄腻而黄，脉滑数不扬，筋纹色紫，已达气关。前医迭进羚羊、石斛、钩藤等，病情加剧。良由无形之风温与有形之痰热，互阻肺

胃,肃降之令不行,阳明之热内炽,太阴之温不解,有似痉厥,实非痉厥,即马脾风之重证,徒治厥阴无益也。当此危急之秋,非大将不能去大敌,拟麻杏石甘汤加减,冀挽回于什一。

麻黄一钱　杏仁三钱　甘草一钱　石膏三钱　象贝三钱　天竺黄二钱　郁金一钱　鲜竹叶三十张　竹沥五钱冲　活芦根一两(去节)

二诊:昨投麻杏石甘汤加减,发热较轻,咬牙嚼齿抽搐均定,佳兆也。惟咳嗽气逆,喉中尚有痰声,脉滑数,筋纹缩退,口干欲饮,小溲短赤,风温痰热交阻肺胃,一时未易清澈,仍击鼓再进。

麻黄一钱　杏仁三钱　甘草一钱　石膏三钱　象贝三钱　广郁金一钱　天竺黄二钱　马兜铃一钱五分　冬瓜子三钱　淡竹沥五钱冲　活芦根二两(去节)

三诊:两进麻杏石甘汤以来,身热减,气急平,嚼齿抽搐亦平,惟咳嗽痰多,口干欲饮,小溲短赤,大便微溏色黄。风温已得外解,痰热亦有下行之势,脉仍滑数,余焰留恋,然质小体稚,毋使过之,今宜制小其剂。

净蝉衣八分　川象贝一钱五分　金银花三钱　冬桑叶三钱　通草八分　杏仁三钱　炙远志五分　连翘一钱五分　冬瓜子三钱　天花粉三钱　兜铃一钱五分　冬瓜子三钱　活芦根一两(去节)　荸荠汁一酒杯冲

9 春 温

春温是感受春季温热病邪而引起的一种急性热病。一般发病急骤，病情较重，变化较多。初起以高热、烦渴甚则神昏、痉厥等里热证候为主要表现。多发于春季。

本病在历代医学文献中论述颇多，大多源于《内经》"冬伤于寒，春必病温"之论，把本病作为"伏寒化温"而发生的伏气温病。后世医家在此基础上有了进一步的认识和发挥。宋代郭雍在《伤寒补亡论》中首先提出了"春温"病名，并指出其发生有"冬伤于寒，至春发者"；有"冬不伤寒，而春自感风寒温气而病者"；有"春有非节之气中人为疫者"。到了明初的王安道认为本病是热邪自内达外而致，指出因伏邪内发而呈现里热之证，从而肯定了"清里热"为主的治疗原则。叶天士也认为春温系伏邪为病，提出"春温一证，由冬令收藏未固，昔人以冬寒内伏，藏于少阴，入春发于少阳"，并对本病的理法方药作了较为系统的论述。但在中医文献中，春温的概念不尽一致。有以春温概括春季的各种温病，如邵仙根在《伤寒指掌》中说："春温病有两种：冬受寒邪不即病，至春而伏气发热者，名曰春温；若春令太热，外受时邪而病者，此感而即发之春温也。"其所说感而即发之春温实属风温。

现代医学中的重型流感，流行性脑脊髓膜炎等可参考本病辨证施治。

9.1 病因病理

本病外因是温热病邪，内因是阴精素亏，正气不足。如《素问·金匮真言论》说："夫精者，身之本也，故藏于精者，春不病温。"即指出了不能保养阴精者，在春天可发为温病。由于正虚邪袭，病邪在里，因而起病之初即见里热炽盛表现。亦有兼见表证者，但为时甚短。根据本病初起临床表现的不同，可把其发病类型分为两种：一是初起即呈里热炽盛之证的，称为"伏邪自发"，二是兼有恶寒、头痛等卫表证的，称为"新感引发"。

本病虽是以邪郁内发，里热炽盛为特点，但由于人体感邪有轻重，正虚程度亦有不同，因此，起病之初有热郁气分和热郁营分之分。热邪郁发气分的，邪虽盛，正亦强，其病情较郁发营分的为轻，如病势发展，则可向营、血分深入。热郁营分，为热邪深伏，营阴亏耗，病情较郁发气分的为重。其病势发展，如兼见气分证，说明邪有向外透达之机，则转归较好；如深入血分，或耗伤下焦肝肾之阴，说明阴竭正虚，预后较差。由于本病里热炽盛，邪热甚易侵犯心包而发生神昏。又由于本病患者阴精先亏，加之病变过程中里热炽盛，阴液更易耗损，故本病多见热盛动风；至病变后期，每致热烁肝肾之阴而为邪少虚多之候。

9.2 诊断要点

① 病发于春季，起病急骤，初起即见高热，烦渴，有汗不解，小便黄赤等里热证候。少数病例亦可兼见头痛，恶寒，无汗等卫表证，但其表证较轻，短暂即失而纯见里热证候。

② 本病在病变过程中易出现斑疹、痉厥、神昏，后期易致肾阴耗损、虚风内动。

③ 本病应与风温相区别。两者虽均发生于春季，但本病属伏邪温病之类，初起以里热证为主；风温属新感温病之类，初起以肺卫之表热证为主。

9.3 辨证论治

本病是热邪内郁,病发于里的温病,其治疗原则,以清泄里热为主,并须注意顾阴,透邪外出。热在气分的,初起即宜苦寒清泄里热;热在营分的,主以清营解毒、透热外达;如兼有表证的,在清里同时,佐以解表。如热盛动血,迫血妄行而见斑疹或出血,治宜清热凉血解毒;热盛动风的,治宜凉肝息风;热伤肝肾之阴的,治宜滋养肝肾之阴。

9.3.1 气分证治

9.3.1.1 热郁胆腑

【症状】 身热,口苦而渴,干呕,心烦,小便短赤,或胸胁不舒,舌红苔黄,脉弦数等。

本证见于春温初起温热病邪郁发于胆腑气分的患者。口苦,心烦,脉弦数等均系热邪郁于胆腑的表现:口苦、心烦是热毒内蒸,胆火上扰所致;脉弦数是热郁胆腑之征。身热为急性热病所必见,本证热郁于里,自不例外。热必伤津,故口渴、尿少色黄。胆热犯胃,胃失和降则干呕。胸胁为肝胆经络循行之处,胆热则胸胁不舒。至于舌红苔黄,更是里热明证。

若病初起除上见证而又兼见头痛、恶寒、无汗或少汗者,是热邪内郁胆腑,兼有表邪外遏卫气,正邪相争之故。它与风温初起必有肺卫见症,而无胆腑热郁的脉症显然有别。

【治法】 苦寒清热,宣郁透邪。兼有表证者,佐以疏邪透表。

【方药】 黄芩汤加豆豉、玄参方(《温热逢源》)

黄芩三钱　芍药三钱　甘草(炙)一钱　大枣(擘)三枚　淡豆豉四钱　玄参三钱

水五杯,煮取八分三杯,温服一杯。日再服,夜一服。

方中以黄芩为君,苦寒泻火,直清胆热。配合玄参养阴生津、清热解毒。并用芍药、甘草、酸甘化阴。方中所用豆豉可宣发郁热、透邪外达。在临床运用时,其中芍药可用白芍;炙甘草性偏温补,可易以有清热解毒之功的生甘草;大枣亦偏温,可去而不用。春温初起之用本方是示人以治里热阴伤之证,须用清热坚阴为主之法,至于具体运用,还可以作灵活加减。如热郁少阳之经,寒热往来而胸胁胀闷、心烦明显者,加入柴胡、栀子以疏解少阳郁热。如兼有表证者,可加葛根、蝉衣、薄荷等透解郁表之邪。如呕吐较甚,或呕吐如喷者,为胆热炽盛,上逆犯胃,可加龙胆草、川连清泄胆热,并佐玉枢丹止呕。

9.3.1.2 热郁胸膈

【症状】 身热,心烦懊憹,坐卧不安,舌苔微黄,脉数。

此为邪热在胸膈气分,郁而不宣,故见身热,心烦懊憹,坐卧不安,脉数等症。本证虽属邪热在里,但里热未甚,津液未伤,所以一般多身热不甚,舌苔微黄而无舌燥口渴等症。

【治法】 清宣郁热。

【方药】 栀子豉汤(《伤寒论》)

栀子十四个(擘)　香豉(绵裹)四合

上二味,以水四升,先煮栀子得二升半,内豉,煮取一升半,去滓,分为二服。

本方以栀子清热,豆豉宣郁达表,合之以清宣胸中郁热。在临床运用时,尚须根据病情予以加减。如兼有卫分表证,可加薄荷、牛蒡子、蝉衣等以解表透邪。如兼津伤口渴者,可加花粉以生津止渴。如兼气逆呕吐者,加姜竹茹以降逆止呕。

9.3.1.3 热灼胸膈

【症状】 身热不已,烦躁不安,胸膈灼热如焚,唇焦咽燥,口渴,或便秘,舌红苔黄或黄白欠润,脉滑数。

本证为邪热灼于胸膈所致。里热亢盛,故身热不已。热灼胸膈,则烦躁不安,胸膈灼热如焚。热盛上焦,耗灼津液,则口渴、唇焦、咽燥。里热盛,故苔黄或黄白欠润、脉滑数。便秘为腑气不降,但腹部并不硬满胀痛,且脉不沉实,则非阳明热结腑实之征。

【治法】 清泄膈热。

【方药】 凉膈散(《局方》)

大黄(酒浸)二两　芒硝一两　甘草六钱　栀子(炒焦)八钱　薄荷七钱　黄芩(酒炒)一两　连翘一两

研为末,每服四五钱至一两,加竹叶十五片,清水煎,去滓,温服。日三夜二,得下热退为度。

本方以连翘、薄荷、竹叶、栀子、黄芩清泄胸膈热邪;大黄、芒硝、甘草通腑引热下行,以共奏清泄胸膈热邪之效。

如兼见阳明腑实者,本方亦可用。如大便不秘而烦躁、口渴、唇焦者,可去芒硝,加花粉、芦根以生津除烦。

9·3·1·4　阳明热盛

【症状】 壮热,面赤,汗多,心烦,渴喜凉饮,舌质红苔黄而燥,脉洪大或滑数。

此为热邪未从少阳外解,反传入阳明,形成里热亢盛之候。邪盛正旺,正邪剧烈抗争,外蒸肌肉,内迫胃津,乃见壮热、恶热、心烦、汗液大出等症。阳明之脉荣于面,阳明热甚则面赤,甚则目赤。邪热既盛,汗泄又多,津液大为耗损,故渴喜凉饮。热邪内盛,故脉形洪大有力。舌苔黄燥亦系热盛津伤之症。总之,本证以高热、汗多、渴喜凉饮脉洪大有力为辨证关键。

【治法】 清热保津。

【方药】 白虎汤(方见风温章)

阳明热盛津伤,故用此方以清泄里热,保护津液,方中石膏辛淡甘寒,清胃热而解肌;知母苦寒性润,助石膏泄热,并可滋水润燥而除烦;甘草、粳米养胃生津,共奏清热保津之效。在临床运用时,若热盛津伤,烦渴甚的,可加栀子、竹叶、石斛、芦根以清热解毒、生津除烦。若热扰神明而谵语的,可加犀角、连翘、竹叶卷心以泄热清心。若热盛波及肝经,引动肝风,出现手足搐搦者,可配合羚羊角、钩藤、菊花等以凉肝息风。若气阴两伤、微喘、脉芤,可加人参以清热生津益气。

9·3·1·5　阳明热结　春温病胃热不解,可下犯大肠,与肠中积滞相结,形成阳明热结之证。其临床表现及治法方药均可参见风温章。但由于本病患者每有阴精亏虚,且在病变过程中里热炽盛,耗灼阴液正气,所以在临床上常表现为虚实相杂之证,即阳明热结兼阴液亏损,或阳明热结兼气液两虚。此外,本病邪热亦可盛于小肠,下注膀胱,形成阳明腑实与小肠热盛兼见之证。

① 阳明热结,阴液亏损

【症状】 身热,腹满,便秘,口干唇裂,舌苔焦燥,脉沉细。

温为阳邪,最易伤阴,病至热结肠燥,津液耗伤更甚。身热、腹满、便秘皆为阳明腑实内结之见症;口干,唇燥,舌苔焦燥则属阴液亏损之见症。脉沉细是腑实阴亏之象。

【治法】 滋阴攻下。

【方药】 增液承气汤(《温病条辨》)

玄参一两 麦冬八钱(连心) 细生地八钱 大黄三钱 芒硝一钱五分

水五杯,煮取三杯,先服一杯,不知再服。

本方由增液汤(玄参、麦冬、生地)加硝、黄而成。其中玄参咸寒,滋阴降火,麦冬、生地甘寒,滋阴润燥,三药相合有养阴生津润燥通便之效。大黄、芒硝泻热软坚攻下腑实。

如邪热已去,仅是阴亏而肠燥便秘的,可减去硝、黄,以防克伐伤正,只须用增液汤以"增水行舟"即可。

② 阳明热结,气液两虚

【症状】 身热,腹痛,便秘,口干咽燥,倦怠少气或见撮空摸床,肢体震颤,目不了了,苔干黄或焦黑,脉象沉弱或沉细。

本证是燥结腑实,应下失下,气液两虚之候。身热,腹满便秘,苔干黄或焦黑为阳明腑实之象。口干咽燥,唇裂舌焦为阴液亏损之征。倦怠少气,撮空肢颤,目不了了,脉沉弱、沉细为正气虚衰所致。本证与前证相比,虽均为虚实互见之证,但前者为腑实而阴液耗伤,此则属腑实而气液俱虚,这是两者的区别点。

【治法】 攻下腑实,补益气阴。

【方药】 新加黄龙汤(《温病条辨》)

细生地五钱 麦冬五钱(连心) 玄参五钱 生大黄三钱 芒硝一钱 生甘草二钱 人参一钱半(另煎) 当归一钱半 海参两条(洗) 姜汁六匙

水八杯,煮取三杯。先服一杯,冲参汁五分,姜汁两匙,顿服之。如腹中有响声或转矢气者,为欲便也。候一二时不便,再如前法服一杯……如服一杯即得便,止后服。

本方系以陶节庵之黄龙汤加减变化而成,故名新加黄龙汤。方中用人参、甘草扶补正气,大黄、芒硝泻热软坚,麦冬、生地、玄参滋阴润燥,海参滋补阴液咸寒软坚,姜汁宣胃肠气机,当归和血分之滞,以使气血和畅,胃气宣通,则药得以运化,而能施展其祛邪扶正之作用。

③ 阳明腑实,小肠热盛

【症状】 身热,大便不通,小便涓滴不畅,溺时疼痛,尿色红赤,时烦渴甚。

本证为阳明腑实,小肠热盛之候。热盛于里,腑实内阻,故身热而大便不通。小肠热盛,下注膀胱,则小便涓滴不畅,溺时疼痛而尿色红赤。热盛,津液不克上承,则时烦渴甚。

【治法】 治宜通大肠之秘,泄小肠之热。

【方药】 导赤承气汤(《温病条辨》)

赤芍三钱 细生地五钱 生大黄三钱 黄连二钱 黄柏二钱 芒硝一钱

水五杯煮取二杯,先服一杯,不下再服。

本方是由导赤散合调胃承气汤加减而成,故名导赤承气。方取大黄、芒硝攻下腑实;生地、赤芍、黄连、黄柏滋阴泄热。临床上每见肠腑热结得去,膀胱之热亦解,而小便自可通利。

9.3.2 营血分证治

9.3.2.1 热灼营阴

【症状】 身热夜甚,心烦躁扰,甚或时有谵语,斑疹隐隐,咽燥口干而反不甚渴,舌质红绛苔薄或无苔,脉细数。

本证多见于营阴素虚而受邪较重的患者,所以发病之初即可见营热较盛、营阴受损、心神被扰之证。亦有病发于气分,热不外解而内陷入营,出现本证者。阴损热炽,则身热夜甚,咽干不甚渴,舌绛无苔而脉形细数。营气通于心,热毒入营,心神被扰,则心烦躁扰,甚至时有谵语。此与阳明热盛、腑实的昏谵,可从是否有大渴、大汗及大便是否燥结,腹部有无满痛,舌上有无苔垢等方面进行区别。热毒内闭营中,窜于血络,则见斑疹隐隐,此与热陷血分、迫血外溢、斑疹稠密显露者显然不同,不难辨别。如由气分初传入营,则舌上多有部分薄黄苔,若邪全已入营分,则舌呈纯绛而少苔垢。

【治法】 清营泄热。兼表者,佐以透表。

【方药】 清营汤(《温病条辨》)

犀角三钱　生地五钱　玄参三钱　竹叶心一钱　麦冬三钱　丹参二钱　黄连一钱五分　银花三钱　连翘二钱(连心用)

水八杯,煮取三杯,日三服。

本方为清泄营分热邪的主方。其中犀角咸寒主清心营,黄连苦寒配犀角清热解毒。生地、玄参、麦冬以清热滋阴。银花、连翘、竹叶性凉质轻,以清透泄热,使营分邪热转出气分而解,这是遵叶天士"入营犹可透热转气"之法。用丹参既可除烦躁,养心血,又能活脉络清瘀热。诸药配合,共奏凉营清心、透热转气之效。

如兼有表证,可酌加豆豉、薄荷、牛蒡子等以宣透表邪。如黄苔尽退,舌转深绛,为热毒由营渐转入血,可撤去银翘等气药。

9·3·2·2　气营(血)两燔

【症状】 壮热,口渴,头痛,烦躁不安,肌肤发斑,甚或吐血、衄血,舌绛苔黄,脉数。

本证为气分热邪未解,营血分热毒又盛,以致形成气营(血)两燔。其症状热,头痛,口渴,苔黄乃气分热盛之象。舌绛,烦躁则系热扰心营之证。肌肤发斑,甚或吐血、衄血,为血热炽盛,阴伤血瘀,损络迫血所致。

本证特点是既有气分证,又有营、血分证,与单纯之热盛气分或热入营、血分者,其见症均有所不同。

【治法】 气营(血)两清。一般可用加减玉女煎;斑疹显露色深的,宜用化斑汤;证情严重的,可用清瘟败毒饮。

【方药】 玉女煎去牛膝、熟地,加细生地、玄参方(《温病条辨》)

生石膏三两　知母四钱　元参四钱　细生地六钱　麦冬六钱

水八杯,煮取三杯,分二次服,渣再煮一钟服。

本方是吴鞠通以景岳玉女煎加减而成。方用石膏、知母清气分之热,玄参、生地、麦冬凉营滋阴,合之共奏清气凉营之效。用于气营同病而热毒尚不炽盛之证为宜。

化斑汤(《温病条辨》)

生石膏一两(捣细)　知母四钱　生甘草三钱　玄参三钱　犀角二钱　白粳米一合

水八杯,煮取三杯,日三服。滓再煮一钟,夜一服。

本方即白虎汤加犀角、玄参而成。为吴鞠通根据《内经》"热淫于内,治以咸寒,佐以苦甘"的治则而制定的方剂。斑属胃,胃主肌肉,阳明热毒内郁营血,外郁肌表,故用白虎汤清气解肌,泄热救阴。但斑出色深,是热毒较重而脉络瘀滞,逼迫营血之象,故加犀角、玄参以清营血以解毒。临床运用时,尚可根据病情酌加丹皮、赤芍等以凉血散血,大青叶、竹叶、蝉衣等以清热化斑解毒。

清瘟败毒饮(《疫疹一得》)

生石膏　大剂六~八两,中剂二~四两,小剂八钱~一两二钱。
生地黄　大剂六钱~一两,中剂三~五钱,小剂二~四钱。
犀角　大剂六~八钱,中剂三~五钱,小剂一~一钱半。
真川连　大剂四~六钱,中剂二~四钱
栀子、桔梗、黄芩、知母、赤芍、玄参、连翘、甘草、丹皮、鲜竹叶(各取一般常用量)
水煎服,先煮石膏,后下诸药、犀角磨汁和服。

本方由白虎汤、凉膈散、黄连解毒汤、犀角地黄汤四方组合而成。因此具有数方的综合协同作用,能大解热毒而清气血,故有清瘟败毒之名。本证热毒亢盛,病情较重,用本方较当。

9.3.2.3　热盛迫血

【症状】　身体灼热,躁扰不安,甚或昏狂谵妄,斑色紫黑,成片成块,或吐衄便血,舌质深绛,脉数。

本证为血分热毒炽盛,迫血妄行之候。心主血、藏神,热陷血分,扰于神明则躁扰不安,甚或昏狂谵妄。热盛于营血则身体灼热。热邪伤络,迫血妄行,溢于脉外而见不同部位的出血。如阳络伤,血溢于上则见吐血、衄血;阴络伤,血溢于下则见便血、溺血;表络伤,血溢肌肉,瘀于皮下则斑出稠密成片。斑色紫黑,舌质深绛,脉数是血分热盛毒重之象。

本证与"热灼营阴"比较,病势更重,营分证仅见斑疹隐隐,本证则不只斑点显露,且分布稠密,甚至成片,有的还见上下、内外不同部位的出血症状。

本证与气营(血)两燔证比较,二者虽都有血热迫血见症,但本证是热毒内陷血分,迫血妄行,而无大渴、苔黄之气热表现;气血两燔证则血热炽而气热亦盛。

【治法】　凉血散血,清热解毒。
【方药】　犀角地黄汤(引《温病条辨》)

干地黄一两　生白芍三钱　丹皮三钱　犀角三钱
水五杯,煮取二杯,分二次服,渣再煮一次服。

本方以犀角清热凉血解毒,配生地既可解血中热毒而止血,又可生津益阴。芍药和营泄热,丹皮凉血散血,同助犀、地以奏凉血散血、清热解毒之效。在临床运用时,如热毒重而热势高者,可加大青叶、知母以增强清热解毒之力。如斑色紫赤,可加大青叶、玄参、丹参、紫草,以增强凉血解毒,活血化瘀之效。如神昏较重者,可加安宫牛黄丸,以清心醒神。如出血显著者,可加蒲黄、侧柏叶、茜草、白茅根等以增强凉血散血止血的作用。

9.3.2.4　热与血结

【症状】　少腹坚满,按之疼痛,小便自利,大便色黑,神志如狂,或清或乱,口干而漱水不欲咽,舌紫绛色暗或有瘀斑,脉沉实或涩。

本证乃热毒内陷血分,热搏血瘀,蓄于下焦之候。少腹坚满,大便色黑,是热与血结,瘀蓄于内之故。按之作痛,小便自利,是血热内结少腹而瘀热不在膀胱之象。心主血,血分瘀热上扰心神,故见神志如狂,或时清时乱。热毒在里,津液耗伤故口干,但热在血分,邪已入阴,且血溢内蓄,故虽思水润燥而不欲下咽。舌紫绛色暗或有瘀斑,是热与血结之征。邪实血瘀,气血运行受阻,则脉现沉实或涩。

【治法】　攻下泄热,活血逐瘀。
【方药】　桃仁承气汤(引《温病条辨》)

大黄五钱　芒硝二钱　桃仁三钱　芍药三钱　丹皮三钱　当归三钱

水八杯,煮取三杯,先服一杯。得下,止后服。不知,再服。

本方是以《伤寒论》桃核承气汤加减而成。热瘀相结,若独清热则瘀不去,独祛瘀则热不解,故当清热祛瘀并用。方中用丹皮、赤芍、桃仁清热凉血消瘀。大黄、芒硝泄热软坚,攻逐瘀结。当归养血和血,并行血中之气,使气帅血行,以期瘀血热邪从下而解。

9·3·3　热入心包证治

9·3·3·1　热闭心包

【症状】　身灼热,神昏谵语,或昏愦不语,或痰壅气粗,舌蹇肢厥。

本证多系营分失治,热毒深陷,内闭心包的危证。热毒内陷,耗血伤津,灼津成痰,痰热阻络,神志被蒙,则神昏谵语,或昏愦不语而痰壅息粗。舌为心之苗,痰热阻于心窍,故舌短缩而转动不灵。热毒闭遏于内,则身灼热如焚而手足厥冷,其厥冷的程度与热闭的浅深成正比,因此有"热深厥亦深,热微厥亦微"之说。

本证昏谵与热灼营阴而见时有谵语者的病机有所不同,程度亦有轻重之别。热在营分的神昏,是因营热扰及心包,尚无痰热内堵,所以昏谵较轻,或有时尚清醒而无舌蹇、肢厥之象;本证则痰热已堵闭心窍,危及神明,故昏谵较重,甚至昏迷不醒而舌蹇、肢厥,两者以此为辨。

【治法】　清心开窍。

【方药】　清宫汤送服安宫牛黄丸,或紫雪丹、至宝丹。(方见风温章)

9·3·3·2　内闭外脱

【症状】　神昏谵语,或不语如尸,躁扰不安,气短息促,手足厥冷,冷汗自出,大便闭。舌绛色暗,干燥起刺,欲伸无力,脉细疾或沉弱。

本证是因热毒内闭,开闭不及时,或不得法,致闭厥不返,热炽津耗,热毒内阻而闭,阳气外越而脱,故既见内闭之神昏谵语,不语如尸,肢厥,便闭等症,又见外脱之肤冷汗出,气息短促等症。余如躁扰不安,脉细疾、沉弱,舌质绛暗,干燥起刺,欲伸无力,皆是热毒内闭与心之气阴亏伤之象。

【治法】　开闭固脱。

【方药】　生脉散或参附汤送服安宫牛黄丸或至宝丹。(方见风温章)

9·3·4　热盛动风证治

【症状】　身热壮盛,头晕胀痛,手足躁扰,甚则狂乱、神昏、痉厥,舌干绛,脉弦数。

本证是热邪内陷,深入厥阴,热盛动风之候。热毒内盛,故身壮热。热极生风,厥气上逆,扰于清空,则头晕胀痛。热扰心神,则狂乱不宁,甚则神识昏迷。肝藏血,主筋,血热窜扰经脉,并灼伤肝阴则手足躁扰,筋脉拘急,四肢抽搐,甚则颈项强直,角弓反张。邪气内郁,气机受阻,阴阳气不相顺接则四肢厥逆。舌干绛,为血热内郁伤津之象。热盛而肝风内动,故见脉弦数。

【治法】　凉肝息风。

【方药】　羚角钩藤汤(《通俗伤寒论》)

羚角片一钱五分(先煎)　霜桑叶二钱　川贝四钱(去心)　鲜生地五钱　双钩藤三钱(后入)　滁菊花三钱　茯神木三钱　生白芍三钱　生甘草八分　鲜竹茹五钱(与羚角片先煎代水)

本方用羚羊角、钩藤为主以凉肝息风止痉。桑叶、菊花轻清宣透,助羚角、钩藤以平息肝风,并透热外出。热炽阴伤,阴伤风动,故重用生地滋养阴液,白芍、甘草酸甘化阴,以加强生地的作用,滋养筋脉以缓拘急。热盛煎熬津液成痰,热挟痰浊,痰阻络窍,并扰神明,故用茯神宁心安神,贝母、竹茹清肝胆郁热而化痰通络。诸药合用,收凉肝息风、增液舒筋之效。在临床运用时,当视证情予以灵活加减。如兼气分热盛而见壮热汗多、渴欲冷饮者,可加生石膏、知母等以大清气热;如兼腑实便秘者,可加大黄、芒硝等攻下泄热;如兼营血分热盛而见舌质红绛,肌肤发斑者,可加犀角、板蓝根、丹皮、紫草等凉血解毒;如项强痛显著,可加葛根以解项背之挛急;如角弓反张或抽搐较重,可加全蝎、地龙、蜈蚣等以息风止痉;如神昏不醒,可加服紫雪丹、安宫牛黄丸,或加菖蒲、郁金以化痰开窍醒神;如痰涎壅甚,可加竹沥、生姜汁以涤痰。

9.3.5 热灼真阴证治

9.3.5.1 阴虚火炽

【症状】 身热,心烦不得卧,舌红苔黄或薄黑而干,脉细数等。

本证为热伤肾阴,心火亢盛之候。热邪深入少阴,心火上亢,肾阴下虚,以致阴愈虚则火愈亢,火愈亢则阴愈虚,相互影响,其病益甚,故症见心烦不眠。此即吴鞠通所说的"阳亢不入于阴,阴虚不受阳纳"。身热,苔黄或薄黑而干,舌红,脉细数等,都是阴虚火盛之象。

【治法】 育阴清热。

【方药】 黄连阿胶汤(引《温病条辨》)

黄连四钱　黄芩一钱　阿胶三钱　白芍一钱　鸡子黄二枚

水八杯,先煮三物,取三杯,去渣,纳胶烊尽,再纳鸡子黄搅令相得,日三服。

本方即《伤寒论》黄连阿胶汤,只是在用量上作了相应的缩减。方中以黄连、黄芩清邪热,泄心火;阿胶、白芍滋肝肾,养真阴;鸡子黄养心而滋肾。合为刚柔相济,抑壮火而救阴精之方。

9.3.5.2 肾阴耗损

【症状】 身热不甚,久留不退,手足心热甚于手足背,咽干齿黑,舌质干绛,甚则紫晦,或神倦,耳聋,脉虚软或结代。

本证为春温重证后期的表现。热毒余邪久羁,损伤肝肾真阴,以致精血耗伤,虚热不退,属邪少虚多之候。阴虚不能制阳则阳偏亢而低热不已,手足心热甚于手足背。咽干齿焦,是肾阴亏损,津难上承之象。舌质干绛,甚则紫晦,是肝血肾液耗伤之证。邪少虚多则脉虚软无力,阴亏液涸则脉行艰涩,故搏动时止而结、代脉见。若阴津亏损较甚,神失所养,则可见神倦欲眠之虚衰疲惫表现。此外,肾开窍于耳,肾阴亏耗,精气无力上通于耳,则肾窍失聪,即《灵枢·决气》说:"精脱者耳聋。"此为纯虚之候,与热郁少阳之实证耳聋者迥然有别:少阳证耳聋,乃系少阳风热上扰,清窍不利所致,其耳聋为"两耳无所闻",多有胀闷之感,且必有一系列少阳见症;本证之耳聋乃肾之精气不能上通于耳所引起,因此,这种耳聋一般无胀闷之感,而有一系列真阴亏损之证。温病后期见此,如不及早滋养精气,则复聪不易。

再者,本证与上证比较,两者均属真阴亏虚,但上证为阴虚而阳热上亢,本证则纯属阴精亏损,临床审证,不可相混。

【治法】 滋阴养液。

【方药】 加减复脉汤(《温病条辨》)

炙甘草六钱　干地黄六钱　生白芍六钱　麦冬五钱(不去心)　阿胶三钱　麻仁三钱

水八杯,煮取八分三杯,分三次服。剧者加甘草至一两,地黄、白芍各八钱,麦冬七钱,日三,夜一服。

本方由《伤寒论》炙甘草汤去参、桂、姜、枣加白芍组成,为温热病邪深入下焦,肝肾阴伤之治疗主方。吴鞠通说:"热邪深入,或在少阴,或在厥阴,均宜复脉。"方中用炙甘草为主药,以补益化生气血之本的中气,而达津充阴复的目的,生地、阿胶、麦冬、白芍都是益阴生津之品,以滋养肝肾之阴,麻仁亦可润燥。全方共奏滋阴退热,养液润燥之效。

如因误治,汗之不当,劫灼阴液,耗伤心气,以致气不外固而汗自出,心失所养,中无所主而震震悸动者,则宜本方去麻仁,加生龙骨,生牡蛎(方名救逆汤)以滋阴敛汗,摄阳固脱;如脉虚大欲散,更加人参以补益元气,增强固脱之力。

9·3·5·3　虚风内动

【症状】　手足蠕动或瘛疭,心中憺憺大动,甚则时时欲脱,形消神倦,齿黑唇裂,舌干绛或光绛无苔,脉虚。

本证为水不涵木,以致虚风内动之候。多由肾阴耗损证发展而来,故多见于本病的后期。肝为风木之脏,赖肾水以滋养,热邪羁留,真阴被灼,水亏木旺,筋脉失养而拘挛,以致出现手足蠕动,甚或瘛疭之动风见症。心中憺憺大动,系心之气阴双亏,心失所养之故。若阴液亏虚,而将有阴阳离决的危象时,则可出现时时欲脱。形消神倦,齿黑唇裂,亦是阴液枯涸、失养失润所致。舌干绛或光绛无苔、脉虚皆为肾阴耗损之证。

本证与热盛动风证虽均为肝风内动,但病机有虚实之别,证情亦有差异。热盛动风证多见于病的极期阶段,为"热极生风",其证属实,多在发痉的同时,伴有壮热、肢厥、神昏、头胀痛、渴饮、苔燥、脉弦数等症状;本证多见于病的后期阶段,为"血虚生风",其证属虚,故呈现一派虚象,两者不难辨别。何秀山说:"血虚生风者,非真风也,实因血不养筋,筋脉拘挛,伸缩不能自如,故手足瘛疭,类似风动,故名曰内虚暗风,通称肝风,温热病末期多见此证者,以热伤血液故也。"

【治法】　滋阴息风。

【方药】　三甲复脉汤(《温病条辨》)

炙甘草六钱　干地黄六钱　生白芍六钱　麦冬五钱(不去心)　阿胶三钱　麻仁三钱　生牡蛎五钱　生鳖甲八钱　生龟板一两

水八杯,煮取八分三杯,分三次服。

本方系加减复脉汤加牡蛎、鳖甲、龟板而成,在滋养肝肾之阴的同时,加三甲以潜阳息风。

如因误治阴衰严重而时时欲脱,纯虚无邪者,宜用大定风珠,以留阴敛阳,防止虚脱。

大定风珠(《温病条辨》)

生白芍六钱　阿胶三钱　生龟板四钱　干地黄六钱　麻仁二钱　五味子二钱　生牡蛎四钱　麦冬六钱(连心)　炙甘草四钱　鸡子黄二枚　生鳖甲四钱

水八杯,煮取三杯,去滓,再入鸡子黄搅令相得,分三次服。喘加人参;自汗者,加龙骨、人参、小麦;悸者,加茯神、人参、小麦。

本方系三甲复脉汤加鸡子黄、五味子而成。取鸡子黄血肉有情之品,以增强滋阴息风之效;五味子补阴敛阳以防厥脱之变。

9·3·6 邪留阴分证治

【症状】 夜热早凉,热退无汗,能食形瘦,舌红苔少,脉沉细略数等。

本证多见于春温后期,由于余邪留伏阴分所致。人体卫气日行于阳,夜行于阴。阴虚余热内留,卫气夜入阴分鼓动余热,则两阳相得,阴不能制,故入夜身热;至晨卫气出阴分而行于阳则热退身凉,但因余热混处营阴,不随卫气外出,故热虽退而身无汗。邪留阴分,病不在胃肠,故能进饮食。然余热久留,营阴耗损而不能充养肌肤,故形体消瘦。舌红苔少,脉沉细略数,都是余热耗损阴液之象。阴虚夜热病情虽轻,但低热久延,耗阴伤正,也不能忽视。

【治则】 滋阴透热。

【方药】 青蒿鳖甲汤(《温病条辨》)

青蒿二钱　鳖甲五钱　细生地四钱　知母二钱　丹皮三钱

水五杯,煮取二杯,日再服。

本方以鳖甲滋阴入络搜邪,青蒿芳香透络,配合鳖甲领阴分余热外出。丹皮泻伏火,生地养阴清热,知母清热生津润燥,合为养阴透热之方。本方不仅用于温病有效,对于其他病。只要具有"阴虚夜热"证者也可使用。

9·4 小结

春温是由温热病邪引起的急性热病。临床上以发病急、病情重及初起以里热较盛证候为其特点。本病初发有热郁气分和营分之别,但初起也有兼见卫分证的。

本病诊断要点主要应抓住初起里热盛的证候特点,结合发病季节进行审辨。并与风温初起以表热证为主者加以区别。

春温是病发于里的温病。发病之初,里热已盛,既病之后,伤阴也快,所以初起以苦寒坚阴、直清里热为主,并须处处顾护阴液,以鼓邪外出。

本病初起热郁气分,病发胆腑的治宜黄芩汤加味以苦寒清热,宣郁透邪;病发气分,郁于上焦胸膈的,治宜栀子豉汤,如邪热灼于胸膈的则治宜凉膈散;阳明热盛的,治宜白虎汤清热保津;热结肠腑的,治宜调胃承气汤攻下泄热。若兼阴液亏损,宜合以增液汤以滋阴;兼气液两虚的则宜新加黄龙汤攻补兼施;兼小肠热盛,小便不利者,则可用导赤承气汤,通肠腑之结,泄小肠之热。

初起热郁营分而热灼营阴的,治宜清营汤清泄营热。气营两燔,一般治宜加减玉女煎气营两清,如斑疹重的用化斑汤清热化斑,证情严重的用清瘟败毒饮清气血、解热毒;热盛迫血的,治宜犀角地黄汤凉血散血;热与血结的,治宜桃仁承气汤凉血逐瘀。邪热闭于心包者宜用清宫汤加"三宝"清心开窍;如兼有外脱者,宜用生脉散或参附汤配服至宝丹之类以开闭固脱。热盛动风的,治宜羚角钩藤汤凉肝息风。

病至后期,热灼真阴。如属阴虚火炽的,治宜黄连阿胶汤育阴清热;如为肾阴耗损的,治宜加减复脉汤滋阴养液;至于邪留阴分的证治,则以青蒿鳖甲汤滋阴透热为宜。

9·5 文献摘录

《素问·生气通天论》:冬伤于寒,春必病温。

《素问·金匮真言论》:夫精者,身之本也。故藏于精者,春不病温。

郭雍《伤寒补亡论》:冬伤于寒,至春发者,谓之温病;冬不伤寒,而春自感风寒温气而病者,亦谓之温;及春有非节之气中人为疫者,亦谓之温……然春温之病,古无专治之法。

吴又可《温疫论》转引汪石山语:又有不因冬伤于寒,至春而病温者,此特感春温之气,可名春温。

且言寒毒藏于肌肤之间。肌为肌表,肤为皮之浅者,其间一毫一窍,无非营卫经行所摄之地,即感冒些小风寒,尚不能稽留,当即为病,何况受严寒杀厉之气,且感于皮肤最浅之处,反能容隐者耶! 以此推之,必无是事矣。

吴坤安《伤寒指掌》邵仙根按:春温病有两种:冬受寒邪不即病,至春而伏气发热者,名曰春温;若春令太热,外受时邪而病者,此感而即发之春温也。辨证之法,伏气春温,初起但热不寒而口渴,此自内而发出于外也;感而即发之春温,初起微寒,后则但热不寒,此由肺卫而受也。

章虚谷《医门棒喝》:又言人身受邪,无不即病,未有久伏过时而发者。其说甚似有理,浅陋者莫不遵信为然,不知其悖经义,而误后学之害也……若人身内脏腑,外营卫于中十二经十五络、三百六十五孙络、六百五十七穴,细微幽奥,曲折难明,今以一群一邑之地,匪类伏匿,犹且不能觉察,况人身经穴渊邃隐微,而邪气如烟之渐熏,水之渐渍,故如《内经》论诸痛诸积,皆有初感外邪,伏而不觉,以致渐侵入内所成者也,安可必谓其随感即病而无伏邪者乎? 又如人之痘毒,其未发时全然不觉,何以又能伏耶!

吴鞠通《温病条辨》:壮火尚盛者,不得用定风珠、复脉;邪少虚多者,不得用黄连阿胶汤;阴虚欲痉者,不得用青蒿鳖甲汤。

此诸方之禁也。前数方虽皆为存明退热而设,其中有以补阴之品为退热之用者,有一面补阴一面搜邪者,有一面填阴一面护阳者,各宜心领神会,不可混也。

王孟英《温热经纬》:藏于精者,春不病温,小儿之多温病何耶? 良以冬暖而失闭藏耳。夫冬岂年年皆暖欤? 因父母以姑息为心,唯恐其冻,往往衣被过厚,甚则戕之以裘帛,虽天令潜藏,而真气已暗为发泄矣,温病之多,不亦宜乎? 此理不但幼科不知,即先贤亦从未道及也。

柳宝诒《温热逢源》:经曰:冬伤于寒,春必病温,又曰:冬不藏精,春必病温。分而言之,则一言其邪之实,一言其正之虚。合而言之,则惟其冬不藏精而肾气先虚,寒邪乃得而伤之。语势虽若两平,其义原归一贯也……原其邪之初受,盖以肾气先虚,故邪乃凑之而伏于少阴。逮春时阳气内动,则寒邪化热而出。其发也,有因阳气内动而发者,亦有时邪外感引动而发者……寒邪潜伏少阴,寒必伤阳;肾阳既弱,则不能蒸化而鼓动之。每见有温邪初发而肾阳先馁,因之邪机冰伏,欲达不达,展转之间,邪即内陷,不可挽救,此最难着手之危证。其或邪已化热,则邪热燎原,最易灼伤阴液,阴液一伤变症蜂起,故治伏温病,当步步顾其阴液……愚意不若用黄芩汤加豆豉、元参,为至当不易之法。盖黄芩汤为清泄里热之专剂,加以豆豉为黑豆所造,本入肾经,又蒸窨而成,与伏邪之蒸郁而发相同,且性味和平,无逼汗耗阴之弊,故豆豉为宣发少阴伏邪的对之药。再加元参以补肾阴。一面泄热,一面透邪,凡温邪初起,邪热未离少阴者,其治法不外是矣。

【病案举例】

春温过汗变症(录自《时病论》)

城东章某,得春温时病。前医不识,遂谓伤寒,辄用荆、防、羌、独等药。一剂得汗,身热退清,次剂罔灵,复热如火,大渴饮冷,其势如狂。更医治之,谓为火证,竟以三黄解毒为君,不但热势不平,更变神昏瘛疭,急来商治于丰。诊其脉,弦滑有力;视其舌,黄燥无津。丰曰:"此春温病也,初起本宜发汗,解其在表之寒,所以热从汗解。惜乎继服原方,过汗遂化为燥,又加苦寒遏其邪热,以致诸变丛生。当从邪入心包,肝风内动治之。"急以祛热宣窍法(连翘、犀角、川贝母、鲜菖蒲、至宝丹),加羚角、钩藤。服一剂,瘛疭稍定,神识亦清,惟津液未回,唇舌尚燥,守旧法,除去至宝、菖蒲,加入沙参、鲜地,连尝三剂,诸恙咸安。

春温热结阳明(录自《王孟英医案》)

王皱石弟患春温,始则谵语发狂。连服清解大剂,遂昏沉不语,肢冷如冰,目闭不开,遗溺不饮,医者束手。孟英诊其脉弦大而缓滑,黄腻之苔满布,秽气直喷。投承气汤加银花、石斛、黄芩、竹茹、玄参、石菖蒲,下胶黑矢甚多,而神稍清,略进汤饮。次日去硝黄,加海蛰、莱菔、黄连、石膏,服二剂而战解肢和、苔退进粥,不劳余力而愈。

温热病后阴虚液涸(重证迁延性肺炎)(录自《蒲辅周医案》)

张××,女,一岁,因发热咳嗽已五日,于1959年1月24日住某院。

住院检查摘要:体温38℃,皮肤枯燥,消瘦,色素沉着,挟有紫癜,口四周青紫,肺叩浊,水泡音密聚,心音弱,肝大3公分。血化验:白细胞总数4 200/立方毫米,中性61%,淋巴39%,体重4.16公斤。诊断:重症迁延性肺炎;三度营养不良;贫血。

病程与治疗:入院表现精神萎靡,有时烦躁,咳嗽微喘,发热,四肢清凉,并见拘紧现象,病势危重。治疗一个半月,虽保全了生命,但褥疮形成,肺大片实化不消失,体重日减,使用各种抗生素已一月之久,并多次输血,而病儿日沉困,白细胞总数高达38.400/立方毫米,转为迁延性肺炎,当时在治疗上非常困难。于三月十一日请蒲老会诊,症见肌肉消瘦,形槁神呆,咽间有痰,久热不退,脉短涩,舌无苔,属气液枯竭,不能荣五脏,濡筋骨,利关节,温肌肤,以致元气虚怯,营血消烁,宜甘温咸润生津,并益气增液。处方:

干生地四钱　清阿胶三钱(另烊)　麦门冬二钱　炙甘草三钱　白芍药三钱　生龙骨三钱　生牡蛎四钱　制龟板八钱　炙鳖甲四钱　台党参三钱　远志肉一钱五分

浓煎300毫升,鸡子黄一枚另化冲,童便一小杯先服,分二日服。

连服三周后,大便次数较多,去干地、童便,加大枣三枚(劈)、浮小麦三钱,再服二周。痰尚多,再加胆星一钱,天竺黄二钱。

自服中药后,病情逐渐好转和恢复。① 不规则发热于二周后,体温逐渐恢复正常;② 肺大片实化逐渐消失;③ 用药一周后,皮肤滋润,色素沉着减退,一个半月后,皮下脂肪渐丰满;④ 体重显著增加;⑤ 咳嗽痰壅消失;⑥ 食欲由减退到很好;⑦ 由精神萎靡,转为能笑、能坐、能玩。于同年五月八日痊愈出院。

10 暑 温

暑温是感受暑热病邪而引起的一种急性热病。本病发病急骤，初起即见壮热、烦渴、汗多、脉洪等气分热盛证候。病机传变也较迅速，最易伤津耗气，且多闭窍动风之变。发病有严格的季节性，发生于夏暑当令之时。

古代有关暑病的记载较多，凡夏月有暑热见证者，概称为暑病。有的把暑病也作为伏气之病，认为是冬季感受寒邪，伏至夏季而发，如《素问·热论》说："凡病伤寒而成温者，先复至日者为病温，后夏至日者为病暑。"王肯堂认为发于夏季的热病，既有伏寒化热者，也有暴感暑邪为病者，他指出："若冬伤于寒，至夏而变为热病。此则过时而发，自内达表之病，俗谓晚发是也，又非暴中暑热新病之可比。"清初喻嘉言认为暑病概属新感，并非伏寒化热所致，他提出："至夏变为暑病，此一语尤为无据。盖暑病乃夏月新受之病，岂有冬月伏寒春时不发，至夏始发之理乎？"吴鞠通认为暑之偏于热者为暑温，至此确立了暑温病名。

根据暑温发生的季节特点及临床表现，现代医学中的流行性乙型脑炎、钩端螺旋体病等急性传染病及中暑等，可参考本病辨证施治。

10·1 病因病理

本病的发生是因感受夏暑之季的暑热病邪而致，但人体正气不足是导致外邪侵袭而发病的重要因素。夏月暑气当令，气候炎热，人若正气素亏或劳倦过度而津伤气耗，则抗御外邪入侵的能力下降，暑热病邪即可乘虚袭入人体而发病。王安道说"暑热者夏之令也，人或劳倦或饥饿，元气亏乏，不足以御天令亢热，于是受伤而为病"，即指出了本病的发生是由于内在元气先亏和外感暑热之邪这两种因素共同作用而导致的。

暑为火热之气，其性酷烈，传变迅速，故病邪侵入人体发病多径入气分而无卫分过程，初起即见壮热、汗多、口渴、脉洪等阳明气分热盛证候。叶天士所说"夏暑发自阳明"，即指出本病发病的病候特点。由于暑性火热，极易伤人正气，尤多耗伤津液，所以在病变过程中常出现津气耗伤，甚或津气欲脱等危重征象。又因暑性炎热，易入心营与引动肝风，所以气分热邪不能及时清解，最易化火，深入心营，生痰生风，从而迅速出现痰热闭窍、风火相煽等危重病证。暑热之邪还易内迫血分，而致咳血、咯血、吐血、衄血或出现斑疹等。暑热病邪还可以直接侵袭心包或犯于肝经，引起神昏、痉厥。这些危重的病证于小儿患者更为多见。

夏季暑热既盛，而雨湿较多，湿气亦重。因天暑下逼，地湿上蒸，湿气与热邪相合，故暑湿每多兼感，亦可称之为暑湿病邪，其致病可形成暑温挟湿之证，叶天士所说"暑必兼湿"，即是此意。其临床表现除了具有暑热见症外，并伴有胸痞、身重、苔腻等湿邪中阻的症状。

本病后期阶段，热邪渐减而津气未复，大多表现为正虚邪恋证候。其临床表现多因病机不同而各异。如偏于气阴亏损的，可见低热不退，心悸，烦躁，甚至因虚风内动而致手指蠕动；若因包络痰热未净，窍机不利的，则可见神情呆钝，甚或痴呆，失语，失明，耳聋；若风痰瘀滞经络，筋脉失利，在热退之后仍可见手足拘挛，肢体强直或抽搐。上述证候通过积极治疗，一般尚可逐渐恢复。但若病势严重，昏痉持续时间较长者，则可因痰阻清窍、痰瘀留滞而后遗神呆,失明,失语,耳聋,瘫痪等病症。

10.2 诊断要点

① 有明显的季节性,多发生于夏暑当令之时,一般多发于夏至到处暑期间。

② 起病较急,初起较少卫分过程,发病以高热、汗多、烦渴、脉洪等暑入气分的里热见症为典型表现。

③ 病程中变化较快,可有化火、生痰、生风等较多的病理变化,易见津气欲脱、内闭、动风、动血等严重证候。

④ 在诊查中,如伴见脘痞身重,苔腻或恶寒、无汗等症者,则为暑温兼湿或寒遏暑湿之候。

10.3 辨证论治

暑为火热之邪,故清泄暑热为本病的基本治则。根据本病发展过程中的病理变化及其证候表现,其相应的治疗大法是:初起暑伤气分,阳明热盛者,治以辛寒清气、涤暑泄热;如进而暑伤津气,则宜甘寒之剂以清热生津;若暑邪虽去而津气大伤,又当用甘酸之品以益气敛津、酸苦之品以泄热生津。正如叶天士引用张凤逵所说"暑病首用辛凉,继用甘寒,再用酸泄酸敛",即概括指出了本病治疗的基本大法。若暑热化火,生痰生风,内传心营,引起闭窍、动风等病变时,则须根据具体病情而采用清心凉营、化痰开窍、凉肝息风等法。后期多为余邪未清,气阴未复,故治疗常用益气养阴、清泄余热等法以善其后。至于王纶《明医杂著》中说"治暑之法,清心利小便最好",乃是针对暑邪的性质及病理特点而确立的治疗原则,其目的是清心涤暑,并引导心火下行,使暑热有外出之径。

对于暑兼湿邪之证,则应在清暑之中兼以祛湿,若属寒邪遏伏暑湿,则又宜在清暑化湿的同时兼以解表散寒。

10.3.1 气分证治

10.3.1.1 暑入阳明

【症状】 壮热,汗多,心烦,头痛且晕,面赤气粗,口渴,齿燥,或背微恶寒,苔黄燥,脉洪数或洪大而芤。

本证为热炽阳明气分之候。阳明经热蒸腾于外,则体表壮热;热邪内扰于心,则心烦不安;热邪上蒸头目,则头痛且晕,面目红赤,此与阴虚之颧红者有虚实之别;暑热内蒸,迫津外泄,则汗出多而口燥渴;热壅气机则呼吸气粗而似喘。若汗出过多,津气耗伤,则背微恶寒。此种恶寒为汗多腠理疏松而致,与邪在表分之恶寒、无汗、脉浮者截然不同。齿燥、苔黄燥系热盛津伤,此与腑实阴伤之苔黄厚干燥而有芒刺者,显然有别。脉洪数,系阳明热盛之征,若汗多津气耗伤过甚,则可见脉洪大而芤之象。

【治法】 清暑泄热,津气受伤者兼以益气生津。

【方药】 白虎汤、白虎加人参汤。

白虎汤(方见风温章)

白虎加人参汤(引《温病条辨》)

生石膏一两(研) 知母五钱 甘草三钱 白粳米一合 人参三钱

水八杯,煮取三杯,分温三服。病退,减后服,不知再作服。

暑入阳明,热蒸于内而亢盛于外,内外俱热,故治以白虎汤清暑泄热,透邪外达。吴鞠通说"白虎本为达热出表",即含此意。若阳明经热过盛而津气耗伤者,则须于清热中佐以益气生津之品,可用白虎加人参汤,即白虎汤加人参组成。本证治疗以透泄热邪为主,不宜滥用苦寒之品。临床运用时,可酌情加入银花、连翘、竹叶、荷叶、西瓜翠衣等清暑透泄热邪之品。如发病之初兼有暑湿而见微恶寒、胸痞、呕恶、苔腻者,可酌加藿香、佩兰等芳化之品。如兼有邪遏卫表而见微恶风寒,身灼热无汗者,可加香薷、大豆卷、连翘、银花以疏解表邪。

10.3.1.2 暑伤津气

【症状】 身热息高,心烦溺黄,口渴自汗,肢倦神疲,脉虚无力。

此证为暑热未退,津气两伤之候。暑热郁蒸,故见身热息高、心烦溺黄等症。暑为阳邪,主升主散,暑热较盛,热蒸外越,故腠理开而多汗;汗泄太多,伤津耗气,故见口渴,体倦少气,脉虚无力等症。综观本证,为暑热未退而津气俱伤,与前证比较尚有区别:前证为暑热炽盛而津气耗伤不甚;本证为暑热之势稍轻而津气损伤较甚。

【治法】 清热涤暑,益气生津。

【方药】 王氏清暑益气汤(《温热经纬》)

西洋参三钱 石斛三钱 麦冬二钱 黄连八分 竹叶三钱 荷梗三钱 知母三钱 甘草一钱 粳米三钱 西瓜翠衣四钱

本证为暑热仍盛,气津已伤,治疗时不但应清其暑热,还须益气生津,故方用王氏清暑益气汤。以西瓜翠衣、黄连、知母、竹叶、荷梗等清涤暑热;以西洋参、石斛、麦冬、粳米等益气生津。本方与白虎加人参汤二者均为清热解暑、益气生津之剂,但后者清泄暑热之力较胜,而本方则养阴生津益气之力较强。在临床运用时,必须权衡暑热与津气耗伤两个方面的轻重而予以灵活加减。若暑热较重,则可重用清涤暑热之品,如石膏之类;如津气耗伤较甚,则生津益气之品可以重用,黄连等苦寒之品可予酌减。

10.3.1.3 津气欲脱

【症状】 身热已退,汗出不止,喘喝欲脱,脉散大。

本证为津气耗伤过甚,而致欲脱之候。暑热虽解,但正气耗散过甚,不能固摄于外,津液不能内守,外泄太甚,故身无热象而汗出不止,脉形散大而无力。津液耗伤太过,肺之化源欲绝,因而喘喝欲脱。本证汗出愈多则津气愈耗,正气愈伤则汗泄愈甚。此与阳气外亡而汗出、肢冷、脉微欲绝者有所不同,但病势亦属重险,且进一步发展亦可导致阳气外亡。

【治法】 益气敛津,生脉固脱。

【方药】 生脉散(方见风温章)

本证属津气欲脱危重之候,故治疗应急予益气敛津固脱之法,方用生脉散。方中人参补益元气,麦冬、五味子酸甘化阴,守阴留阳,使元气得固。元气固则汗不外泄,阴液内守则阳留而不外脱,此即"再用酸敛"之意。然本方功在补气敛阴,并非治暑之剂。徐灵胎说生脉散是"伤暑之后存其津液之方也……用此方须详审其邪之有无,不可徇俗而视为治暑之剂也"。据此,生脉散的使用,有邪无邪是一主要关键。在临床上对津气受伤而暑热未清者不可单用本方,必要时可与清热涤暑剂合用,以免恋邪为患。

10.3.1.4 暑湿困阻中焦

【症状】 壮热烦渴,汗多溺短,脘痞身重,脉洪大。

本证属暑温兼湿困阻中焦之候,以暑热盛于阳明为主,兼有湿阻太阴。因阳明胃热亢盛，故见壮热烦渴、汗多溺短、脉洪等症；又因太阴脾土蕴湿，故见脘痞身重。综观本证是暑湿困阻中焦，热重湿轻的证候。

【治法】 清热化湿。

【方药】 白虎加苍术汤（《类证活人书》）

石膏一斤　知母六两　甘草（炙）二两　粳米三两　苍术三两

上剉如麻豆大，每服抄五钱匕，水一盏半，煎八分，去滓，服六分，清汁温服。

本证为热炽阳明，湿阻太阴，热重而湿轻。治疗应以清热为主，化湿为辅，方用白虎加苍术汤，本方药物即由白虎汤加苍术而成，以白虎汤清阳明胃热，苍术燥太阴脾湿。在临床运用时，如中焦湿邪较盛，可酌加藿香、佩兰、滑石、大豆卷、通草等芳化渗利之品。

10·3·1·5　暑湿弥漫三焦

【症状】 身热，面赤耳聋，胸闷脘痞，下利稀水，小便短赤，咳痰带血，不甚渴饮，舌红赤，苔黄滑。

本证为暑湿弥漫三焦气分之候。暑湿内郁，蒸腾于外则身热不退，上蒸清窍则面赤耳聋。叶天士说："湿乃重浊之邪，热为熏蒸之气，热处湿中，蒸淫之气上迫清窍，耳为失聪，不与少阳耳聋同例。"少阳耳聋乃胆热上冲所致，必伴有寒热往来，口苦咽干，脉弦等症，与本证因暑湿郁蒸而耳聋者显然有别。暑热漫及上焦，侵袭于肺，肺主一身之气，肺气不利，气机受阻，热损肺络，可见胸闷、咳痰带血。暑湿阻于中焦则脘腹痞闷而不甚渴饮。湿热蕴结下焦，肠道失于分清泌浊，则见小便短赤，下利稀水。此与热结旁流之下利稀水而有腹部按之硬痛者自是不同。舌虽红赤，苔犹黄滑，可知暑湿之邪仍在气分。本证与白虎加苍术汤证均为暑温兼湿之证，但白虎加苍术汤之病机中心在于中焦脾胃，而本证之病机涉及三焦气机，除中焦证外，尚有上焦与下焦见症。

【治法】 清热利湿，宣通三焦。

【方药】 三石汤（《温病条辨》）

飞滑石三钱　生石膏五钱　寒水石三钱　杏仁三钱　竹茹二钱（炒）　银花三钱（露更妙）　金汁一酒杯（冲）　白通草二钱

水五杯，煮成二杯，分两次温服。

暑湿之邪郁蒸，须治以清热利湿之法。而本证属暑湿弥漫三焦，故予三石汤清宣上中下三焦暑湿之邪。方中以杏仁宣开上焦肺气，气化则暑湿易化；石膏、竹茹清泄中焦邪热；滑石、寒水石、通草清利下焦湿热；另用银花、金汁涤暑解毒。全方重在清暑泄热，兼以利湿，用于暑湿弥漫三焦，暑重湿轻之证，可以共奏清宣三焦暑湿之功。临床上尚须根据暑湿在三焦不同部位的侧重不同而选择药物。

10·3·2　营血分证治

10·3·2·1　暑伤肺络

【症状】 灼热烦渴，头目不清，骤然咯血、衄血，咳嗽气粗，舌红苔黄，脉数。

本证为暑热伤肺，损伤阳络所致。临床上常见骤然咯血、咳嗽等症，其表现颇似痨瘵，故有暑瘵之称。由于暑热损伤肺络，血从上溢则见骤然吐血、衄血。热壅肺气，失于宣降则咳嗽气粗。暑热蒸迫则灼热烦渴，头目不清。舌红苔黄，脉数，均为暑热内盛之象。综合诸症分析，是属肺经暑热之邪伤及肺络所致。本证多来势颇急，严重者可见大量咯血，口鼻血涌，甚或因失血过多而造成气随血脱的危证。吴鞠通说"……名曰暑瘵，为难治"，即指出不可视此为一般咯血而掉以轻心。

【治法】 凉血解毒,清络宣肺。

【方药】 犀角地黄汤合银翘散。

犀角地黄汤(方见春温章)

银翘散(方见风温章)

暑热伤肺,当清暑热以保肺;络伤咯血,当清络热以止血。方用犀角地黄汤,目的在于清热解毒,凉血止血。合以银翘散乃取其清解肺络之热,且以宣降肺气。因外无表证,故方中荆芥、豆豉、薄荷等透表之品应予减去。其他如栀子、黄芩、茅根、侧柏叶炭、藕节炭等清热泻火、凉血止血之品亦可酌情加入。出血较多者还可加入参三七。若气分热盛,可酌加石膏、知母、黄连等清气药。如出现气随血脱之证,须急投补气固脱之剂,可选用独参汤、参附汤(方见风温章)等。

10·3·2·2 暑入心营

【症状】 灼热烦躁,夜寐不宁,时有谵语,甚或昏迷不语,舌红绛,脉细数;或猝然昏倒,不知人事,身热肢厥,气粗如喘,牙关微紧,舌绛脉数。

暑为火热之邪,中人最速,因而在发病时,不仅多径入气分,而且易内陷心营。暑入心营,除可从气分证发展而来外,还有因暑热之邪猝中心营而内闭心包,致一病即发昏厥者,临床上称此为暑厥。暑热入营,心神被扰则灼热,烦躁不宁,时有谵语;进而热陷心包,清窍被蒙则可见神志昏迷,谵语妄言,或昏愦不语。舌红绛,脉细数为热扰心营、营阴被灼之征。若暑热之邪猝中心营而内闭心包者,则表现为突然昏倒,不省人事。并因暑热内迫而伴见身热气粗,阳热内郁则手足厥冷,此属热厥,热深则厥亦深,切不可一见肢厥而误认为寒证。牙关微紧为热盛而有动风之象。本证发病急骤,突然昏倒,与中风相似,但中风多有口眼㖞斜、半身不遂,本证则无此见症,且本证多见于炎暑节令,所以两者一般不难鉴别。

【治法】 凉营泄热,清心开窍。

【方药】 清营汤、安宫牛黄丸、紫雪丹、行军散。

清营汤(方见风温章)

安宫牛黄丸(方见风温章)

紫雪丹(方见风温章)

行军散(市售成药)药味从略。

每服0.6~0.9克,日二至三次。

暑热燔灼心营而尚未动血动风闭窍者,治以清营汤为主方。该方清泄营热,冀营热有透泄之机,使营热透出气分而解。若邪热进而内陷心包,则须加服清心开窍之品,如安宫牛黄丸、紫雪丹等。若因猝中暑热之邪而骤然窍闭昏厥者,则应急予开窍之剂,除了急予上述清心开窍之剂外,还可选用行军散,并可配合针刺人中、十宣、曲泽、合谷等穴以加强清泄邪热、苏醒神志之力。如神清厥回之后,暑热仍未清者,可按病机之在气在营,分别加以相应治疗。所要注意的是在暑热内闭之时,切不可早用寒凉,免致暑邪愈遏愈深,反而不能外解。

10·3·2·3 暑热动风

【症状】 身灼热,四肢抽搐,甚或角弓反张,牙关紧闭,神迷不清,或喉有痰壅,脉象弦数或弦滑。

此为暑热亢盛引动肝风之证,所以又有"暑风"之称。暑为阳邪,火热鸱张,最易内陷厥阴,引动肝风而导致痉厥之变。如薛生白所说:"外窜经络则为痉,内侵膻中则为厥。"临床所表现的壮热、抽搐、角弓反张、牙关紧闭、脉弦数等症,均为热盛动风之象。神迷不清,系风火相煽,扰乱神明所致,如见喉间痰壅,则为风动痰生,随火上壅的征象。本证既可见于暑温的病变过程中,亦可因猝中暑热之邪而突然发生,尤多见于小儿患者。吴鞠通说"小儿暑温,身热,卒然痉厥,名曰暑痫",其所说暑痫即是暑风。

【治法】 清泄暑热,息风定痉。

【方药】 羚角钩藤汤(方见春温章)

暑热亢盛而致引动肝风,必须清热凉肝,息风定痉,常用羚角钩藤汤。本方在临床运用时,还应结合具体证情灵活加减。如阳明气热亢盛者可加石膏、知母等辛寒之品以清气热;若腑实燥结者可加大黄、芒硝、全瓜蒌等以通腑泄热;若心营热盛者,可加犀角、玄参、丹皮等清营泄热;若热毒炽盛者可加板蓝根、大青叶等以清热解毒;若兼邪陷心包者可加紫雪丹、至宝丹等清心化痰之品以息风开窍;若见痰涎壅盛的,可加胆星、天竺黄、竹沥等清化痰热;如抽搐频繁,难以控制者,可加全蝎、蜈蚣、地龙、僵蚕等以助息风定痉之效。

10.3.2.4 暑入血分

【症状】 灼热躁扰,斑疹密布,色呈紫黑,神昏谵妄,吐血、衄血、便血,甚或兼见四肢抽搐,角弓反张,喉中痰声漉漉,舌绛苔焦。

本证为暑热火毒燔灼血分,内陷心包,风动痰生之重险证候。症见灼热躁扰,昏迷谵妄,为血分热毒炽盛,扰乱心神之象。斑色紫黑,吐、衄、便血,为热盛动血、迫血妄行之征。由于热盛动风,风动痰生,故本证每常伴见抽搐、喉中痰壅等症。

【治法】 凉血解毒,清心开窍。

【方药】 神犀丹、安宫牛黄丸。

神犀丹(《温热经纬》)

犀角尖(磨汁) 石菖蒲 黄芩各六两 粪清 连翘各十两 真生地(冷水洗浸透绞汁)银花各一斤(如有鲜者捣汁用尤良) 板蓝根九两(无则以飞净青黛代之) 豆豉八两 玄参七两 花粉 紫草各四两

各生晒研细(忌用火炒),以犀角、地黄汁、粪清和捣为丸(切勿加蜜,如难丸,可将香豉煮烂),每重三钱。

安宫牛黄丸(方见风温章)

本证较前证病势更深一层,病情复杂而危重,故方用神犀丹。该方以犀角、粪清、银花、连翘、玄参、黄芩、板蓝根、生地、紫草、豆豉凉血解毒透斑;花粉等生津止渴;石菖蒲芳香开窍。并配合安宫牛黄丸以加强开窍醒神之力。如见动风抽搐则加入羚角、钩藤以凉肝息风,或加服止痉散,取全蝎、蜈蚣、僵蚕(一方中尚有地龙)以增强止痉之效。痰涎壅盛者加入天竺黄、胆星、竹沥或送服猴枣散(成药)等清化痰热,以免痰壅气道,产生厥变。本证临床所见,每有血热炽甚而又气分热盛者,即为气血两燔之证。神犀丹中虽含有一些清气药物,但力量不够,可加入生石膏、知母等清气药,或用清瘟败毒饮加减。

10.3.3 暑伤心肾证治

【症状】 心热烦躁,消渴不已,麻痹,舌红绛,苔黄燥,脉细数。

本证为暑热久羁,波及心肾而致水火不济之候,多见于暑温的后期。余热扰心,心火亢炽,心神不安则心热烦躁。暑热灼耗肾阴于下,肾水不能上济则消渴不已。肾阴不足,肝阴亦虚,不能濡养筋脉则肢体麻痹。舌红绛,苔黄燥为阴虚里热之征。

【治法】 清心火,滋肾水。

【方药】 连梅汤(《温病条辨》)

黄连二钱　乌梅三钱　麦冬三钱(连心)　生地三钱　阿胶二钱

水五杯,煮取二杯,分两次服。脉虚大而芤者加人参。

本证系由阴虚阳亢,水不济火而致。且两者互为因果:心火愈旺则肾水愈虚,肾水愈虚则心火愈亢,故投以连梅汤清心泻火、滋肾养液。本方由《伤寒论》黄连阿胶汤去黄芩、芍药、鸡子黄加乌梅、生地、麦冬而成。方以黄连清心热,阿胶、生地滋肾液,麦冬等甘寒滋阴。方中乌梅与黄连相合,有酸苦泄热之效;与生地麦冬相合,有酸甘化阴之功,使心火清而肾水复。水火既济则心烦、消渴可除;肾水得复,肝阴可充,筋脉能润养,则麻痹可愈。若见脉虚大而芤者,属兼有气阴不足,可加人参以益气养阴。

10.3.4 余邪未净,痰瘀滞络证治

【症状】 低热不退,心悸烦躁,手足颤动,神情呆钝,默默不语,甚则痴呆、失语、失明、耳聋,或见手足拘挛,肢体强直等。

此证为病久不解,余热挟痰、瘀留滞络脉而气钝血滞,且阻闭机窍所致。余热不清、气阴亏损则见低热不退。心悸、烦躁,甚或虚风内动,手足颤动。若包络痰热未清,清窍失灵则见神情迟钝,甚或痴呆,默默不语。如热退之后仍见手足拘挛、肢体强直、抽搐,是因痰瘀留滞经络所致。若因痰瘀留滞不去,气血日亏,筋脉失养,可后遗瘫痪等症。

【治法】 化痰祛瘀搜络。

【方药】 三甲散加减(《湿热病篇》)

醉地鳖虫　醋炒鳖甲　土炒穿山甲　生僵蚕　柴胡　桃仁泥

本证为热瘀阻滞,灵机失运所致,故治疗宜用破滞通瘀,以灵动心机,方用薛生白仿吴又可三甲散。方中以柴胡配鳖甲入阴分以透邪,以桃仁配䗪虫破瘀以泄下,以僵蚕配山甲片入络而散邪,共奏络通脉和、热瘀俱化之效。在临床运用时,如余热未清者可酌加青蒿、地骨皮、白薇等;如痰瘀较甚者,可酌加陈胆星、白附子、乌梢蛇、红花、白芥子等化痰祛瘀通络药物。

【附】 冒暑　暑秽

冒暑

夏月感受暑邪,以肌表、肺卫见证为主者称为冒暑。本病邪势较轻浅,较少传变。

暑湿内蕴,寒邪束表

【症状】 发热恶寒,头痛无汗,身形拘急,脘痞心烦,舌苔薄腻。

本证为暑湿内蕴而又兼寒邪外束。多因夏日暑气当令,先受暑湿之邪,复因起居不慎,乘凉过度,致寒邪外侵,以致暑湿为寒邪所遏。寒邪束表,卫气郁闭,表气不通,则恶寒发热,头痛无汗,身形拘急。湿邪内阻则脘痞苔腻,暑热内郁则心烦不安。本证实为暑、湿、寒三气交感,表里并困,与单纯的感受寒邪或单纯的暑湿证均不相同。

【治法】 疏表散寒,涤暑化湿。

【方药】 新加香薷饮(《温病条辨》)

香薷二钱　银花三钱　鲜扁豆花三钱　厚朴二钱　连翘二钱

本证外有表寒,里有暑湿,表里同病,治必表里双解,故用解表散寒、涤暑化湿之新加香薷饮。此方由三物香薷饮化裁而成,方中香薷辛温香透,既可疏表散寒,兼能祛暑化湿,有"夏月之用香薷,犹冬月之用麻

黄"之说。暑湿兼寒之证,使用香薷较之其他辛温解表药物较为贴切,故为本方之主药。厚朴燥湿和中、理气开痞,银花、连翘、鲜扁豆花清热涤暑。诸药合用可共奏散寒、化湿、涤暑之效。在临床运用时,若见湿邪较重,可加藿香、佩兰、滑石、通草等;若暑热较盛,可酌加淡竹叶、生石膏、西瓜翠衣、荷叶等。

暑热夹湿,犯于肺卫

【症状】 头晕,寒热汗出,咳嗽,苔薄微腻。

本证为暑湿之邪袭于上焦肺卫所致,为暑病中一种较轻的病证。初起邪阻卫分,开合失司,故见寒热汗出。暑湿上蒙清阳,故有头晕。肺气失于宣降,因作咳嗽。因所感暑湿之邪尚轻浅,故苔见薄白微腻。本证与前证比较,前证以暑湿为表寒所遏而见寒热无汗心烦为著,本证则以肺气失宣而咳嗽为著。

【治法】 涤暑清热,化湿宣肺。

【方药】 雷氏清凉涤暑法(《时病论》)

滑石三钱(水飞)　生甘草八分　通草一钱　青蒿一钱五分　白扁豆一钱　连翘三钱(去心)　白茯苓三钱　加西瓜翠衣一片入煎

本证为暑热夹湿袭于肺卫所致。因病在上焦,受邪不甚,故治疗只需较清宣解,清透邪热。雷氏清凉涤暑法以青蒿、扁豆、连翘、西瓜翠衣清涤暑热,透邪外达,滑石、甘草、茯苓、通草泄热利湿。临床运用时,如咳嗽较著,还可加入杏仁、蒌皮、枇杷叶等;如暑热较盛也可酌用银花、丝瓜皮、荷叶等。

暑秽

夏季因感受暑湿秽浊之气而致猝然闷乱、烦躁的病候,称为暑秽。

【症状】 头痛而胀,胸脘痞闷,烦躁呕恶,肤热有汗,甚则神昏耳聋。

暑秽俗名"发痧",又名"龌龊",实亦中暑一类的病证。夏秋之间,天暑下逼,地湿升腾,暑湿交蒸,更兼秽浊之气交混于内,若人起居不慎。即可感受其气而发为本病。暑湿秽浊交阻于中,困遏气机则胸脘痞闷,烦躁呕恶。暑湿郁蒸则肤热有汗,但热不甚,汗亦不多。秽浊之气阻遏清阳则头痛且胀;秽浊蒙蔽清窍则可出现耳聋、神昏,此与热陷心包之神昏而见舌謇肢厥、灼热舌绛者显有不同。本证暑热重者,苔多黄腻,且有心烦口渴;偏于湿浊重者,则舌苔白腻而口不渴。

【治法】 芳香辟秽,化湿涤浊。

【方药】 藿香正气散,通关散,玉枢丹。

藿香正气散(《和剂局方》)

藿香三两　苏叶　白芷　大腹皮　茯苓各一两　白术(土炒)　半夏曲　陈皮　厚朴(姜制)　桔梗　炙甘草各二两

为末,每服三四钱,姜二片,枣一枚,水煎服。如欲出汗,衣被盖取汗。

通关散(《丹溪心法附余》)

猪牙皂、细辛等分

为细末取少许吹鼻取嚏。

玉枢丹(又名紫金锭)药味从略。

本证为暑湿秽浊郁闭于里,故主以藿香正气散芳香辟秽,化湿涤浊,若所感秽浊太盛而蒙蔽清窍见神昏者,可先用通关散吹鼻取嚏,并服玉枢丹芳香涤浊、辟秽开窍。至于清心开窍法于本证则并不适宜。

10·4　小结

暑温是感受夏暑之季暑热病邪而发生的一种外感热病。暑为火热之气,传变迅速,最易伤津耗气。所以本病初起即径见阳明热盛,治宜白虎汤;若兼有津气伤者则加入人参以益气生津。如在病变过程中暑伤津气而暑热不清者,可用王氏清暑益气汤清热涤暑,益气生津。如进而正气大伤,气液欲脱而暑热已退者,可用生脉散以补敛津气,否则有外脱之变。此是暑温一般的病机变化和证治概况,正合"首用辛凉,继用甘寒,再用酸泄酸敛"之治疗原则。

夏月暑热既盛而雨湿较多，所以暑温又多挟湿之候。如热炽阳明又有湿困于脾，可予白虎加苍术汤，既清阳明之热，又燥太阴之湿。如暑湿弥漫三焦，可用三石汤清宣上中下三焦暑湿之邪。

暑热传入营血，如暑伤肺络而咯血、衄血，又名暑瘵者，可用犀角地黄汤合银翘散以凉血清络止血。如暑入心营，营热盛者，用清营汤清营泄热；若内闭心包而名暑厥者，可用清心开窍之"三宝"或行军散之类。如系暑热动风者，即为暑风，治宜羚角钩藤汤以凉肝息风。若暑热深入血分而邪闭心包者，应予神犀丹以凉血解毒，并合安宫牛黄丸等以清心开窍。如暑伤心肾，心热亢盛而肾液亏损，可用连梅汤酸苦泄热，酸甘化阴。若热瘀留阻，灵机不运，则用加减三甲散搜络剔邪，化痰祛瘀。

冒暑实为夏月感冒，如寒邪遏伏暑湿者，治宜新加香薷饮，一以辛温散寒，一以清暑利湿。如属暑湿犯于肺卫者，用雷氏清凉涤暑法透邪泄热、化湿宣肺。暑秽一病，系暑湿挟秽浊所致，治宜芳香化浊辟秽为主，可用藿香正气散；如见秽浊太盛而闭窍者，必须先以通关散、玉枢丹等急急开其窍闭。

10·5　文献摘录

《素问·热论》：凡病伤寒而成温者，先夏至日者为病温，后夏至日者为病暑，暑当与汗皆出，勿止。

《素问·生气通天论》：因于暑，汗，烦则喘喝，静则多言，体若燔炭，汗出而散。

《素问·刺志论》：气盛身寒，得之伤寒；气虚身热，得之伤暑。

张仲景《金匮要略》：太阳中热者，暍是也。汗出恶寒，身热而渴，白虎加人参汤主之。

王叔和《伤寒例》：中而即病者，名曰伤寒；不即病者，寒毒藏于肌肤，至春变为温病，至夏变为暑病。暑病者，热极重于温也。

朱丹溪《丹溪心法》：戴元礼云：暑乃夏月炎暑也，盛热之气者，火也，有冒、有伤、有中，三者有轻重之分，虚实之辨。

戴元礼云：暑风者，夏月卒倒，不省人事者是也。有因火者，有因痰者。火，君相二火也；暑，天地二火也，内外合而炎烁，所以卒倒也。痰者，人身之痰饮也，因暑气入而鼓激痰饮，塞凝心之窍道，则手足不知动蹑而卒倒也。此二者皆可吐。《内经》曰：火郁则发之，吐即发散也，量其虚实而吐之，吐醒后，可用清剂调治之。

戴元礼云：或腹痛水泻者，胃与大肠受之；恶心者，胃口有痰饮也。此二者，冒暑也。可用黄连香薷饮、清暑益气汤。盖黄连退暑热，香薷消畜水。

虞抟《医学正传》：热病即中热也。脉洪而紧盛，头疼身热，口燥心烦。此盖得之于冬感寒邪，郁积至夏而即发，乃挟暑而成火热之候也。是宜黄连、白虎、解毒等汤，清凉之剂调之而愈。

王纶《明医杂著》：夏至日后病热为暑。暑者，相火行令也，夏月人感之，自口齿而入，伤心包络之经，其脉虚或浮大而散，或弦细芤迟。盖热伤气则气消而脉虚弱。其症为：汗，烦则喘喝，静则多言，身热而烦，心痛，大渴引饮，头疼自汗，倦怠少气，或下血、发黄、生斑，甚者火热致金不能平木，搐搦，不省人事。

治暑之法，清心利小便最好，暑伤气，宜补真气为要。

李梴《医学入门》：热病即与温病同，但发在夏至后，脉洪数，热渴更甚耳。虽因冬时受寒，伏于肌骨，然人身随天气化，春分则寒变为温，夏至则寒变为热。所以伤寒恶寒而不渴，温热不恶寒而渴，不恶寒则病非外来，渴则自内达表，热郁腠理不得外泄，乃复还里，终是里多表少。间有恶寒者，乃有非时暴寒，或温暑将发又受暴寒，非冬症之甚也。法当治里热为主，而解肌次之，亦有专治里而表自解者。

暑风暑厥即暑喝证，但以手足搐搦为风，手足逆冷为厥。厥与伤寒热厥义同，黄连香薷散；暑风乃劳役内动五脏之火，与外火交炽则金衰木旺生风，香薷散加羌活，或六和汤合消风散。素有痰饮，因触暑动痰热生风者，六和汤合星香散。

王肯堂《伤寒准绳》：夏至以后，时令炎热，有人壮热烦渴而不恶寒者，热病也。热病与中暑相似，但热病脉盛，中暑脉虚。

张凤逵《伤暑全书》：治法：轻者以五苓散利小便，导火下泻而暑自解，或香薷饮辛散以驱暑毒，木瓜制暑之要药也，或藿香正气散、十味香薷饮之类；重者人参败毒饮、桂苓甘露饮、竹叶石膏汤、白虎汤之类；弱者用生脉散、清暑益气汤、补中益气汤等。

夏月有卒然晕倒，不省人事，手足逆冷者，为暑厥。此阴风也，不可骤用寒凉药。先以辛温药散解之，俟醒，然后用辛凉以清火除根，误用热药及艾灸立死。童便和姜汁灌亦易醒。

忽然手足搐挛，厉声呻吟，角弓反张，如中恶状，为暑风。亦有先病热，后甚渐成风者，谵语，狂呼，浪走，气力百倍，此阳风也，治法以寒凉攻劫之，与阴风不同，皆宜解散化痰，不宜汗下。有日久而脾胃弱者，宜温补。

盛暑三月，火能灼金，若不禁辛酒，脾火暴甚，有劳热躁扰而火动于心肺者，令人咳嗽气喘，骤吐血衄血，头目不清，胸膈烦渴不宁。

张景岳《景岳全书》：暑有八症：脉虚，自汗，身热，背寒，面垢，烦渴，手足微冷，体重是也。

喻嘉言《医门法律》：中暑卒倒无知，名曰暑风。大率有虚实两途，实者，痰之实也，平素积痰，充满经络，一旦感召盛暑，痰阻其气，卒倒流涎，此湿喝合病之最剧者也，宜先吐其痰，后清其暑，犹易为也；虚者，阳之虚也，平素阳气衰微不振，阴寒久已用事，一旦感召盛暑，邪凑其虚，此湿喝病之得自虚寒者也，宜回阳药中兼清其暑，最难为也。

冯兆张《冯氏锦囊》：暑为阳邪，故蒸热；暑必兼湿，故自汗；暑邪干心则烦，干肺则渴，干脾则吐利，上蒸于头则重而痛；暑能伤气，故倦怠。

沈金鳌《杂病源流犀烛》：暑瘵者，暑月火能烁金，不禁辛酒，脾火暴盛，劳热躁烦，火动心脾，以致喘咳，忽吐衄，头目不清，胸膈烦渴不宁，即老稚亦有此病。昧者以为劳瘵，不知此由火载血上，非真阴亏损而为虚劳也。

吴鞠通《温病条辨》：形似伤寒，但右脉洪大而数，左脉反小于右，口渴甚，面赤，汗大出者，名曰暑温，在手太阴，白虎汤主之。脉芤甚者，白虎加人参汤主之。

暑兼湿热，偏于暑之热者为暑温，多手太阴证而宜清；偏于暑之湿者为湿温，多足太阴证而宜温；湿热平等者两解之。各宜分晓，不可混也。

王孟英《温热经纬》：春气温和，夏季暑热，原为一证，故夏月中暑仲景标曰中热也。昔人以动静分为暑热二证，盖未知暑为何气耳。

《时病论》：夏伤于暑者，谓季夏小暑大暑之令，伤于暑也。其时天暑地热，人在其中，感之皆称暑病。夫暑邪袭人，有伤暑、冒暑、中暑之分，且有暑风、暑温、暑咳、暑瘵之异。伤暑者，静而得之为伤阴暑，动而得之为伤阳暑。冒暑者较伤暑为轻，不过邪冒肌表而已。中暑者即中暍也,忽然猝倒,如中风状。暑风者,须臾昏倒,手足遂抽。暑温者较阳暑略为轻可。暑咳者,暑热袭肺而咳逆。暑瘵者,暑热劫络而吐血。

暑风之病,良由暑热极盛,金被火刑,木无所畏,则风从内而生。此与外感风邪之治法,相悬霄壤,若误汗之,变证百出矣。夫木既化乎风,而脾土未尝不受其所制者,是以卒然昏倒,四肢搐搦,内扰神舍,志识不清,脉多弦劲或洪大,或滑数。总当去时令之火,火去则金自清而木自平,兼开郁闷之痰,痰开则神自安而气自宁也。

冒暑者,偶然感冒暑邪,较伤暑之证稍为轻浅耳。夫暑热之邪,初冒于肌表者,即有头晕,寒热,汗出,咳嗽等症,宜以清凉涤暑法加杏仁、蒌壳治之。其症虽较伤暑为轻,然失治入里,此又不可以不知也。如入于肉分者,则周身烦躁,头胀体烧,或身如针刺,或有赤肿等症,宜以祛暑解毒法治之。如入于肠胃者,则有腹痛水泻,小便短赤,口渴欲饮,呕逆等症,宜以增损胃苓法佐黄连治之。然冒暑之证,虽谓为轻,亦必须防微杜渐耳。

秽浊者,即俗称为龌龊也。是证多发于夏秋之间,良由天暑下逼,地湿上腾,暑湿交蒸,更兼秽浊之气,交混于内。人受之,由口鼻而入,直犯膜原。初起头痛而胀,胸脘痞闷,肤热有汗,频欲恶心,右脉滞钝者是也。然有暑湿之分,不可以不察也。如偏于暑者,舌苔黄色,口渴心烦,为暑秽也;偏于湿者,苔白而腻,口不作渴,为湿秽也。均宜芳香化湿法治之,暑秽加滑石、甘草,湿秽加神曲、茅苍。

【病案举例】

暑温邪传心包(录自《吴鞠通医案》)

壬戌六月廿九日　甘　二十四岁　暑温邪传心包,谵语神昏,右脉洪大数实而模糊,势甚危险。

连翘六钱　生石膏一两　麦冬六钱　银花八钱　细生地六钱　知母五钱　元参六钱　生甘草三钱　竹叶三钱　煮成三碗,分三次服。牛黄丸二丸,紫雪丹三钱,另服。

七月初一日　温邪入心包络,神昏痉厥,极重之证。

连翘三钱　生石膏六钱　麦冬(连心)五钱　银花五钱　细生地五钱　知母二钱　丹皮三钱　生甘草一钱五分　竹叶二钱　今晚二帖,明早一帖,再服紫雪丹四钱。

暑温邪入血分(录自《吴鞠通医案》)

壬戌七月十四日　周　五十二岁　世人悉以羌防柴葛治四时杂感,竟谓天地有冬而无夏,不亦冤哉!以致暑邪不解,深入血分成厥,衄血不止,夜间烦躁,势已胶锢难解,焉得速功?

飞滑石三钱　犀角三钱　冬桑叶三钱　羚羊角三钱　元参五钱　鲜芦根一两　细生地五钱　丹皮五钱　鲜荷叶边一张　杏仁泥三钱　今晚一帖,明早一帖。

十五日　厥与热似乎稍缓,据云夜间烦躁亦减,是其佳处;但脉弦细沉数,非痉厥所宜,急育阴而敛阳,复咸以制厥法。

生地六钱　生鳖甲六钱　犀角三钱　玄参六钱　羚羊角三钱　丹皮三钱　麦冬(连心)八钱　生白芍四钱　桑叶三钱　日服二帖。

十六日　脉之弦刚者大觉和缓,沉者已起,是为起色。但热病本属伤阴,况医者误以伤寒温燥药五六帖之多,无怪乎舌苔燥如革也。议启肾液法。

玄参一两　天冬三钱　丹皮五钱　沙参三钱　麦冬五钱　银花三钱　犀角三钱　鳖甲八钱　桑叶二钱　日服三帖。

十七日　即于前方内加细生地六钱　连翘一钱五分　鲜荷叶边三钱　再按暑热之邪,深入下焦血分。身半以下,地气主之,热来甚于上焦,岂非热邪深入之明征乎?必借芳香以为搜邪之用。不然,恐日久胶锢之邪,一时难解也。一日热邪不解,则真阴正气日亏一日矣,此紫雪丹之必不可少也。紫雪丹一钱五分,分三次服。

十八日　厥已回，面赤，舌苔干黑芒刺，脉沉数有力，十余日不大便，皆下证也。人虽虚，然亦可以调胃承气汤小和之。

大黄(生)五钱　玄明粉(冲)三钱　甘草(生)三钱　先用一半煎一茶杯，缓缓服，候夜间不便再服下半剂。服前方半剂，即解黑大便许多。

便后用此方：

麦冬一两　大生地一两　鳖甲一两　白芍六钱

十九日　大下宿粪若许，舌苔化而未滋润，脉仍洪数，微有潮热，除存阴无二法。

沙参三钱　大生地一两　鳖甲五钱　麦冬六钱　生白芍六钱　牡蛎五钱　天冬三钱　炙甘草三钱　丹皮四钱　日服二帖。

廿一日　小便短而赤甚，微咳，面微赤，尺脉仍有动数之象。议甘润益下，以治虚热；少复苦味，以治不尽之实邪。且甘苦合化阴气而利小便也。按甘苦合化阴气利小便法，举世不知，在温热门中诚为利小便之上上妙法。盖热伤阴液，小便无由而生，故以甘润益水之源；小肠火腑，非苦不通，为邪热所阻，故以苦药泻小肠而退邪热。甘得苦则不呆滞，苦得甘则不刚燥，合而成功也。

生鳖甲八钱　元参五钱　麦冬(连心)六钱　生白芍六钱　沙参三钱　麻仁三钱　古勇连一钱　阿胶三钱　丹皮三钱　炙甘草四钱　日二帖。

廿二日　已得效，仍服前方二帖。

廿三日　复脉复苦法，清下焦血分之阴热。

玄参五钱　鳖甲(生)五钱　阿胶(化冲)三钱　白芍(生)六钱　天冬二钱　丹皮三钱　麻仁五钱　麦冬(连心)五钱　甘草(炙)五钱　日服二帖。

暑温兼湿弥漫三焦(录自《临证指南医案》)

杨　二八　暑热必挟湿，吸入而受，故伤于上，故仲景伤寒先分六经，河间温热须究三焦。大凡暑热伤气，湿著阻气。肺主一身周行之气，位高，为手太阴经。据述病样：面赤足冷，上脘痞塞，其为上焦受病显著。缘平素善饮，胃中湿热久伏，辛温燥烈，不但肺病不合，而胃中燥热得湿热锢闭，下利稀水，即协热下利，故黄连苦寒，每进必利甚者，苦寒以胜其辛热，药味尚留于胃底也，然与初受之肺邪无当。此石膏辛寒，辛先入肺；知母为味清凉，为肺之母气，然不明肺邪，徒曰生津，焉是至理？昔孙真人未诊先问，最不误事。再据主家说及病起两旬，从无汗泄。经云：暑当与汗出勿止。气分窒塞日久，热侵入血中，咯痰带血，舌红赤，不甚渴饮，上焦不解，漫延中下，此皆急清三焦，是第一章旨。故热病之瘀热，留络而为遗毒，注脐肠而为洞利，便为束手无策。再论湿乃重浊之邪，热为熏蒸之气，热处湿中，蒸淫之气上迫清窍，耳为失聪，不与少阳耳聋同例。青蒿减柴胡一等，亦是少阳本药，且大病如大敌，选药若选将，苟非慎重，鲜克有济。议三焦分消，治从河间法。

飞滑石　生石膏　寒水石　大杏仁　炒黄竹茹　川通草　莹白金汁　金银花露

又　暮诊，诊脉后，腹胸肌腠发现瘾疹，气分湿热，原有暗泄之机，早间所谈，余邪遗热，必兼解毒者为此。下午进药后，诊脉较大于早晨，神识亦如前，但舌赤中心甚干燥，身体扪之热甚于早间，此阴分亦被热气蒸伤，瘦人虑其液涸，然痰咯不清，养阴药无往而非腻滞，议得早进清膈一剂，而三焦热秽之蓄，当用紫雪丹二三匙，借其芳香宣窍逐秽，斯锢热可解，浊痰不黏，继此调理之方，清营分，滋胃汁，始可瞻顾，其宿垢欲去，犹在旬日之外，古人谓下不嫌迟，非臆说也。

紫雪丹一钱六分

知母　竹叶心　连翘心　炒川贝　竹沥　犀角　玄参　金汁　银花露

又　一剂后用

竹叶心　知母　绿豆皮　玄参　鲜生地　金银花

又　一剂后去银花、绿豆皮，加人参、麦冬。

又　初十申刻诊，经月时邪，脉形小数，小为病退，数为余热，故皮腠麸脱，气血有流行之义。思饮欲餐，胃中有醒豁之机,皆佳兆也。第舌赤而中心黄苔,热蒸既久,胃津阴液俱伤,致咽物咽中若阻。溺溲尿管犹痛,咯痰浓厚,宿垢未下,若急遽攻夺,恐真阴更涸矣。此存阴为主,而清腑兼之。故乱进食物,便是助热;惟清淡之味,与病不悖。自来热病最怕食复劳复,举世共闻,非臆说也。

细生地　玄参心　知母　炒川贝　麦冬　地骨皮　银花露　竹沥

又　脉症如昨,仍议滋清阴分余热,佐清上脘热痰。

照昨日方去地骨皮、银花露,加盐水炒橘红。

暑温挟湿蕴蒸阳明(录自《丁甘仁医案》)

计左　暑温一候,发热有汗不解,口渴欲饮,胸闷气粗,入夜烦躁,梦语如谵,小溲短赤,舌苔薄黄,脉象濡数。暑邪湿热蕴蒸阳明,漫布三焦,经所谓:因于暑,烦则喘喝,静则多言是也。颇虑暑热逆传厥阴,致有昏厥之变。

清水豆卷四钱　青蒿梗钱半　天花粉三钱　朱茯神三钱　通草八分　黑栀子钱半　带心连翘三钱　益元散三钱包　青荷梗一支　竹叶心三钱　郁金钱半　万氏牛黄清心丸一粒包煎。

二诊　暑温九天,汗多发热不解,烦闷谵语,口渴欲饮,舌边红苔黄,脉象濡数,右部洪滑。良由暑湿化热,蕴蒸阳明之里。阳明者胃也。胃之支脉,贯络心包,胃热上熏心包,扰乱神明,故神烦而谵语也。羔势正在鸱张,还虑增剧,今拟竹叶石膏汤加味。

生石膏五钱　茯苓三钱　郁金钱半　仙半夏钱半　通草八分　竹黄二钱　鲜竹叶心三钱　益元散三钱包　鲜石菖蒲五分　白茅根三钱去心　荷梗一支　万氏牛黄清心丸一粒包煎。

三诊　神识渐清,壮热亦减,原方去石膏、牛黄清心丸,加连翘心、花粉、芦根。

暑湿郁表(病毒性感染)(录自江苏新医学院中医内科教研组、第一附属医院内科《中医内科学》,江苏人民出版社,1977年)

张×× 女 72岁

病史:发热三天,始觉形寒,继则发热,日渐加重,周身疲楚,神识蒙胧,经用西药治疗热势不降。

检查:体温39.8℃,白细胞总数4 500,中性70%,淋巴28%,酸性2%,疟原虫(-),肥达氏反应(-)。胸透:心肺正常。尿常规:蛋白质极微,脓细胞0~2。

诊断:病毒性感染。

辨证施治:病起三日,壮热少汗,形寒未罢,神志迷蒙嗜睡,午后为著,头昏,胸闷,纳呆,微有咳嗽,痰少,口干苦而黏,但不欲饮,大便四日未行,小便黄少,舌苔白厚腻,两边有黏沫、中黄,脉象濡数。证属暑湿郁遏肌表,壅阻中焦,挟痰浊内蒙神机。治拟清暑化湿,方选新加香薷饮、藿朴夏苓汤出入。香薷一钱,银花、连翘、杏仁、薏仁、茯苓、藿佩兰各三钱,豆豉、鸡苏散各四钱,川朴、蔻仁各一钱,姜川连五分,法半夏二钱,陈皮一钱五分。上药日服二帖。药后得汗,翌晨体温38℃,肌肤灼热已减,神志转清,胸痞渐开,惟大便五天不行,苔腻不化。热势虽挫,湿滞不清。原方去香薷、银花、连翘、鸡苏散,加苍术、郁金各二钱,全瓜蒌五钱,枳壳、实各一钱半,焦山楂、六一散(包)各四钱,以化湿导滞。日进二剂,大便得通。第三日晨热平,午后体温回升至38℃,原方加香薷一钱再服,入夜热势递降,晨间测温恢复正常,乃续予芳化醒胃之剂善后。

暑温内闭外脱(乙脑)(录自江苏新医学院中医内科学教研组、第一附属医院内科《中医内科学》,江苏人民出版社,1977年)

赵×× 男 1岁

发热三天,体温40.2℃,住××医院儿科病房。入院时手足抽搐,呈昏迷状态。检查确诊为流行性乙型脑炎,已经多种抗生素、输血、输氧等治疗,乃邀中医会诊。当时患儿昏迷不醒,面色㿠白,肢青唇紫,气促痰鸣,四肢抽搐、厥冷,大便溏薄,脉来细数,舌苔色白。是为暑温重证,内闭外脱之候。急投参附龙牡汤加味进治,方用制附子、西洋参、龙骨、牡蛎、竺黄、胆星、雄精、羚羊角等,药后翌日即见神清热退,啼哭出声,并能吮乳,危象告除,但后遗左侧偏瘫,续以扶正化痰通络之品调治而愈。

11 湿 温

湿温是由湿热病邪引起的急性热病。初起具有身热不扬,身重肢倦,胸闷脘痞,苔白腻,脉缓等主要症状。本病起病较缓,传变较慢,病机演变虽有卫气营血的变化,但主要稽迟于气分,以脾胃为主要病变部位。临床表现具有湿、热两方面的证候,后期既有湿热化燥伤阴又有"阳气虚衰"两种不同转归。本病四时皆有,但多发生在雨湿较多的夏秋季节。

湿温病名首见于《难经·五十八难》,该书将其隶属于伤寒之中,并载其脉象为"阳濡而弱,阴小而急"。晋王叔和《脉经》记载了湿温的病因证治,如提出其病因是"常伤于湿,因而中暍,湿热相薄",其主证为"苦两胫逆冷,腹满叉胸,头目痛苦,妄言"。指出"治在足太阴,不可发汗"。宋代朱肱《类证治人书》指出白虎加苍术汤为治疗本病的主方。金元时期对湿温的治疗仍局限在伤寒范围。迨至清代,有了本病的专著《湿热病篇》,薛生白在该书中所称的湿热证主要指湿温。吴鞠通《温病条辨》中称暑兼湿热,偏于暑之湿者为湿温。薛、吴二氏系统论述了湿温的病因病机以及辨证施治等,一直为今日所遵循。

现代医学的伤寒、副伤寒、钩端螺旋体病、流行性感冒等,有表现为湿温证候者,可参考本病辨证施治。

11·1 病因病理

湿热病邪是本病的主要致病原因。夏秋季节,天暑下逼,地湿上腾,人处气交当中,则易感受湿热病邪。如饮食失慎,损伤脾胃,运化失司,湿邪停聚,郁久化热,亦可蕴生湿热之邪。且湿热偏盛季节,脾胃功能本多呆滞,如劳倦过度或恣食生冷等,更易使脾胃受伤,导致湿邪内困,加重湿滞不运,这些是本病发生的条件。吴鞠通说"内不能运水谷之湿,外复感时令之湿",指出仅有外感而无内伤,或仅有内伤而无外感,皆不易形成湿温,惟"外邪入里,里湿为合"方能发病。如薛生白说:"太阴内伤,湿饮停聚,客邪再至,内外相引,故病湿热。此皆先有内伤,再感客邪。"

湿温病由于其病邪性质的特异性,因此病机传变较之一般温热为病有所不同。因湿为阴邪,其性重浊腻滞,与热相合,蕴蒸不化,胶着难解,故本病传变较之一般温病缓慢,病程较长,往往缠绵难愈。其发展演变,一般亦不外由表入里,由卫气而及营血,但因脾为湿土之脏,胃为水谷之海,故湿热致病多以脾胃为病变中心。正如章虚谷所说:"湿土之气同类相召,故湿热之邪始虽外受,终归脾胃。"

湿温初起,以邪遏卫气为主要病理变化。湿热病邪抑郁肌表,则见头痛恶寒,身重疼痛,身热不扬等卫分证;脾胃受伤,运化失常,湿邪停聚,阻遏气机,则见胸闷脘痞,舌苔厚腻等气分证。因湿属阴邪,化热较慢,故初起一般病势不盛,随着气分湿热证的加重,卫分见症随之消失。气分湿热留恋,其初起阶段,虽湿中蕴热,但多见湿重热轻证。其病变渐趋于中焦脾胃,但中气的盛衰,决定着湿热的转化,薛生白说:"中气实则病在阳明,中气虚则病在太阴。"即指素体中阳偏旺者,则邪从热化而病变偏于阳明胃,素体中阳偏虚者,则邪从湿化而病变偏于太阴脾。病在太阴者,则湿重热轻,病在阳明者,则湿轻热重。本病湿热郁蒸气分,虽然以中焦脾胃的病变为主，但湿邪有蒙上流下的特性，故又能弥漫三焦，波及其他脏腑。如湿热郁蒸，蒙蔽于上，清窍壅塞，则引起神志昏昧；如湿邪下注小肠，蕴结膀胱，则致小便不利；湿热内蕴肝胆，则身目俱黄；湿热外蒸肌腠，则发白㾦等。湿热郁阻中焦日久，其热偏盛者，易耗损阴津；其湿偏盛者，易损伤阳气。本病经过顺利者，病变可停留于气分而不再发展。在湿热消解时，或有胃气未醒，或有脾虚不运，至正气渐复，或经适当调治则逐渐痊愈；若感邪严重，湿热化燥化火，即可深逼营血，除有斑疹、昏谵等营血分一般见症外，多见肠络损伤之便血，甚至因气随血脱而阳气外亡。此外，亦有因湿困日久，阳气受损而致肾阳虚衰水湿内停的变症，此时其证治可参内科心悸、水肿等有关疾病。

11·2 诊断要点

① 发病季节多见于夏秋。

② 起病较缓，初起虽有恶寒发热，但热势不扬，并且头身重痛，胸闷脘痞，舌苔垢腻，脉濡缓等。

③ 传变较慢，病势缠绵，故病程较长。其中以湿热留恋气分阶段较长。

④ 病程中易见白㾦；后期可见便血的严重证候。

⑤ 暑温挟湿多与本病酷似，暑温起病急骤，初起以高热、口渴、水汗、心烦、脉洪数等暑热炽盛证候为主，此时虽可兼挟湿邪，但仍以暑热证候为突出。湿温初起，一般表现为湿邪偏盛证，迨至湿渐化热，才演变为湿热俱盛或热偏盛证。故两者自是不同。

11·3 辨证论治

本病系湿中蕴热，蒸酿为患，尤以气分湿热蕴蒸临床证候更为复杂多样，故应注重气分病证前辨证施治。辨证方面，首先在于分辨湿热之偏盛程度，其次应辨别病变所属部位；在治疗方面，注重分解湿热，湿去热孤则易消解。分解湿热的方法，随湿热多少、病变部位而异。初起卫气同病，湿邪偏盛者，宜芳香透表里之湿；邪在中焦，湿浊偏盛，湿中蕴热者，宜以苦温开泄为主，适当佐以清热；迨至湿邪化热，热势转盛，成湿热俱盛者，宜苦辛通降，化湿清热并进；若至热重于湿时，以清热为主，酌情兼化湿邪。湿邪注下，泌别失司，则以淡渗利湿为治，尽速为湿邪寻求出路。总之，正如吴鞠通说"徒清热则湿不退，徒祛湿则热愈炽"，要在详审湿热之多少，合理应用祛湿与清热两大方法。一旦湿热完全化燥化火，治疗则与一般温病相同。如热炽阳明气分，则治以清热生津；腑实燥结，治以通腑泄热；热入营血，损伤肠道血络而致大便下血，治宜凉血止血。如因下血过多而导致气随血脱时，又当急予补气固脱之品，及至脱回血止，再按病机所在辨证施治。本病恢复期阶段，余邪未净气机未畅者，可酌予清泄余邪、宣畅气机之品；若病邪已解而胃气未醒或脾运不健时，则须根据具体情况投以醒胃健脾之品以善其后。

11·3·1 湿重于热证治

11·3·1·1 邪遏卫气

【症状】 恶寒少汗，身热不扬，午后热象较显，头重如裹，身重肢倦，胸闷脘痞，苔白腻，脉濡缓。

本证为卫气同病，内外合邪之候，既有湿郁卫分之表证，又有湿遏气机之里证。肺主气而属卫，卫受湿郁则肺气失于宣发，腠理开合失于正常，故见恶寒而少汗。热处湿中，为湿所遏,故虽发热而身热不扬。湿热交蒸其发热较午前为明显。湿郁卫表,清阳被阻,则头重如裹。湿性重着,客于肌表,故身重肢倦。至于湿遏气机之里证,主要表现胸闷脘痞,舌苔白腻,脉象濡缓等。因湿阻气分,气机失于宣展,故胸闷脘痞。里湿偏盛上泛于舌,故见舌苔白腻,脉象濡缓为湿邪阻滞的征象。总之,上述表现为湿温初起,湿遏卫气的湿重热轻证。

本证发热恶寒,头痛少汗,有类风寒表证,但脉不浮紧,项不强痛,且有胸脘痞闷等湿阻见症,可资鉴别。本证胸闷脘痞,有似食滞见症,但无嗳腐食臭,亦可鉴别。本证午后热甚,状若阴虚,但无五心烦热,无舌红少苔,可作鉴别。

【治法】 芳香辛散,宣化表里湿邪。

【方药】 藿朴夏苓汤(《医原》)

藿香二钱 半夏一钱半 赤苓三钱 杏仁三钱 生薏仁四钱 蔻仁六分 猪苓钱半 泽泻钱半 淡豆豉三钱 厚朴一钱

三仁汤(《温病条辨》)

杏仁五钱 飞滑石六钱 白通草二钱 白蔻仁二钱 竹叶二钱 厚朴二钱 生苡仁六钱 半夏五钱

甘澜水八碗,煮取三碗,每服一碗,日三服。

本证卫气同病,故以藿朴夏苓汤宣化表里之湿。本方用淡豆豉、杏仁宣肺疏表,肺气宣化,则湿随气化;藿香、厚朴、半夏、蔻仁芳香化浊,燥湿理气,使里湿除而气机得畅;猪苓、赤苓、泽泻淡渗利湿,为湿邪寻求出路。石芾南说:"湿去气通,布津于外,自然汗解。"本方集芳香化湿、苦温燥湿、淡渗利湿于一方,以使表里之湿内外分解。

三仁汤用杏仁轻宣肺气;白蔻仁、厚朴、半夏芳香化浊、燥湿理气;生苡仁、白通草、飞滑石淡渗利湿;合用竹叶以轻清宣透郁热。吴鞠通说:"惟以三仁汤轻开上焦肺气,盖肺主一身之气,气化则湿亦化也。"

以上两方,均有开上、畅中、渗下作用,能宣化表里之湿而用于邪遏卫气证。其中藿朴夏苓汤因有豆豉、藿香疏表透卫,故用于湿邪偏于卫表而化热尚不明显者为宜;三仁汤因有竹叶、滑石能泄湿中之热,故用于湿渐化热者为宜。

本病初起忌用辛温发汗、苦寒攻下、滋养阴液等。若见头痛恶寒身重疼痛误作伤寒而发汗,则湿随辛温发表之药蒸腾上逆,遂蒙蔽清窍;若见胸闷脘痞,以为积滞而攻下,则损伤脾胃之阳气而致脾气下陷;若见午后热增,以为阴虚而滋润之,则使湿邪滞着不化,病情迁延难愈。故吴鞠通说:"汗之则神昏耳聋,甚则目瞑不欲言,下之则洞泄,润之则病深不解。"即指出了湿温病初起治疗的三大禁忌。

11·3·1·2 邪阻膜原

【症状】 寒热往来,寒甚热微,身痛有汗,手足沉重,呕逆胀满,舌苔白厚腻浊,脉缓。

膜原外通肌肉,内近胃腑,为三焦之门户,实一身之半表半里。湿热秽浊郁伏膜原,阻遏阳气,不能布达肌表而恶寒,至阳气渐积,郁极而通,则恶寒消失而见发热汗出。邪正反复交争,故寒热往来起伏。因湿浊偏盛,阳气受郁,故恶寒较甚而发热则微。膜原湿邪,外渍肌肉,则见手足沉重,肢体疼痛。秽浊内阻,气机失调,胃气上逆,故呕逆胀满。舌苔白厚腻浊,脉缓均为湿浊偏盛的征象。

本证见寒甚热微,身痛有汗,手足沉重,均系湿邪困遏阳气郁而不伸的表现,此与伤寒寒邪束表、恶寒身痛而无汗者截然不同。

【治法】 疏利透达膜原湿浊。

【方药】 雷氏宣透膜原法(《时病论》)

厚朴一钱(姜制) 槟榔一钱五分 草果仁八分(煨) 黄芩一钱(酒炒) 粉甘草五分 藿香叶一钱 半夏一钱五分(姜制)

加生姜二片为引。

本证湿浊郁闭较甚，非一般化湿之剂所能为功，须投以疏利透达之法，以开达湿浊之邪，本方系从吴又可达原饮化裁而来。方用厚朴、槟榔、草果直达膜原，开泄透达盘踞之湿浊；辅以藿香、半夏、生姜助畅气化湿之效；佐黄芩清湿中之蕴热；甘草为和中之用。阳虚体寒者，加老蔻、干姜以破阴化湿。阴亏阳亢者，本方则须慎用。本方药偏温燥，临床应用须适可而止，一旦湿开热透，热势转甚，即应转手清化。否则反助热势，劫伤阴津，而致痉厥之变。

11·3·1·3 湿困中焦

【症状】 身热不扬，脘痞腹胀，恶心欲吐，口不渴或渴而不欲饮或渴喜热饮，大便溏泄，小便混浊，苔白腻，脉濡缓。

本证因湿浊偏盛，困阻中焦，脾胃升降失司所致。湿热病邪可直犯中焦，膜原湿浊亦可传归脾胃，章虚谷说："始受于膜原，终归于脾胃。"脾受湿困，气机失于展化，则见脘痞腹胀。湿阻于内，故口不渴。若湿阻清阳，津液失于上布，则口渴，但多渴不欲饮，或喜热饮。湿浊趋下，则大便溏泄。因脾气升运受阻，胃气失于和降，故浊气上逆而见恶心呕吐。苔白腻、脉濡缓，为湿邪偏重的征象。至于身热不扬，则为湿中蕴热，热为湿遏所引起。

【治法】 燥湿化浊。

【方药】 雷氏芳香化浊法(《时病论》)

藿香叶一钱 佩兰叶一钱 陈广皮一钱五分 制半夏一钱五分 大腹皮一钱(酒洗) 厚朴八分(姜汁炒)

加鲜荷叶三钱为引。

本证因湿浊偏盛，故用藿香、佩兰芳香化浊；湿遏气机，故以半夏、陈皮、厚朴、腹皮燥湿理气；清气不升，故使以鲜荷叶升清，并泄湿中之热。总之，重在温运化湿。本证系湿中蕴热，不可早投寒凉而闭郁湿浊。如章虚谷说："三焦升降之气，由脾鼓运。中焦和则上下气顺，脾气弱则湿自内生。湿盛而脾不健运，浊壅不行，自觉闷极。虽有热邪，其内湿盛，而舌苔不燥。当先开泄其湿，而后清热，不可投寒凉，以闭其湿也。"

11·3·1·4 湿浊蒙上，泌别失职

【症状】 热蒸头胀，呕逆神迷，小便不通，渴不多饮，舌苔白腻。

本证系中焦湿浊久困所致之蒙上流下证。如薛生白说："湿多热少则蒙上流下。"湿阻中焦，脾胃升降失司，则恶心呕吐；热为湿遏，蒸郁而蒙蔽于上，清阳受阻，清窍被蒙故见热蒸头胀、神识昏迷；湿浊注下，泌别失司，则小便不通；湿浊偏盛，则渴不多饮、舌苔白腻。

【治法】 先予芳香开窍，继进淡渗分利。

【方药】 先与苏合香丸芳香开蔽、通窍苏神，继进茯苓皮汤淡渗除湿。

苏合香丸(《和剂局方》)

白术 青木香 乌犀屑 香附子炒去毛 朱砂 诃黎勒 白檀香 安息香别为末，用无灰酒一升熬膏 沉香 麝香研 丁香 荜茇各二两 龙脑研 苏合香油入安息香膏内 熏陆香(即乳香)别研各一两

上药除苏合香油外,均研成极细粉末和匀,然后将苏合香油用白蜜适量(微温)调匀拌入药粉内,加炼蜜制成药丸。

茯苓皮汤(《温病条辨》)

茯苓皮五钱　生苡仁五钱　猪苓三钱　大腹皮三钱　白通草三钱　淡竹叶二钱

水八杯,煮取三杯,分三次服。

方以猪苓、茯苓皮、薏仁、通草、淡竹叶淡渗利湿,大腹皮理气化湿,以使小便通行,湿浊下泄。

11·3·1·5　湿阻肠道,传导失司

【症状】　神识如蒙,少腹硬满,大便不通,苔垢腻。

此证系湿温久羁,肠道湿郁气结,传导失常所致。湿热久郁,肠道气机痹阻,故少腹硬满、大便不通。但非燥粪搏结,故虽硬满,而很少疼痛,且无潮热及焦燥黄厚之苔。因湿邪弥漫、蔽郁清窍,故神识如蒙,但非热入心包,故意识尚有清楚之时。苔垢腻是湿邪偏盛的征象。

【治法】　宣通气机,清化湿浊。

【方药】　宣清导浊汤(《温病条辨》)

猪苓五钱　茯苓五钱　寒水石六钱　晚蚕砂四钱　皂荚子三钱

水五杯,煮成二杯,分二次服,以大便通快为度。

本方用晚蚕砂化肠道湿浊,皂荚子宣通肠道气机,以猪苓、茯苓、寒水石利湿清热。一以逐有形之湿,一以化无形之气,迨浊化气畅,则大便自通。总之,本证系湿郁气结,与肠腑燥结自是不同,故不宜苦寒攻逐为治。

11·3·2　湿热并重证治

11·3·2·1　湿热蕴毒

【症状】　发热口渴,胸痞腹胀,肢疫倦怠,咽肿溺赤,或身目发黄,苔黄而腻。

本证为湿热交蒸,酿成热毒,充斥气分所致。热毒伤津,则见发热口渴;热毒上壅,则咽喉肿痛;湿热下蕴,则小便色赤;湿邪阻滞,气机受困,则见胸痞腹胀,肢疫倦怠;若湿热交蒸,胆汁外溢,则兼见身目发黄。舌苔黄腻是湿热蕴阻的征象。

【治法】　解毒化湿。

【方药】　甘露消毒丹(引《温热经纬》)

飞滑石十五两　绵茵陈十一两　淡黄芩十两　石菖蒲六两　川贝母　木通各五两　藿香　射干　连翘　薄荷　蔻仁各四两

各药晒燥,生研极细(见火则药性变热),每服三钱,开水调服,日二次。或以神曲糊丸,如弹子大,开水化服亦可。

本证因湿热交蒸而热势偏胜,放本方选用黄芩、连翘、薄荷清热透邪;湿热蕴毒、咽喉肿痛,故以射干、川贝解毒利咽;湿邪未化,阻于气分,故用藿香、蔻仁、石菖蒲芳香化浊;下焦湿热蕴结,小便不利,故以茵陈、滑石、木通利湿泄热。本方又名普济解毒丹。王孟英说:"此治湿温时疫之主方也。"

11·3·2·2　湿热中阻

【症状】　发热汗出不解,口渴不欲多饮,脘痞呕恶,心中烦闷,便溏色黄,小溲短赤,苔黄滑腻,脉象濡数。

本证为湿热俱盛,相互交蒸于中焦脾胃,多见于湿温病湿渐化热的过程中。里热偏盛,症见发热,汗出,口渴,心中烦闷,小溲短赤等。因湿热胶着留连,虽有相蒸之汗但热势不能因汗而退,热盛津伤则小便短赤;津不能上承则口渴,因内有湿邪所阻,故所饮不多,邪热扰心则心烦,因兼湿邪郁闭,故烦而且闷。里有湿阻,湿郁气机则脘痞呕恶;脾失升运,湿邪流下,故见大便溏薄。此外,苔腻色黄、脉濡而数,皆为湿热俱盛的征象。

【治法】 苦辛开降。

【方药】 王氏连朴饮(《霍乱论》)

川连一钱 厚朴二钱 石菖蒲一钱 醋炒半夏一钱 淡豆豉三钱 炒栀子三钱

本方以黄连、栀子苦泄里热,厚朴、半夏开泄脾湿,苦辛并进,共奏分解湿热之效。同时用豆豉宣透蕴热,菖蒲芳香化浊。若湿热郁蒸肌表,外发白㾦,可加竹叶、薏苡仁,以增透热渗湿之效。若津伤较甚而口渴、小便短赤显著者,可加芦根等生津之品。

11·3·2·3 湿热酿痰,蒙蔽心包

【症状】 身热不退,朝轻暮重,神识昏蒙,似清似昧或时清时昧,时或谵语,舌苔黄腻,脉濡滑而数。

本证为气分湿热酿蒸痰浊,蒙蔽心包络所致。心包为痰湿所蒙,心神受其蔽扰,故见神识昏蒙,如似清似昧或时清时昧等。气分湿热蕴蒸,故身热不退,朝轻暮重。舌苔黄腻,脉象濡滑而数,均为热邪偏盛的征象。但本证有时亦可表现为以湿浊偏甚为主者,则其舌苔多见垢腻而色白,脉濡而不数。湿热酿痰蒙蔽心包与热闭心包,均以神志异常为主要表现,但二者是性质不同的两种临床类型,应注意鉴别。前者为湿热酿痰,包络受其蒙蔽,后者为热邪内陷,机窍受其阻塞;前者病在气分,后者已入营血;前者神志为痰湿蒙蔽而呈昏蒙,后者心神为热邪逼扰而神昏谵妄,兼见灼热肢厥;前者湿热熏蒸,上泛于舌而苔黄腻,后者营血受灼而舌质红绛。正如石芾南说:"前系舌苔黄腻,湿热明征,此系舌赤无苔,伤阴确据。"

【治法】 清热化湿,豁痰开蔽。

【方药】 菖蒲郁金汤(《温病全书》)

石菖蒲三钱 广郁金二钱 炒栀子三钱 青连翘二钱 细木通一钱半 鲜竹叶三钱 粉丹皮三钱 淡竹沥五钱 灯心二钱 紫金片(即玉枢丹)五分

至宝丹(方见风温章)

苏合香丸(方见前)

菖蒲郁金汤用栀子、连翘、丹皮、竹叶等清泄湿中之蕴热。以菖蒲、郁金、竹沥、玉枢丹等化湿豁痰,开蔽苏神,并以木通、灯心导湿热下行。在临床运用时,可根据痰热、湿浊偏盛,而酌情分别应用至宝丹或苏合香丸:如热偏重者加服至宝丹;痰浊偏盛者送服苏合香丸。并见痉厥者,兼以息风止痉,可加用全蝎、蜈蚣、地龙、僵蚕等。

11·3·3 **热重于湿证治**

【症状】 高热汗出,面赤气粗,口渴欲饮,身重脘痞,苔黄微腻,脉象滑数。

本证为湿邪渐化热而成热重湿轻之候,其病机是阳明热炽,兼太阴脾湿未化。高热汗出,口渴欲饮,面赤气粗,皆为阳明热盛,里热蒸迫的表现;兼湿困太阴,故身重脘痞。苔黄微腻,脉象滑数,为热重于湿的征象。

【治法】 辛寒清泄胃热,苦燥兼化脾湿。

【方药】 白虎加苍术汤(方见暑温章)

本证以阳明热盛为主,故主以辛寒之白虎汤大清胃热,又兼太阴脾湿,故加苍术燥之。如热郁化火、津伤不甚者,黄连、黄芩等苦寒泻火之品亦可加入。

11·3·4　化燥入血证治

11·3·4·1　伤络便血

【症状】　灼热烦躁,便下鲜血,舌质红绛。

本证系湿邪化燥,热邪化火,侵入血分,损伤肠络,迫血下行所致。因此,以便下鲜血为特点。同时有血分热毒炽盛,营阴受损的表现,如灼热烦躁,舌质红绛等。

【治法】　凉血解毒止血。

【方药】　犀角地黄汤(方见春温章)

本证病势危急,应及时救治,薛生白说:"大进凉血解毒之剂,以救阴而泄邪,邪解而血自止矣。"

犀角地黄汤功专凉血解毒,临床运用可加入紫珠草、地榆炭、侧柏炭、茜根等以助止血之效。

11·3·4·2　气随血脱

【症状】　便血不止,面色苍白,汗出肢冷,舌淡无华,脉象微细。

本证多由上证发展而来。肠络受损,便血过多,则气随血脱。因气为血之帅,血为气之母,气摄血,血载气,便血过多,故气随血脱。气脱不能摄纳,则骤然出血不止。血脱而气失附丽,则阳气暴脱,症见体温骤降,汗出肢冷,面色苍白,脉象细微等。

【治法】　益气固脱。

【方药】　独参汤(引《十药神书》)

人参二两去芦

每服水二盏,枣五枚煎一盏,细呷之。

本证病势危急凶险,常因气脱阳亡而毙于顷刻,故首当益气固脱,急用独参汤频频送服。人参能固护元气,气复血摄,便血即可控制。

元气回复,危象解除后,应再根据具体病情,随证施治。一般而言,此时多见脾胃虚寒,阴血亏虚的征象。如面色㿠白,四肢欠温,倦怠乏力,仍有少量便血,舌淡无华,脉缓无力等。治宜温补脾肾,养血止血,可用黄土汤。

黄土汤(《金匮要略》)

甘草　干地黄　白术　附子(炮)　阿胶　黄芩各三两　灶中黄土半斤

本方以白术、黄土、附子温阳健脾。因脾能统血,脾健则血能统摄而渐止。阿胶、地黄滋阴养血。黄芩苦寒坚阴,兼清肠道余热,且防术、附之过于燥热。甘草调和诸药。总之,本方寒热并用,润燥共济,扶阳而不伤阴,益阴而不损阳,能收到气复血止,阴生阳长之效。

11·3·5　余邪未净证治

【症状】　身热已退,脘中微闷,知饥不食,苔薄腻。

本证见于湿温之恢复期,因热邪已退,故一般不发热。惟余湿未净,胃气不舒,脾气未醒,故觉脘中微闷,知饥不食。舌苔薄腻是余邪未净的征象。

【治法】　轻清芳化,涤除余邪。

【方药】　薛氏五叶芦根汤(《温热经纬》)

藿香叶　薄荷叶　鲜荷叶　枇杷叶　佩兰叶　芦根　冬瓜仁

本方用藿香叶、佩兰叶、鲜荷叶芳香化湿,醒脾舒胃;并用薄荷叶、枇杷叶、冬瓜仁、芦根等轻清透泄余热,清化未净湿热。薛生白说:"此湿热已解,余邪蒙蔽清阳,胃气不舒,宜用极轻清之品以宣上焦阳气,若投味重之剂,是与病情不相涉矣。"

此外,若湿从热化,燥伤胃阴,其治疗与风温基本相同。

11·4 小结

湿温是由湿热病邪引起的外感热病,多发于夏秋季节。临床以发病较缓,传变较慢,病势缠绵,病程较长,脾胃证候显著为主要特点。本病的发生内因于太阴受伤,湿邪停聚,外因于感受湿热病邪,内外合邪湿温即可发生。因湿为土之气,脾胃同属中土,湿土之气同类相召,故湿温以脾胃为主要病变部位。湿热的转化随中气的虚实而异:中阳较虚者,则病变偏于太阴脾;中阳偏旺者,则病变偏于阳明胃。前者多表现为湿偏盛证,后者则表现为热偏盛证。在辨证时,要注意分辨湿热偏盛程度以及病变所在部位。湿温的治疗,在于使湿热分解,或以化湿为主,或清热化湿并进,或以清热为主。以化湿为主者,主治湿偏盛诸症。如湿温初起,卫气同病,宜宣化表里之湿;湿浊郁伏膜原,以疏利透达为治;湿困中焦,脾胃升降失司,宜燥湿化浊,不可早投寒凉遏之;湿邪注下,泌别失职,应尽速为湿邪寻求出路,治以淡渗利尿为主;肠腑湿郁气结,宜宣清导浊等。以清热化湿并进者,主治湿热俱盛诸证。如湿热蕴毒,宜清热解毒兼以化湿;湿热俱盛而中阻脾胃,宜苦辛通降,分解湿热;湿热酿痰,蒙蔽心包,宜清热化湿,豁痰开蔽等。若属热重于湿者,当以清泄阳明为主,兼化太阴脾湿。本病营血分的治疗与风温等病基本相同,惟宜注意湿邪是否燥化,若气分尚有未尽之湿邪,虽然热邪已深入营血,亦不宜纯用凉润,否则有恋邪之弊。湿温便血,是血分病变的严重证候之一,宜凉血解毒止血,若见阳气随阴血外脱,则宜益气摄血,固脱回阳。湿温恢复期,邪热渐退而余邪未净,当予轻清芳化,涤除余邪。

11·5 文献摘录

刘河间《素问病机气宜保命集·病机论》:治湿之法,不利小便,非其治也。

喻嘉言《医门法律·三气诸方·律十一条》:凡治湿病,禁发其汗,而阳郁者不微汗之,转致伤人,医之过也。

又云:湿家不可发汗,以身本多汗,易致亡阳,故湿温之证,误发其汗,名曰重暍,此为医之所杀,古律垂戒深矣。其久冒风凉,恣食生冷,乃至以水灌汗,遏抑其阳者,不微汗之,病无从解。《内经》谓:当暑汗不出者,秋风成疟,亦其一也,不当汗者反发其汗,当微汗者全不取汗,因噎废食,此之谓也。

又云:凡治湿病,当利小便,而阳虚者一概利之,转至杀人,医之罪也。

又云:湿家当利小便,此大法也,而真阳素虚之人,汗出小便滴沥,正泉竭而阳欲出亡之象,若以为湿热,恣胆利之,真阳无水维附,顷刻脱离而死矣。此法所不禁中之大禁也。

叶天士《临证指南医案·湿》华岫云按:今观先生治法,若湿阻上焦者,用开肺气,佐淡渗,通膀胱,是即启上闸,开支河,导水势下行之理也;若脾阳不运,湿滞中焦者,用术、朴、姜、半之属,以温运之,以苓、泽、腹皮、滑石等渗泄之,亦犹低窊湿处,必得烈日晒之,或以刚燥之土培之,或开沟渠以泄之耳。其用药总以苦辛寒治湿热,以苦辛温治寒湿,概以淡渗佐之……甘酸腻浊,在所不用。

何廉臣《重订广温热论·湿火之证治》：湿多者湿重于热也，其病多发于太阴肺脾。其舌苔必白腻，或白滑而厚，或白苔带灰兼黏腻浮滑，或白带黑点而黏腻，或兼黑纹而黏腻，甚或舌苔满布，厚如积粉，板贴不松。脉息模糊不清，或沉细似伏，断续不匀。神多沉困嗜睡，证必凛凛恶寒，甚而足冷，头目胀痛，昏重，如裹如蒙，身痛不能屈伸，身重不能转侧，肢节肌肉疼而且烦，腿足痛而且痠，胸膈痞满，渴不引饮，或竟不渴，午后寒热，状若阴虚，小便短涩黄热，大便溏而不爽甚或水泻。治法以轻开肺气为主。肺主一身之气，肺气化则脾湿自化，即有兼邪，亦与之俱化，宜用藿朴夏苓汤，体轻而味辛淡者治之，启上闸开支河，导湿下行，以为出路，湿去气通，布津于外，自然汗解。

又云：热多者热重于湿也，其病多发于阳明胃肠。热结在里，由中蒸上，此时气分邪热郁遏灼津，尚未郁结血分，其舌苔必黄腻，舌之边尖红紫欠津，或底白罩黄混浊不清，或纯黄少白，或黄色燥刺，或胎白底绛，或黄中带黑，浮滑黏腻，或白苔渐黄而灰黑，伏邪重者胎亦厚且满，板贴不松，脉息数滞不调。症必神烦口渴，渴不引饮，甚则耳聋干呕，面色红黄黑混，口气秽浊。余则前论诸症或现或不现，但必胸腹热满，按之灼手，甚或按之作痛。宜用枳实栀豉合小陷胸汤加连翘、茵陈之清芬，姜汁炒子芩、木通之苦辛，内通外达，表里两彻，使伏邪从汗利而双解。渐欲化燥，渴甚脉大，气粗而逆者，重加石膏、知母清肺气而滋化源，惟芦根、灯芯尤宜多用(先煎代水)，轻清甘淡，泄热化湿，下行从膀胱而解，外达从白痦而解，或斑疹齐发而解。至于传变，凡胃家湿热郁蒸肺气，致肺气不能敷布水精，外达下行，必见烦渴、多汗、斑疹、停饮、发黄等证。

何廉臣《全国名医验案类编》按：湿温之为病，有湿遏热伏者，有湿重热轻者，有湿轻热重者，有湿热并重者，有湿热俱轻者，且有挟痰、挟水、挟食、挟气、挟瘀者。临证之时，首要辨明湿与温之孰轻孰重，有无兼挟，然后对证发药，随机策应，庶可用药当而确收成效焉。

【病案举例】

湿温湿重于热(录自《张聿青医案》)

张左，湿温旬日，烦热无汗，赤疹隐约不透，胸次窒闷异常，咳不扬爽，时常谵语，烦渴不欲饮，饮喜极沸之汤，脉数细滑，苔白心黄，近根厚揩。此由无形之邪，有形之湿，相持不化，邪虽欲泄，而里湿郁结，则表气不能外通，所以疏之汗之，而疹汗仍不能畅。热与湿交蒸，胸中清旷之地，遂如云雾之乡，神机转至弥漫，深恐湿蒸为痰，内蒙昏痉。

三仁汤去滑石　川朴　竹叶　加豆豉　橘红　郁金　枳壳　菖蒲　佛手

二诊：昨进辛宣淡化，上焦之气分稍开，熏蒸之热势较缓，神识沉迷转清，谵语抽搐已定，烦闷亦得略松，舌苔较退，但气时上冲，冲则咳逆，脉数糊滑。良以郁蒸稍解，而邪湿之势尚在极甚之时，虽有退机，犹不足济。肺胃被蒸，气难下降，所以气冲欲咳仍未俱减也。前法之中，再参疏肺下气。

甜葶苈　通草　光杏仁　制半夏　冬瓜子　广郁金　薄橘红　滑石块　炒枳壳　枇杷叶　桔梗　竹茹

三诊：胸闷懊烦，气冲咳逆，次第减轻，略吐之痰亦觉爽利，舌苔亦得大化，但脉仍不扬。其肺胃之间尚是熏蒸之地，表不得越，邪无出路，还难忒为稳定也。

光杏仁　广郁金　淡黄芩　桑叶　甜葶苈　桔梗　白蔻仁　生苡仁　制半夏　炒香豆豉　橘红　枇杷叶

四诊：咳嗽气逆大退，痰亦爽利，谵语热烦亦得渐减，特小溲清而不爽，大便不行。频转矢气，脉数糊滑，苔化而中独厚，犹是湿痰内阻，邪难泄越，再导其滞。

郁金　橘红　桔梗　制半夏　赤茯苓　生苡仁　滑石　通草　萆薢　竹沥达痰丸三钱

佛手　通草汤先送下。

五诊：大便畅行，懊烦大定，热亦较轻，口渴亦减，但赤疹虽布甚寥寥，汗不外达，脉象较爽，舌根苔白尚掯。邪湿之熏蒸虽得渐松，而未能透泄，须望其外越，方为稳妥也。

光杏仁　郁金　橘红　生苡仁　枳壳　滑石块　炒蒌皮　葶苈子　桔梗　通草　木通　制半夏　赤白茯苓

六诊：熏蒸弥漫之势虽松，而湿性黏腻，不克遽行泄化，里气不宣，表气难达，汗痦均不得发越，咳嗽气逆，小溲不爽，脉数滑苔白。邪湿互相犄角，尚难稳当。

郁金　光杏仁　橘红　冬瓜子　桔梗　鲜佛手　制半夏　生薏仁　蔻仁　赤猪苓　通草　苇茎

七诊：热势递减，咳亦渐松，然湿从内搏，邪不外越，是以热势恋恋不退，不能外达，而欲从内化，非欲速可以从事也。

豆卷　滑石　光杏仁　郁金　制半夏　通草　新会红　猪苓　桔梗　枳壳　生苡仁　鲜佛手

八诊：清理余蕴方

豆卷　生苡仁　制半夏　通草　广皮　福泽泻　光杏仁　鲜佛手　白蔻仁　夏佩兰

如胸闷加桔梗、郁金，甚者川朴、枳壳、藿香，头胀加蒺藜、天麻、僵蚕，理胃加生熟谷芽、沉香曲、玫瑰花。

湿温热重于湿（录自《丁甘仁医案》）

裘左，湿温八天，壮热有汗不解，口干欲饮，烦躁不寐，热盛之时谵语妄言，胸痞泛恶，不能纳谷，小溲浑赤，舌苔黄多白少，脉象弦滑而数。阳明之温甚炽，太阴之湿不化，蕴蒸气分，漫布三焦，有"温化热、湿化燥"之势，证非轻浅，故拟苍术白虎汤加减，以观动静。

生石膏三钱　肥知母一钱五分　枳实炭一钱　通草八分　制苍术八分　茯苓皮三钱　炒竹茹一钱五分　飞滑石三钱　仙半夏一钱五分　活芦根一尺（去节）　荷梗一尺

二诊：今诊脉洪数较缓，壮热之势大减，稍能安寐，口干欲饮，胸闷泛恶，不能纳谷，舌苔腻黄渐化，伏温渐解而蕴湿犹留中焦也。既见效机，毋庸更张，参入芳香淡渗之品，使湿热有出路也。

熟石膏三钱　仙半夏钱半　枳实炭一钱　泽泻一钱　制苍术八分　赤茯苓三钱　炒竹茹一钱五分　通草八分　飞滑石三钱　鲜藿佩各钱半　荷梗一尺

三诊：热退数日，复转寒热似疟之象，胸闷不思纳谷，且有泛恶，小溲短赤，苔黄口苦，脉象左弦数，右濡滑。此伏匿之邪，移于少阳，蕴湿留恋中焦，胃失降和。今宜和解枢机，芳香淡渗，使伏匿之邪，从枢机而解，湿热从小便而出也。

软柴胡八分　仙半夏二钱　酒黄芩一钱　赤苓三钱　枳实一钱　炒竹茹一钱五分　通草八分　鲜藿佩各一钱五分　泽泻一钱五分　荷梗一尺

湿温化燥入营（录自《丁甘仁医案》）

郑左，湿温十六天，身灼热，有汗不退，口渴欲饮，烦躁少寐，梦语如谵，目红溲赤，舌红糙无津，脉象弦数，红疹布于胸膺之间。此温已化热，湿已化燥，燥火入营，伤阴耗津，有吸尽西江之势，化源告竭，风动痉厥之变恐在目前。亟拟大剂生津凉营，以清炎炎之威，冀其津生邪却，出险入夷为幸。

鲜生地六钱　天花粉三钱　川贝母二钱　生甘草八分　粉丹皮二钱　冬桑叶三钱　银花八钱　白薇一钱五分　羚羊片八分　朱茯神三钱　带心连翘三钱　茅芦根各一两　鲜石斛四钱　鲜竹叶三十片

二诊：湿温十八天，甘寒清解，已服二剂。舌红糙略润，津液有来复之渐；身灼热、口渴引饮均减，夜寐略安，佳境也。红疹布而渐多，目白红丝，小溲短赤，脉数不静。少阴之阴已伤，水不济火，营分之热尚炽，木火升腾。前方既见效机，毋庸改弦易辙也。

原方加西洋参一钱五分，鲜藕四两（切片入煎）。

三诊：湿温三候，温化热，湿化燥。迭进生津凉解，身灼热大减，寐安，梦语亦止，红疹满布，营分之热已得外达。脉数不静，舌较光红，小便黄，七八日未更衣，阴液难以骤复，木火尚炽，余焰未熄。仍拟生津泄热，佐通腑气，虽缓下，亦寓存阴之意。

西洋参一钱五分　冬桑叶二钱　天花粉三钱　白薇一钱五分　鲜生地四钱　粉丹皮二钱　川贝母三钱　生甘草六分　鲜石斛四钱　朱茯神三钱　郁李仁三钱(研)　麻仁四钱(研)　活芦根一尺(去节)

四诊：湿温二十二天，身灼热已退，寐安神清，红疹布而渐化，腑气亦通，舌质红，苔微白，脉象濡软而数，精神疲倦，小溲淡黄，谷食无味，邪退正虚，脾胃鼓舞无权，今拟养正和胃，寒凉慎用，虑过犹不及也。

西洋参三钱(米炒)　朱茯神三钱　川石斛三钱　生甘草五分　通草八分　瓜蒌皮二钱　广橘白一钱　川贝母二钱　北秫米三钱(包)

湿温正虚阳脱(录自《丁甘仁医案》)

周左，湿温月余，身热汗多，神识昏糊，谵语郑声，唇燥口干不欲饮，谷食不进，舌苔干腻，脉象沉细。此湿邪久困太阴，陷入少阴。湿为阴邪，最易伤阳，卫阳失于外护则汗多；浮阳越于躯壳则身热；神不守舍则神糊，与热入心包者有霄壤之别。动则微喘，肾气不纳也。十余日未更衣，此阴结也。脉症参合，正气涣散，阴阳脱离，即在目前矣。急拟参附回阳，龙牡潜阳，苟能阳回神定，庶可望转危为安之幸。

别直参二钱　熟附块二钱　左牡蛎三钱　大砂仁八分　仙半夏二钱　炙远志一钱　花龙骨三钱　朱茯神三钱　炒枣仁三钱　北秫米三钱(包)　浮小麦四钱

二诊：二进参、附回阳、龙牡潜阳，汗收神清，阳气有内返之佳境。口干，渴喜热饮，纳谷衰少，精神困顿，十余日未更衣，腹内微胀，并不拒按，苔干腻，脉沉细。阳不运行，阴气凝结，肠垢不得下达，犹严寒之时，水冰而地坼也。险岭虽逾，未入坦途，再拟扶正助阳，温通腑气。

别直参一钱五分　熟附块一钱五分　朱茯神三钱　炙远志一钱　炒枣仁三钱　仙半夏三钱　陈广皮一钱　大麻仁四钱(研)　郁李仁三钱(研)　焦谷芽四钱　半硫丸二钱(包)

外用蜜煎导法。

三诊：服二剂后，腑气已通，余恙如故，原方去半硫丸、郁李仁、大麻仁，加米炒于术。

湿热郁遏气分，湿盛于热之候(录自江苏新医学院中医内科教研组、第一附属医院内科《中医内科学》，江苏人民出版社，1977年)

患者　李××　男　22岁　起病迄今已十天，始觉怕冷，继则发热，体温在40℃左右，用抗疟药无效，××医院诊断为副伤寒，予合霉素、链霉素，体温未退，来诊入院。

当时症状：身热不扬，体温38℃，汗出不多，周身疲楚，头昏面黄，胸闷不饥，小便黄，大便干，日行一次，舌苔白而微腻，脉濡。检查白细胞4 600，中性70％，淋巴30％，肥达氏反应"H"1∶160，"O"1∶160。证属湿热郁遏气分，阻滞中焦，湿盛于热之候。治拟芳化宣中、淡渗利湿法，仿藿朴夏苓汤、三仁汤意。处方：藿香佩兰　青蒿　杏仁　苡仁各三钱　川朴　通草各一钱　蔻仁八分(后下)　法半夏二钱　陈皮　炒枳壳各一钱五分　茯苓　大豆卷　滑石各四钱。药后得汗，翌晨热平，午后回升至37.5℃，继进一帖，热降不复再升，惟头昏身倦，纳少，舌苔薄，脉细。原方再投一日，诸证均瘥。转以芳化和中，运脾醒胃，调治数日，痊愈出院。

出院后因劳累太过，饮食不慎，约一星期后再度复发，形寒发热，身热不扬，日晡为甚，体温在38～39℃之间，汗少，胸闷恶心，纳谷作阻，时感腹痛，大便正常，小溲黄，口干而黏，渴不多饮，头昏痛，舌苔白腻，脉濡数。经四天后再次入院，当日下午体温高达39.7℃，检查白细胞总数2 500，中性70％淋巴28％，肥达氏反应"H"1∶320，"O"1∶320，认证为湿热未净，食伤脾胃，运化失常。治以芳化运中，淡渗利湿，仿不换金正气散、三仁汤意。药用藿佩兰　茯苓　杏薏仁各三钱　川朴　通草各一钱　蔻仁八分　法半夏二钱　茅术　陈皮　炒枳壳各一钱五分　大豆卷　滑石　六曲各四钱。日服二帖。药后得汗，体温上午近平，午后之高峰每日亦呈阶梯形下降，经一周体温正常，诸证均罢。在此治程中，第五日因大便二日未行加山楂四钱以消导；第六日因体温已在37.5℃左右，故去豆卷，加青蒿三钱；第七日因苔腻转薄，故去茅术，加黄芩一钱五分以清热。热平后原方巩固，继服三日，每日一剂，并因胸脘痞闷去黄芩，加郁金二钱。后因舌苔表现剥脱，转用六君汤意健脾养胃，调治经旬出院。

12 伏 暑

伏暑是由暑湿病邪引起的发于秋冬的一种急性热病。其病候特点是：发病初期类似感冒；继而形似疟疾，惟寒热多不规则；以后则但热不寒，入夜尤甚，天明得汗稍减，而胸腹灼热却不清除，大便多溏而不爽。本病起病急骤，病势既重且缠绵难解。因其有暑湿见症，且在发病季节上又有秋冬迟早的不同，所以又有"晚发""伏暑秋发""冬月伏暑"等名称。

《内经》中虽未明确提出伏暑之名，但已有暑邪伏而为病的记载。《素问·生气通天论》说"夏伤于暑，秋为痎疟"，此与本病的病因、症状、发病季节多相近似。至宋《和剂局方》首载"伏暑"之名，但其所指系病因而非病名。正式定为伏暑病名的，最早见于明代方广《丹溪心法附余》，继则在明李梃《医学入门》中讨论了伏暑的发病机理和临床表现。到了清代，许多温病学家对本病作了专门论述，使本病在理论上和治法上渐臻于完善。综合前人论述，本病属于伏气温病的范畴。如薛瘦吟说："伏气有二，伤寒伏气即春温、夏热病也；伤暑伏气，即秋温、冬温病也。"此处秋温、冬温即指"伏暑秋发""冬月伏暑"，与秋燥及感受风热病邪之冬温，名虽同而含义有别。

现代医学所说的流行性感冒、流行性乙型脑炎、钩端螺旋体病、流行性出血热等病发于秋冬季节而见有上述临床特点者，可参考本病辨证施治。

12·1 病因病理

本病的发生，历代医家认为是由于夏月摄生不慎，感受暑邪，未即发病，迨至深秋霜降或立冬前后，复感当令之邪而诱发。而夏暑之邪又多兼湿，故本病多具暑湿性质。其致病之邪实质上也是一种暑湿病邪，因秋冬非暑湿当令，所以古人就认为本病系夏感暑湿伏至秋冬而发病，属于伏气温病。暑湿最易阻遏气机，所以本病以发于气分为多，但在阴虚阳盛之体，病邪则多舍于营分。因此本病的发病证型有邪在气分与邪在营分之别。一般来说，发于气分者暑湿性质颇显著，病势较轻，发于营分者暑热性质较突出，病势较重。正如俞根初《通俗伤寒论》所说："夏伤于暑，被湿所遏而蕴伏，至深秋霜降及立冬前后，为外寒搏动而触发。邪伏募原而在气分者，病轻而浅；邪舍于营而在血分者，病深而重。"前人还认为，本病病情的轻重，与发病的迟早有关。如吴鞠通《温病条辨》说："长夏受暑，过夏而发者，名曰伏暑。霜未降而发者少轻，霜既降而发者则重，冬日发者尤重。"本病不论发于气分或发于营分，均兼有时令之邪在表，故发病之初必兼有卫表见证。在表证解除后，气分暑湿之邪多郁蒸于少阳，出现形如疟疾的见症。如其邪转入中焦脾胃而湿邪未尽的，多表现为湿热交混或热重于湿之证，则其临床症状和病机与暑温兼湿及湿温大体相同。故吴鞠通《温病条辨》说"伏暑、暑温、湿温，证本一源，前后互参，不可偏执"，即指三者在病机、证治方面有类似之处。如患者内有积滞，每每致湿热与积滞胶结胃肠，出现便溏不爽、胸腹灼热不除等症状。如发于营分者，表证解除后，亦可发展成为血分证、气营（血）两燔证，并可出现痰热瘀闭心包、热盛动风、斑疹透发等见证。此外，病发于气分的，其暑湿性质的病邪亦可化燥而入营入血，出现营血分见证。在这些情况下，其病机、发展趋势和证治与其他温病邪在营血分者相同。

12·2 诊断要点

① 多发生于秋季,亦有发生于冬季者。

② 起病急骤,一病即见有暑湿或暑热内伏特性的证候。病发于气分的,可见发热,心烦口渴,脘痞苔腻等症。发于营分的,则见发热,心烦口干,舌赤少苔等症。但均兼有时令之邪在表,故初起时兼有恶寒表证。

③ 本病发于气分而兼表者,初期类似感冒,但里有暑湿性质症状表现。邪留少阳者,又形似疟疾,但寒热不规则。对此临床应作出鉴别。

④ 病程中若但热不寒,入夜尤甚,天明得汗稍减而胸腹灼热不除,再见大便不爽,色黄赤如酱,肛门灼热多,此多为湿热挟滞郁于胃肠之候,这也是本病的特征之一。

⑤ 在湿热流连气分阶段,可以郁发白㾦;若邪舍于营,热逼血分,亦可发斑。临床诊断应密切注意全身情况并观察其变化。

12·3 辨证论治

本病初起多为表里同病,故总的治疗原则为解表清里。然里证有在气在营之分,若是气分兼表,则宜解表清暑化湿;若是营分兼表,则宜解表清营。如表邪已解而暑湿之邪郁于少阳气分,则宜清泄少阳,分消湿热。如湿热挟滞而郁于肠腑,则须苦辛通降导滞通便,以疏通其郁热湿滞之邪。若暑湿完全化燥而进入营血,出现邪闭心包,或热盛动血,或肝风内动等证,其治法与一般温病邪入营血者相同。

12·3·1 初发证治

12·3·1·1 卫气同病

【症状】 头痛,周身疼痛,恶寒发热,无汗,心烦口渴,小便短赤,脘痞,苔腻,脉濡数。

本证为里有暑湿而外有表邪,系表里同病之候。其头身疼痛,恶寒发热,无汗者,均为邪在卫表之征。心烦口渴,小便短赤,是暑热内郁之象。因湿邪内阻气分,湿郁热蒸,故见胸痞,苔腻,脉濡数。本证与秋冬间因风寒所致的伤寒、感冒等,虽同为外感疾病,但病情并不相同。风寒在表者,仅单纯表现为恶寒发热、头痛无汗等表证,并无口渴、脘痞、苔腻等暑湿内郁于里等证;本证则既有表证,又有里证,此为两者不同之点。本证与春温发于气分兼有表证者,均为表里同病。但其表证虽同而里证不同,一为里有暑湿,一为里有郁热。且两者发病季节不同,春温发于春季,本证发于秋冬,故二者不难辨别。

【治法】 解表清暑化湿。

【方药】 银翘散加杏仁、滑石、苡仁、通草。

黄连香薷饮

银翘散(方见风温章)

黄连香薷饮(《类证活人书》)

香薷　扁豆　厚朴　黄连

本证外有表邪,当予辛散解表;里有暑湿,又当清热化湿,此当用表里同治之法。方用银翘散以辛凉疏解卫表之邪。加杏仁以开肺利气,以肺主一身之气,气化则湿亦易化;滑石清利暑湿;苡仁、通草淡渗利湿。合用之可使表里之邪各得分解。若证见表寒较甚、里有暑湿,且暑热较甚而口渴,心烦较著者,可用黄连香藿饮。本方又名四物香薷饮,方中以香薷、厚朴、扁豆解表散寒、涤暑化湿,黄连以清热除烦。在临床运用时,如初起湿阻气滞而脘痞泛恶甚者可酌加半夏、陈皮等以助开痞化湿;如湿邪在表,有汗热不解者可酌加藿香、佩兰;如暑热较盛还可加入寒水石、竹叶心等。

12·3·1·2 卫营同病

【症状】 发热微恶寒,头痛,少汗,口干不渴,心烦,舌赤少苔,脉浮细而数。

此证为暑邪舍于营分初起兼表之候。邪袭于外,故见发热恶寒,头痛少汗等症。暑热性质较突出而犯于营分,故见心烦、舌赤而少苔、口干不渴。脉浮细而数,是营阴不足而又兼表之征。本证与前证相比较,虽同为伏暑初起表里同病之候,但里热有在气与在营之别,且病邪又有暑湿郁蒸与暑湿化燥之殊。故表证相同而在里之见症则异:前证为暑湿之邪郁蒸气分,故见口渴,脘痞而苔腻;本证为暑湿化燥而邪在营分,故见口干而不渴饮,舌红赤少苔,脉浮细而数。

【治法】 辛凉解表,清营泄热。

【方药】 银翘散加生地 丹皮 赤芍 麦冬

银翘散(方见风温章)

本证因有外邪在表,故用银翘散辛凉透泄,以疏解卫分之邪。因有里热在营,故加丹皮、赤芍凉营泄热,生地、麦冬清营滋液。此方有表里同治,解表凉营之效。在临床运用时,若系阴液不足,汗源匮乏而致汗不出者,可酌加玉竹、玄参等以增液助汗。

12·3·2 邪在气分证治

12·3·2·1 邪在少阳

【症状】 寒热似疟,口渴心烦,脘痞,身热午后较重,入暮尤剧,天明得汗诸症稍减,但胸腹灼热不除,苔黄白而腻,脉弦数。

本证为暑湿性质之邪郁于少阳气分而致。因邪阻少阳,枢机不利,故寒热似疟而脉见弦数。暑湿郁蒸于里则心烦口渴。湿邪阻遏气机则脘痞苔腻。其病机属邪在半表半里,但与伤寒邪在少阳,胆热炽盛而无痰湿者自是不同。本证发热之所以见午后、暮夜为重,是因午后及暮夜属阴,湿为阴邪,阴邪旺于阴分,午后暮夜邪正交争较烈,故身热增高。然此与阳明腑实的日晡潮热又有所不同。因病邪具有暑热性质,热欲蒸迫外泄,而又被湿邪所阻,所以天明得汗诸症虽可稍减而胸腹灼热却不能尽除。本证虽类似疟疾,但与疟疾汗出之后诸症若失,并呈周期性发作者显然有别。

【治法】 清泄少阳,兼以化湿。

【方药】 蒿芩清胆汤(《通俗伤寒论》)

青蒿钱半~二钱 黄芩钱半~三钱 淡竹茹三钱 仙半夏钱半 枳壳钱半 陈皮钱半 赤苓三钱 碧玉散三钱(包)

少阳枢机不利,胆热炽盛,暑湿内郁,故用蒿芩清胆汤清泄胆热,且以化湿。方中以青蒿、黄芩清泄少阳胆热而疏利枢机,竹茹、陈皮、半夏、枳壳清胃降逆、理气化湿,赤苓、碧玉散既可导胆热下行又能清利湿热。诸药合用,胆热可清,痰湿得化。如湿邪较重,还可酌加大豆卷、白豆蔻、苡仁、通草等化湿、利湿之品。

12·3·2·2 邪结肠腑

【症状】 胸腹灼热,呕恶,便溏不爽,色黄赤如酱,苔黄垢腻,脉濡数。

本证为暑湿病邪郁蒸气分,并兼有积滞阻于肠道。湿热积滞互相胶结于胃肠,故大便溏而不爽,色黄赤如酱,其气秽臭,肛门有灼热感。湿热阻遏气机而碍于胃,胃气失降而反上逆,故见恶心呕吐。湿热郁蒸于内,则胸腹灼热。苔黄腻,脉濡数,均为里有湿热之征。本证与前证其病邪性质虽均为暑湿,其病机均在气分,但病变重心不同,前证重心在少阳,而本证则以肠道为主。

【治法】 导滞通下,清热化湿。

【方药】 枳实导滞汤(《通俗伤寒论》)

枳实二钱　生大黄钱半(酒洗)　山楂三钱　槟榔钱半　川朴钱半　川连六分　六䴬三钱　连翘钱半　紫草三钱　木通八分　甘草五分

本证为邪滞肠道,非通导不能祛邪,暑湿之邪内郁,又非清化不能除尽,故宜枳实导滞汤苦降辛通、清化湿热、消积化滞。方以大黄、厚朴、枳实、槟榔推荡积滞,且以泄热理气化湿,山楂、六䴬以消导化滞和中,用黄连、连翘、紫草以清热解毒,再助以木通利湿清热。甘草则调和诸药。本证为湿热挟滞之证,非阳明腑实证可比,故不宜用三承气汤苦寒下夺或咸寒软坚之法。若误投承气,非但湿热之邪不能去,且将有伤阳损正之弊。又因本证为湿热挟滞胶黏滞着肠道,每非一次攻下即能使病邪排除净尽,往往需要连续攻下,但所用之制剂宜轻,因势利导,不宜重剂猛攻,此即所谓"轻法频下"。临床上亦有下后不久,邪气复聚热势又作,大便再见溏而不爽者,此时仍可再行轻剂消导,泄热下行,总以胃肠邪尽,湿热挟滞之证消失为度。此与伤寒燥热结于肠腑所用攻法有所不同,正如叶天士说:"伤寒邪热在里,劫烁津液,下之宜猛;此多湿邪内搏,下之宜轻。伤寒大便溏为邪已尽,不可再下;湿温病大便溏为邪未尽,必大便硬,慎不可再攻也,以粪燥为无湿矣。"

12·3·3 邪在营血证治

12·3·3·1 热在心营,下移小肠

【症状】 发热日轻夜重,心烦不寐,口干,渴不欲饮,小便短赤热痛,舌绛等。

本证为心营有热,下移小肠之候。发热夜重,舌绛口干而不欲饮,是热在心营,营阴受损之征,心烦不寐为热扰心神所致。心与小肠相表里,心营热邪下移小肠,则小便短赤热痛。本证为心营与小肠同病,与单纯热炽心营证有所不同,其区别之点在于有无火府热炽之征。

【治法】 清心凉营,清泻火府。

【方药】 导赤清心汤(《通俗伤寒论》)

鲜生地六钱　朱茯神二钱　细木通五分　原麦冬一钱(辰砂染)　粉丹皮二钱　益元散三钱(包煎)　淡竹叶钱半　莲子心三十支　辰砂染灯芯二十支

莹白童便,一杯冲

本证热在心营,治当清心凉营,但兼小肠热盛,则又须清泻火府,方用导赤清心汤。以生地、丹皮清泄营热,茯神、麦冬、莲子心、朱砂染灯芯清心热而宁心神,以木通、淡竹叶、益元散、童便清导小肠之热。全方可使心营之热得清,小肠之解得解,正合王纶所提出的"治暑之法,清心利小便最好"的治疗大旨。方名导赤清心,即是以功效而言。本方为导赤散加麦冬、莲心、茯神、灯芯、童便等所组成,除有清利小肠火府作用外,又能加强清营泄热宁神之功。

12·3·3·2 热闭心包,血络瘀滞

【症状】 发热夜甚,神昏谵语,漱水不欲咽,舌绛无苔,望之若干,扪之尚润,或紫晦而润。

本证为热闭心包,血络瘀滞之病候。发热夜间为甚,系热炽营中,神昏谵语,乃热闭心包

之征。舌绛望之若干,扪之却润,或舌现紫晦而润,为血瘀之象。此与津液干枯而舌面干扪之亦燥者不同。漱水不欲饮,即口干欲求救于水而又不欲饮水之意,为营分热蒸,血络瘀滞之征象。本证与上证虽均为热在心营,但兼证不同:前证兼小肠热盛,本证则为邪闭心包且兼血络瘀滞。故两者所表现的证候亦不相同。

【治法】 清营泄热,开窍通瘀。

【方药】 犀地清络饮(《通俗伤寒论》)

犀角汁四匙(冲)　粉丹皮二钱　青连翘一钱半(带心)　淡竹沥两瓢(和匀)　鲜生地八钱　生赤芍钱半　原桃仁九粒(去皮)　生姜汁二滴(同冲)

先用鲜茅根一两,灯芯五根,煎汤代水,鲜石菖蒲汁两匙冲。

本证为热炽营中又兼邪闭心包、血络瘀滞。故治疗除予清营泄热外,必合以清心开窍、活血通瘀之品。本方系犀角地黄汤加味组成,用犀角地黄汤凉血散血为主,更加桃仁、茅根活血凉营,连翘、灯芯清心泄热,佐用菖蒲、竹沥、姜三汁以涤痰开窍,共奏清泄包络瘀热之效。

12·4　小结

伏暑是由暑湿病邪引起而发于秋冬,初起具有暑湿在里,并兼有时令之邪客表的一种急性热病。本病发生多为内外合邪,表里俱病,既有表证,又有暑湿内郁的见证,但其里证之病机有邪在气分与邪在营分之别。在气分者,多系暑湿郁蒸;在营分者,多以暑热性质较突出。

暑湿郁于气分而兼有表证者,与感冒相似,可用银翘散加杏仁、滑石、苡仁、通草外解表邪、内清暑湿;若外有表证里郁暑湿而心烦较甚者,可用黄连香薷饮以解表化湿、清热涤暑。如表证已解而暑湿之邪郁阻少阳,类似疟疾者,可用蒿芩清胆汤清泄胆热、理气化湿。如暑湿侵入胃肠与积滞相结,应用枳实导滞汤苦辛通降、消导积滞之法。

暑热发于营分之证,其病机、证治及演变情况大抵与春温邪在营分者相同,治疗大旨总以清营泄热为主。如初起兼有表证者,治宜辛凉解表合以清营泄热,用银翘散加生地、丹皮、赤芍、麦冬等。若热入心营而兼小肠热盛的,宜用导赤清心汤清心热而泻火府。若营分热炽而兼血络瘀滞致瘀热闭窍的,治疗又当清营、开窍、活血,可用犀地清络饮治之。若在病程中出现斑疹、痉厥等证,治法与其他温病热入营血,热盛动风者相同,可以互参。

12·5　文献摘录

李梴《医学入门》:伏暑即冒暑久而藏伏三焦肠胃之间。热伤气而不伤形,旬日莫觉,变出寒热不定,霍乱吐泻,膨胀中满,疟痢烦渴,腹痛下血等症。

周扬俊《温热暑疫全书》:人受暑热之毒,栖伏三焦肠胃之间,久久而发者为伏暑。如霍乱吐泻,发于秋间,以及疟痢等症。

叶天士《临证指南医案》邵新甫按:认明暑湿三气,何者为重?再究其病实在营气何分?大凡六气伤人,因人而化:阴虚者火旺,邪归营分为多;阳虚者湿盛,邪伤气分为多。

吴坤安《伤寒指掌》:晚发者,夏受暑湿之邪,留伏于里,至秋新邪引动而发也。其症与疟疾相似,但寒热模糊,脉象沉滞,舌苔黏腻,脘痞烦闷,午后更热,天明汗解或无汗,清晨稍解。此暑湿之邪留着于里,最难骤愈,治法不外三焦主治。

吴鞠通《温病条辨》:长夏受暑,过夏而发者名曰伏暑。霜未降而发者少轻,霜既降而发者则重,冬日发者尤重,子、午、丑、未之年为多也。

长夏盛暑,气壮者不受也;稍弱者但头晕片刻,或半日而已;次则即病;其不即病而内舍于骨髓,外舍于分肉之间者,气虚者也。盖气虚不能传送暑邪外出,必待秋凉金气相搏而后出也。金气本所以退烦暑,金欲退之,而暑无所藏,故伏暑病发也。其有气虚甚者,虽金风亦不能击之使出,必待深秋大凉初冬微寒相逼而出,故为尤重也。

吴鞠通《温病条辨》叶霖按:四时皆有伏气,非冬寒夏暑为然。伏暑多挟湿,脉色必滞,口舌必腻,或有微寒,或单发热,热时脘痞气窒,渴闷烦冤,每午后则甚,入暮更剧,天明得汗稍缓,至午后又甚,似疟无定时。

石芾南《医原》:伏暑及伏暑晚发较春夏温病来势稍缓而病实重。初起微寒发热,午后较重,状似疟疾而不分明;继而但热不寒,热甚于夜,天明得汗,身热稍退而胸腹之热不除,日月如是,往往五七候始解。推此病之由,总缘阴虚之质,夏月汗多伤液,内舍空虚,阳浮于外,暑湿合邪,深踞膜原。初起邪在气分,必须分别湿多、热多……

俞根初《通俗伤寒论》何廉臣按:春夏间伏气温热,秋冬间伏暑晚发,其因虽有伤寒、伤暑之不同,而其蒸变为伏火则一,故其证候疗法大致相同,要诀在先辨湿燥,次明虚实,辨得真方可下手。

【病案举例】

伏暑过服辛温,化火伤阴(录自《时病论》)

武林陈某,素信于丰,一日忽作寒热,来邀诊治。因被雨阻未往,伊有同事知医,遂用辛散风寒之药,得大汗而热退尽。讵知次日午刻,热势仍然,汗多口渴,痰喘诸恙又萌,脉象举滑而有力,沉取数甚,舌苔黄黑无津。丰曰:"此伏暑病也,理当先用微辛以透其表,荆、防、羌、芷,过于辛温,宜乎劫津夺液矣。今之见症,伏邪已化为火,金脏被其所刑,当用清凉涤暑法,去扁豆、通草,加细地、洋参。"服二剂,舌苔转润,渴饮亦减,惟午后尚有微烧,故照旧方,更佐蝉衣、荷叶,又服二剂,热从汗解。但痰喘依然,夜卧不能安枕,改用二陈加苏、葶、旋、杏,服之又中病机。后议补养常方,稇载归里矣。

伏暑化热入阴,痰浊堵闭(录自《临证指南医案》)

张 病儿一月,犹然耳聋,神识不慧,嗽甚痰黏,呼吸喉间有音。此非伤寒暴感,皆夏秋间暑湿热气内郁,新凉引动内伏之邪,当以轻剂清解三焦,奈何医者不晓伏气为病,但以发散消食、寒凉清火为事,致胃汁消亡,真阴尽烁,舌边赤,齿板燥裂血。邪留营中,有内闭瘈疭厥逆之变。况右脉小数,左脉涩弱,热固在里,当此阴伤日久,下之再犯亡阴之戒。从来头面都是清窍,既为邪蒙,精华气血不肯流行,诸窍失司聪明矣。此轻清清解,断断然也。议清上焦气血之壅为先,不投重剂苦寒,正仿古人肥人之病,虑其阳耳。

连翘心 玄参 犀角 郁金 橘红(蜜水炒) 黑栀子皮 川贝 鲜菖蒲根 加竹沥

伏暑气营两燔(录自《新医药学杂志》6:14,1978)

患者 鄂×× 女性 19岁 工人 病历号14359。患者7天前曾微有畏寒发烧,疲乏无力。3天前去游行回来,觉口干苦,饮冷水后,当晚有寒战高烧,体温39.6℃不降,1976年10月23日以高烧待查收入住院。查体温39.8℃,神清,皮肤及巩膜无黄染,全身皮肤未见皮疹及出血点,颈软,心界不大,心率120次/分,律齐,未闻及病理性杂音,两肺呼吸音正常,腹部平软,右上腹有压痛,肝在右肋下可及,神经反射正常,舌苔白厚腻,脉象弦数。化验:血白细胞7 600/立方毫米,中性68%,淋巴32%。

住院1周内,体温呈弛张型,最高为39~40.4℃,服退烧药后,体温降至正常,但2~3小时后又上升至39℃以上。查疟原虫(-);肝功能:谷丙转氨酶165~284单位;肥达氏试验,入院后第五天查"H"1:80,"O""甲""乙"阴性;再隔4天查"H"1:320,"O"1:80,"甲"1:80,"乙"阴性;再隔4天又复查,未见继续增高;血嗜伊红细胞直接计数2次均为220个/立方毫米;胸片(-);心电图示窦性心动过速;血培养:有金黄色葡萄球菌。尿及大便培养3次均为(-)。

在治疗上,一周内曾用过青霉素、四环素、链霉素,症状未见减轻,体温仍在39.5℃而转我病区,乃停用抗菌素,亦未输液,单纯中医中药治疗。

中医辨证:初起有寒热,舌苔白腻,脉象弦数,有湿热见证。继则寒战高热汗出,形如疟状,目前但热不寒,口干唇燥,大渴喜凉饮,面赤,口苦黏腻,胸腹扪之灼手,大便日行一次,黏滞不爽,溲黄而热,脉象滑数有力,苔褐根部黄腻,舌质红绛。证属伏暑,系夏令感暑湿之气,至秋复加新凉而发。观其病程变化,苔由白腻转为黄褐,乃暑湿化燥之象。身热面赤,口干唇燥,渴喜冷饮,乃暑热在气分之证。舌质红绛,则又为暑热伏于营分之征,乃是气营两燔,治当气营两清,方从《温病条辨》玉女煎去熟地、牛膝加细生地、玄参方加味治之,少佐苦寒以燥湿。药用:

生石膏二两　知母四钱　玄参四钱　细生地八钱　麦冬六钱　淡竹叶三钱　银花一两　连翘四钱　黄芩四钱　黄连面(冲)一钱

服药两剂后,体温退至38℃,汗出、口苦、饮冷等症好转。小溲转清,大便通畅,精神转佳,苔由黄褐转为薄黄,舌质由红绛变为淡红,脉来细数,此属营热转气,病有缓解之势,乃投白虎汤加减,增入解肌之柴葛及辛凉之品,以图清泄气分之邪热,药用:

生石膏二两　知母四钱　葛根四钱　柴胡三钱　薄荷(后下)二钱　淡竹叶四钱　银化一两　连翘一两

上方服三剂后,体温降至37℃。又投三剂,体温为36℃,病向告愈,惟伏暑之邪伤及胃阴,治当益胃养明,虑及余邪未尽,尚有复发之变,辛凉之品应当酌情增入,药用:

银花五钱　连翘五钱　淡竹叶三钱　麦冬三钱　沙参三钱　细生地八钱　苡仁一两　山药五钱　扁豆四钱

服上方五剂后,热未再发,纳谷大增,二便畅通,夜寐亦酣,精神舒畅。血培养(-),住院共19天,痊愈出院。门诊复查肝功能正常。

13 秋 燥

　　秋燥是秋季感受燥热病邪所引起的外感热病。其特点是初起邪在肺卫时即有津液干燥见症,如咽干、鼻燥、咳嗽少痰、皮肤干燥等。本病多发生在秋季,尤以秋分后小雪前为多见。本病病势轻浅,除极少数可以传入肝肾者外,一般传变较少,病程较短,易于痊愈。

　　在中医文献里很早就有燥邪为病的记载,如《素问·阴阳应象大论》曾指出燥邪为病的病变特点是"燥胜则干",《素问·至真要大论》指出燥邪为病的治疗原则是"燥者濡之",但病机十九条中却无燥邪为病的论述。至金元时期,刘河间《素问玄机原病式》补充了燥邪致病的病机:"诸涩枯涸,干劲皴揭,皆属于燥。"李东垣还创治燥之方,如润肠丸,但多为内燥而立。清代医家对燥病的认识渐趋完善,认为燥病有内燥与外燥之分:内燥多指内伤津血干枯之证,外燥系秋季外感时令之气而致。清初喻嘉言著有论述燥邪为患的专篇——"秋燥论",首创秋燥病名。但对燥邪的性质,各医家又有不同看法,如喻嘉言认为燥属火热,而沈目南却认为燥属次寒。吴鞠通则以胜复气化之理来论述燥气,大旨以胜气属凉,复气属热。俞根初、王孟英、费晋卿均认为秋燥有温、凉两类。可见,前人所说的秋燥有温燥、凉燥之分。因为凉燥不属温病范畴,故本章论述的秋燥是指温燥而言。

　　现代医学中发于秋季的上呼吸道感染、急性支气管炎等,可参考本病辨证施治。

13·1　病因病理

　　本病的发生,是感受秋令燥热病邪而成。秋天气候有偏热、偏凉之不同。在久晴无雨,秋阳以曝之时,感之者多病温燥;若是秋深初凉,西风肃杀之时,感之者多病风燥,亦即凉燥。

　　由于秋日燥金主令,肺属燥金,故燥气内应于肺,肺合皮毛,所以本病初起多邪在肺卫,出现肺卫证候。此与风温初起的证候表现大致相似,所不同者,本病有明显的津液干燥见证。这是本病的特征,也是与其他温病初起见证的不同之点。

　　肺卫燥热之邪不解,势必内传入里。由于燥气易耗津液,一经化热传里,其津液干燥之象更为明显。若燥热在肺,易成肺燥阴伤,或进而导致肺胃阴伤。传入阳明胃肠,易成肺燥肠闭或阴伤腑实之证。若化燥传入营血,也可出现络伤咳血或气血两燔之证。传入下焦,则多伤肝肾之阴,易导致水不涵木、虚风内动等病证。若初起治疗得当,或患者素质较好,则一般不致发展到深入下焦的地步。

13·2　诊断要点

　　① 有一定的季节性,多发生于秋令燥热偏盛时节。
　　② 典型的临床特征是:初起除具有肺卫见症外,必伴有口、鼻咽、唇等津液干燥征象。
　　③ 本病重心在肺,病情较轻浅,一般传变较少。以伤肺胃之阴者为多,较少传入下焦。
　　④ 本病初起症状颇似风温,但风温多发于春季,且初起津液干燥见症不如本病明显。本病还应与发于秋季的伏暑相区别。伏暑初起虽有表证,但较少肺经见症,且以暑湿在里见症为主,病情较重,变化较多。

13.3 辨证论治

燥邪为病,最易伤津,故本病治疗原则应以滋润为主,即所谓:"燥者濡之。"然而,秋燥一病毕竟是由外感燥气而成,初起具有表证,因此本病初起治疗,于润燥同时,还必须分别病邪属性,予以解表之治,以透邪外出。具体地说:温燥邪在肺卫之治,法宜辛凉甘润。"上燥治气、中燥增液,下燥治血",可作为秋燥初、中、末三期治疗大法的概括。

燥气的性质有其特殊性。燥性虽近于火,但又不同于火,所以治燥不同于治火。一般温病在化热化火之后,常用苦寒清热泻火之法,惟燥证则喜柔润,最忌苦燥。因此,治火可用苦寒,治燥必用甘寒;火郁可以发,燥胜必用润;火可以直折,燥必用濡养。对于秋燥的治法,汪瑟庵在《温病条辨》按语中总结说:"燥证路径无多,故方法甚简,始用辛凉,继用甘凉,与温热相似。但温热传至中焦,间有当用寒苦者,燥证则唯喜柔润,最忌苦燥,断无用之之理矣。"这对于燥证的治疗颇有临床指导意义。

13.3.1 邪在肺卫证治

【症状】 发热,微恶风寒,头痛,少汗,咳嗽少痰,咽干鼻燥,口渴,苔白舌红,右脉数大。

本证为温燥初起邪袭肺卫之候,因其燥热袭表,故见有发热、恶寒、头痛、少汗等表证。由于燥热在肺,肺津受伤,则有咳嗽少痰、咽干、鼻燥、口渴等津液干燥表现。苔白舌红,右脉数大,也均为燥热侵袭肺卫之征象。

本证与风温初起的症状颇多相似,病机均属邪在肺卫,两者所不同的是:在感邪和发病季节上,风温为感受风热病邪而引起,多发生在冬春季;本病为感受燥热病邪而引起,多发生在秋季。在证候表现上,秋燥除具有与风温基本相同的卫表症状外,尚有津液干燥的特征。在病情转归上,风温易于逆传心包,而秋燥则不常见。据此,两者不难辨别。

【治法】 辛凉甘润,轻透肺卫。

【方药】 桑杏汤(《温病条辨》)

桑叶一钱　杏仁一钱五分　沙参二钱　象贝一钱　豆豉一钱　栀皮一钱五分　梨皮一钱

水二杯,煮取一杯,顿服之,重者再作服。

本证为温燥袭于肺卫,其治法既不同于风寒,又不同于风热。因此辛温之品固不可用,纯予辛凉又不完全合拍。根据温者宜凉、燥者宜润的原则,本证治疗宜用辛凉甘润,方用桑杏汤。方中以桑叶、豆豉辛散透邪,杏仁、象贝宣肺止咳,栀皮清热,沙参、梨皮养阴润燥,以使邪去而不伤津,润燥而不碍表,共奏疏表润燥之效。若感燥邪不甚,其证情较轻浅者,可用桑菊饮轻透肺卫之邪。

13.3.2 邪在气分证治

13.3.2.1 燥干清窍

【症状】 耳鸣,目赤,龈肿,咽痛,苔薄黄而干,脉数。

本证为上焦气分燥热扰及清窍所致。因咽喉为肺胃之门户,牙龈为阳明经脉所络,燥热随经上干,所以咽痛、龈肿。清窍受扰,故有耳鸣、目赤等证。苔薄黄而干,脉数为燥热之征。

【治法】 清宣上焦气分燥热。

【方药】 翘荷汤(《温病条辨》)

薄荷一钱五分　连翘一钱五分　生甘草一钱　黑栀皮一钱五分　桔梗三钱　绿豆皮

二钱

水二杯,煮取一杯,顿服之。日服二剂,甚者日三服。

本证因燥热之邪上干,清窍为之不利,病位在上,病势轻浅,故治疗当以轻清宣透,清解上焦燥热为主。方用翘荷汤,取薄荷辛凉以清头目,连翘、栀皮、绿豆衣清解燥火,甘草、桔梗以利咽喉而消龈肿。此为辛凉清火之轻剂,符合"治上焦如羽"之大旨。它如桑叶、蝉衣亦可加入,如耳鸣可加苦丁茶,目赤加菊花、夏枯草,咽痛加牛蒡子等。必须注意的是本证当禁用苦重之品。

13.3.2.2 燥热伤肺

【症状】 身热,干咳无痰,气逆而喘,咽喉干燥,鼻燥,齿燥,胸满胁痛,心烦口渴,舌苔薄白而燥或薄黄干燥,舌边尖红赤等。

此为肺经燥热化火,耗伤阴液之证。肺为热灼,肺气失于清肃,则见身热,干咳无痰,气逆而喘。热壅于肺,气机失畅,则胸满胁痛。燥伤津液,故咽喉干燥、鼻燥、齿燥。热灼阴伤,故见心烦口渴。本证苔薄白而燥,是因燥热迅即由卫及气,化火伤阴所致,故舌面干燥而苔色未及转变。一俟邪留气分时间稍久,苔必由白转黄,舌面必进一步干燥,对此种薄白而燥之苔切不可以作表未解而津伤。综合诸症全面分析,本证病机当是在气而不在卫亦不在营血。

【治法】 清肺润燥养阴。

【方药】 清燥救肺汤(《医门法律》)

石膏二钱五分　冬桑叶三钱　甘草一钱　人参七分　胡麻仁一钱(炒研)　真阿胶八分　麦门冬一钱二分(去心)　杏仁七分(去皮,麸炒)　枇杷叶一片(去毛,蜜炙)

水一碗,煮六分,频频二三次温服。

本证为燥热化火,伤及肺气肺阴。肺之气阴两伤,既不能用辛香之品,以防耗气,亦不可用苦寒泻火之品,以防伤津。治疗当以清肺润燥为主,方用清燥救肺汤。本方取桑叶、杏仁、枇杷叶轻宣肺气而止咳,石膏清肺金燥热,阿胶、麦冬、胡麻仁润肺滋液。《难经·十四难》云"损其肺者益其气",故用人参、甘草益气生津。合之以共奏清泄肺热、润燥养阴之功。若肌表尚有邪热,则又当稍参轻宣之品,如连翘、牛蒡子等以透邪外泄,同时可暂去阿胶以防其恋邪。若痰少者可加瓜蒌皮、贝母化痰。

13.3.2.3 肺燥肠热,络伤咳血

【症状】 初起喉痒干咳,继则因咳甚而痰黏带血,胸胁牵痛,腹部灼热,大便泄泻,舌红,苔薄黄而干,脉数。

秋燥初起,燥热在肺,故喉痒干咳。继而燥热化火,肺络受伤,故痰黏带血而胸胁作痛。津伤而肺、肠有热,故舌红,苔薄黄而干,脉数。肺与大肠相表里,肺中燥热之邪下移大肠,故见腹部灼热如焚而大便泄泻。此种便泄,多是水泄如注,肛门热痛,甚或腹痛泄泻,泻必艰涩难行,似痢非痢。《素问·至真要大论》云"暴注下迫,皆属于热",此属热利,与虚寒利下而无热象者迥不相同。

【治法】 清热止血,润肺清肠。

【方药】 阿胶黄芩汤(《通俗伤寒论》)

陈阿胶　青子芩各三钱　甜杏仁　生桑皮各二钱　生白芍一钱　生甘草八分　鲜车前草　甘蔗梢各五钱

先用生糯米一两,开水泡取汁出,代水煎药。

本证是因肺燥肠热而致咳血泄泻,治当清热以止血,清肠以止泻。肺与大肠同治,方为全面,方用阿胶黄芩汤。以甜杏仁、桑皮、甘蔗润肺生津且止咳嗽,阿胶养血以止血,芍药合以甘草酸甘化阴,且能缓急止痛,再配黄芩苦寒以清肺与大肠之热而坚阴,车前草以导热下行,又能清肠止泻。

13.3.2.4 肺胃阴伤

【症状】 身热不甚,干咳不已,口舌干燥而渴,舌红少苔,脉细。

此为燥热渐退而肺胃津伤未复之候。肺阴伤则咳嗽不已而少痰,胃阴伤则口舌干燥而渴,以外感之邪渐净,故身热不甚。由于邪去而肺胃津伤,故舌质多为光红而少苔,脉象多细。本证与前证比较,均为燥热伤津,但前证为阴伤而燥热正盛,本证以津伤为主而燥热已轻。

【治法】 甘寒滋润,清养肺胃。可用沙参麦门冬汤,津伤甚者合以五汁饮。

【方药】 沙参麦冬汤(方见风温章)

五汁饮(《温病条辨》)

梨汁　荸荠汁　鲜苇根汁　麦冬汁　藕汁(或用蔗浆)

临时斟酌多少,和匀凉服。不甚喜凉者,重汤炖温服。

本证外邪已解,燥热不甚,以津伤为主,故治疗重在滋养肺胃津液,方用沙参麦冬汤。方中以沙参、麦冬、花粉、玉竹滋养肺胃之阴,扁豆、甘草益气培中,和养胃气,配以桑叶轻宣燥热。合之具有清养肺胃,生津润燥之功。

究本证性质,实为邪少而虚多,虚在肺胃津伤,故只宜甘寒,忌用苦寒。吴鞠通说:"温病燥热,欲解燥者,先滋其干,不可纯用苦寒也,服之反燥甚。"此正说明苦寒之品不仅不能退虚热,反有苦燥劫津之弊。

13.3.2.5 肺燥肠闭

【症状】 咳嗽不爽而多痰,胸腹胀满,便秘等。

此证为肺有燥热,液亏肠闭,肺与大肠同病之候。表证虽解,但肺受燥热所伤,气机失于宣畅,故咳而不爽,肺之输布失职,则津液停聚而为咳嗽多痰。肺不布津,大肠失于濡润,传导失常,则糟粕停聚于内而为便秘腹胀。此与阳明腑实证的区别在于:本证虽有腹胀、便秘,但无腹痛拒按,舌苔也无焦老燥裂起刺。

【治法】 肃肺化痰,润肠通便。

【方药】 五仁橘皮汤(《通俗伤寒论》)

甜杏仁三钱(研细)　松子仁三钱　郁李仁四钱(杵)　原桃仁二钱(杵)　柏子仁二钱(杵)　橘皮一钱半(蜜炙)

本证之便秘是因肺燥而影响及肠,肠中缺乏津液所致,与阳明燥实内结者不同,故不任承气苦寒攻下,宜用肃肺化痰,润肠通便之五仁橘皮汤为治。方中松子仁、郁李仁、桃仁、柏子仁均富有油脂而具有润燥滑肠之功。甜杏仁既能润肺化痰,又可宣开肺气,滑肠通便。橘皮能化痰行气除胀,且助运行,使诸仁润而不滞。所以用蜜炙,亦取其润而不燥之意。全方意取肃肺润肠,因肺与大肠相表里,肠润便通则肺气易降,肺气降则大便亦易于通下。

13.3.2.6 腑实阴伤

【症状】 便秘,口干唇燥,身热,或见谵语,苔黑干燥,脉沉细。

此为燥热内结阳明,津伤肠燥之证。阳明热结津伤,故大便不通,津液耗伤,故口干唇燥。腑热太盛,上冲扰及神明则见谵语。热结阳明,津液被灼,故舌苔色黑而干燥,脉见沉细。综观本证,实为土实水虚之候。本证与前证均有大便秘结,然病机则有不同:前证为肺不能布化津液而肠燥便秘,并无谵语及苔黑干燥等热盛见症;本证为燥热结滞而腑实津伤,并无咳嗽多痰等肺家见症。同为津伤便秘而病机则并不相同,所以具体的证候表现即有显著区别。

【治法】 滋阴通下。

【方药】 调胃承气汤加鲜首乌、鲜生地、鲜石斛等。

调胃承气汤(方见风温章)

本证既为燥热内结,当攻下以泻实;津液受伤,又当滋养阴液以润燥。选用调胃承气汤攻下腑实以去燥热。攻下虽有存阴之意,然明亏已甚,亟待复阴,故加鲜首乌、鲜生地、鲜石斛以滋养阴液。通下能存阴,滋液亦有助于通下。所以用鲜品者,以鲜药汁液较多,滋液之力较强。

13.3.3 气血两燔证治

【症状】 身热,口渴,烦躁不安,甚或吐血、衄血,苔黄,舌绛。

此为气分燥热之邪未解,热又入营血,而成气血两燔之证。身热,口渴,苔黄为气分热盛之象。舌绛,烦躁不安以及吐血、衄血,均为热炽血分之征。本证热邪不单纯在气,又不单纯在血,其病机是气分、血分热势均盛。

【治法】 气血两清。

【方药】 加减玉女煎(方见春温章)

本证为气血两燔,治疗不可单治一边,必须两清气血分之热,可用加减玉女煎。本方系以景岳玉女煎加减而成,方用石膏、知母大清气分之热,玄参、生地、麦冬凉血养阴,共奏气血两清之效。

13.3.4 燥伤真阴证治

秋感燥热病邪,在卫不解可传入气分,有少数患者如再不解,可进而影响营血。若燥热之邪全入营血,便有热燥营阴、热闭心包、热迫血溢等方面的病机变化。若进而深入下焦,热烁真阴,则又可出现肝肾阴伤或虚风内动之变,其证治可参看春温章。

【附】 凉燥

凉燥是感受秋令凉燥之气而成。燥气有温燥与凉燥两种不同的属性,这是由秋天气候有偏寒或偏热的不同变化而决定的。俞根初《通俗伤寒论》说:"秋深初凉,西风肃杀,感之者多病风燥,此属燥凉,较严冬风寒为轻。"可见燥而偏寒者为凉燥。凉燥性质近于风寒,故又有"次寒"之称,严格来说,它不属温病范围,这里提出来讨论,可与温燥对比,以便在辨证施治方面获得较完整的认识。

凉燥初起症见发热恶寒,头痛,无汗,鼻塞,咽干唇燥,咳嗽稀痰等。这是由于凉燥之邪侵袭肺卫所致,其性质偏寒,邪束于表,故有恶寒重,发热轻,头痛,无汗等症。又因邪郁于肺,肺气不利,则鼻塞、咳嗽稀痰。伴见咽干唇燥,为燥伤津液的特征。本证既不同于温燥,因温燥初起热象较重;又不完全同于风寒,因风寒初起,无津液干燥征象,此为辨证中的关键。

本证属凉燥之邪侵袭肺卫,故治宜辛开温润,可用杏苏散。

杏苏散(《温病条辨》)

杏仁三钱　紫苏三钱　半夏二钱　陈皮一钱半　前胡一钱半　甘草一钱　桔梗一钱　枳壳一钱半　茯苓三钱　生姜三钱　大枣四枚

方中以苏叶、前胡辛散透表,杏仁宣肺润燥,甘草、桔梗、枳壳、陈皮、半夏、茯苓宣降肺气、化痰止咳,姜、枣调和营卫。综合全方功效,可疏表而不伤津,润燥而不碍表。

若凉燥化热之后,其病机演变及证治则与温燥相同。

13.4 小结

秋燥是感受燥热病邪发生于秋季的急性外感热病。其临床特点是初起邪在肺卫时即有口、鼻、唇、咽等津液干燥见症。燥邪最易伤津,所以治疗以滋润为原则。初起邪在肺卫时,宜用辛凉甘润,如桑杏汤,轻者可用桑菊饮。若燥干清窍,可用翘荷汤清散上焦气分燥热。若燥热化火伤及肺阴,可用清燥救肺汤以清肺润燥养阴。如肺燥肠热,络伤咳血者,可用阿胶黄芩汤清热止血、清肠止泻。如燥伤肺胃津液,宜用沙参麦冬汤合五汁饮滋燥养阴。如有肺燥肠闭津亏而致便秘者,宜用五仁橘皮汤润肠通便。若腑实阴伤者,则宜调胃承气汤加鲜首乌、鲜生地、鲜石斛,一面攻下腑实,另一面滋阴养液。如见气血两燔,可用加减玉女煎两清气血。至于燥热入营动血,或燥久深入下焦,伤及肝肾之阴,在本病较为少见,其证治与其他温病相同。

凉燥则是秋季感受凉燥之邪而发生的急性热病。初起邪犯肺卫可用杏苏散,若凉燥化热,其证治可参温燥。

13.5 文献摘录

喻嘉言《医门法律·尚论》:燥者火类,所以火就燥也。

喻嘉言《医门法律·秋燥论》:治燥病者,补肾水阴寒之虚,而泻心火阳热之实,除肠中燥热之甚,济胃中津液之衰。使道路散而不结,津液生而不枯,气血利而不涩,则病自已矣。

张石顽《张氏医通》:燥在上必乘肺经,故上逆而咳……燥于下必乘大肠,故大便燥结。然须分邪实、津耗、血枯三者为治。

沈目南《燥病论》(转引自《温病条辨》):殊不知燥病属凉,谓之次寒,病与感寒同类……奈后贤悉谓属热,大相径庭。如盛夏暑热熏蒸,则人身汗出溅溅,肌肉潮润而不燥也;冬月寒凝肃杀,而人身干槁燥冽。故深秋燥令气行,人体肺金应之,肌肤亦燥,乃火令无权,故燥属凉,前人谓热非矣。

吴鞠通《温病条辨》:秋燥之气,轻则为燥,重则为寒,化气为湿,复气为火。

费晋卿《医醇賸义》:燥者干也,对湿言之也。立秋以后,湿气去而燥气来,初秋尚热则燥而热,深秋既凉则燥而凉。以燥为全体,而以热与凉为之用,兼此二义,方见燥字圆活,法当清润、温润。

俞根初《通俗伤寒论》:《内经》云"燥热在上",故秋燥一证,先伤肺津,次伤胃液,终伤肝血肾阴。故《内经》云:"燥者润之。"首必辨其凉燥、温燥……总之,上燥则咳,嘉言清燥救肺汤为主药;中燥则渴,仲景人参白虎汤为主药;下燥则结,景岳济川煎为主药;肠燥则隔食,五仁橘皮汤为主药;筋燥则痉挛,阿胶鸡子黄汤为主药……

因:秋深初凉,西风肃杀,感之者多病风燥,此属燥凉,较严冬风寒为轻;若久晴无雨,秋阳以曝,感之者多病温燥,此属燥热,较暮春风温为重。然间有夹暑湿内伏而发,故其病有肺燥脾湿者,亦有肺燥肠热者,以及胃燥肝热者,脾湿肾燥者。全在临症者,先其所因,伏其所主,推求其受病之源而已。

俞根初《重订通俗伤寒论》何秀山按：春月地气动而湿胜，故春分以后，风湿暑湿之证多。秋月天气肃而燥胜，故秋分以后，风燥凉燥之证多。若天气晴暖，秋阳以曝，温燥之证，反多于凉燥。前哲沈目南谓《性理大全》燥属次寒，感其气者，遵《内经》燥淫所胜，平以苦温，佐以辛甘之法，主用杏苏散加味，此治秋伤凉燥之方法也。喻嘉言谓《生气通天论》秋伤于燥，上逆而咳，发为痿厥，燥病之要，一言而终。即"诸气膹郁，皆属于肺""诸痿喘呕，皆属于上"，二条指燥病言明甚，更多属于肺之燥……故治秋燥病，须分肺肝二脏，遵《内经》燥化于天，热反胜之之旨，一以甘寒为主，发明《内经》燥者润之之法，自制清燥救肺汤，随证加药，此治秋伤温燥之方法也。

俞根初《重订通俗伤寒论》何廉臣按：凡治燥病，先辨凉温。王孟英曰：以五气而论，则燥为凉邪，阴凝则燥，乃其本气。但秋承夏后，火之余炎未息，若火既就之，阴竭则燥，是其标气，治分温润、凉润二法。费晋卿曰：燥者干也，对湿言之也。立秋以后，湿气去而燥气来。初秋尚热，则燥而热，深秋既凉，则燥而凉，以燥为全体，而以热与凉为之用。兼此二义，方见燥字圆活，法当清润，温润，次辨虚实。

俞根初《重订通俗伤寒论》徐荣斋转引何廉臣语：六气之中，惟燥气难明，盖燥有凉燥、温燥、上燥、下燥之分。凉燥者，燥之胜气也，治以温润，杏苏散主之；温燥者，燥之复气也，治以清润，清燥救肺汤主之；上燥治气，吴氏桑杏汤主之；下燥治血，滋燥养营汤主之。

何廉臣《全国名医验案类编》按：燥与火不同，火为实证，热盛阳亢，身热多汗，法宜苦寒夺其实而泻其热；燥为虚证，阴亏失润，肌肤燥燥，法宜甘寒养其阴而润其燥。

【病案举例】

温燥伤肺（录自《全国名医验案类编·何拯华医案》）

【病者】　王敬贤，年三十五岁，业商，住南街柴场弄。

【病名】　温燥伤肺。

【原因】　秋深久晴无雨，天气温燥，遂感其气而发病。

【证候】　初起头疼身热，干咳无痰，即咯痰多稀而黏，气逆而喘，咽喉干痛，鼻干唇燥，胸懑胁疼，心烦口渴。

【诊断】　脉右浮数左弦涩，舌苔白薄而干，边尖俱红，此《内经》所谓"燥化于天，热反胜之"是也。

【疗法】　遵经旨以辛凉为君，佐以苦甘，清燥救肺汤加减。

【处方】　冬桑叶三钱　生石膏四钱（冰糖水炒）　原麦冬钱半　栝蒌仁四钱（杵）　光杏仁二钱　南沙参钱半　生甘草七分　制月石二分　柿霜钱半（分冲）　先用鲜枇杷叶一两（去毛筋）　雅梨皮一两　二味煎汤代水。

次诊：连进辛凉甘润，肃清上焦，上焦虽渐清解，然犹口渴神烦，气逆欲呕，脉右浮大搏数者，此燥热由肺而顺传胃经也，治用竹叶石膏汤加减，甘寒清镇以肃降之。

次方：生石膏六钱（杵）　毛西参钱半　生甘草六分　甘蔗浆两瓢（冲）　竹沥夏钱半　原麦冬钱半　鲜竹叶卅片　雅梨汁两瓢（冲）　先用野菰根二两　鲜茅根二两（去皮）　鲜刮竹茹三钱　煎汤代水。

三诊：烦渴已除，气平呕止，惟大便燥结，腹满似胀，小便短涩，脉右浮数沉滞。此由气为燥郁，不能布津下输，故二便不调而秘涩，张石顽所谓："燥于下必乘大肠也。"治以增液润肠，五汁饮加减。

三方：鲜生地汁两大瓢　雅梨汁两大瓢　生莱菔汁两大瓢　广郁金三支（磨汁约二小匙）用净白蜜一两，同四汁重汤炖温，以便通为度。

四诊：一剂而频转矢气，二剂而畅解燥矢，先如羊粪，继则挟有稠痰，气平咳止，胃纳渐增，脉转柔软，舌转淡红微干，用清燥养营汤，调理以善其后。

四方：白归身一钱　生白芍三钱　肥知母三钱　蔗浆两瓢（冲）　细生地三钱　生甘草五分　天花粉二钱　蜜枣二枚（劈）

效果：连投四剂，胃渐纳谷，神气复原而愈。

廉按：喻西昌谓《素问·生气通天论》："秋伤于燥，上逆而咳，发为痿厥。"燥病之要，一言而终，即"诸气膹郁，皆属于肺""诸痿喘呕，皆属于上"二条指燥病言，明甚。至若左胠胁痛，不能转侧，嗌干面尘，身无膏泽，足外反热，腰痛，筋挛，惊骇，丈夫㿉疝，妇人少腹痛，目眛眦疮，则又燥病之本于肝而散见不一者也，而要皆秋伤于燥之征也。故治秋燥病，须分肺肝二脏，遵《内经》"燥化于天，热反胜之"之旨，一以甘寒为主，发明《内经》"燥者润之"之法，自制清燥汤，随症加减，此治秋伤温燥之方法也。此案前后四方，大旨以辛凉甘润为主，对症发药，药随症变，总不越叶氏上燥治气、下燥治血之范围。

14 大头瘟

大头瘟是感受风热时毒而引起的一种以头面焮赤肿大为特征的外感热病,本病除具全身憎寒发热外,并有头面红肿疼痛的表现。多发生于冬春二季。

本病在隋代巢元方《诸病源候论》丹毒病诸候、肿病诸候中有类似的症状记载。唐代孙思邈《千金翼方》疮痈卷所述之丹毒,似包括本病在内。金代刘河间《素问病机气宜保命集·大头论》称本病为"大头病"。《古今医案按》载有泰和二年"大头伤寒"流行,李杲制"普济消毒饮"治疗,全活甚众的史实。明代张景岳《景岳全书·杂证谟·瘟疫》称本病为"大头瘟"或"虾蟆瘟"。俞根初《通俗伤寒论》中又把本病称为"大头风"。吴鞠通《温病条辨》则把本病作为"温毒"之俗称。

现代医学的颜面丹毒、流行性腮腺炎等有表现为本病者,可按其辨证论治。

14·1 病因病理

风热时毒是本病的致病因素,在温暖多风的春季及应寒反暖的冬季,容易传播流行。当人体正气不足时,易感邪发病。其病理变化,首先是邪毒内袭,卫气同病。卫受邪郁,故先有短暂的憎寒发热,肺胃热毒蒸迫,而相继出现壮热烦躁、口渴引饮、咽喉疼痛等气分里热炽盛证。与此同时,邪毒攻头窜面,搏结脉络,而致头面红肿疼痛,甚则溃烂。如《诸病源候论·诸肿候》说:"肿之生也,皆由风邪、寒热、毒气客于经络,使血涩不通,壅结皆成肿也。"若邪毒内陷营血,可出现动血耗血等病理变化,但很少见。

14·2 诊断要点

① 本病有特殊临床表现,除起病急、憎寒发热外,有头面部焮赤肿痛。但很少见到内陷营血证候。

② 多发生于冬春二季。

14·3 辨证论治

【症状】 始起憎寒发热,头面红肿,或伴咽喉疼痛,继则恶寒渐罢而热势益增,口渴引饮,烦躁不安,头面焮肿,咽喉疼痛加剧,舌赤苔黄,脉数实。

本证系肺胃热毒,上攻头面所致。风热时毒外袭,肺卫受郁,故始见憎寒发热;随着热毒渐炽,充斥肺胃,则热势剧增,症见壮热渴饮、烦躁不安、咽喉疼痛等。头为诸阳之会,热毒攻冲于上,搏结不泄,则见头面焮肿。至于舌赤苔黄、脉数实等,皆系火毒偏盛的征象。

【治法】 透卫清热,解毒消肿。内服普济消毒饮,外敷三黄二香散。

【方药】 普济消毒饮(《东垣十书》)

黄芩二钱　黄连八分　玄参三钱　连翘三钱　板蓝根三钱　马勃一钱半　牛蒡子三钱　薄荷一钱　僵蚕二钱　桔梗一钱　升麻八分　柴胡一钱　陈皮一钱半　生甘草一钱

普济消毒饮用薄荷、牛蒡子、僵蚕、柴胡等透卫泄热;用黄芩、黄连苦寒直折气分火热,并用连翘、板蓝根、马勃解毒消肿,用玄参滋肾水而上制邪火,用升麻、柴胡、桔梗升载诸药,直达病所;佐陈皮利其壅滞之气;甘草为和中之用,与桔梗等伍又可清热利咽。本方临床运用可根据具体病情加减,如初起表邪较盛,可加荆芥、防风、葛根以增强透表疏散之力。如兼腑实便秘,可加生大黄通腑泄热,导火毒下泄。

三黄二香散(《温病条辨》)

　　黄连一两　黄柏一两　生大黄一两　乳香五钱　没药五钱

研极细末,初用细茶汁调敷,干则易之,继则用香油调敷。

本方用黄连、黄柏、生大黄泻火解毒,用乳香、没药活血散瘀、消肿止痛。全方具有清火解毒、消肿止痛等作用。

14·4　小结

大头瘟以头面肿大为特征,是感受风热时毒引起,初起邪袭肺卫而憎寒发热,继则热势渐增,充斥肺胃,上攻头面焮赤肿痛。病变部位比较局限,全身证候变化较少,一般不深入营血分。对本病的治疗应内治与外治相结合。内治以透卫清热、解毒消肿为原则,普济消毒饮为常用之方。外治以泻火解毒、散瘀消肿为法。一般预后良好。

14·5　文献摘录

刘河间《素问病机气宜保命集·大头论》:夫大头病者,是阳明邪热太甚,资实少阳相火而为之也,多在少阳,或在阳明,或传太阳,视其肿势在何部分,随经取之。

湿热为肿,木盛为痛,此邪见于头,多在两耳前后先出者,皆主其病也。治之大不宜药速,速则过其病所,谓上热未除,中寒复生,必伤人命。

俞震《古今医案按》:泰和二年四月,民多疫病,初觉憎寒壮热体重,次传头面肿甚,目不能开,上喘,咽喉不利,舌干口燥,俗云大头伤寒,染之多不救。张县丞患此,医以承气汤加板蓝根下之,稍缓,翌日其病如故,下之又缓,终莫能愈,渐至危笃,请东垣视之。乃曰:身半以上,天之气也,邪热客于心肺之间,上攻头面而为肿,以承气泻胃,是诛伐无过,殊不知适其病所为故。逐用芩、连各五钱,苦寒泻心肺之火,元参二钱,连翘、板蓝根、马勃、鼠粘子各一钱,苦辛平清火散肿消毒;僵蚕七分,清痰利膈;甘草二钱以缓之,桔梗三分以载之,则诸药浮而不沉;升麻七分,升气于右,柴胡五分,升气于左。清阳升于高巅,则浊邪不能复居其位。经曰:"邪之所凑,其气必虚。"用人参二钱以补虚,再佐陈皮二钱以利其壅滞之气,名普济消毒饮子。若大便秘者,加大黄。共为细末,半用汤调,时时服之。半用蜜丸嚼化。且施其方,全活甚众。

俞根初《通俗伤寒论》:因风温将发,更感时毒,乃天行之疠气感其气而发者,故名大头天行病;又系风毒,故名大头风;状如伤寒,故名大头伤寒;病多互相传染,长幼相似,故通称大头瘟。多发于春冬两季,间有暑风挟湿热气蒸,亦多发此病。人体手足六经,惟三阳与厥阴诸经皆上头面清窍,必先辨其为太阳时毒、少阳时毒、阳明时毒、厥阴时毒、三阳同时受时毒、少厥并受时毒,分际斯清。

【证】太阳时毒,初起头项强痛,身热体重,憎寒恶风,继即头脑项下胀大,并耳后赤肿。少阳时毒,一起即寒热往来,口苦咽干,胸胁满闷,隐隐见疹,两耳上下前后硬肿而痛,两额角旁亦皆红肿,甚或咽喉不利,喉肿而痹。阳明时毒,一起即壮热气喘,口干舌燥,咽痛喉肿,额上面部,焮赤而肿,或发疱疮,㾦点隐隐,目肿难开。厥阴时毒,一起即头痛吐涎,巅顶尤痛,寒热类疟,一身筋挛,手足微厥,面青冒赤,耳聋颊肿,腮颐亦皆肿硬而疼,胸满呕逆,甚则壮如惊痫,时发瘛疭,上为喉痹,下便脓血。若三阳同受时毒,则头面耳目鼻及咽喉,皆发红肿热痛。少厥并受时毒,则巅顶及两耳上下前后,尤为焮赤肿疼,呕吐酸苦,或兼吐蛔,甚则两胁剧疼,疼甚则厥,厥后发痉。其舌苔,在太阳,苔虽薄白,舌色反红,或白薄而燥刺,边尖俱红。少阳则红多白少,或夹灰黄杂色,甚或白如积粉,边沿色红而紫。阳明则舌苔正黄,黄而薄腻,甚或深黄厚腻,间夹灰黑,或老黄焦黑,多起芒刺。三阳同受,多舌赤苔黄,或夹灰点黑刺。少厥并受,更多舌色紫红,甚或焦紫起刺。

【脉】 左浮弦而盛者,太阳经受时毒也。左浮弦搏数者,少阳经受时毒也。右不甚浮,按之洪盛搏数,右大于左者,阳明经受时毒也。左右浮沉俱盛,按之弦洪搏数者,三阳经同受时毒也。左浮弦搏数,右洪盛滑数者,少厥两经并受时毒也。此即东垣所谓大头伤寒,风毒邪热客于心肺之间,上攻头面为肿是也。然经谓风气通于肝,肝脉直上巅顶,往往少阳火旺,搏动肝风,风助火势,火假风威,外风引动内风,而为生死反掌之危候也。

【治】 法当内外并治,治之速,十令七八,不速治,十死八九。内治,以辛凉发散,宣气解毒为主,轻则葱豉桔梗汤,加牛蒡、银花、大青(各三钱),蝉蜕(钱半),先用三豆汤(生绿豆一两、大黑豆六钱、杜赤豆四钱、青荷叶一圈)代水煎药。重则用通圣消毒散加减(荆芥、防风、川芎、白芷各一钱,银花、连翘、牛蒡、薄荷、焦栀、滑石各二钱,风化硝、酒炒生锦纹、苦桔梗、生甘草各五分,先用犀角尖一钱、大青叶五钱、鲜葱白三枚、淡香豉四钱、活水芦笋二两、鲜紫背浮萍三钱,用蜡雪水煎汤代水,重则日服二剂,夜服一剂,药须开水略煎)疏风解表以宣上,上焦宣化,热毒尚盛,便结溺涩者,继与解毒承气汤,三焦分消以逐毒,毒去热减,终与清燥养营汤,加鲜茅根(一两)、西洋参(二钱),清养气液以善后。若少厥并受,时毒大盛,风火交煽,痉厥兼臻者,速与羚角钩藤汤,加犀角汁(二瓢)、金汁(二两)、童便(一杯,冲)、紫雪(五分至八分),泻火息风以消毒,继以七鲜育阴汤,清滋津液以善后。外治,以细针遍刺肿处(用绣花极细引针三十六支,用线扎成圆大空灵一支,医必预备应用)先放紫血,继放黄涎,泄出血毒以消肿,即用清凉救苦散(芙蓉叶、二桑叶、白芷、白及、白蔹、生军、川连、川柏、腰黄、乳香、没药、杜赤豆、草河车、制月石,各二钱,共为末,蜜水调,肿处频扫之)涂敷肿处以退火。咽痛喉痹者,急用生桐油和皂荚末少许,白鹅翎蘸以扫喉,探吐痰涎以开痹,继吹加味冰硼散以退肿,终用土牛膝汁二瓢和开水一碗,调入制月石二钱,紫雪二分,俟其烊化,频频含漱以祛腐。总之此毒先肿鼻,次肿耳,从耳至头上,络脑后,结块则止,不散,必成脓,故必内外兼治,始能消散,切忌骤用苦寒,如东垣普济消毒饮之芩连并用,亦禁浪用辛热,如节庵荆防败毒散之羌独二活,贻误颇多,学者慎毋拘守成方也。

俞根初《重订通俗伤寒论》何廉臣勘云:普济消毒饮吴鞠通去升柴芩连,加银花一味,新定用量以治内,外用水仙膏(水仙花根剥去老赤皮与根须,入小石臼内捣如膏,敷肿处,中留一孔,出热气,干则易之,以皮上生黍米大小黄疮为度)、三黄二香散(川连、川柏、生大黄各一两,乳香、没药各五钱,共研细末。初用陈茶汁调敷,干则易之;继用香油调敷,以泻火定痛)以治外。神昏谵语者,先与安宫牛黄丸、紫雪丹之属,继以清宫汤(元参心、连心麦冬各三钱、竹叶卷心、连翘心、犀角磨汁各二钱,莲子心五分。热痰盛加竹沥、梨汁各五匙,咳痰不清加栝蒌皮钱半,热毒盛加金汁一两、人中黄钱半,渐欲神昏加银花三钱、荷叶二钱、鲜石菖蒲一钱)。程钟龄谓风火郁热成大头瘟,初起宜以加味甘桔汤(甘、桔、荆、薄、蒡、贝、柴胡、丹皮)

清散之,散而不去则用普济消毒饮以清之,若肿势极盛,兼用砭法。观此二说,治法尚稳,但不及俞法之约而赅,效力速。

【病案举例】

肺胃火炽,热毒上攻(录自《丁甘仁医案》)

朱左,头面肿大如斗,寒热,口干,咽痛,腑结,大头瘟之重症也。头为诸阳之首,惟风可到,风为天之阳气,首犯上焦,肺胃之火,乘势升腾,三阳俱病,拟普济消毒饮加减。

荆芥穗钱半　青防风一钱　软柴胡八分　酒炒黄芩钱半　酒炒川连八分　苦桔梗一钱　连翘壳三钱　炒牛蒡二钱　轻马勃八分　生甘草八分　炙僵蚕三钱　酒制川军三钱　板蓝根三钱

二诊:肿势较昨大松,寒热咽痛亦减,既见效机,未便更张。

荆芥穗钱半　青防风一钱　薄荷叶八分　炒牛蒡二钱　酒炒黄芩一钱半　酒炒川连八分　生甘草六分　苦桔梗一钱　轻马勃八分　大贝母三钱　炙僵蚕三钱　连翘壳三钱　板蓝根三钱

三诊:肿消热退,咽痛未愈,外感之风邪已解,炎炎之肝火未靖也,再予清解。

冬桑叶三钱　生甘草六分　金银花三钱　甘菊花二钱　苦桔梗一钱　连翘壳三钱　粉丹皮钱半　轻马勃八分　黛蛤散五钱(包)　鲜竹叶三十张

风热上迫,肝风内扰(录自《重印全国名医验案类编》叶馨庭主治案)

【病者】　叶绍芹,年十二岁,住安徽黟县,小学肄业。

【病名】　大头瘟

【原因】　冬令感寒,伏而不发,至春三月,地气上升,复感时行温毒,上攻头部而始发,发即病势剧烈。

【证候】　咳嗽气喘,口渴舌燥,壮热便结,神识昏迷,头痛难举,红肿一周,若戴箍焉,箍之内外,红肿成块,游走不定,红块之上,细泡无数。

【诊断】　脉象浮数,风温热毒显然。今头痛难举,红肿一周,风热上迫也。红肿成块,游走不定,风之善行数变也。壮热不退,神识昏迷,风火内扰也。火乘所胜以侮所不胜,而肺金受烁,故咳嗽气喘,口渴舌燥,由是而来。

【疗法】　因用羚角、钩藤以息风,银花、甘草以解毒,连翘、贝母清心肺,菊花、白芷散头面,人中黄、黑栀子、酒炒生军以泻火,芦根、石斛以清胃,每日煎药两次。

【处方】　羚羊角五分(剉末,炖冲)

鲜芦根三钱　金银花四钱　连翘心三钱　双钩藤五钱　鲜石斛三钱　生甘草节一钱　川贝母二钱(去心)　黑栀子二钱　人中黄三钱　香白芷一钱　酒炒生军一钱　甘菊花钱半

【效果】　上方服三剂,风热渐解,头肿见消。减去羚角、钩藤、生军三味,加冬桑叶三钱、紫马勃一钱(包)、元参心二钱五分,再服四剂而瘥。

廉按:大头瘟证,当以东垣普济消毒饮为正治,今仿其法而略为加减,宜乎应手奏功,若病势尤重者,砭法外治,亦当相助以求速效。

15 烂喉痧

烂喉痧是感受温热时毒而引起的一种温热疾患。具有发热、咽喉肿痛糜烂、肌肤痧疹密布等临床证候，多发生于冬春二季。因其能相互传染，引起流行，故又名"疫喉痧"。

东汉张仲景《金匮要略》所称之"阳毒"，具有面赤斑斑如锦纹、咽喉痛、唾脓血等表现，似与本病相类。隋代巢元方《诸病源候论》所载之"阳毒"，亦类似本病，且将其归于"时气候"，示其有传染性，甚至能酿成流行。唐代孙思邈《千金翼方》列有"痧"的治疗方药，可能包括本病的治疗在内。烂喉痧的系统论述主要见于清代医学文献。清代温病学家叶天士《临证指南医案·卷五·疫门》记录了治疗以咽痛、痧疹为主症的病案，其表现酷似本病。清代还出现了有关本病的专著，如陈耕道的《疫痧草》、夏春农的《疫喉浅论》等，这些著作对于烂喉痧的发生、病机及证治等作了较为系统的论述，积累了丰富的经验。

现代医学的猩红热可参考本病辨证施治。

15·1 病因病理

本病系人逢正气亏虚，感触温热时毒而发病。如陈耕道《疫痧草·辨论疫毒感染》说："其人正气适亏，口鼻吸受其毒而发者为感发，家有疫痧人，吸受病人之毒而发者为传染，所自虽殊，其毒则一也。"

温热时毒自口鼻而入，肺胃首先受病。咽喉为肺胃之门户，皮毛与肌肉分别为肺胃所主。热毒充斥肺胃，肺气不宣，卫受邪郁，则见发热恶寒；肺胃热毒上攻咽喉，故红肿疼痛，甚则糜烂。肺胃热毒窜扰血络，则肌肤痧疹密布。咽喉肿痛糜烂与肌肤密布痧疹，是本病两大临床特征。何廉臣说："疫痧时气，吸从口鼻，并入肺经气分则烂喉，并入胃经血分者则发痧。"又说："喉痧气血同病，内外异形，其病根不外热毒，热胜则肿，毒胜则烂。"感邪较轻者，邪在肺胃而外解；感邪严重者，邪毒不仅可内陷营血，出现气营（血）两燔的重证，而且可迅速内陷心包，症见高热、神昏、肢厥、舌绛、痧疹紫黑等，症情甚为凶险，甚至因内闭外脱而死亡。《疫痧草·辨论疫邪所由来》云："疫毒直干肺脏，而喉烂气秽，盛者直陷心包，而神昏不救，瞬息之间，人命遂夭殂。"本病后期，毒去阴伤，则证见低热、咽痛、肌肤甲错、舌红苔少等。

15·2 诊断要点

① 多发生于冬春二季。
② 多有与烂喉痧病人接触的病史。
③ 起病急骤，发热，咽喉肿痛糜烂，肌肤痧疹密布，舌红绛起刺状如杨梅。
④ 与白喉、麻疹的鉴别：白喉虽有咽喉肿痛，但有典型的白色伪膜，无皮疹。麻疹之皮疹出现于病后三天左右，本病发病当天即有痧疹出现。麻疹之皮疹始从发际、头面发出，本病痧疹始从颈胸、躯干发出。麻疹皮疹之间可见正常皮肤，本病痧疹之间皮肤潮红。此外，麻疹虽可出现咽喉红肿疼痛，但不糜烂，本病咽喉红肿疼痛显著，甚则糜烂。根据这些方面，不难与白喉、麻疹作出区别。

15·3 辨证论治

通过察痧、视喉、观神、切脉而判断病势发展的顺逆。症见痧疹颗粒分明，颜色红活，咽喉糜烂不深，神清气爽，脉浮数有力等，则属顺证；若痧疹稠密，急现急隐，颜色紫黑，咽喉糜烂较深，神志昏谵，脉细数无力等，则为病邪内陷，属于逆证。

对于本病的治疗，重在清泄热毒，如《疫喉浅论·疫喉痧论治》云："疫喉痧治法全重乎清也，而始终法程不离乎清透、清化、清凉攻下、清热育阴之旨也。"即初期邪在卫表，治宜辛凉清透，以透邪外出。及至中期，病邪传里，热极化火，治宜清火解毒，或苦寒攻下。若入营血者，侧重于清营凉血。若见气营（血）俱燔者，宜清气凉营（血）。后期宜清营育阴为主。

15·3·1 毒侵肺卫证治

【症状】 初起憎寒发热，继则壮热烦渴，咽喉红肿疼痛，甚或溃烂，肌肤痧疹隐约，苔白，或有珠状突起，舌红，脉数。

本证为邪毒外袭肌表，内侵肺胃所致。卫受邪郁，邪正相争则见憎寒发热。苔白而干为本病初起邪在卫表的表现。毒侵肺胃，上攻咽喉，则咽喉红肿疼痛，甚则糜烂。热毒偏盛，外窜肌肤，则痧疹隐约。舌红，脉数，均为热毒偏盛的征象。

【治法】 透表泄热，清咽解毒。

【方药】 清咽栀豉汤（《疫喉浅论》）

生栀子三钱 香豆豉三钱 香银花三钱 苏薄荷一钱 牛蒡子三钱 粉甘草一钱 蝉衣八分 白僵蚕二钱 乌犀角八分（磨冲） 连翘壳三钱 苦桔梗一钱五分 马勃一钱五分 芦根一两 灯心二十寸 竹叶一钱，水二盅，煎八分服。

本病初起，首重清透，使邪从汗透，热随清泄。如丁甘仁说烂喉痧疹以"畅汗为第一要义"。故本方用豆豉、薄荷、牛蒡、蝉衣、桔梗等透表宣肺；同时用银花、连翘、栀子等清泄邪热；犀角、马勃、僵蚕、甘草解毒利咽。临床运用时可不用犀角，代之以橄榄；若表郁较重，尚可酌情加入荆芥、防风等以辛散表邪。

咽喉红肿，尚未糜烂者，可用玉钥匙吹喉。

玉钥匙（《三因极一病证方论》）

焰硝一两半 硼砂半两 脑子（冰片）一字 白僵蚕一分

上为末，研匀，以竹管吹半钱许入喉中。

本散为喉科的外治药，功能清热退肿，故于喉痧初起，咽喉红肿未糜烂者，用之较为合适。

此外，可用土牛膝根洗净，捣自然汁，重汤炖温，频频噙漱喉；或用射干不拘多少，开水绞汁，加醋少许噙漱。

15·3·2 毒壅气分证治

【症状】 壮热，口渴，烦躁，咽喉红肿腐烂，肌肤痧疹显露，舌红赤有珠，苔黄燥，脉洪数。

本证系表邪已解，热毒壅结气分所致。气分热盛，故见壮热烦渴。热毒壅结，膜败肉腐，则见咽喉红肿糜烂。热毒外窜血络则肌肤痧疹显露。舌红赤有珠、苔黄燥、脉洪数为气分热毒炽盛的征象。

【治法】 清气解毒。

【方药】 余氏清心凉膈散（引《温热经纬》）

连翘三钱　黄芩三钱　栀子三钱　薄荷一钱　石膏六钱　桔梗一钱　甘草一钱　竹叶七片

本方即凉膈散去硝、黄加石膏、桔梗而成。方用连翘、黄芩、竹叶、栀子清泄气分邪热；用薄荷、桔梗、甘草轻宣上焦气机；用生石膏大清气分之炽热。总之，病在气分，病位偏上，总宜轻清为宜，以透泄郁热。

如兼大便秘结者，酌加大黄、芒硝通腑泄热。

同时用锡类散少许，吹于患处，以清热解毒，祛腐生新。

锡类散（引《金匮翼》，又名烂喉痧方）

象牙屑三分（焙）　珍珠三分（制）　青黛六分（飞）　冰片三厘　壁钱二十个（用泥壁上者）　西牛黄五厘　焙指甲五厘

共研细末，密装瓷瓶内，勿使泄气，每用少许吹于患处。

15·3·3　毒燔气营（血）证治

【症状】　咽喉红肿糜烂，甚则气道阻塞，声哑气急，痧疹密布，红晕如斑，赤紫成片，壮热，汗多，口渴，烦躁，舌绛干燥，遍起芒刺，状如杨梅，脉细数。

本证系邪毒化火，燔灼气血所致，病情重笃凶险。气分热盛，则见壮热，汗多，口渴，烦躁等；营血热炽，则见痧疹密布，红晕如斑；热毒化火，热灼营阴，则见舌绛干燥，遍起芒刺，状如杨梅，脉细数。

【治法】　清气凉血（营），解毒救阴。

【方药】　凉营清气汤（《丁甘仁医案·喉痧证治概要》）

犀角尖五分（磨冲）　鲜石斛八钱　黑栀子二钱　牡丹皮二钱　鲜生地八钱　薄荷叶八分　川雅连五分　京赤芍二钱　京玄参三钱　生石膏八钱　生甘草八分　连翘壳三钱　鲜竹叶三十张　茅芦根各一两，去心节　金汁一两冲服

方用栀子、薄荷、连翘壳、川连、生石膏清透气分邪热；用玄参、石斛、竹叶、芦根、茅根甘寒生津；用犀角、丹皮、生地、赤芍、金汁凉血解毒。本方有玉女煎、凉膈散、犀角地黄汤诸方合用之意，共奏双清气血（营）、解毒生津之效。

如痰多加竹沥一两冲服，珠黄散每日服二分。

珠黄散（《和剂局方》）

珍珠（豆腐制）三钱　西黄一钱

制法：研为极细末，无声为度，密贮勿泄气。

如兼热毒内陷心包，症见灼热昏谵，遍身紫赤，肢凉脉沉等，冲服安宫牛黄丸、紫雪丹以清心开窍。内闭外脱，症见痧疹突然隐没，沉昏如迷，肢体厥冷，气息微弱，脉沉伏等。宜先用参附龙牡汤救逆固脱，安宫牛黄丸等清心开窍，然后再用上方治疗。

安宫牛黄丸、紫雪丹（见风温章）

15·3·4　余毒伤阴证治

【症状】　咽喉腐烂渐减，但仍疼痛，壮热已除，惟午后仍低热，口干唇燥，皮肤干燥脱屑，脉象细数，舌红而干。

本证见于烂喉痧之恢复期。邪毒已减，故壮热消退；余邪未净，肺胃阴液未复，故见午后低热持续，及咽喉轻度糜烂等。口干唇燥，皮肤干燥、脱屑系肺胃阴伤所致。脉细数，舌红而干等，均系阴津耗损征象。

本证病机侧重于阴津亏损,因阴液不复而致余热不易退消,诸症亦难于消除。

【治法】 滋阴生津,兼清余热。

【方药】 清咽养营汤(《疫喉浅论》)

西洋参三钱　大生地三钱　抱木茯神三钱　大麦冬三钱　大白芍二钱　嘉定花粉四钱　天门冬二钱　拣玄参四钱　肥知母三钱　炙甘草一钱

水四盅,煎六分,兑蔗浆一钟温服。余毒仍盛者加乌犀角。

本方重在滋阴生津,故药用西洋参(可用北沙参替代)、天冬、麦冬、生地、玄参甘寒养阴,复以白芍、甘草酸甘化阴;同时,用知母、花粉清泄余热并兼滋养阴液;此外,用茯神宁心安神。阴津复,余热清,则病趋痊愈。

15.4　小结

烂喉痧(疫喉痧)以发热、咽喉肿痛、糜烂、肌肤痧疹密布为特点,系感受温热时毒引起。毒袭肺胃,上冲咽喉则肿痛、糜烂,窜扰血络则从肌肤外发痧疹。肺胃邪毒,或从外解,或从内陷。邪毒向外者,于病机为顺,迨至肺胃阴伤渐复,则病趋痊愈。邪从内陷者,于病机为逆,可因内闭外脱而致死亡。故应从视喉、观神、按脉、察痧等方面判断其顺逆。对本病的治疗,着重清泄热毒。一般规律如《疫喉浅论·疫喉痧论治》所说:"首当辛凉透表,继用苦寒泄热,终宜甘寒救液。兼痰者清化之,兼湿者淡渗之,兼风者清散之。辛温升托皆在所禁。"即初起毒犯肺胃,宜透表泄热,如清咽栀豉汤;中期气热炽盛者,宜苦寒泄热,清气解毒,如余氏清心凉膈散;气血两燔者,宜清气凉营,如凉营清气汤;后期毒去阴伤,则宜滋阴生津,兼清余热,如清咽养营汤等。此外,应注意内闭外脱的救治。

15.5　文献摘录

陈耕道《疫痧草·辨论疫痧治法》:烂喉疫痧,以喉为主,烂喉浅者疫邪轻,烂喉深者疫邪重。疫邪轻者易治,重者难痊。医者当视其喉,喉烂宜浅不宜深也;观其神,神气宜清不宜昏也;按其脉,脉宜浮数有神,不宜沉细无力;察其痧,痧宜颗粒分明而缓达透表,不宜赤如红纸而急现隐约也。合而论之,以定吉凶。

《疫痧草·辨论治疫痧法不同治伤寒》:疫痧之火,迅如雷电,身热一发,便见烂喉,神呆痧隐,肌赤不分颗粒,其毒火炎炎,灼伤脏腑,在片刻间尔,安能如伤寒之传遍六经,绵延日久哉?其治法,必如伤寒之疏达既透而后清之、化之,则恐十死八九矣。治疫痧者,在疫火未肆之前,而先化其火,则其火渐化,其病渐松,在疫火既肆之后,而化其火,吾恐化之无益矣。汗虽无,身灼热,痧虽隐,无颗粒,脉虽郁,喉已腐,舌虽垢,神已烦,疏不兼清,每多凶,达而兼化,每多吉,必如伤寒症之疏达既透,而后清之、化之,岂非十死八九哉?

《疫痧草·遗毒》:疫痧火毒未清,以致遗毒,遗毒发于项间、腮畔及喉外四肢为重。痧邪甚者乃遗毒,遗毒之证,不可轻视也。遗毒而烂喉不减,饮食不增,身热不止者,俱难治。其治法,火盛者宜清火化毒,正虚者宜扶正化毒。疫痧恶症,有痧隐神昏,喉烂极盛,而喉外坚肿,是毒结咽喉而无从发泄,所以喉外坚肿也,见之不治。此症见多在一候之内。有痧后毒走四肢,四肢光亮浮肿者难治,此症见每在两候之外。

丁甘仁《喉痧证治概要·时疫烂喉痧痲正痧、风痧、红痧、白喉总论》:时疫喉痧,由来久矣,壬寅春起,寒暖无常,天时不正,屡见盛行……独称时疫烂喉痧痧者何也,因此症发于夏秋者少,冬春者多。乃冬不藏精,冬应寒而反温,春犹寒禁,春应温而反冷,经所谓非其时而有其气,酿成疫疬之邪也。邪从口鼻入于肺胃,咽喉为肺胃之门户,暴寒束于外,疫毒郁于内,蒸腾肺胃两经,厥少之火,乘势上亢,于是发为烂喉痧疹。痧与疹略有分别,痧则成片,疹则成颗。其治法与白喉迥然不同。白喉忌表一书主滋阴清肺汤……而时疫痧疹,初起则不可不速表,故先用汗法,次用清法,或用下法,须分初、中、末三层,在气在营,或气分多,或营分多,脉象无定,辨之宜确。一有不慎,毫厘千里……先哲云,痧疹有汗则生,无汗则死。金针度人,二语尽之矣。故此症当表则表之,当清则清之,或用釜底抽薪法,亦急下存阴之意。谚云,救病如救火,走马看咽喉,用药贵乎迅速,万不可误时失机。

夏春农《疫喉浅论·疫喉痧论治》:疫喉痧皆由口鼻吸受疫疬不正之气而得,方中当参入败毒之品更妙,或加芳香逐秽一二味尤佳。

疫喉初起,先取鲜土牛膝根汁一茶钟,内麝香一厘和匀,隔水炖温服,先吐痰涎,然后随证进方,亦可移重就轻。如遍身皮肤紫赤,痧点颗粒不分,即当除去麝香为要,再首列吐法数条参酌用之可也。

又云:闷痧之证,最为凶恶,咽喉腐溃,汤饮难受,壮热神烦,遍身紫赤,颗粒无分,肢凉脉伏,舌苔灰白,垢腻满布,面青目瞪,口紧流涎,指甲色青,胸满气粗,搐搦谵语,自利溲短,以上等证,百无一生,可速用通关散搐鼻取嚏,以开其闭,随用苏薄荷一钱、连翘一钱五分、天花粉三钱、象贝母三钱、川郁金一钱五分、鲜浮萍三钱(汗多者去),煎汤磨入玉枢丹一枚,和匀频灌之,候形色稍转再酌进汤剂为要。如无以上诸般闭象,不宜轻用搐鼻取嚏辛燥之药,玉枢丹亦不宜轻投也。

金保三《烂喉痧疹辑要·叶天士医案附录》:雍正癸丑年间以来有烂喉痧一证,发于冬春之际,不分老幼,遍相传染。发则壮热烦渴,痧密肌红,宛如绵纹,咽疼痛肿烂,一团火热内炽。医家见其热火甚也,投以犀、羚、芩、连、栀、膏之类,辄至隐伏昏闭,或烂喉废食。延俟不治,或便泻内陷,转候凶危,医者束手,病家委之于命。孰知初起之时,频进解肌散表,温毒外达多有生者,《内经》所谓微者逆之,甚者从之。火热之甚寒凉强遏,多致不救,良可慨也。

何廉臣《全国名医验案类编》瘟毒喉痧案按:喉痧与白喉,医者辄多误治。今揭其异点于下,俾学者一览了然。喉痧由于风温时毒,或湿热秽浊之毒;白喉由于风燥煤毒,或煎炒辛热之毒,其异点一。喉痧初起,即憎寒壮热,或乍寒乍热;白喉初起,即浑身发热,或身反不热,其异点二。喉痧初起,即痧点隐约,甚或密布,肌红且多,发于邪盛火旺之时,其鲜红而紫艳;白喉初起,并不发痧点,即或见痧点,亦多发于邪退毒轻之际,其色淡红而枯燥,其异点三。喉痧初起,喉红肿黏涎,继即色现深紫,或紫黑黄腐灰白不等;白喉初起,喉微痛,或不痛,有随发而白随现者,有至二三日而白始见者,有白腐假膜成片者,有白点白条白块不等者,甚至有满喉皆白者,其异点四。喉痧初起,皆毒盛火亢,初陷则耳前后肿,颊车不开,再陷则神昏谵语,痉厥立至,鼻煽音哑,肺阴告竭而毙;白喉初起,即毒灼阴虚,初溃则白块自落,鼻孔流血,再溃则两目直视,肢厥神倦,黏汗自出,肺气上脱而毙。其异点五。而其所殊途同归者,同为喉烂,同为疫毒,同为传染,同为毒盛血热,同为气液两伤,阴津枯涸耳。惟治疗之法,喉痧繁杂,白喉简单,喉痧之繁,繁在初治,初治之杂,杂在新邪。盖因喉痧一症,虽由疫毒内伏,其发也,往往伏邪因新邪引动而出,或因风寒,或因瘟毒,或因风热风燥,或因湿热秽浊,皆当查明原因,对症发药。

【病案举例】

烂喉痧肺胃蕴热(录自《张聿青医案》)

金某,痧点较昨稍透,兼有起浆白疹,咽赤作痛,偏左起腐。肺胃蕴热,未能宣泄,病起三朝,势在正甚。

连翘壳　马勃　荆芥　薄荷叶　桔梗　射干　牛蒡子　蝉衣　广郁金　灯芯

二诊:痧点虽布,面心足胫尚未透发,烦热胸闷咽痛,舌苔黄糙少津。肺胃之邪,不克宣泄,挟滞不化,恐化火内窜。

净蝉衣　牛蒡子　连翘壳　麻黄　苦桔梗　苏薄荷叶　广郁金　炒枳壳　煨石膏　茅根肉

三诊:咽痛稍轻,肌肤痧赤,投辛温一寒,宣泄肺胃,热势大减,苔黄大化,而舌边红刺。邪欲化火,再以清泄。

连翘壳　广郁金　滑石块　炒枳壳　煨石膏　黑栀子　淡豆豉　杏仁　牛蒡子　竹叶心

四诊:肌肤痧赤,而痧点未经畅透,肺胃蕴热不能宣泄,邪势化火,劫烁阴津,舌绛干毛。恐邪热内传而神昏发痉。

犀角尖三分(磨)　丹皮二钱　鸡苏散四钱　玄参三钱　杏仁三钱　荆芥一钱　牛蒡三钱　鲜生地五钱　连翘三钱　广郁金一钱半　茅根肉八钱　竹叶三十片　灯心三尺

五诊:疹痧渐化,而火风未能尽泄,咽痛甚重,大便不行,舌绛无津,拟急下存阴法。

犀角尖三分(磨)　丹皮二钱　玄参肉二钱　防风一钱　元明粉一钱半　生广军三钱　鲜生地五钱　大贝母二钱　荆芥一钱　黑栀子三钱　生甘草五分　桔梗一钱

六诊:大便畅行,咽痛大减,然仍热甚于里,舌红尖刺无津。痧化太早,邪势化火,劫烁阴津,未为稳当。

玄参肉　细生地　连翘壳　桔梗　银花　郁金　天门冬　栀子　生甘草　竹叶　鲜芦根

七诊:咽痛渐定,热势大减,舌绛刺亦退,然舌心尚觉干毛,还是阴津未复也。

细生地四钱　连翘三钱　银花一钱五分　鲜石斛五钱　天花粉二钱　大玄参三钱　生甘草五分　天门冬三钱　绿豆衣三钱　栀子三钱　芦根一两五钱　竹叶三十片

八诊:脉静身凉,履夷出险,幸甚。拟清养肺胃,以彻余炎。

大天冬　大玄参　连翘　白银花　茯苓　绿豆衣　川贝母　竹叶心　鲜芦根

烂喉痧热燔气血(录自《重印全国名医验案类编》严继春主治案)

【病者】　汪元洪之令侄,年七岁,住大义。

【病名】　瘄夹喉痧

【原因】　去年冬瘄疫盛行,轻者但发时瘄,重者或夹斑,或夹痘,极重者夹烂喉痧瘄。今儿感染疫毒而并发。

【证候】　一起即壮热烦渴,咳嗽气喘,先发瘄疹,色赤如丹,继则痧密肌红,宛如绵纹,咽喉肿疼,神昏谵语。

【诊断】　脉右洪盛滑数,左沉弦小数,舌赤且紫,刺如杨梅。此疫毒外窜血络,瘄与痧瘄并发,乃瘄疫最重极险之恶候也。

【疗法】　凉解血毒为首要。上午先进普济消毒饮加减,以透其瘄疹;下午续进清营解毒汤,以化其痧瘄。

【处方】　苏薄荷一钱　炒牛蒡二钱　青连翘三钱　金银花二钱　西紫草二钱　鲜大青五钱　粉丹皮钱半　元参心二钱(直劈去皮)

先用活水芦笋二两,鲜茅根二两(去皮)煎汤代水。

【次方】　鲜生地八钱　拌捣淡香豉二钱　金银花二钱　粉丹皮钱半　连翘心一钱　元参心二钱　粉重楼二钱　甘中黄一钱

先用野菰根尖二两,紫背浮萍五钱(藕池中取)煎汤代水。

【次诊】 前方各进两头煎,均无大效。而面色青晦,神昏不语,惟烦躁阵作,发躁时将臂乱挖,若不知痛,挖破处血出紫黯不流,喉间紫赤,间有白腐,舌仍如前,脉浮诊混湖,沉按细数,左寸搏劲而躁。此瘟毒郁于营中,半从外溃,半攻心肺,其寿可立而倾也。欲图急救,必使瘟毒有外泄之机,乃有挽回希望。故以紫雪芳透于前,神犀丹清解于后,再用大剂清营逐毒汤,尽人工以听天命。

【三方】 紫雪一钱　叶氏神犀丹一颗

均用鲜卷心竹叶三钱,灯芯五分,鲜石菖蒲根叶钱半(剪碎后煎)煎取清汤调下。

【四方】 犀角尖八分(磨汁)　鲜生地四两(同)　生川军四钱(开水浸半点钟,绞取清汁)　生玳瑁三钱(剪碎)　金银花三钱　玄参心三钱　粉重楼三钱　羚角片钱半(先煎)　青连翘三钱(带心)　陈金汁二两(分冲)　藏红花一钱

【三诊】 陆续频灌,从上午至黄昏,仅得大便溏黑者一次。灌至次日清晨,尽药两剂,又得黑溏极秽臭不可闻者两次,神识时清时昏,昏少清多,舌上翻出浮腻黄苔,喉间白腐,时退时起,颈肘腰腿发现紫痕硬块,大小不一,脉皆浮洪搏数。此血毒虽从下泄,而营中之伏火尚炽也。姑用伍氏清血解毒汤,合绛覆汤、叶氏神犀丹,凉透血毒,宣络清神,以消息之。

【五方】 鲜生地一两　粉丹皮二钱　藏红花八分　青连翘三钱(带心)　老紫草三钱　真新绛二钱　旋覆花钱半(包煎)拌神犀丹三颗

先用紫花地丁八钱　银花露一斤　煎汤代水。

【四诊】 一日夜药尽两剂,大便又秘,小溲赤涩,神识多昏少清。凡上部如颈肩手臂,下部如腰脊膝腘等处,从前有紫痕硬块者,亦皆红肿作脓,不特咽喉溃烂,并肛门亦溃烂流脓,脉仍搏数按之有力,血毒虽从外溃,病势总在险途。急拟救阴活血,败脓逐毒,背城一战,以图幸功。用仲景败脓散合大黄牡丹皮汤加味。

【六方】 生锦纹三钱　粉丹皮二钱　小枳实钱半　生赤芍五钱　元明粉二钱(后入)　光桃仁钱半　桔梗一钱　鲜生地一两

先用冬雪水、银花露各一汤碗,代水煎药。

【五诊】 药仍陆续频灌,灌至一昼夜,约服四五汤碗,二便始畅,惟粪带脓血杂下,一节黄燥,一节溏黑。从此神识清醒,时时叫哺,咽喉肛门溃烂均减,六脉搏数已转弦软。治以养阴活血,败脓化毒,与五汁饮加味,外用紫金锭一钱、制月石三分,和以净白蜜,时时扫喉,清化其毒。

【七方】 鲜生地二两(开水浸,捣汁)　雅梨汁两瓢　甘蔗汁　生藕汁各一瓢　陈金汁二两(分冲)
先用鲜茅根二两(去皮)　金银花五钱,蒸取清汁;再炖四汁,滚十余沸;冲金汁,时时灌之。

【六诊】 连服三日,咽喉及遍身溃烂处,均已渐次收功,便中亦无脓瘀,胃纳绿豆清汤,舌转嫩红,脉转虚数。此瘟毒虽皆外泄,而血液已经两亏,与五鲜汤滋养,以善其后。

【八方】 鲜生地六钱　鲜梨肉一两　鲜建兰叶五钱　鲜石斛五钱　鲜茅根一两

【效果】 连服六日,胃健纳谷,喜笑语言如常。嘱其用北沙参四钱、光燕条①一钱、奎冰糖三钱,日进一剂,以调补之。

---

① 光燕条:即燕窝。

名 著 选

叶天士《温热论》

《温热论》作者叶桂,字天士,号香岩,又号上津老人。为清代吴县人,祖籍安徽歙县。生于康熙六年(1667年),殁于乾隆十一年(1746年)。叶天士是清代著名医家,他能博采众长,故学识渊博,医术精湛,治病多奇中,每起沉疴危症,因此名著朝野。其学术思想颇为后人推崇,尤其对温热病的理论证治甚多发挥,基本奠定了温病学的理论体系。本篇系论述温热疾病的专著,不仅在温病学中占有重要的地位,而且对整个祖国医学的发展也有着深远的影响。在这篇著作中,叶氏在继承前人对温热病认识的基础上,结合他自己长期临床实践的经验和体会,创造性地提出了温病辨证施治的体系。其主要内容可概括为以下几个方面:① 阐明了温病发生、发展的规律,指出了温病的病因、感邪途径,并明确了温病与伤寒的区别。② 创立了"卫气营血"学说作为温病辨证施治的理论根据,明确了温病的证治规律。③ 丰富和发展了温病的诊断内容,如辨舌、验齿、辨斑疹白㾦等。④ 论述了妇人温病的诊治特点。

这篇著作,据传是叶氏门人顾景文根据其师口授之语录记而成。世所传本出华岫云、唐大烈二人,前者收于《临证指南医案》,名《温热论》,称为"华本";后者载于《吴医汇讲》,名《温证论治》,称为"唐本"。后来章虚谷从唐本将其编入《医门棒喝》,名《叶天士温病论》。王孟英则从华本将本篇收于《温热经纬》,并把篇名改为《叶香岩外感温热篇》。章、王氏均对原文作了注释。尔后,注释本篇的还有凌嘉六、宋祐甫、周学海、陈光淞、吴锡璜、金寿山、杨达夫等。

本篇虽系根据谈话记录而成,但其内容则朴实地反映了叶氏治疗温病的独特见解和丰富经验,甚切实用,所以后世医家奉为圭臬,直到现在仍是研究温病学说的重要文献。

本教材系以华本为据,为了便于教学,在编写时将叶氏原文按内容稍作归类,冠以标题。

温 病 大 纲

【原文】 1. 温邪上受,首先犯肺,逆传心包。肺主气属卫,心主血属营,辨营卫气血虽与伤寒同,若论治法则与伤寒大异也。(1)

【释义】 本条为温病证治总纲,概括了温热病的病因,感邪途径,发病部位,传变趋势,并进而指出温病治法与伤寒有别。

温病是外感病的一大类别,其发生原因是感受温邪,感染途径为邪从上受,由口鼻而入,侵犯人体。因肺居上焦,开窍于鼻,且外合皮毛与卫气相通,主一身之表,所以温邪外侵,必先犯肺而出现肺卫表证。

温病初起邪犯肺卫,治疗及时病邪即可外解。邪不外解,则可由肺卫而内陷心包营分,因肺热内陷心营,为病情之急剧转变,病势重险,故称为"逆传"。温病除"逆传"外,尚有按一般由浅入深逐步发展的"顺传"过程,其病机演变为上焦肺卫之邪,依次传入中焦阳明,正如王孟英所说:"温邪始从上受,病在卫分……则以邪从气分下行为顺,邪入营分内陷为逆也。苟无其顺,何以为逆?"

可见,"逆传"与"顺传"是相对而言,前者是指病情之急剧变化,后者是指病情之渐进发展。至于温病传变所以有顺逆之分,除了与病邪性质和证情轻重有关外,人体正气的强弱则是一个重要因素。

肺与心包同居上焦,主管全身卫气营血的运行。所谓"肺主气属卫,心主血属营",即指此而言。由于在生理上卫气与肺相通,营血为心所主,因此在温病过程中,肺与心包病变必然要影响到卫气营血的正常活动,而反映出表里深浅的不同病理变化。所以叶氏于上焦肺与心包病变中,又结合卫气营血进一步区分成四种证候类型,以辨别其深浅轻重。一般说,温邪犯肺病在卫分者,病情轻浅,传入气分者病情较重,逆传心包及病在营分者病情严重,深入血分者则最为深重。

外感温邪所致的温病与风寒引起的伤寒是外感病中的两大类型,其发展传变均是由表入里,由浅入深,病机变化均有卫气营血的浅深界限,这是两者在病变方面的共同之处。所不同者,温病为温邪上受所致,伤寒为感受风寒而成,两者病因性质完全不同,故初起治疗方法截然有异。所以原文指出"辨营卫气血虽与伤寒同,若论治法则与伤寒大异也"。

【选注】 华岫云:邪从口鼻而入,故曰上受。但春温冬时伏寒,藏于少阴,遇春时温气而发,非必上受之邪也。则此所论温邪,乃是风热、湿温之发于春末夏初者也。

章虚谷:诸邪伤人,风为领袖,故称百病之长,即随寒热温凉之气,变化为病,故《经》言其善行而数变也。身半以上天气主之,为阳;身半以下地气主之,为阴。风从寒化属阴,故先受于足经;风从热化属阳,故先受于手经。所以言"温邪上受,首先犯肺"者,由卫分而入肺经也,以卫气通肺,营气通心,而邪自卫入营,故逆传心包也。《内经》言:"心为一身之大主而不受邪,受邪则神去而死。"凡言邪之在心者,皆心之包络受之。盖包络为心脏之衣也。心属火,肺属金,火本克金,而肺邪反传于心,故曰"逆传"也。风寒先受于足经,当用辛温发汗;风温先受于手经,宜用辛平解表,上下部异,寒温不同,故治法大异,此伤寒与温病,其初感至传变皆不同也。

王孟英:《难经》从所胜来者为微邪,章氏引为逆传心包解,误矣!盖温邪始从上受,病在卫分,得从外解则不传矣。第四章云:"不从外解,必致里结。"是由上焦气分,以及中下二焦者为顺传。惟包络上居膻中,邪不外解,又不下行,易于袭入,是以内陷营分者为逆传也。然则温病之顺传,天士虽未点出,而细绎其议论,则以邪从气分下行为顺,邪入营分内陷为逆也。苟无其顺,何以为逆?章氏不能深究,而以生克为解,既乖本旨,又悖经文,岂越人之书竟未读也?

杨照藜:肺与心相通,故肺热最易入心,天士有见于此,故未言"顺传",而先言"逆传"也。

周学海:按"伤寒从毛窍而入,温病从口鼻而入"二语,世莫不奉为定案矣。其实二者亦皆互有,而总以从毛窍入者为多。南人中焦湿热素盛,一感温邪即表里合一,遂似全从口鼻而入,亦不察之甚也。若果尽从口鼻而入,何以治法中有汗法乎?本文"上受"二字,即《内经》邪气在上义。

【按语】 关于温病的感受途径和发病部位,叶氏提出了"温邪上受,首先犯肺"。华岫云则指出亦有"非必上受之邪",王孟英在《温病条辨》按语中亦指出:"伏气自内而发,则病起于下者有之;胃为藏垢纳污之所,湿温、疫毒病起于中者有之;暑邪挟湿者亦犯中焦,又暑属火,而心为火脏,同气相求,邪极易犯,虽始上焦,亦不能必其在手太阴一经也。"由此可见,温邪上受犯肺虽然是温病,特别是风温、秋燥、冬温等病的发病部位,但不是所有温病均邪犯肺卫。周氏对感邪途径的论述亦颇深刻,可供参考。总之,在临床上应从诊察病证表现入手,才能正确分析其具体的病变部位。

关于"逆传"的含义,章氏与王氏见解不同。章氏以五行生克学说解释,说理虽亦可通,但终觉刻板;王氏则从原文辞义上反证推论,认为是相对"顺传"而言。这一见解,远较章氏之说允当。至于温邪逆传心包的因素,杨氏从生理上论证,认为是肺与心包相通之故,但这并非产生逆传的决定因素。按之实际,温病之所以逆传,主要取决于邪正两个方面。一般说,凡心气或心阴不足以及受邪太重的患者,最易出现逆传的证候。当然,与所受病邪的特性亦有极大关系。

【原文】 2. 大凡看法,卫之后方言气,营之后方言血。在卫汗之可也,到气才可清气,入营犹可透热转气,如犀角、玄参、羚羊角等物,入血就恐耗血动血,直须凉血散血,如生地、丹皮、阿胶、赤芍等物。否则前后不循缓急之法,虑其动手便错,反致慌张矣。(8)

【释义】 本条概述卫气营血病机的深浅层次及卫气营血证候的不同治法。

卫气营血在生理上虽相辅而周流全身,但其分布部位、活动范围及生成过程等都有深浅先后之分。在病理上,卫气营血的传变,则反映了温病发展过程中的病位深浅、病情轻重及病程的先后阶段。一般说,温病初起邪多在卫分,病情轻浅;继之表邪入里传之气分,病情较重;进而深入营分,病情更重;最后邪陷血分,则病情最为深重。这是一般新感温病由表入里,由浅入深,由轻转重的演变过程。但如伏邪温病自里出表,如发于营血分,则可先从营血分而后达于气分,不比外感温邪由卫及气自营而血。

卫气营血的证型不仅在层次上有深浅之分,而且各有特定的病机变化和证候表现。临床根据不同阶段的证候表现,辨别邪之所在,明确病变机理,从而确定治疗方法,这就是卫气营血作为温病辨证施治依据的意义所在。邪在卫分即是表证,治疗宜予透汗解表,使邪从外解,用药既忌辛温,但亦不宜过分寒凉,即使表热较重亦只能予辛凉轻剂,解表清热。邪入气分为表邪已解,里热已炽,故治疗应予辛寒清气之品透热外达,但忌早用苦寒沉降之品,以免遏邪内闭而致病情加重。邪热入营,病虽深入一层,但如未见耗血动血证候时,仍应立足透邪外达。使其转出气分而解,故治疗用药清营中须伍以透泄之品。慎用滋腻养血和破散活血等药,以免腻滞留邪和破散伤血。一旦热入血分而有"耗血动血"之变,则治疗应即采用凉血养阴、活血散血之品,以直接清解血分热毒,消散血络淤滞,滋养阴血。这是根据卫气营血证候的不同病变机理而确定的治疗大法。临床运用还可根据病情需要互相配合,加减化裁。

【选注】 华岫云:辛凉开肺便是汗剂,非如伤寒之用麻桂辛温也。

章虚谷:仲景辨六经证治,于一经中皆有表里深浅之分……若温病邪从手经而入,与伤寒不同,其始皆有营卫则同,其后传变则异,故先生于营卫中又分气血之浅深,精细极矣。凡温病初起,发热而微恶寒者,邪在卫分;不恶寒而恶热,小便色黄,已入气分矣;若脉数舌绛,邪入营分;若舌深绛,烦扰不寐,或夜有谵语,已入血分矣。邪在卫分,汗之,宜辛平表散,不可用凉。清气热方可用辛凉,若太凉,反使邪不外达而内闭,则病重。故虽入营,犹可开达转出气分而解。倘不如此细辨施治,动手便错矣。故先生为传仲景之道脉,迥非诸家之立言所能及也。

王孟英：外感温病如此看法，风寒诸感无不皆然。此古人未达之言，近惟王清任知之。若伏气温病，自里出表，乃先从血分，而后达于气分。故起病之初，往往舌润而无苔垢，但察其脉，软而或弦，或微数，口未渴而心烦恶热，即宜投以清解营阴之药。迨邪从气分而化，苔始渐布，然后再清其气分可也。伏邪重者，初起即舌绛咽干，甚有肢冷脉伏之假象，亟宜大清阴分伏邪，继必厚腻黄浊之苔渐生，此伏邪与新邪先后不同处。更有邪伏深沉，不能一齐外出者，虽治之得法，而苔退舌淡之后，逾一二日舌复干绛，苔复黄燥。正如抽蕉剥茧，层出不穷，不比外感温邪，由卫及气自营而血也。秋月伏暑证，轻浅者邪伏膜原，深沉者亦多如此。苟阅历不多，未必知其曲折乃尔也。附识以告留心医学者。

吴锡璜：治温热病虽宜用凉解，然虑其寒滞，宣透法仍不可少。

又按伏气病将发未发时，类多舌绛，发热后，衄血者甚多，由营分而达于气分，即此可知。

又按病由营发，益忌辛燥风药。至肢冷脉伏，在阅历未深者，遇此未免慌张。然既舌绛，又属热深厥深，以热度表试之，肢虽冷而热度亦高，开手即宜大剂清营，方免贻误。

陈光淞：盖自其约而言之，则卫为气，营为血，循其等而言之，则卫为气之标，气为卫之本，营为血之帅，血为营之徒也。是以血属营之后，而入营者就可透热转气。失此不治，则营病而血亦病，血滞而气不能营，故直须凉血散血，通其经隧之途，使营气复其故道也。此卫气营血之次第，学者细察《素问》调经、经络诸论，及《灵枢》营气、卫气、营卫生会等篇，自能了然矣。

【按语】 章虚谷对"卫气营血"的辨证和治疗，作了全面深入地论证。在辨证方面，补充了"卫气营血"证候类型的主要见症，并且还根据四者的浅深意义论述了温病发生发展的一般情况，可以说是指出了温病临床辨证的关键；在施治方面，亦具体阐明了各类证候的治疗方法及其注意点等。所论均颇确切，足以补原文之不足。但其所说"邪在卫分，汗之，宜辛平表散，不可用凉"似欠妥，王孟英认为应该是"邪在卫分，汗之，宜辛凉轻解"。根据温病邪在卫分的证候性质来看，当以王氏见解较为合理。此外，王氏在章氏论证温病发生发展的理论基础上，更进一步阐述了温病里热外发，卫气营血证型的传变情况，并且具体说明了各个阶段的证候特点，这对临床辨证有很大的助益。吴锡璜注中指出了温病治疗虽宜凉解，而宣透法不可少，不能过于寒滞，以及伏气温病发于营分的证治特点，对于临床有一定指导意义。陈光淞根据《内经》理论，论证了"卫气营血"四者的浅深关系，对进一步认清叶氏"卫气营血"的理论渊源，也有所启发。

邪 在 肺 卫

【原文】 3. 盖伤寒之邪留恋在表，然后化热入里，温邪则热变最速。未传心包，邪尚在肺，肺主气，其合皮毛，故云在表。在表初用辛凉轻剂。挟风则加入薄荷、牛蒡之属，挟湿加芦根、滑石之流。或透风于热外，或渗湿于热下，不与热相搏，势必孤矣。（2）

【释义】 本节概述伤寒与温病的传变区别，并着重论证温病初起"邪尚在肺"及其兼挟证的治法。

叶氏于本篇首条即指出温病与伤寒"治法大异"。其所以"大异"就在于两者虽同属外感为病，传变趋向均由表入里，但其病因性质则有寒温之异，传变速度亦有快慢之别，故初起治法截然不同。伤寒是外感寒邪所致,寒性阴凝,易伤阳气,化热较慢,所以初起邪恋在表,郁遏卫阳而呈现表寒见症,必待寒郁化热始内传入里而转化成里热证候。而温为阳邪,其性属热,故初起邪在肺卫即出现表热证候;且热邪传变迅速,所以温邪在肺,每易逆传心包而致病情骤然加剧。这是伤寒与温病在传变上的不同之处。

温邪虽传变迅速,但初起亦必有卫分过程。肺主皮毛,主一身之表,故温邪未传心包而尚在肺之际,其病多属表证。凡病邪在表,治疗总宜辛散之品透邪外达。因温为阳邪,故宜辛凉之剂以宣透肺卫邪热,用药宜选轻透之品如豆豉、银花、连翘之类,切不可过分寒凉,以免遏伏病邪而不易外解。至于麻、桂等辛温解表之剂则尤当禁忌,误用则可导致温邪化火化燥而使病情加剧。

温邪致病每易兼挟风邪或湿邪,而致风热相搏或湿与温合,其治疗方法有所区别。风宜疏散,故挟风宜加透散之品,如薄荷、牛蒡之类,以使风从外解;湿宜分利,故挟湿宜加芦根、滑石等甘淡渗湿之品,以使湿从下泄。风邪外解,湿邪下泄,则温邪之势孤立,而病易解除。

【选注】 章虚谷:伤寒邪在太阳,必恶寒甚。其身热者,阳郁不伸之故,而邪未化热也。传至阳明,其邪化热则不恶寒,始可用凉解之法,若有一分恶寒,仍当温散。盖以寒邪阴凝,故须麻桂猛剂。若温邪为阳,则宜轻散,倘重剂大汗而伤津液,反化燥火,则难治矣。始初用辛不宜太凉,恐遏其邪,反从内走也。或遇阴雨连绵,湿气感于皮毛,当先去表湿,使热外透可解,否则湿闭其热而内侵,病必重矣。其挟内湿者,清热必兼渗利之法,不使湿热相搏,则易解也。

陈光淞:温邪犯肺,即传心包,上焦不治,使入中焦,中焦不治,即传下焦,伤人之阴最易,故曰热变最速……此明温邪初起未传营者之治法。盖温邪为病,必有所挟,不外风与湿之两途:风,阳邪,宜表而出之,故曰透外;湿,阴邪,宜分而利之,故曰渗下。

吴锡璜:不恶寒者言其常也。若阳明发热汗多,则有背微恶寒之症。

【按语】 章氏从病邪性质、发病机理、传变特点以及临床证候等方面分析了伤寒与温病的区别,进而指出二者治法大异之道理所在,并阐述了两者治疗的注意之点。其论述深刻,甚为可取。对温邪挟湿之治,分表湿里湿,尤属全面。总起来说,章氏所述对叶氏原意颇多阐发、补充。陈氏对温病兼证治法的区别,从风与湿的不同性质来说明宜透宜渗的用意所在,亦属得当。

【原文】 4. 不尔,风挟温热而燥生,清窍必干,谓水主之气不能上荣,两阳相劫也。湿与温合,蒸郁而蒙蔽于上,清窍为之壅塞,浊邪害清也。其病有类伤寒,其验之之法,伤寒多有变证,温热虽久,在一经不移,以此为辨。(3)

【释义】 本节承上文进一步阐明温热挟风挟湿的证候特点,以及与伤寒的鉴别要点。

风性疏泄,故温热挟风,治宜辛凉透解,以使风热之邪从皮毛而解,否则易于形成化燥伤津的局面。因风与热具属阳邪,两阳相合,风火交炽,势必耗劫津液,津液一伤,则邪火愈炽,口鼻等头面清窍,因无津上荣,必然会出现干燥现象。这是温邪伤津最显著的证候表现,故叶氏仅举此一端,作为温病化燥伤津的辨证要点。湿为有形之邪,故温热挟湿之证,治疗必于凉解之中加入淡渗之品,以使湿从小便而去。前人云:"治湿不利小便,非其治也。"但温热挟湿之证,毕竟以热为主,故利湿只宜甘淡之品,以使利湿而不伤阴,湿去而热邪孤立,则病易解除。湿为重浊之邪，与热相合，湿热蕴蒸，蒙蔽于上，则清阳之气被其阻遏，以致清窍壅塞，势必出现耳聋、鼻塞等症，此即"浊邪害清"之故。由于湿为阴邪，故温热挟湿之证，初起某些症状颇类伤寒。吴鞠通在《温病条辨》中说湿温"头痛恶寒，身重疼痛，有似伤寒"，然而，这仅是证候表现的某些类似，绝非本质的相同，临床如通过全面地分析，就不难找出其区别所在。叶氏以两者的传变情况为辨，可作为两者辨证的依据之一。由于湿性淹滞，转化较慢，临床往往有较长过程证情无显著的变化，所以叶氏说："温热（当是指温热挟湿之证，因本句是紧承上文而言）虽久，在一经不移。"当然，这里所说"在一经不移"，仅是相对伤寒而言，为了说明其传变缓慢的情况，而并非绝对之词。事实上湿热病经过一个较长的过程以后，也要化燥传变的。由于伤寒证初起留恋在表，然后化热入里，传入少阳、阳明或传入三阴，而且随着病邪的传变，证候的性质也起了变化，所以说"伤寒多有变症"。

【选注】 章虚谷：胃中水谷，由阳气化生津液，故阳虚而寒者，无津液上升，停饮于胃，遏其阳气，亦无津液上升，而皆燥渴，仲景已备论之。此言风热两阳邪，劫其津液而成燥渴，其因各有不同，则治法迥异也。至风雨雾露湿邪受于上焦，与温邪蒸郁而上蒙清窍。如仲景所云：头中寒湿，头痛、鼻塞，纳药鼻中一条，虽与温邪蒙蔽相同，又有寒热不同也。其寒湿下受于足经者，仲景多用姜、附、术、苓，挟风而在表者，用麻、桂、防己，良以寒湿皆阴邪，而风从寒化亦为阴，故治之皆用辛温之法也。伤寒先受于足经，足经脉长而多传变；温邪先受于手经，手经脉短，故少传变。是温病伤寒之不同，皆有可辨者也。

凌嘉六：温热挟风为风温，挟湿为湿温，此宜分别。春夏之交多风温，夏秋之交多湿温。挟湿大便溏、小便不利；挟风则头痛、恶风或咽干口燥。

周学海：此义世皆以手足经释之，非也。伤寒亦有不传经者，但传经者多；温病传经者少。所以然者，寒邪为敛，其入以渐，进一境即转一象，故变证多；温邪为开，重门洞辟，初病即常兼二三经，再传而六经已毕，故变证少也。

陈光淞：按此条明风温、湿温俱有清窍干塞，分析言之，恐人以伤寒之法误治，尤恐以湿温之浊邪害清，与风温之两阳相劫混治也。右第一节（指篇首至此）首论伤寒、温热感受证治之不同，温病有挟风、挟湿之异治，其所入之途，有卫气营血之次第。总举其纲，以告学者，下文乃详言之。

【按语】 章氏举出阳虚停饮，津不上升的口渴之证，与风热相合化燥伤津、清窍干燥的证候进行分析比较，从而指出其病机、治法的区别。这不仅可以加深对原文的理解，而且对于临床的正确辨证，亦有很大意义。关于原文所说的"其病有类伤寒"，章氏认为是指湿热证的"浊邪害清"与仲景所说的"头中寒湿"相较而言，此说也有一定道理，可供参考。但对"伤寒多传变，温病少传变"的说理甚觉牵强，颇难令人信服。凌氏指出本条所论风挟温热及湿与温合的临床表现及发病季节，甚为中肯。陈氏指出本条要点在于临床上正确辨别风温、湿温所致的清窍干塞，这对于理解原文亦有启发。周氏力辟章氏以手足经长短解释传变多少之非，认为"伤寒多有变证"的是伤寒渐次内传，"进一境即转一象"，故病情寒热虚实变化较多。其实质精神也就是说伤寒的证候多随传变而性质有所改变，此说尚称合理，可资参考。但其对温病"变症少"的解释，则未必尽然。周氏认为温病初起，即常兼二三经证候，并且再传则六经毕，"故变症少"。证之临床实际并非如此，温病初起即兼二三经证候的究居少数，即使有初病即兼见几经证候，甚或在传变上有"六经已毕"的情况，那也不能说是变症少而倒是变证多。因此，周氏这段解释的理由是不够充分的。

流连气分

【原文】 5. 若其邪始终在气分流连者,可冀其战汗透邪,法宜益胃,令邪与汗并,热达腠开,邪从汗出。解后胃气空虚,当肤冷一昼夜,待气还自温暖如常矣。盖战汗而解,邪退正虚,阳从汗泄,故渐肤冷,未必即成脱证。此时宜令病者,安舒静卧,以养阳气来复,旁人切勿惊惶,频频呼唤,扰其元神,使其烦躁。但诊其脉,若虚软和缓,虽倦卧不语,汗出肤冷,却非脱证;若脉急疾,躁扰不卧,肤冷汗出,便为气脱之证矣。更有邪盛正虚,不能一战而解,停一二日再战汗而愈者,不可不知。(6)

【释义】 本节承上文进一步说明温邪不从外解亦未入营而始终流连气分的治疗大法以及战汗的形成机理、临床特点及护理措施等。

温邪由卫入气,既不外解,亦不内传营血,说明邪虽未去而正气尚未虚衰,此时治疗应取助正达邪之法,希望能通过战汗以促使病邪外解。关于这一阶段的治疗,原文指出"法宜益胃"。所谓"益胃",根据病情来看,当不是指补益胃气。王孟英认为:"益胃者,在疏渝其枢机,灌溉汤水,俾邪气松达,与汗偕行。"此说是比较合理的。具体说来,也就是以轻清之品,清气生津,宣展气机,并灌溉汤液,以使气机宣通,热达于外,腠开汗出,则邪亦随之外透。

温病过程中出现战汗,一般来说是好的现象,因为"战"是邪正剧烈交争的表现,战而汗出热退,则标志着正胜邪却,病邪已解。由此可以理解,战汗的机理,是邪气流连已久,而正气尚未虚衰,犹能奋起驱邪外出,正气驱邪,力透重围,故出现战象。战汗的临床表现,大多先是全身战栗,甚或肢冷脉伏,继之不久,全身即可透出大汗。战而汗解以后,患者常表现出身凉、脉虚、倦卧不语等正虚现象。因为大汗之后,卫阳外泄,肌肤一时失却温养,以致汗后"肤冷一昼夜",这是一种暂时性的阳虚现象,一般不致形成"脱证",一俟阳气恢复,肌肤即可温暖如常。其辨证要点在于注意脉象变化及神态表现。脉象虚软和缓、神静安卧的,为邪退正虚的表现,虽汗出肤冷,但非脱证;反之,若战汗后脉象急疾,神情躁扰,肤冷汗出的,则为正气外脱的危重表现。临床上还有这样一种情况,即一次战汗后病邪不能尽解。须一二日后再次发生战汗而方痊愈的。其原因主要是邪甚而正气相对不足,一次战汗,还不足以驱逐全部病邪,因此,往往须停一二日,待正气渐复后再作战汗而获愈。

战汗的护理,甚为重要。战而汗解之后,由于邪退正虚,阳气出现一时性的不足,不能布于肌肤,故往往在战汗后一昼夜时间内,患者肤冷、神倦,此时应保持环境安静,让患者安卧休息,以促使阳气逐渐恢复。切不可见其倦卧不语,汗出肤冷而误认为"脱证",以致惊慌失措,频频呼唤,这样反会扰其元神,不利机体恢复,这是值得注意的。

【选注】 魏柳洲:脉象忽然双伏或单伏,而四肢厥冷,或爪甲青紫,欲战汗也,宜熟记之。

章虚谷:邪在气分,可冀战汗。法宜益胃者,以汗由胃中水谷之气所化,水谷气旺,与邪相并而化汗,邪与汗俱出矣,故仲景用桂枝汤治风伤卫,服汤后令啜稀粥,以助发汗。若胃虚而发战,邪不能出,反从内入也,故要在辨邪之浅深;若邪已入内而助胃,是助邪反害矣。故如风寒温热之邪,初在表者,可用助胃以托邪;若暑疫等邪,初受即在膜原而当胃口,无助胃之法可施,虽虚人亦必先用开达,若误补其害匪轻也。倘得战汗解后,或肤冷复温,亦不可骤进补药,恐余邪未净复炽也。至气脱之证,尤当细辨。若脉急疾,躁扰不卧而身热无汗者,此邪正相争,吉凶判在此际:如其正胜邪却,即汗出身凉,脉静安卧矣;倘汗出肤冷,而脉反急疾,躁扰不安,即为气脱之证;或汗已出而身仍热,其脉急疾而烦躁者,此正不胜邪,即《内经》所云:"阴阳交,交者死也。"

王孟英:右第二章(指上节)以心肺同居膈上,温邪不从外解,易于逆传,故首节言内陷之治,次明救液之法,末言不传营者,可以战汗而解也。第邪既始终流连气分,岂可但以初在表者为释?盖章氏疑益胃为补益胃气,故未能合题旨。夫温热之邪迥异伤寒,其感人也,自口鼻入先犯于肺,不从外解则里结而顺传于胃。胃为阳土,宜降宜通,所谓腑以通为补也,故下章即有分消走泄以开战汗之门户云云。可见益胃者,在疏渝其枢机,灌溉汤水,俾邪气松达,与汗偕行,则一战可以成功也。即暑疫之邪在膜原者,治必使其邪热溃散,直待将战之时,始令多饮米汤或白汤,以助其作汗之资。审如章氏之言,则疫证无战汗之解矣。且战汗在六七朝或旬余者居多,岂竟未之见耶?若待补益而始战解者,间亦有之,以其正气素弱耳,然亦必非初在表之候也。

凌嘉六:用药宜石斛、麦冬、花粉、橘白、谷芽、茯神、甘草等类,以清热养胃,或不服药,竟与清粥饮亦可。

周学海:邪虽在气,必以津浮之使出,故须邪与汗并,方能与汗俱出,亦须津能浮邪,始能邪与汗并也。

此论甚细切,凡战汗之后多有此象。但热邪在气分似不须战,更不须再三战,必邪入营分方有故汗,即伤寒亦如此,况温热乎?何者?凡伤寒故汗,乃正阳为邪气蹂躏,温补元阳力透重围,故有战象;若温热之战汗,必待津液耗燥,滞入营分,以甘寒扶胃生津,如大旱遇雨,阴津与亢阳相争,亦作战也。若在气分则但汗耳,何以战为?

陈光淞:此明邪之由卫而气,不传营者之治法。大凡温邪入里,分为两途:心包与阳明,其治法不离乎斑、汗、下。传心包者即伤营血,伤营血者必发斑,透斑为治;入阳明者属胃与肠,必致成里结,成里结者可下。若未入里,流连气分者,则属三焦,在上焦者,可冀其战汗而解,法宜益胃……益胃之法,如《温病条辨》中之雪梨浆、五汁饮、桂枝白虎等方,均可采用;热盛者食西瓜,战时饮米汤、白水,所谓令水与汗并,热达腠开,得通泄也。若在中下焦,则有分消之法矣。

此明解后之状,辨脱与非脱之脉法,更示人以有邪盛正虚再战之机,恐邪热未清,误认虚脱,妄投补剂也。汗出肤冷与肤冷汗出有别:汗出肤冷者,汗后而热退肤冷,此邪解正虚之象,故云非脱,即仲景所谓:汗泄热去身凉即愈;肤冷汗出者,即《伤寒论》中所谓亡阳遂漏不止,与汗出如油也。《素问·评热论》曰:"汗出而脉尚躁盛者死。"《灵枢·热病》曰:"热病已得汗,而脉尚躁盛,此阴脉之极也,死;其得汗而脉静者,生。"此脉急疾躁扰,所以为气脱之证也。

吴锡璜:按汗出肤冷,热病解后此候尽多,甚至有如寒厥者,但其脉必虚缓,精神必安舒。粗工不识,误认亡阳,妄投温补者往往或有。误药变证蜂起,每归咎前医之过用寒凉,一误再误,转治转剧,以致于死。而真能治病识病者,反至受谤,余因阅历,备尝其苦,安得病家尽有医学智识,遇此症绝不慌张者乎?

【按语】 魏氏补出关于战汗前的征象,有助临证参考。关于"益胃"治法的意义和目的,章氏和王氏均作了具体分析,但两家见解稍有出入。根据病情来看,当以王氏所论比较确切合理。陈氏所补充"益胃"的具体药方亦称合拍。至于陈氏对气虚与气脱的辨证,提出汗出肤冷与肤冷汗出作为区别,亦可供参考,但临床上必须根据全面脉证进行分析,庶可得出正确结论。至于周氏提出战汗只发生于邪入营分而不发生于邪在气分,在理解时亦不可绝对。战汗固然可发生于邪入营分,但临床上尤以邪热久在气分者为多见。

【原文】 6. 再论气病有不传血分,而邪留三焦,亦如伤寒中少阳病也。彼则和解表里之半,此则分消上下之势,随证变法,如近时杏、朴、苓等类,或如温胆汤之走泄。因其仍在气分,犹可望其战汗之门户,转疟之机括。(7)

【释义】 本节讨论了邪留三焦的治疗和转归。

温邪久羁气分,既不外解,亦不内传,往往留于三焦。三焦属少阳,主气机升降出入,并司通行水道。病邪羁留则气机郁滞,而水道不利,以致温邪挟痰湿内停。故本证多见寒热起伏,胸满腹胀,溲短,苔腻等。其证与《伤寒论》少阳病的区别是:后者为邪在半表半里,枢机不利,故治予和解;本证虽亦属少阳为病,但病机则属邪阻上、中、下三焦气机,所以治疗宜予分消走泄之法,如杏、朴、苓,或温胆汤之类。但须注意杏、朴、苓或温胆汤作用皆着重在宣气化湿,对于气机不畅、痰湿较重的证候较为适用;若热象较甚的则又须以清化为法,如属风热流连气分则更不宜应用,应予清气泄热之法为治,误用分消走泄之品,反能促使化燥伤津而致病情转重。总之,临床上必须随着证情的变化而立法施治,这就是叶氏所指出"随证变法"的主要精神。

由于邪留三焦之证,病变亦在气分,如能依法施治,气机宣化则可能通过战汗而解,或者转化为疟状,而逐渐痊愈。

【选注】 章虚谷:经言三焦膀胱者,腠理毫毛其应。而皮毛为肺之合,故肺经之邪,不入营而传心包,即传于三焦,其与伤寒之由太阳传阳明者不同;伤寒传阳明,寒邪化热,即用白虎等法,以阳明阳气最盛故也。凡表里之气,莫不由三焦升降出入,而水道由三焦而行。故邪初入三焦,或胸胁满闷,或小便不利,此当转其气机,虽温邪不可用凉药遏之,如杏、朴、温胆之类,辛平甘苦以利升降而转气机,开战汗之门户,为化疟之丹头。此中妙理,非先生不能道出,以启后学之性灵也。不明此理,一闻温病之名,即乱投寒凉,反使表邪内闭,其热更甚,于是愈治而病愈重,至死而不悟其所以然,良可慨也。

王孟英:章氏此释,于理颇通,然于病情尚有未协也。其所云分消上下之势者,以杏仁开上,厚朴宣中,茯苓导下,似指湿温,或其人素有痰饮者而言,故温胆汤亦可用也,试以《指南》温湿各案参之自见。若风温流连气分,下文已云到气才可清气,所谓清气者,但宜展气化以轻清,如栀、芩、蒌、苇等味是也。虽不可遽用寒滞之药,而厚朴、茯苓亦为禁剂。彼一闻温病即乱投寒凉,固属可慨,而不辨其有无湿滞,概用枳、朴,亦岂无遗憾乎?至转疟之机括一言,原指气机通达,病乃化疟,则为邪杀也。从此迎而导之,病自渐愈。奈近日市医,既不知温热为何病,柴、葛、羌、防随手浪用,且告病家曰:须服几剂柴胡,提而为疟,庶无变端。病家闻之,无不乐从,虽至危殆,犹曰提疟不成,病是犯真,故病家死而无怨,医者误而不悔,彼此梦梦,亦可慨也夫。又按五种伤寒,惟感寒即病者为正伤寒,乃寒邪由表而受,尤必佐以甘草、姜、枣之类,俾助中气以托邪外出,亦杜外邪而不使入内。倘邪在半表半里之界者,治宜和解,可使转而为疟。其所感之风寒较轻而入于少阳之经者,不为伤寒,则为正疟,脉象必弦,皆以小柴胡汤为主方。设冬伤于寒而不即病,则为春温夏热之证,其较轻者,则为温疟、瘅疟,轩岐仲景皆有明训,何尝概以小柴胡汤治之耶？若感受风温、湿温、暑热之邪者,重则为时感,轻则为时疟,而温、热、暑、湿诸感证之邪气流连者,治之得法,亦可使之转疟而出……

凌嘉六：分消等法是三焦湿温之治,而于风温不合,恐反泄津液致燥也。前条益胃透邪的是治风温在气分之法。《内经》谓三焦主气所生病者,故三焦、气分可以互称,无二义也,分消主淡渗,益胃主甘凉。

【按语】 章氏从三焦气化的职能来分析邪留三焦的病机所在,并进一步阐明其证候表现及治疗宜忌,颇有参考价值。王氏对分消走泄治法的适应范围,以及与风热在气治宜清气之法的运用区别作了深刻论述,与章氏之论相得益彰。王氏并阐发了叶氏所说"转疟之机括"的含义,澄清了当时某些医生对于"转疟"的误解。凌氏之注亦强调了分消之法只适用于湿温而不适于风温,有一定见地,可供参考。

里 结 阳 明

【原文】 7. 再论三焦不得从外解,必致成里结。里结于何,在阳明胃与肠也。亦须用下法,不可以气血之分,就不可下也。但伤寒邪热在里,劫烁津液,下之宜猛；此多湿邪内搏,下之宜轻。伤寒大便溏为邪已尽,不可再下；湿温病大便溏为邪未尽,必大便硬,慎不可再攻也,以粪燥为无湿矣。(10)

【释义】 前节曾言气病不传血分而往往可留于三焦。本节则说明邪留三焦进一步发展而致里结阳明的治法,同时还对湿温与伤寒所用下法的区别进行了分析。

病邪羁留三焦如能及时给予分消走泄之法施治,则病邪每多外透而解,反之则必里结于阳明胃肠而成腑实之证。此虽属气分病演变而来,不与伤寒表邪入里者相同,但其病所则一,故治疗本证亦当予攻下之法以驱除实邪。然而伤寒与温病（主要指湿温）的里结情况毕竟有些不同。因此在下法的具体运用上,两者也就有所差异。伤寒之阳明里结为邪已化热传里,津液被其劫烁而成燥屎,故下之宜速宜猛,亦即"急下存阴"之意。湿温证之里结阳明多系湿热郁滞,相互搏结,而非燥屎,所以下之宜轻宜缓。但如湿邪化燥,已与肠垢互结,则攻下亦当因病制宜,绝不可拘执成见而仍以轻剂缓下,以致贻误病机。

此外,由于伤寒里结属于燥热所致,所以下后大便转溏为燥结已去,邪热已尽,而不可再续予下法；湿温病则与此不同,大便溏正是湿滞未尽,必须待大便转硬方是邪尽的标志,所谓"粪燥无湿矣",施治就不可再予攻导。

【选注】 章虚谷：胃为脏腑之海,各脏腑之邪皆能归胃,况三焦包罗脏腑,其邪之入胃尤易也。伤寒化热,肠胃干结,故下宜峻猛；湿热凝滞,大便本不干结,以阴邪瘀闭不通,若用承气猛下,其行速而气徒伤,湿仍胶结不去,故当轻法频下。如下文所云小陷胸、泻心等,皆为轻下之法也。

王孟英：伤寒化热,固是阳邪,湿热凝滞者,大便虽不干结,黑如胶漆者有之,岂可目为阴邪,谓之浊邪可也。

周学海：湿邪最濡滞,来缓去亦缓,在表不可猛汗,在里不可猛下。

陈光淞：不可以气血之分谓不可下者,气指温病,血指伤寒言。盖寒伤营,热伤气,伤寒由膀胱传胃,胃与膀胱均多血；温邪由肺及三焦,肺与三焦均主气也。所以为此言者,恐人误会,谓温邪留于气分在上,不与伤寒入里同而不敢下也……所谓下之宜轻而不厌频者,诚以浊邪黏滞,搏结不坚,到处可以留着,非猛鸷之力一击之所能去也。

【按语】 章氏对伤寒与湿温运用下法的分析,甚合原文之旨。王氏着重指出湿温里结,便虽不干,但不可看成阴邪为病。这对于指导临床正确立法用药,具有十分重要的意义。王氏对章氏所述之"阴邪"进行了辩驳,不过章氏所谓"阴邪"乃是指湿邪,而非指阴寒之邪,"阴邪"与"浊邪"实质并无矛盾。

关于原文中"气血之分",后世医家所见颇多分歧。陈氏提出"气指温病,血指伤寒言",虽亦备一说,但终觉勉强。按本节重点,主要在于论述伤寒与湿温邪结肠腑运用下法的区别,对"气血之分"句,可不必多究,或暂时存疑。强作解人,无补临床实际。

【原文】 8. 再人之体,脘在腹上,其地位处于中,按之痛,或自痛,或痞胀,当用苦泄,以其入腹近也。必验之于舌:或黄或浊,可与小陷胸汤或泻心汤,随证治之;或白不燥,或黄白相兼,或灰白不渴,慎不可乱投苦泄。其中有外邪未解,里先结者,或邪郁未伸,或素属中冷者,虽有脘中痞闷,宜从开泄,宣通气滞,以达归于肺,如近俗之杏、蔻、橘、桔等,是轻苦微辛,具流动之品可耳。(11)

【释义】 本节论述邪结于胃脘的主证、治法及其辨治。

湿热痰浊内结阳明,病位偏上者则结于中焦胃脘而成痞满结胸之证。胃脘位于上腹,地处中焦,邪阻气机郁滞,以致胃脘部疼痛、压痛或痞满胀闷。舌苔黄浊,乃湿热痰浊互结之征,为本证的审证要点。治疗当用苦泄之法,予苦辛通降之品化湿泄热,且以因势利导,达邪下行。方如小陷胸汤或泻心汤之类,临床可根据具体证候,随证选用。

脘痞疼痛一证类型颇多,其因不一,治法各异。临床辨证,观察舌苔变化是一个重要依据,故叶氏强调指出"必验之于舌"。凡属湿热痰浊搏结于中焦胃脘者,舌苔必见黄浊,其治疗方可使用苦泄之法;如苔白而不燥,则为痰湿内阻而无热象,舌苔黄白相兼,则系邪虽内传而表犹未解;苔灰白不渴,则属阴邪内聚而阳气不化或患者素禀中冷。此类证候虽可见脘痞作胀,但多系湿邪痰浊所阻,故治疗切不可轻投苦泄之品,以免损伤中气,而应予开泄以治之,如杏、蔻、橘、桔等以宣通气滞。若兼表未解者,可稍加透表之品;痰湿重者,又可佐以燥湿化痰之品;如阳气不化而阴邪郁滞者,可酌加温通之品。总之,苦泄与开泄主治不同,临床须根据具体证情而施治。

【选注】 章虚谷:此言苔白为寒,不燥则有痰湿,其黄白相兼,灰白而不渴者,皆阳气不化,阴邪壅滞,故不可乱投苦寒泄泻,以伤阳也。其外邪未解而里先结,故苔黄白相兼而脘痞,皆宜轻苦微辛,以宣通气滞。

王孟英:凡视温证,必察胸脘,如拒按者,必先开泄。若苔白不渴;多挟痰湿,轻者橘、蔻、菖、薤,重者枳实、连、夏,皆可用之。虽舌绛神昏,但胸下拒按,即不可率投凉润,必参以辛开之品,始有效也。

吴坤安:湿邪结于太阴则胸腹满闷,宜苦温以开之,苍、朴、二陈、二苓之类;若黄苔而燥,胸中痞满,此阳邪结于心下,按之痛者,痰热固结也,小陷胸法;呕恶、溺涩者,湿热内结也,泻心法。病有外邪未解而里先结者,如舌苔黏腻微黄,口不渴饮,而胸中满闷是也。此湿邪结于气分,宜白蔻、橘红、杏仁、郁金、枳壳、桔梗之类,开泄气分,使邪仍从肺分而出则解矣,不可用泻心苦泄之法。

陈光淞:盖脘居中焦之部署,其按之痛,或自痛,或痞胀,属湿热互结,浊痰凝滞,阻中焦气分而然,皆属于痞,故宜用小陷胸汤或泻心汤,苦辛通降,涤除痰热。必验之于舌,或黄或浊者,以舌见黄浊,已入中焦,中焦入腹近,不复能提归上焦,再事宣泄,只能使之下达耳,熟玩下文自明。吴氏《温病条辨》治浊痰凝聚心下痞者,用半夏泻心汤去参、姜、大枣、甘草,加枳实、杏仁,深合苦泄之法……言不宜苦泄者,当用开泄。盖苔白不燥,湿未化热,只伤气分,黄白相兼为气分之邪未尽,灰白不渴属脾湿盛。外邪未解里先结者,湿温、风温均有,盖邪未透达,湿阻中焦也。邪郁未伸者,指湿遏热伏之证;素属中冷者,谓里湿素盛,宿有痰饮之疾者。其脘中痞痛,系湿阻气化,中焦失运所致,故宜从事开泄。以杏、蔻、橘、桔轻苦微辛之品宣通气滞。必达归于肺者,以肺主一身之气,气化则湿亦化也。按《温病条辨》中有三仁汤、宣痹汤、三香汤等,均与此证相合,可随其轻重而选用之。

【按语】 王氏指出痰湿内阻,胸下拒按之证,虽有舌绛神昏,亦不可轻投凉润,而应先以辛开治之,实为经验之谈。盖舌绛神昏亦有属于痰热内蒙清窍所致,其证虽属热,但病机重心却在于痰浊闭阻,故治疗必先予辛开以化痰浊,痰浊得祛则热亦可外透,而病易解除。否则先予凉润,不惟不能直清其热,反而助痰浊为患。陈氏对于痞证的病机、辨证、治法作了详细论证,内容具体,说理深刻,甚有参考价值。余如章氏、吴氏对于邪结于胃的舌苔特征及用药等论述,均值得临床参考。

【原文】 9. 再前云舌黄或浊,须要有地之黄,若光滑者,乃无形湿热中有虚象,大忌前法。其脐以上为大腹,或满或胀或痛,此必邪已入里矣,表证必无,或十只存一。亦要验之于舌,或黄甚,或如沉香色,或如灰黄色,或老黄色,或中有断纹,皆当下之,如小承气汤,用槟榔、青皮、枳实、元明粉、生首乌等。若未见此等舌,不宜用此等法,恐其中有湿聚太阴为满,或寒湿错杂为痛,或气壅为胀,又当以别法治之。(12)

【释义】 本节可分为两段来理解,前段主要是承上节进一步阐明痞证运用苦泄法的辨舌要点,后段是重点论述有关腑实的辨证。

前已申述,凡痞证须用苦泄的,其舌苔必见黄浊,但黄浊舌苔亦有多种情况又必须加以辨别,所以本节再进一步加以说明。凡此种黄浊苔垢,必须是有根之黄,刮之不去,而不是黄滑或呈浮垢状,这才是湿热痰浊结滞的明证,施治才可予苦寒之品。如黄而光滑呈浮垢状,刮之即去,是为黄而无根,这是湿热内阻而中气已虚,治疗只可予清热利湿,而忌投苦泄,以免伤其中气。

至于阳明腑实之证,是实邪内阻,致腑气失于通降,故脐上之大腹部位必有胀满疼痛的感觉。这说明邪已入里,而表证已解,或十分之中只存一分。但临床确诊也必须验之于舌。凡苔现黄甚,或如沉香色,或如灰黄色,或老黄,或中有断纹,方为里结成实的征象,治疗才可予攻下,如小承气汤或用槟榔、青皮、枳实、元明粉等。但如大腹虽然胀满,而舌苔未现上述种种情况,则说明病变非实邪内结,而是由于其他原因。其中可能系湿邪停聚,或因太阴失运,或因寒湿错杂,抑或因气机壅滞所致,各宜随证施治,切忌滥施攻下。

【选注】 章虚谷:舌苔如地上初生之草,必有根。无根者为浮垢,刮之即去,乃无形湿热,而胃无实结之邪,故云有中虚之象。若妄用攻泻伤内,则表邪反陷,为难治矣。即使有腹满胀痛等证,更当验舌以辨虚实寒热,若无此等舌苔,即不宜用攻泻之药。又如湿为阴邪,脾为湿土,故脾阳虚则湿聚腹满,按之不坚,虽现各色舌苔而必滑,色黄为热,白为寒,总宜扶脾燥湿为主,热者佐凉药,寒者非大温,其湿不能去也。若气壅为胀,皆有虚实寒热之不同,更当辨别,以利气和气为主治也。

王孟英:章氏所释,白为寒,非大温其湿不去,是也。然苔虽白而不燥,还须问其口中和否?如口中自觉黏腻,则湿渐化热,仅可用厚朴、槟榔等苦辛微温之品;口中苦渴者,邪已化热,不但大温不可用,必改用淡渗苦降微凉之剂矣。或渴喜热饮者,邪虽化热而痰饮内盛也,宜温胆汤加黄连。

周学海:以有地无地,分有形无形,虚字即指无形,即膻中气分空处也。

吴坤安:伤寒由表达里,故舌苔先白后黄,至纯黄无白,邪已离表入里,即仲景所云胃家实也。然舌苔虽黄,而未至焦老裂纹起刺,大便虽秘,而未至痞满硬痛,尚属胃家热而未实,宜清不宜攻。必再验其舌形,黄厚焦老,中心裂纹,或起刺,腹中硬满胀痛,方用承气汤下之即安。舌中心属胃,凡肠中有燥矢,舌心必有黄燥、黑燥等苔,然腹无硬满攻痛之状,亦只须养阴润燥,不可妄用承气攻……阳明实满,舌苔老黄燥裂;太阴湿满,舌苔白而黏腻;阳明实满,满及脐下少腹;太阴湿满,在心下胃口。

陈光淞:脐以上正当肠胃之间,或满或胀或痛,则邪之入里,已结于肠胃无疑,斯时表证必无,即有一二,而里结已甚,断非宣通开泄所能达,故当验舌即下。

【按语】 章氏认为原文所云"中有虚象"是意味着胃无结实之邪,周氏亦谓"虚字即指无形",可作参考。章氏对腹满辨证治疗所作的论证十分详尽具体,能说明问题。再加王氏又对某些论点作了分析补充,使内容更臻完善。吴氏关于胃家热宜清、胃家实宜攻,肠有燥矢而腹无硬满攻痛宜养阴润燥的论述,以及阳明实满与太阴湿满,在舌苔等方面的辨别,对于理解叶氏原文及指导临床实践均颇有价值。

论 湿

【原文】 10. 且吾吴湿邪害人最广,如面色白者,须要顾其阳气,湿胜则阳微也,法应清凉,然到十分之六七,即不可过于寒凉,恐成功反弃。何以故耶?湿热一去,阳亦衰微也;面色苍者,须要顾其津液,清凉到十分之六七,往往热减身寒者,不可就云虚寒,而投补剂,恐炉烟虽息,灰中有火也,须细察精详,方少少与之,慎不可直率而往也。又有酒客里湿素盛,外邪入里,里湿为合。在阳旺之躯,胃湿恒多;在阴盛之体,脾湿亦不少,然其化热则一。热病救阴犹易,通阳最难,救阴不在血,而在津与汗,通阳不在温,而在利小便,然较之杂证,则有不同也。(9)

【释义】 本节论证湿邪为病及其治疗等问题。

湿为阴邪,其性重浊,易于损伤人体阳气。凡面色㿠白之人,大多阳气不足,如再感受湿邪,易致湿胜阳微。因此在治疗过程中,必须注意顾护阳气。具体说,如治疗应予清凉之法的,务须做到适可而止,寒凉药用到一定程度而邪热已经渐退,就不可再过用寒凉,以免造成阳气的衰亡。

凡面呈苍色之人,多属阴虚火旺,在治疗过程中,又必须注意顾护津液,用药切忌温补。即使在病之后期,热减身凉的情况下,亦不可骤进温补之品,以防余邪未尽而导致"炉灰复燃"。

湿邪有内湿外湿之分:外湿是从外界感受而来,内湿多由脾胃失健自内而生。凡嗜好饮酒之人,大多有湿邪蕴藏于里,一旦再受外湿,则必内外结合而酝酿成病。由于脾为湿土之脏,胃为水谷之海,湿土之气同类相召,故湿邪为病,多以中焦脾胃为重心。但随着人体体质的不同,而有两种不同的病机转化:在阳旺之人,湿邪多从热化,而归阳明,病为热重于湿;在阴盛之体,则邪多从湿化,留恋太阴,而成湿重于热。这是湿热郁蒸的两大证型,临床须详加辨审。

温病过程中,使用滋阴之法的机会甚多,而运用通阳之法则较少。滋养之品性偏甘凉,施治于邪热渐退,阴津耗伤之证,阴液尚易于恢复,故叶氏说"热病救阴犹易"。通阳之法一般温病无须用到,只有在湿温病过程中才有应用的机会。由于湿热留连,气机郁阻,既不能过于寒凉清热,以致湿邪不去,气机更不能舒展,亦不能滥用温运、苦燥化湿,以致有助热伤津之弊,所以说"通阳最难"。但须明确温病的救阴、通阳与杂病不同。温病救阴的目的并不在于滋补阴血,而是在于生津养液与防汗泄过多而损津液;温病通阳的目的并不在运用温药温补阳气,而在于化气利湿通利小便,因气机宣通,水道通调则湿邪可从小便而去。因此温病治疗中救阴、通阳的意义与杂病有所不同。

【选注】 章虚谷:六气之邪,有阴阳不同,其伤人也,又随人身之阴阳强弱变化而为病。面白阳虚之人,其体丰者,本多痰湿,若受寒湿之邪,非姜、附、参、苓不能去;若湿热亦必黏滞难解,须通阳气以化湿,若过凉则湿闭而阳更困矣。面苍阴虚之人,其形瘦者,内火易动,湿从热化,反伤津液,与阳虚治法正相反也。胃湿、脾湿虽化热则一,而治法有阴阳不同。如仲景云:身黄如橘子色而鲜明者,此阳黄胃湿,用茵陈蒿汤;其云:色如熏黄而沉晦者,此阴黄脾湿,用栀子柏皮汤,或后世之二妙散亦可。

王孟英:风寒燥湿皆能化火,今曰六气之邪有阴阳之不同,又随人身之阴阳变化,毋乃太无分别乎? 至面白身丰之人,既病湿热,应用清凉,本文业已明言,但病去六七,不可过用寒凉耳,非谓病未去之初不可凉也。今云与面苍形瘦之人治法正相反,则未去六七之前,亦当如治寒湿之用姜、附、参、术矣。阳奉阴违,殊乖诠释之体。若脾湿阴黄,又岂栀柏汤苦寒纯阴之药可治哉? 本文云"救阴不在血,而在津与汗",言救阴须用充液之药,以血非易生之物,而汗需津液以化也。

又按:茅雨人云:本文谓湿胜则阳微,其实乃阳微故致湿胜也。此辨极是,学者宜知之。

陈光淞:湿胜则阳微,王孟英引茅雨人之说,谓阳微故致湿胜。按此谓面色白者,其阳气素属不足,今为湿邪所困,湿胜则阳微矣,并非因阳微而致湿胜。若湿胜必因阳微,则面色苍者当无湿病矣! 茅氏之说亦欠圆足。盖叶氏此论,实专为湿温而发,故自此以下,皆言湿温……救阴不在血而在津与汗,王孟英谓:救阴须用充液之药是也……吴氏《温病条辨》增液、养阴等法深得秘旨。"通阳不在温而在利小便",章虚谷、王孟英之说均无分晓。盖此语专属湿温。热处湿中,湿蕴热外,湿热交混,遂成蒙蔽。斯时不开,则热无由达,开之以温,则又助其热。然通阳之药不远于温,今温药既不可用,故曰"通阳最难"。惟有用河间分消宣化之法,通利小便,使三焦弥漫之湿,得达膀胱以去,而阴霾湿浊之气既消,则热邪自透,阳气得通矣。较之杂证则有不同者,言杂证以补血为养阴,温为通阳,与此不同。又恐人误以利小便为通阳一定不易治法,误治寒湿火衰之证,则反损其肾气而阳愈微,此所以为叮咛也。上

第六节(指本节)盖专为湿温而发。夫温邪为病,不外挟风挟湿两途。然风温热变虽速,但能辛凉透解,清热养阴,不失卫气营血先后之序,便无他误。至于湿温,则所感之气最杂,湿多热多,治法迥异,化热化燥,传变无定。清热太过,留湿致困,养阴不当,反成蒙蔽,见证施治,用药最难。故于此特揭其旨,以示学者,能即此而求之,则虽病情万变,治法不离其宗,于治湿温之术,思过半矣

【按语】 章氏、王氏都指出,外邪伤人后必随人身之阴阳强弱而变化为病。由此可以体会到,温病的病机转化与人体的内在因素有着密切的关系。因此,在临床上对温病的辨证施治必须结合患者的素禀体质进行分析,才能得到全面正确的结论。

王氏、陈氏对于叶氏指出的"热病救阴犹易,通阳最难,救阴不在血,而在津与汗,通阳不在温,而在利小便"的意义作了具体的阐释,论证甚为精当,对于理解原文有所裨益。

对于原文中"湿胜则阳微",后世医家见解不同:王氏引茅雨人之说,认为系阳微致湿胜;陈氏则认为系湿胜致阳微。其实以上二说可互为补充,即素体阳气不足者易致湿邪为患,而湿邪为患也可以伤及阳气。

章氏所云用栀子柏皮汤治阴黄脾湿,确属有误,王氏辨之极是。

邪 入 营 血

【原文】 11.前言辛凉散风,甘淡驱湿,若病仍不解,是渐欲入营也。营分受热,则血液受劫,心神不安,夜甚无寐,或斑点隐隐,即撤去气药。如从风热陷入者,用犀角、竹叶之属;如从湿热陷入者,犀角、花露之品,参入凉血清热方中,若加烦躁,大便不通,金汁亦可加入,老年或平素有寒者,以人中黄代之,急急透斑为要。(4)

【释义】 本节论述温病邪传营分的主证和治法。

前面已论及,温热挟风在表治以辛凉散风,温热挟湿佐以甘淡利湿,这是温热初起挟风、挟湿的治疗大法。一般温热邪在肺卫通过上述方法及时治疗,病邪多能解除,疾病即可终止发展。但按法治之而病变仍然不解,则有可能传入心营而致病情发生急剧变化。究其原因多系邪热较盛或正气抗邪能力不足,而致正不胜邪,内陷为患。热邪入营,其病机变化主要为"血液受劫""心神不安"。因营血同居脉中,营分受热,则血液也必受其耗劫而外溢肌肤,以致斑点隐隐;营气通于心,营分邪热内扰,心神不安,而夜甚无寐。这是邪入营分的主要见症。除此以外,尚可见舌质红绛,时有谵语,身热夜甚等症。章虚谷说:"热入于营,舌色必绛。"可见舌质变化乃是辨证关键之一。

邪热入营,则辛凉散风,甘淡祛湿等治疗卫分、气分的方法就不宜继续使用,而应予清凉营血,泄热透斑,并根据所陷病邪性质而随症加减。犀角功能清营凉血,解毒透斑,故为治疗邪入营血的主药。属风热陷入者,宜在清营凉血剂中加入竹叶等宣透清凉之品;属温热挟湿陷入者,又可加入花露等清泄芳香化浊之品。若症见烦躁不安,大便不通,则说明热毒壅盛,锢结于内,治疗宜加入金汁,以清火解毒。由于金汁性极寒凉,故对老年阳气不足或素体虚寒的患者不可轻服,可代之人中黄以清热毒。总之邪热入营而见斑点隐隐者,病虽深入,但治疗总以泄热外达为急务,使斑疹得透。所谓"急急透斑为要",其意亦即在此。营血热毒得解,则斑易透露,而斑疹外透,则邪有外泄之机。否则,邪毒郁闭于里,极易导致内闭外脱的

危重局面。

　　本节所述邪入营分的主要证候和治疗用药仅是举例而言，目的在于提示本证辨证施治的基本原则。因此临床上不可刻板看待，只要能正确辨别卫气营血的病机，用药就能灵活变通。

　　【选注】　章虚谷：热入于营，舌色必绛，风热无湿者，舌无苔，或有苔亦薄也；热兼湿者，必有浊苔而多痰也，然湿在表分者舌亦无苔（王孟英曰：亦有薄苔），其脉浮部必细涩也。此论先生口授及门，以吴人气质薄弱，故用药多轻淡，是因地制宜之法，与仲景之理法同，而方药不同。或不明其理法，而但仿用轻淡之药，是效颦也，或又以吴又可为宗者，又谓叶法轻淡如儿戏不可用，是皆坐井论天者也（王孟英曰：又可亦是吴人）。

　　王孟英：仲景论伤寒，又可论疫证，麻桂、达原不嫌峻猛；此论温病，仅宜轻解，况本条所列，乃上焦之治，药重则过病所。吴茭山云：凡气中有热者，当行清凉薄剂。吴鞠通亦云：治上焦如羽，非轻不举也。观后章论中下焦之治，何尝不用白虎、承气等法乎？章氏未深探讨，曲为盖护，毋乃视河海为不足，而欲以汩益之耶？华岫云尝云：或疑此法仅可治南方柔弱之躯，不能治北方刚劲之质。余谓不然，其用药有极清轻、极平淡者，取效更捷，苟能悟其理，则药味分量或可权衡轻重，至于治法则不可移易。盖先生立法之所在，即理之所在，不遵其法，则治不循理矣。南北之人，强弱虽殊，感病之由则一也，其补泻温凉，岂可废绳墨而出范围之外乎？况姑苏商旅云集，所治岂吴地之人哉？不必因其轻淡而疑之也。又叶氏《景岳发挥》云：西北人亦有弱者，东南人亦有强者，不可执一而论，故医者必先议病而后议药。上焦温证，治必轻清，此一定不易之理法，天士独得之心传，不必章氏曲为遮饰也。

　　汪曰桢：急急透斑，不过凉血清热解毒。俗医必以胡荽、浮萍、樱桃核、西河柳为透法，大谬。

　　陈光淞：花露芳香清剂，和中利肠，清暑化热，有气无质，能透窍入络，疏渝灵府，故从湿热陷入者宜之……按营分受热，至于斑点隐隐，急以透斑为要。透斑之法，不外凉血清热，甚者下之，所谓扬灶减薪，去其壅塞，则光焰自透。若金汁、人中黄所不能下者，大黄、玄明粉亦宜加入，在学者见证施治，神而明之，细玩"烦躁、大便不通"之语，自得之矣。

　　吴锡璜：津不足者，热邪即易入营，而伏邪由营发出者，亦恒有之。

　　【按语】　诸家解释，均多阐发。章氏提出以舌苔变化作为邪入营分的辨证依据，甚为必要，因为临床对邪热入营以及风热、湿热的辨证，观察舌的色泽变化以及苔的厚薄情况，确是一个重要关键。

　　关于"急急透斑"，陈汪二氏皆认为不外"清营泄热解毒"，见解颇有独到之处，深得原文要领。盖邪陷营分治以凉解之法，则里热有清泄之机而不致锢结于里，灼烁营血。这就是急急透斑的用意所在。如不根据具体证情分析，仅从概念出发，认为透斑即是指升散提透而误予辛散升提之品，则必铸成大错，其后果必然是热毒愈为燔炽，津气益耗，变症丛生，以致造成燎原莫制之势。所以汪氏提出：俗医必以胡荽等为透法，大谬，实为经验之谈，应引以为戒。陈氏并又指出，若里热壅盛而致斑不易透的，治疗可加入大黄、玄明粉等泻下之品，这又是治疗上的变化，可补原文之不逮。按临床上温病发斑，确每有因里热壅盛而外透不快的，此际治疗如仅予一般清解之品则难以速效，适当加入寒泻之品，腑气通畅，实热有外出之路，则斑点反易外透。这种随着证情变化而立方用药灵活加减，正是辨证施治的精神所在。

此外,章氏对所谓叶氏用药轻淡作了分析,王氏也对此作了进一步澄清,所论甚为有理,可谓得叶氏学识之真谛。

【原文】 12. 若斑出热不解者,胃津亡也,主以甘寒,重则如玉女煎,轻则如梨皮、蔗浆之类。或其人肾水素亏,虽未及下焦,先自彷徨矣。必验之于舌,如甘寒之中加入咸寒,务在先安未受邪之地,恐其陷入易易耳。(5)

【释义】 本节主要讨论了斑出而热不解的治疗大法和用药,并提出了"务在先安未受邪之地"的观点。

温病发斑,多因阳明胃热陷入营血所致。斑能外发则邪有透解之机,故一般斑出之后,理应热势逐渐下降而至解除。今斑既外出热势反而不解,则又为邪热消烁胃津,水不济火之故,治疗应予甘寒之剂以生津清热。证情重的可用玉女煎加减清气凉营,退热生津;若证情较轻的则梨皮、蔗浆之类即可胜任。但须注意若肾水素禀不足的,邪热最易乘虚深入下焦为患。因此,临床治疗可于甘寒之中加入咸寒之品以兼滋肾阴,肾阴充足则邪热无传入之机而病不致恶化,此即叶氏所说"务在先安未受邪之地,恐其陷入易易耳"。这种具有预防思想的治疗原则,是控制病变发展的一种积极措施。

至于本证肾水亏损的诊断,除结合病者素禀体质、病变经过等方面辨察外,观察舌苔变化是一个重要环节。凡肾水不足之体,其舌质多绛而枯萎,只要能正确掌握其特征,临床也就不难辨识。

【选注】 章虚谷:斑出则邪已透发,理当退热。其热仍不解者,故知其胃津亡,水不济火也,当以甘寒生津。若肾水亏者,热尤难退,故必加咸寒如玄参、知母、阿胶、龟板之类,所谓壮水之主以制阳光也。如仲景之治少阴伤寒邪本在经,必用附子温脏,即是先安未受邪之地,恐其陷入也。热邪用咸寒滋水,寒邪用咸热助火,药不同而理法一也。

王孟英:本条主以甘寒,重则如玉女煎者,言如玉女煎之石膏、地黄同用,以清未尽之热,而救已亡之液,以上文曾言邪已入营,故变白虎加人参法而为白虎加地黄法。不曰白虎加地黄而曰如玉女煎者,以简捷为言耳。唐本删一如字,径作重则玉女煎,是印定为玉女煎之原方矣。鞠通、虚谷因而袭误。岂知胃津虽亡,身热未退,熟地、牛膝安可投乎?余治此证,立案必先正名,曰白虎加地黄汤,斯为清气血两燔之正法。

吴锡璜:按营气俱病,热盛者尚有犀角地黄合白虎法,不止白虎加地黄汤也。地黄合白虎为清热滋液起见,津枯甚者,必加入生梨汁、生蔗浆同服,尤为速效。

【按语】 章氏对于素禀肾阴不足而予咸寒之治,具体补充出药物,甚为确当,并且还举出《伤寒论》少阴伤寒,邪本在经而加入附子温脏的治例,以与温病肾阴虚,而予咸寒滋肾以"先安未受邪之地"的治法进行比较,亦甚有启发。

关于甘寒治法的用方,原文指出"重则如玉女煎",王氏认为"如玉女煎"其意并非就是指使用此方,而是谓用方应如玉女煎之石膏地黄同用,因此主张本证治疗应予白虎加地黄汤,而不宜玉女煎,因玉女煎方中有熟地、牛膝两味不合病情。这一见解,确有独到之处。吴鞠通治气营两燔之证,用玉女煎去牛膝、熟地,而加入生地、玄参为加减玉女煎,实际也是这一用意。吴锡璜提出如邪热甚的用犀角地黄汤与白虎汤相合,亦属对证。总之,只要辨证清楚,立法正确,处方用药就可灵活变通而不必刻板拘执。

辨 舌

白 苔

【原文】 13. 再舌苔白厚而干燥者,此胃燥气伤也,滋润药中加甘草,令甘守津还之意。舌白而薄者,外感风寒也,当疏散之。若白干薄者,肺津伤也,加麦冬、花露、芦根汁等轻清之品,为上者上之也。若白苔绛底者,湿遏热伏也,当先泄湿透热,防其就干也。勿忧之,再从里透于外,则变润矣。初病舌就干,神不昏者,急加养正透邪之药;若神已昏,此内匮矣,不可救药。(19)

【释义】 本节及以下三节均论白苔。白苔是温病常见的一种舌苔,类型较多,病机各异。本节主要论述薄白苔、厚白苔、白苔绛底及初病舌干者的辨证和治疗。

凡外感病初起,舌苔薄白者为邪在肺卫之征,但性质有寒热之别。苔薄白而不干,舌质正常的为外感风寒,常见于伤寒初起,治疗宜辛温疏散。如苔薄白而欠润,边尖色红的则系外感风热,于新感温病初起常见,治当辛凉解表。如苔薄白而干的,为表邪未解而肺津又伤,治当于疏解方中加养肺生津之品,但所用之药宜择滋而不腻之品,如麦冬、花露、芦根之类,既能生津,又能泄热,所谓"上者上之"。若浓浊厚味之药,反直走下焦,与肺无涉,且易致恋邪不解。

如苔白厚而干燥,属胃津亏而肺气伤。津液不足不能上承,则舌面干燥;气机不化,故见厚苔。其治疗应予滋润之品以生津润燥,同时还可加入甘草扶胃气而生津液,即所谓"甘以守津"。

若苔白而见绛底,则为湿遏热伏之征,其白苔多较厚腻。是湿邪阻遏之象,绛底则为热伏所致。本证治疗当先开泄湿邪,湿开则热可外透,而病易解除。如不先予开泄其湿,则邪热无由外达,病反难解。由于泄湿之品多偏香燥,用之不无有耗津之弊,故宜防其舌干。但湿邪既化,则热易外达,再治予凉解之剂,则热邪透达而津液自可输布,舌面干燥者亦可自然转润,所以说"勿忧之"。

若病初即舌现干燥,是属素禀津气亏损,如无神昏等险恶证候出现的,尚可救治,急予养正透邪之剂。如舌干燥而又兼见神昏的,属于本元大亏,正不胜邪而邪热内溃,则救治较难。

【选注】 章虚谷:苔白而厚,本是浊邪,干燥伤津,则浊结不能化,故当先养津而后降浊也。肺位至高,肺液伤,必用轻清之品,方能达肺,若气味厚重而下走,则反无涉矣,故曰"上者上之也"。湿遏热伏,必先用辛升苦降以泄其湿,湿开热透,故防舌干,再用苦辛甘凉从里而透于外,则胃气化而津液输布,舌即变润,自能作汗,而热邪亦可随汗而解。若初病舌即干,其津气素竭也,急当养正,略佐透邪。若神已昏,则本元败而正不胜邪,不可救矣。

王孟英:有初起舌干而脉滑、脘闷者,乃痰阻于中而液不上潮,未可率投补益也。

吴坤安:此辨风寒与风热治法不同。凡风寒初入太阳,则舌无苔,或生苔白润而薄,此寒邪重,津液不亏,辛温汗之可也。如白苔虽薄而燥,或舌边舌尖带红,此风热之邪伤于气分,病在太阴手经,津液已少,不可过汗,只宜清轻凉解肺分,如前胡、苏子、杏仁、连翘、黄芩、薄荷、桔梗、淡竹叶之类……热因湿邪遏伏,宜泄湿以透热,如犀角、滑石、茯苓皮、猪苓、米仁、茵陈、黄柏之类。

宋祐甫：其人必素属中虚，故可用甘草。

吴锡璜：按白苔绛底或厚黄苔绛底，秋后伏热证多见之。乃营分之热，受膈间湿邪蒙闭也。见此舌询之，无不脘闷。此证滋液则助痰，运湿则益热，用升提则神昏，久服玄参、生地、二冬等类则动中宫之湿，痰气升浮，气道不利，阴霾蔽天，往往气逆眼吊，肢冷神呆而死。温热病虽宜育阴，独于此证则宜慎。

【按语】 诸家注释精辟可取。章氏对舌苔干燥的治法论证较多，对湿遏热伏的治法，阐述尤称周详。王氏更指出，痰阻中宫津液不布者，初病亦可见舌干，对此病候绝不可误认为津气亏损而滥投补益。凡此，对叶氏原文内容均有所补充发挥。吴坤安对风寒、风热的舌苔辨别及治疗，所作阐发甚切合临床实际情况。吴锡璜所论证的湿遏热伏病机证治，亦有一定参考价值。至于宋氏所说素属中虚者方可用甘草之说，虽与叶氏原意不尽相符，但也可备一说。

【原文】 14. 舌苔不燥，自觉闷极者，属脾湿盛也。或有伤痕血迹者，必问曾经搔挖否？不可以有血便为枯证，仍从湿治可也。再有神情清爽，舌胀大不能出口者，此脾湿胃热，郁极化风而毒延口也。用大黄磨入当用剂内，则舌胀自消矣。(21)

【释义】 本节讨论脾湿盛与脾湿胃热郁极化风的舌苔特点及其治法。

白苔除候邪在卫表外，又主湿邪内阻。主表者苔多薄白，因湿者苔多厚白。本节所说之"舌苔不燥"，当是指白而腻浊之苔，是为湿邪内盛，且自觉闷极，更是湿阻中宫，浊壅不行的明证，故原文指出"属脾湿盛也"。治疗当予化湿泄浊，而不可误投寒凉。再有脾胃湿热郁蒸之证，可出现舌体胀大不能出口之象，这是由于湿邪阻遏，热郁不达，郁极化风所致。临床只要审其神情清爽，便足证其邪热不在心营，施治只须于清化湿热方中，磨入大黄以清解火毒，则舌胀便可消除。

【选注】 何报之：凡中宫有痰饮水血者，舌多不燥，不可误认为寒也。

章虚谷：三焦升降之气，由脾鼓运。中焦和则上下气顺，脾气弱则湿自内生。湿盛而脾不健运，浊壅不行，自觉闷极。虽有热邪，其内湿盛而舌苔不燥。当先开泄其湿而后清热，不可投寒凉以闭其湿也。神情清爽而舌胀大，故知其邪在脾胃。若神不清，即属心脾两脏之病矣。邪在脾胃者，唇亦必肿也。

【按语】 湿浊痰水内阻的苔白不燥与伤寒初起的苔白而润，其辨别除结合全面证情而外，舌苔的厚薄亦是一个重要方面。伤寒表证苔多白薄而润，湿浊内阻则苔多白厚而腻。由于脾为湿土之脏，主运化水谷，故湿邪为病，多以中焦脾胃为重心。湿邪困阻则脾失健运，以致浊壅不行。章氏分析甚得要领。

【原文】 15. 再舌上白苔黏腻，吐出浊厚涎沫，口必甜味也，为脾瘅病。乃湿热气聚与谷气相搏，土有余也，盈满则上泛。当用省头草芳香辛散以逐之则退。若舌上苔如碱者，胃中宿滞挟浊秽郁伏，当急急开泄，否则闭结中焦，不能从膜原达出矣。(22)

【释义】 本节论述白苔黏腻和苔如碱状的辨证与治疗。

苔白腻而黏，并吐出浊厚涎沫，乃湿热蕴脾，脾失健运，浊气上泛所致。脾脏在味为甘，脾受湿困则水谷不化。湿热之邪与谷气相搏，蒸腾于上，以致口有甜味，其病名脾瘅。津液不能正常输布,以致上泛而口吐浊厚涎沫。治疗当予芳香化湿之剂以泄浊运脾。省头草气味芬芳,功能化浊醒脾,故为治疗本病主药。

又舌苔如碱状者,即舌上苔垢白厚粗浊,为胃中宿食积滞挟秽浊之邪郁伏的表现,治疗当急予开泄之法,使浊邪外达,以免闭结中焦而致病情转重。

【选注】 章虚谷:脾瘅而浊泛口甜者,更当视其舌本。如红赤者为热,当清凉泄浊;如色淡不红,由脾虚不能摄液而上泛,当健脾以降浊也。苔如碱者,浊结甚,故当急急开泄,恐内闭也。

王孟英:浊气上泛者,涎沫厚浊,小溲黄赤;脾虚不摄者,涎沫稀黏,小溲清白,见症迥异。虚证宜温中摄液,如理中或四君加益智之类可也。

周学海:温病必察胸脘,如拒按者,即舌绛神昏,亦宜辛苦开泄,不可率投甘润。缘甘寒清润之药,得大热煎熬,其膏液即化为胶涎结于脘中矣。惟胃燥津伤乃可以甘润养胃,为其胃中本虚也。

吴锡璜:脾瘅多由痰涎聚于胸脘,甚者如有物凭焉,寒热将发,每从痰食结聚处而出,胸脘冷则肢体渐渐恶寒,胸脘温则肢体翕翕发热。是证余曾治之,大概以辛香除秽,温运除痰立法。

【按语】 脾瘅病名首见于《素问·奇病论》。章、王二氏皆分虚实论治,甚为确当。凡湿浊上泛者属实,脾虚不摄者属虚。临床上应根据舌色、溲色及其他见症进行辨别,从而分别施治。周氏、王氏对于湿热痰浊蕴结中焦证均强调了察胸脘的重要性,同时提出了治疗宜忌,这对于指导临床辨治有一定参考价值。

【原文】 16. 若舌白如粉而滑,四边色紫绛者,温疫病初入膜原,未归胃府,急急透解,莫待传陷而入,为险恶之病,且见此舌者,病必见凶,须要小心。(26)

【释义】 此为湿热疫证邪在膜原者常见的一种舌苔。其状白滑而如积粉,但舌尖边色呈紫绛,这是秽湿内阻,遏伏热邪所致,治疗应急予开泄透解。因疫证传变极速,变幻多端,治不及时,每易造成邪陷内传而致病情恶化,所以原文指出"见此舌者,病必见凶,须要小心",其意也就在此。

【选注】 章虚谷:温疫白苔如积粉之厚,其秽浊重也。舌本紫绛则邪热为浊所闭,故当急急透解。此五疫中之湿疫,吴又可主以达原饮,亦须随证加减,不可执也。

王孟英:温热病舌绛而白苔满布者,宜清肃肺胃,更有伏痰内盛、神气昏瞀者,宜开痰为治。

吴坤安:凡伤寒初起,苔形粉白而厚,四边红绛者,此温疫证也。邪在膜原,其势最雄,顷刻传变,诊家不可轻视。吴又可用达原饮加引经表药,透之达之,如兼太阳证加羌活,阳明证加葛根,少阳证加柴胡。如舌变黄燥色,乃疫邪入胃,加大黄下之。如变黑色,入里尤深,用承气下之。疫势甚者,其舌一日三变,由白变黄,由黄变黑,当数下之。

陈光淞:此专言温疫初起之舌,与湿温白苔绛底为湿遏热伏者不同,透解当从吴又可达原饮诸法。

【按语】 本节所论之舌苔系秽浊内阻,遏伏热邪而致。章氏、吴氏等均指出可用吴又可达原饮加减以透达。达原饮有开达膜原湿热秽浊之功,对于湿热秽浊郁阻膜原证用之甚效。王氏则又补充了清肃肺胃及开痰之法,可资临床参考。

湿热疫证所见舌白如粉而滑,四边色紫绛与一般湿温证湿遏热伏之白苔绛底,均由湿邪遏阻,热不能透达而致。所不同的是,疫证秽浊甚重,且邪势锢结较甚,变化较多,而湿温证之湿遏热伏者病情不似此甚。

黄 苔

【原文】 17. 再黄苔不甚厚而滑者,热未伤津,犹可清热透表;若虽薄而干者,邪虽去而津受伤也,苦重之药当禁,宜甘寒轻剂可也。(13)

【释义】 本节主要论述黄苔润、燥所主病症及治法的不同,但内容比较简略,因前原文第十一、十二条已有论述,可以互参。黄苔主里主热,为病在气分。凡温病之邪由表入里,由卫入气,舌苔必亦由白转黄。但黄苔亦有多种表现,除前两节已经论及的几种类型外,尚有润、燥等的区别。凡黄苔不甚厚而滑润的,为热虽传里,尚未内结成实,津液犹未受伤,治当清热透邪,冀其从表而解。如苔薄而干燥的,则属邪虽渐解或邪热不甚,但胃中津液已伤,当禁用苦寒之品,而予甘寒之剂,以濡养津液,兼以清热。

【选注】 章虚谷:热初入营,即舌绛苔黄。其不甚厚,邪结未深,故可清热,以辛开之药,从表透发。舌滑而津未伤,得以化汗而解。若津伤舌干,虽苔薄邪轻,亦必闭结难出,故当先养其津,津回舌润,再清余邪也。

吴坤安:黄苔虽主里,如苔薄而滑者,是热邪尚在气分,津液未亡,不妨用柴、葛、苓、翘、或栀、豉、翘、薄之类,轻清泄热透表,邪亦可外达肌分而解也。

陈光淞:此条辨黄苔之不宜下者……盖犹可清热透表,与苦重之药当禁,对上文皆当下之而发,所谓要验之于舌也。甘寒轻剂,如《温病条辨》中增液等法可师。

【按语】 章氏认为热未伤津出现黄苔不厚而滑者,其治可用辛开从表透发。所谓辛开当指辛凉轻透气分热邪,使其外透从汗而解,而不是指用辛温透表之品发汗驱邪,这是应该注意的。但本条所论黄苔仍以气分热为主,不可限定于章氏所说"热初入营"。吴氏、陈氏对黄苔的主病及治法都作了阐述,可作临证之指导。

黑 苔

【原文】 18. 若舌无苔而有如烟煤隐隐者,不渴肢寒,知挟阴病。如口渴烦热,平时胃燥舌也,不可攻之。若燥者,甘寒益胃;若润者,甘温扶中。此何故?外露而里无也。(23)

【释义】 本节论述舌上黑如烟煤隐隐的辨证施治。舌上如烟煤隐隐,属于黑苔的一种较轻类型。其特点是舌上无明显黑色苔垢,而仅现一层薄薄黑晕,有如烟煤隐隐之状。其病变程度虽较典型黑苔为轻,但亦有虚实寒热之别,临床主要根据舌之润燥及全身证候等进行辨别。凡舌象虽见如烟煤隐隐之状,但滑润不燥,且口渴和不渴并见四肢寒冷的,是为虚寒之象,由于中阳虚衰、阴寒内盛所致,治疗应予甘温扶中之剂以补中阳。若舌上黑如烟煤隐隐而质地干燥,并见口渴烦热的,则为中阳素旺、津亏胃燥的表现,治疗当以甘寒濡润之剂生津润燥。临床切不可见其干燥而误以为是胃热腑实,妄用攻下之剂,因为舌上虽有黑燥表现,但与有形实邪里结而致厚黑苔垢者不同。

【选注】 章虚谷:凡黑色之苔大有虚实寒热不同……若黄白之苔,食酸味其色即黑,尤当问之。(王孟英:此名染苔,食橄榄能黑,食枇杷白苔能黄之类,皆不可不知也。)其润而不燥，或无苔，如烟煤者，正是肾寒来乘心火，其阳虚极矣。若黑而燥裂者，火极而变水色，如焚木成炭而黑也。虚实不辨，死生反掌耳。

王孟英：虚寒证虽见黑苔，其舌色必润而不紫赤，识此最为秘诀。更有阴虚而黑者，苔不甚燥，口不甚渴，其舌甚赤，或舌心虽黑，无甚苔垢，舌本枯而不甚赤，证虽烦渴便秘，腹无满痛，神不甚昏，俱宜壮水滋阴，不可以为阳虚也。若黑苔望之虽燥而生刺，但渴不多饮，或不渴，其边或有白苔，其舌本淡而润者，亦属假热，治宜温补。其舌心并无黑苔，而舌根有黑苔而燥者，宜下之，乃热在下焦也。若舌本无苔，惟尖黑燥，为心火自焚，不可救药。

陈光淞：舌无苔而有烟煤隐隐者，为黑苔之微。其下有"不可攻之"之语，与（下文）"舌黑而干"之下，云"急以咸苦下之"，语意相对。

【按语】 本节主要论述了黑苔中一种较轻微者，而王氏则对黑苔的辨治作了较广泛地论述，可以补充叶氏所论之不足。本节所论"烟煤隐隐"的舌苔，无论是"挟阴"还是"胃燥"，病机重点都在中焦，尚未至如章氏所说的"肾寒来乘心火"与"火极而变水色"的程度，这是必须明确的。章氏指出辨黑苔须注意染苔假象，值得临床注意。王氏对寒热虚实各种黑苔的辨别，以及提出的相应治法，实是辨证施治的要领。

【原文】 19. 若黑苔而滑者，水来克火，为阴证，当温之。若见短缩，此肾气竭也，为难治。欲救之，加人参、五味子勉希万一。舌黑而干者。津枯火炽，急急泻南补北。若燥而中心厚者，土燥水竭，急以咸苦下之。（24）

【释义】 本节是承接上文，进一步论述黑苔的变化。

上节所论舌色如烟煤隐隐，乃是指黑苔的一种轻微类型。本节所论的黑苔，程度则比较严重，但亦有虚实寒热之分。凡属于阴寒的黑苔，必黑而滑润，此为阴寒内盛，真阳衰微所致，必有肢冷脉微，甚或下利等阴寒见症，治疗当予温阳祛寒。此与上条所论阴证舌苔相较，程度更为严重。上条仅是中阳不足，而本条则是属于下焦肾中阳气衰微，故前者治疗着重温补中焦，而本证则须温补肾阳，祛寒救逆。再如黑苔兼见舌体短缩，则又是肾气竭绝，证情极为险恶，所以说"为难治"。治疗可予应用方中加入敛补元气之品，如人参、五味子之类，以冀挽回于万一。至于在温病过程中的黑苔多系阴亏火盛所致，其舌多黑而干燥，这是下焦肾阴枯竭，上焦心火亢炽的表现，治疗应用滋肾救阴，清心泄火之剂。此外，阳明腑实，由于热邪内盛而下劫肾水，即所谓"土燥水竭"之候，亦可出现黑苔。其苔固是黑而干燥，而舌之中心，亦必有较厚苔垢。由于土燥而导致水竭，故治疗当以攻下为急务。因中焦之腑实得去，则下焦之肾水亦可不受耗灼，此即所谓"急下存阴"之意。这也是治病求本，先其所因的治疗原则。

【选注】 章虚谷：黑苔而虚寒者，非桂、附不可治，佐以调补气血，随宜而施。若黑燥无苔，胃无浊邪，（王孟英：非无苔也，但不厚耳。）故当泻南方之火，补北方之水，仲景黄连阿胶汤主之。黑燥而中心厚者，胃浊邪热干结也，宜用硝、黄咸苦下之矣。

何报之：暑热证挟血，多有中心黑润者，勿误作阴证治之。

茅雨人：凡起病发热、胸闷，遍舌黑色而润，外无险恶情状，此胸膈素有伏痰也。不必张皇，止用薤白栝蒌桂枝半夏一剂，黑苔即退，或不用桂枝，即枳壳、桔梗亦效。

吴锡璜：按舌至黑苔，最为危候。此节辨寒热虚实，具见明晰，再以脉症参之，病无遁情矣。以至危之候，真能辨虚实寒热，多可起死回生。

【按语】 关于各种黑苔病变，章氏一一补充出具体治疗方药，与原文精神甚合，可资参考。茅氏、何氏指出黑润舌苔除阴寒证外，暑热挟血以及胸膈素有伏痰之候亦可见到，确是事实。总之，黑苔有寒热虚实的不同，临床上必须结合全面证情予以辨别。

芒 刺

【原文】 20. 又不拘何色，舌上生芒刺者，皆是上焦极热也，当用青布拭冷薄荷水揩之，即去者轻，旋即生者险矣。（20）

【释义】 本节论述舌生芒刺的病机与处理方法。

舌上生芒刺，是由于上焦邪热盛极所致。原文虽指出其舌苔"不拘何色"，但根据病情推断，大多是舌红苔黄，方是热盛之征。临床施治除内服药物外，局部处理，可用消毒过的青布拭冷薄荷水揩之。如揩之芒刺即能除去者，说明热邪尚未锢结，病情较轻；如揩后芒刺虽去而旋即又复生者，则是热毒极盛，锢结难解，病情重险的标志。

【选注】 章虚谷：生芒刺者，苔必焦黄或黑。无苔者，舌必深绛。其苔白或淡黄者，胃无大热，必无芒刺。或舌尖，或两边有小赤瘰，是营热郁结，当开泄气分，以通营清热也。上焦热极者，宜凉隔散主之。

王孟英：秦皇士云："凡渴不消水，脉滑不数，亦有舌苔生刺者，多是表邪挟食，用保和丸加竹沥、莱菔汁，或栀豉加枳实并效。若以寒凉抑郁，则谵语发狂愈甚，甚则口禁不语矣。"有斑疹内伏，连用升提而不出，用消导而斑出神清者。若荤腥油腻与邪热纽结不解，唇舌焦裂，口臭牙疳，烦热昏沉，与以寻常消导，病必不解，徒用清里，其热愈甚，设用下夺，其死更速，惟用升麻葛根汤以宣发之，重者非升麻清胃汤不能清理肠胃血分中之膏粱积热，或再加山楂、槟榔，多有生者。愚谓：病从口入，感证夹食为患者不少。秦氏著《伤寒大白》，于六法外特补消导一门，未为无见。所用莱菔汁不但能消痰食，即燥火闭郁，非此不清，用得其当，大可起死回生。郭云台极言其功，余每于海蛰同用，其功益懋。

【按语】 章氏认为凡舌生芒刺的，其苔必焦黄或黑，舌多深绛，这是切合病变情况的。他又指出除上焦热盛，舌生芒刺外，营分热结不解，舌边也可产生小赤瘰，亦切合临床实际。秦皇士更指出，表邪挟食亦有舌生芒刺的，其证治与热盛所致者截然有异。因此临床辨证，必须结合证候全面分析，而绝不可一见舌有芒刺，即认为是热邪所致而径投寒凉。王氏对舌生芒刺者治以消导之法作了深刻地阐述，对于临床颇有启发。

红 绛 舌

【原文】 21. 再论其热传营，舌色必绛，绛，深红色也。初传绛色中兼黄白色，此气分之邪未尽也，泄卫透营，两和可也。纯绛鲜泽者，包络受病也，宜犀角、鲜生地、连翘、郁金、石菖蒲等。延之数日，或平素心虚有痰，外热一陷，里络就闭，非菖蒲、郁金等所能开，须用牛黄丸、至宝丹之类以开其闭，恐其昏厥为痉也。（14）

【释义】 本节讨论了热传营分舌转绛色的部分证治。

一般来说，邪在卫分、气分多见舌苔方面的变化；邪在营分、血分则多见舌质方面的变化。温病邪热传营，舌色呈绛，这是营分证的一个辨证关键。本节及以下三节都讨论了红绛舌的病机及治疗。本节着重论述了热初传营及包括受病的绛舌辨治。

在热邪初传营分之际,其舌色虽已转绛,但往往上罩有黄白苔垢,这是气分之邪犹未尽解的表现。治疗当于清营之中,佐以清气透泄之品。营气通于心,故邪在营分每易侵犯心包。如舌质纯绛鲜泽,则是包络已经受病。包络为心之外衣,代心行令,亦主神明所出,邪热内陷,窍机失灵,则证情转重,当急予清心开透之品,如犀角、鲜生地、连翘、菖蒲、郁金之类。若治不及时,或患者平素心虚,并有痰浊,则邪热一旦内陷,痰浊与之相结,包络必受其蒙闭,以致窍机闭堵,出现神昏、谵语等重险症状。其治疗当急予清心化痰开窍之剂,如安宫牛黄丸、至宝丹等类,否则必致痉厥神昏等险恶局面。因此时为痰热闭阻心包,用菖蒲、郁金之类力薄不足以开其闭,必须用清心豁痰开窍之品方能奏效。

【选注】 章虚谷:绛者指舌本也,黄白者指苔也。舌本通心脾之气血,心主营,营热故舌绛也;脾胃为中土,邪入胃则生苔,如地上生草也。然无病之人,常有微薄苔如草根者,即胃中之生气也;若光滑如镜,则胃无生发之气,如不毛之地,其土枯矣。胃有生气而邪入之,其苔即长厚,如草根之得秽浊而长发也,故可以验病虚实寒热,邪之浅深轻重也。脾胃统一身之阴阳,营卫主一身之气血,故脾又为营之源,胃又为卫之本也。苔兼白,白属气,故其邪未离气分,可用泄卫透营,仍从表解,勿使内入也。纯绛鲜泽者,言无厚苔,则胃无浊结,而邪已离卫入营,其热在心包也。若平素有痰,必有舌苔;其心虚血少者,舌色多不鲜赤,或淡晦无神,邪陷多危而难治,于此可卜吉凶也。若邪火盛而色赤,宜牛黄丸;虚而色淡晦者,宜至宝丹,以牛黄丸太寒也。

王孟英:绛而泽者,虽为营热之征,实因有痰,故不甚干燥也;问若胸闷者,尤为痰据,不必定有苔也,菖蒲、郁金亦为此设。若竟无痰,必不甚泽。

吴坤安:若舌红绛中仍带黄白等色,是邪在营卫之间,当用犀、羚以透营分之热,荆、防以散卫分之邪,两解以和之可也。(邵仙根评:荆、防不如薄荷、连翘为稳。)邪入营中,宜泄营透热,故用犀角以透营分之热邪,翘、丹、鲜地以清营分之热邪。邪入心包络,则神昏内闭,须加川郁金、石菖蒲以开之。若兼有火痰,必致痰涎内闭,更当加西黄、川贝、天竺黄之类清心豁痰。

陈光淞:按王说颇有经验,胜于章氏。犀角苦酸咸寒、泻心胃大热;鲜生地甘苦大寒,入心、肾,泻小肠之火;连翘微寒升浮,入手少阴、厥阴,除手足少阳、手阳明气分湿热,散诸经血凝气聚;郁金辛苦气寒,其性轻扬上行,入心及包络,兼入肺经,凉心热,散肝郁,下气破血;石菖蒲辛苦芳香,开心孔,利九窍,去湿逐风,除痰消积,开胃宽中……大抵牛黄丸最凉,紫雪丹次之,至宝丹又次之,主治略同而各有所长,临用对证斟酌可也。

【按语】 章氏对舌苔生成的原理作了论证,颇有深义。关于邪入心包兼挟痰浊的舌苔变化,章、王二氏均作了补充说明,见解虽有不同,但均为经验之谈,可作参考。另章氏认为"邪已离卫入营,其热在心包也"。把邪在营分与邪入心包混为一谈,甚属不妥。盖营气与心包络在生理上和病理上虽有着内在的联系,但其证候病机毕竟有所不同。所以吴坤安把两者的治疗方法加以分析区别,这是比较合理的。

【原文】 22. 再色绛而舌中心干者,乃心胃火燔,劫烁津液,即黄连、石膏亦可加入。若烦渴烦热,舌心干,四边色红,中心或黄或白者,此非血分也,乃上焦气热烁津,急用凉膈散,散其无形之热,再看其后转变可也。慎勿用血药,以滋腻

难散。至舌绛望之若干,手扪之原有津液,此津亏湿热熏蒸,将成浊痰蒙蔽心包也。(15)

【释义】 舌色红绛是邪已入营之征。若兼见中心干燥现象的,则不仅是心营热盛,而且兼胃火烁津,所以临床治疗在清营透热中必须加清胃泻火之品,如黄连、石膏等皆可加入。如见舌心干燥,仅四边色红,或中有黄、白苔垢,则非邪在营血,乃上焦气分热炽,燔灼津液所致,当予凉膈泄热以散其无形之热,凉膈散最属合拍。治疗以后,可再根据病候的转化情况而随证治之。总之,本证切不可见其舌苔四边发红,即误认为邪热入营而用营血分之药。因作用于营血的药物,多较腻滞,病在气分而误用之,反能恋邪不解,甚或引邪深入,这是应该注意的。又如舌绛而望之若干,手扪之原有津液,则又系津液受伤,而湿热熏蒸,将欲酿成痰浊蒙蔽心包的现象。治当急进清化湿热,涤痰开泄之剂以杜其内闭。

【选注】 章虚谷:其舌四边红而不绛,中兼黄白而渴,故知其热不在血分,而在上焦气分,当用凉膈散清之。勿用血药引邪入血,反难解也。胃以通降为用,浊降则清升而化生津液,邪热入营,郁蒸胃中浊气成痰,反以蒙蔽心包,即成昏厥。其舌望之若干,扪之湿者,即为蒙蔽之先兆也,故当急疏其胃,降浊以清营热也。

王孟英:热已入营则舌色绛,胃火烁液则舌心干。加黄连、石膏于犀角、生地等药中,以清营热而救胃津,即白虎加生地之例也。

陈光淞:按黄连清心火,石膏平胃热,以心胃火燔,劫烁津液,故加二味于前犀角、生地等药中。至白虎加生地救斑出热不解,胃阴亡之证,与此不同,王氏引以为例,非是。

上节言初传绛色中兼黄白色,为气分之邪未尽。盖邪在气分,苔属黄白,初传营分,气分尚有余邪,故中兼黄白。今四边色红,红浅于绛,中心黄白而干,加以烦渴烦热,是邪未入营,属气热烁津所致,故当急用凉膈散,俾无形邪热随有形浊痰下解以去。若用滋腻血药,是反助浊痰,资其邪热而难散矣,故以慎勿用为戒。

【按语】 关于心胃火燔加黄连、石膏之治,王氏认为与白虎加生地之法同例,而陈氏则认为非是,这是陈氏独具见地处。因本证之治,于犀角、生地等味中加黄连、石膏,其药物虽与白虎加生地法有些类同,但其立法意旨却有区别。章氏、陈氏均对本节辨舌以确定邪热在气、在营,以及凉膈散的作用机制作了深刻地阐述,对于理解叶氏原文及指导临床实践甚有裨益。

【原文】 23. 舌色绛而上有黏腻似苔非苔者,中挟秽浊之气,急加芳香逐之。舌绛欲伸出口,而抵齿难骤伸者,痰阻舌根,有内风也。舌绛而光亮,胃阴亡也,急用甘凉濡润之品。若舌绛而干燥者,火邪劫营,凉血清火为要。舌绛而有碎点白黄者,当生疳也,大红点者,热毒乘心也,用黄连、金汁。其有虽绛而不鲜,干枯而痿者,肾阴涸也,急以阿胶、鸡子黄、地黄、天冬等救之,缓则恐涸极而无救也。(17)

【释义】 本节是继前节再论绛舌的几种情况。

凡热邪全入营血,其舌多绛而无苔垢,如兼黄白苔者,为气分之邪未尽,这在前节已作论述。但有一种情况,舌色绛而舌面上罩有黏腻似苔非苔,此为邪在营分而中焦兼挟秽浊之气所致。治疗当兼以芳香之品开逐秽浊,否则,浊气不除,亦可导致清窍蒙蔽。如舌质红绛而舌体伸之不利,所谓"欲伸出口而抵齿难骤伸者",是热邪亢盛、内风欲动而有痰浊阻于舌根之象。再如舌绛光亮,则又系胃阴衰亡的表现,但临床当结合证候辨别。此证治疗宜着重用甘凉濡润之品以养胃阴,不可以清营泄热之法为治。又如舌质红绛而舌面干燥无津,则为营热炽盛、劫烁营阴之征,治疗应予大剂清营凉血泻火之剂。若舌绛而舌面布有碎点呈黄白色的,系热毒炽盛、舌将生疳的征象。如舌绛而呈大红点,则又是热毒乘于心经的表现,证情甚重,治当急进清火解毒之品,如黄连、金汁等。另外,在温病后期,肾阴枯涸、邪少虚多的情况下,也可出现绛舌,但其状都绛而不鲜,干枯而痿,毫无荣润之色,这与热在营分之绛舌,显有不同。见此舌色证情已属危笃,施治应予大剂滋肾养阴之品,以救欲竭之阴。否则,精气涸竭,危局便难以挽回。

【选注】 章虚谷:挟秽者,必加芳香方能开泄也。痰阻舌根,由内风上逆之故,则开降中又当加辛凉咸润以息内风也。脾肾之脉皆连舌本,亦有脾肾气败而舌短不能伸者,其形貌面色,亦必枯瘁,多为死症,不独风痰所阻之故也。其舌绛不鲜,干枯而痿,肾阴将涸,亦为危证。而黄连、金汁并可治疳也。

王孟英:光绛而胃阴亡者,炙甘草汤去姜、桂,加石斛,以蔗浆易饴糖。干绛而火邪劫营者,晋三犀角地黄汤加元参、花粉、紫草、银花、丹参、莲子心、竹叶之类。若尤氏所云,不能饮冷者,乃胃中气液两亡,宜复脉汤原方。

邵仙根:舌绛黏腻上浮,暑湿酿蒸痰浊,蒙蔽心包也。急用芳香逐秽,宣窍涤痰之法,痰多可用西黄、天竺黄之属。

陈光淞:上文紫而干晦者,为肾肝色泛,难治。此为肾阴涸,尚可急救,绛与紫之分耳。失此不治,肾阴涸竭,即为肾肝色泛矣。

吴锡璜:按舌短难骤伸,死症恒多,风痰所阻,特间有之耳。

【按语】 章氏举出脾肾气败的舌短不伸与内风痰阻舌根之舌欲伸出口而抵齿难骤伸者相比较,甚为必要。因两者的征象虽有些类似,但其病机截然有别,治疗也不同。两者辨别当根据证候全面分析。关于绛舌之属于胃阴衰亡与邪火劫营,王氏所补充的治疗方药颇为得当,可供参考。此外陈氏认为肾阴涸的舌绛与肝肾色泛的紫舌,其病机性质相同,仅是病情有轻重之别,以此告诫于人,如在干绛阶段治不及时,进一步就会出现肝肾色泛的紫舌。此说甚为有理。吴氏指出舌短难骤伸者多属死症,应引起临床工作者的注意。

【原文】 24. 其有舌独中心绛干者,此胃热心营受灼也,当于清胃方中,加入清心之品。否则延及于尖,为津干火盛也。舌尖绛独干,此心火上炎,用导赤散泻其腑。(18)

【释义】 本节是论证绛舌的另外两种情况。

舌心干绛,与舌尖干绛,虽均为绛而干燥之舌,但其部位不同,因此病机各异。舌之中心属胃,故见舌独中心绛而干燥者属胃经热邪亢炽,心营被其燔灼,治疗应予清胃泄热方中加入清心凉营之品。否则舌之干绛由中心进一步扩展到舌尖,则标志着心胃热毒更盛而津液受劫。舌尖部位由心所主,如见舌独尖绛而干者是为心火上炎之征。心与小肠相表里,故心火盛者治疗可予导赤散泻小肠以清心火。

【选注】 章虚谷:其干独在舌心舌尖,又有热邪在心、兼胃之别。尖独干是心热,其热在气分者必渴,以气热劫津也;热在血分,其津虽耗,其气不热,故口干而不渴也。多饮能消水者为渴;不能多饮,但欲略润者为干。又如血分无热而口干者,是阳气虚不能生化津液,与此大不同也。

王孟英：舌心是胃之分野，舌尖乃心之外候，心胃两清，即白虎加生地、黄连、犀角、竹叶、莲子心也；津干火盛者，再加西洋参、花粉、梨汁、蔗浆可耳；心火上炎者，导赤散入童溲尤良。

吴坤安：如黄苔而中心绛者，心受胃火蒸灼也，于清胃药中加清心药，其势必孤矣。如舌尖独赤起刺，心火上炎之故，犀角合导赤散以泻之。

陈光淞：此条与上节色绛而舌中心干者不同。彼则通体皆绛，中心独干；此则通体不绛，惟独中心绛干耳。彼则邪已入营，为气血两燔之候，故宜黄连、石膏两清心胃；此则胃热灼心，邪热在胃，重在平胃热，使心营不受胃热燔灼。故于清胃方中加入清心之品，如《温病条辨》加味清宫汤可耳。

【按语】 关于胃热心营受灼之治，王氏认为可用白虎汤加地黄、犀角等品，此属心胃两清之方，根据病情尚属确当。陈氏认为本节所论中心独绛而干之舌，与前节色绛而舌中心干者应有区别，并从舌象上、病机上、治疗上作出比较，说理甚为明白确切。

紫 舌

【原文】 25. 再有热传营血，其人素有瘀伤宿血在胸膈中，挟热而搏，其舌色必紫而暗，扪之湿，当加入散血之品，如琥珀、丹参、桃仁、丹皮等。不尔，瘀血与热为伍，阻遏正气，遂变如狂发狂之证。若紫而肿大者，乃酒毒冲心。若紫而干晦者，肾肝色泛也，难治。（16）

【释义】 本节是论证紫舌。

紫舌较绛舌更深一层，多为营血分热毒极盛所致，但亦有因兼挟瘀血而出现紫舌的。如患者胸膈素有瘀血停滞，一旦热邪传入营血之后，则与之相搏而出现紫舌。其色必紫而且暗，扪之潮湿，与热毒极盛之色呈紫绛且多干燥或起芒刺者有所不同。凡紫舌因于兼挟瘀血的，治疗当予清凉方中加入活血散瘀之品，如琥珀、丹参、桃仁、丹皮之类。否则必致热邪与瘀血互结，瘀热阻遏窍机，扰乱神明，而现如狂、发狂等险恶证候。此外，嗜酒之人，由于饮酒过量，以致酒毒冲心，亦可出现紫舌，但多紫而肿大，这是酒毒所致的特征。另温病后期，热邪深入下焦，劫烁肝肾之阴，常现紫舌，但都紫而晦暗，这是脏色外露的表现，预后多属不良，故原文指出"难治"。

【选注】 章虚谷：舌紫而暗，暗即晦也；扪之潮湿不干，故为瘀血。其晦而干者，精血已枯，邪热乘之，故为难治。肾色黑，肝色青，青黑相合而现于舌，变成紫晦，故曰肾肝色泛也。（王孟英按：此舌虽无邪热亦难治。）酒毒冲心，急加黄连清之。

何报之：酒毒内蕴，舌必深紫而赤，或干润；若淡紫而带青滑，则为寒证矣，须辨。

【按语】 章氏对紫暗潮润与紫晦而干两种舌质的病变机理作了深入地阐述，临床上尚须结合其他见症作全面分析，才能辨治无误。关于何氏所提出的酒毒冲心与虚寒证的紫舌，虽不属温病范围，但可与温病中出现的紫舌作鉴别，对辨证也有参考价值。

淡 红 舌

【原文】 26. 舌淡红无色者，或干而色不荣者，当是胃津伤而气无化液也，

当用炙甘草汤,不可用寒凉药。(25)

【释义】 本节讨论舌淡红或干而色不荣者之病机与治法。

正常人之舌色多红润而均匀,不浅不深。如见深红之色,是为热盛之征;反之,舌现淡红无色,或干燥而不荣,则是气血亏损,气伤而不能化液所致,不可见其干燥,便谓热盛伤津而予寒凉之剂。应投滋养阴血,培补气液之法,方属对证,如炙甘草汤。

【选注】 章虚谷:淡红无色,心脾气血素虚也,更加干而色不荣,胃中津气亦亡也,故不可用苦寒药。炙甘草汤养气血以通经脉,其邪自可渐去矣。

陈光淞:按此条证治,系属邪退而气血两亏之候,并凉药不可用,不仅禁用苦寒药,故宜用复脉汤,不避姜、桂之辛温。若邪未净,则《温病条辨》有加减复脉之法,不宜径用姜、桂也。章氏"其邪自可渐去"之说欠斟酌。

【按语】 淡红舌一般多见于温病后期,此时病情正如陈氏所说"邪退而气血两亏",故治疗应着重补益。至于炙甘草汤中之姜、桂性属辛温,既无补益之功,又有耗津之弊。但本证用方却不避此二味,其用意则是在于取其通阳化气,以使津液得以输布。陈氏提出若邪未净当用加减复脉之法,亦为精当之论。

验　齿

【原文】 27. 再温热病,看舌之后亦须验齿。齿为肾之余,龈为胃之络。热邪不燥胃津必耗肾液,且二经之血皆走其地,病深动血,结瓣于上。阳血者色必紫,紫如干漆;阴血者色必黄,黄如酱瓣。阳血若见,安胃为主;阴血若见,救肾为要。然豆瓣色者多险,若证还不逆者尚可治,否则难治矣。何以故耶?盖阴下竭阳上厥也。(31)

【释义】 本节论述验齿的原理及齿龈结瓣的辨证施治。

温病验齿系叶氏首创,它对了解邪热伤及胃、肾的病变机理,有一定诊断意义。因为齿龈与肾、胃在生理上有着内在联系,而温病过程中热邪又每易耗劫胃津和肾液,以致牙齿和牙龈产生异常变化。因此临床观察齿龈变化有助于了解热邪的浅深轻重、津液的受伤程度,从而为辨证施治提供依据。

牙龈之间结有血瓣,为热邪动血的表现,但其中有虚实之分:凡瓣色紫,甚则紫如干漆,多为阳明热盛动血,其病属实,称为阳血,治宜清胃生津;如瓣呈黄色,状如酱瓣,则为热灼肾阴、虚阳载血上浮所致,其病属虚,称为阴血,证情多较重险,但应结合全身证候予以全面分析以判断其预后。若临床见症尚无败象的,则还可设法救治。其治宜急予滋肾养阴之品。若证情已现"阴下竭,阳上厥"的逆候,则多难救治。

【选注】 章虚谷:肾主骨,齿为骨之余,故齿浮龈不肿者,为肾火水亏也。胃脉络于上龈,大肠脉络于下龈,皆属阳明,故牙龈肿痛为阳明风火,或湿遏其火也。若邪热入胃则必连及大肠,血循经络而行,邪热动血而上溢结于龈。紫者为阳明之血,阳明之热可清可泻;黄者为少阴之血,少阴血伤为下竭,其阳邪上亢而气厥逆,故为难治也。

宋祐甫:安胃为主。鲜地、藿斛、石膏、知母之类;救肾为要,生地、阿胶之类。

陈光淞:按阳上厥,厥,尽也。盖言阴精下竭,孤阳上尽,故难治,岂因阳邪上亢而成厥逆耶?章氏所释未免词不达意。

【按语】 这里有两个问题须提出讨论。其一是关于"安胃"的具体内容指什么？根据章氏所说"阳明之血，可清可泻"来看，当是指清、下两法，而再从宋氏所举"安胃"的药物来看，则似指甘凉濡润之法，究以何者为是？我们认为："安胃"的内容包括甚广，凡清、泻、润等皆可属其范围，而不能刻板的专指某一个方法。至于临床运用，当根据证候全面分析而予以选择。如系阳明无形热盛的应予清法，有形热结的就用泻法，胃热津伤的则就予寒凉濡润之法。其二是"阳上厥"的含义，章氏与陈氏解释不同，究以何者为是？根据病情来看，既属阴竭于下，其阳上厥当是指孤阳上逆，所以我们认为应以陈氏之说比较妥当。章氏以"厥"作气逆解，虽理亦可通，但与本条所述证情终欠吻合，不如陈氏以"孤阳上尽"解明白贴切。

【原文】 28. 齿若光燥如石者，胃热甚也。若无汗恶寒，卫偏胜也，辛凉泄卫，透汗为要。若如枯骨色者，肾液枯也，为难治。若上半截润，水不上承，心火上炎也，急急清心救水，俟枯处转润为妥。（32）

【释义】 本节是从牙齿的润燥情况来分析病机，确定治法的。

一般牙齿光燥的，多属胃热较甚，劫灼津液。但亦须结合全身证候辨别。如齿虽光燥但症见无汗恶寒的，则又是阳热内郁、卫气不通所致，不可误认为胃热亢盛。治疗应予辛凉透汗之剂，以泄卫透表，表开热散，则津液布化，牙齿自可转润。若见齿干而色泽晦暗如同枯骨的则为肾液枯竭，预后多属不良，故称为"难治"。此外，尚有一种情况，即牙齿上半截润而下半截燥，此又属肾水不能上润其根，而心火燔灼所致，治疗急当滋水清心同时并进，以使肾水复、心火降，则牙齿干燥部分亦自可转为润泽。

【选注】 章虚谷：胃热甚而反恶寒者，阳内郁而表气不通，故无汗而为卫气偏胜，当泄卫以透发其汗，则内热即从表散矣。凡恶寒而汗出者，为表阳虚，腠理不固，虽有内热，亦非实火矣。齿燥有光者，胃津虽干，肾气未竭也；如枯骨者，肾亦败矣，故难治也。上半截润，胃津养之，下半截燥，由肾水不能上滋其根，而心火燔灼，故急当清心救水，仲景黄连阿胶汤主之。

陈光淞：按无汗恶寒，唇干齿燥，外感多有之，所谓卫气偏胜，邪热熏蒸肺胃所致，非胃津干也，故辛凉泄卫为治。若胃津干，又当甘寒濡润矣，宜辨之。

吴锡璜：按白如枯骨，大剂养肝肾之阴，亦有愈者。

【按语】 卫气偏胜与胃热盛均可出现齿光燥如石，但二者病变机理、临床症状、治疗方法都不相同。章氏把二者混为一谈，实属欠妥。陈氏所作的分析较为确当。章氏提出清心救水可用仲景黄连阿胶汤，可作临床参考。

【原文】 29. 若咬牙啮齿者，湿热化风，痉病；但咬牙者，胃热气走其络也。若咬牙而脉症皆衰者，胃虚无谷以内荣，亦咬牙也。何以故耶？虚则喜实也。舌本不缩而硬，而牙关咬定难开者，此非风痰阻络，即欲作痉证，用酸物擦之即开，木来泄土故也。（33）

【释义】 本节讨论温病过程中出现咬牙啮齿的机理及咬牙者的局部治法。

咬牙啮齿是两种不同的表现，咬牙是指上下牙齿咬定，啮齿即为龂齿。其发生机理亦有虚实之分。凡咬牙啮齿同时并见的，多属热盛动风、筋急而挛所致，是已成痉病的表现；如仅咬牙而不啮齿，则又多属胃热之气走窜经络之故，但临床亦须结合脉症辨别。如咬牙而见虚衰的脉症，则又非胃热所致，乃胃气不足、筋脉失养之故。由于本证病机属中虚，而症见欲求充实的咬牙实象，所以谓之"虚则喜实"。此外，有牙关咬定难开，而兼舌硬，但并不短缩，此亦属实证。其病机不外两个方面,一为风痰阻络,一为热盛动风,临床须结合全面证候辨证施治。但对咬牙可采取一些局部处理措施,通常用乌梅肉擦齿龈,往往可使牙关得开,即叶氏所谓"木来泄土"之意。

【选注】 章虚谷:牙齿相啮者,以内风鼓动也;但咬不啮者,热气盛而络满,牙关紧急也。若脉症皆虚,胃无谷养,内风乘虚袭之入络而亦咬牙,虚而反现实象,是谓虚则喜实,当详辨也。又如风痰阻络为邪实,其热盛化风欲作痉者,或由伤阴而夹虚者,皆当辨也。

周学海:肝虚则喜实,然此证乃胃虚而肝实也。胃热津液不生,肝血因之而燥结,筋脉俱失所养矣。

陈光淞:按此证(指咬牙而脉症皆衰者)见于脉症皆衰,邪退正虚之候,不难辨也。所谓脉症皆衰者,衰指病势而言,非即指虚言。病势既退,脉症相符而见此象,则为胃虚;若症衰而脉不衰,如热退而脉犹有浮数之象,或见细数,不得谓之脉症皆衰,是非胃虚,当别寻其故而治之。虚则喜实,谓胃气空虚,欲得实来救之,非以咬牙为实象也。

【按语】 章氏之注,允当可取。其所说咬牙而舌硬之证,亦有"伤阴而挟虚者",这对原文内容是一补充,可资参考。周氏对胃虚出现咬牙的机理作了阐发,陈氏进一步指出本证多见于邪退正虚之时,均有一定见地,可供参考。

【原文】 30. 若齿垢如灰糕样者,胃气无权,津亡湿浊用事,多死。而初病齿缝流清血,痛者,胃火冲激也;不痛者,龙火内燔也。齿焦无垢者,死;齿焦有垢者,肾热胃劫也,当微下之,或玉女煎清胃救肾可也。(34)

【释义】 本节论述齿垢和齿缝流血的辨治。

温病过程中出现齿垢,多由热邪蒸腾胃中浊气上升而结。凡是齿焦而有垢的,虽属胃热劫烁肾水,但气液仍未涸竭,预后尚属良好,其治疗可根据具体证候或微下以泄胃热,或清胃滋水,用玉女煎。若齿虽有垢而如灰糕之样,枯燥而无光泽,则属湿浊上泛而胃中津气两竭,其预后多属不良。如齿焦而无垢,则又为肾胃气液均竭,是属死候。

齿缝流血有虚实之分,凡流血而有疼痛感觉的,是为阳明胃热冲激所致,属实;如齿缝流血而无疼痛之感的,则系肾水不足,龙火内燔,属虚。属实者病多轻浅,属虚者病势深重。

【选注】 章虚谷:齿垢由肾热蒸胃中浊气所结,其色如灰糕,则枯败而津气俱亡,肾胃两竭,惟有湿浊用事,故死也。齿缝流清血,因胃火者出于龈,胃火冲激故痛;不痛者出于牙根,肾火上炎故也。齿焦者肾水枯,无垢则胃液竭,故死;有垢者火盛而气液未竭,故审其邪热甚者,以调胃承气微下其胃热,肾水亏者,玉女煎清胃滋肾可也。

陈光淞:察齿垢以定生死,看湿温之能事毕矣。

【按语】 章氏之注,颇能阐发原旨。尤其对齿缝流血之虚实辨证,指出其出血部位有所不同,实为经验之谈,有助于临床辨证。陈氏则强调了察齿垢在湿温病辨证时的意义,亦属中肯之语。

辨 斑 疹

【原文】 31. 凡斑疹初见,须用纸捻照见胸背两胁。点大而在皮肤之上者为斑,或云头隐隐,或琐碎小粒者为疹,又宜见而不宜见多。按方书谓斑色红者属胃热,紫者热极,黑者胃烂,然亦必看外证所合,方可断之。(27)

【释义】 本节论斑和疹的形态区别及其辨证。

斑和疹是温病过程中常见的红色皮疹,多发于胸胁项背等部位。其区别是:点大而平摊于皮肤之上者为斑;呈琐碎小粒,如云头隐隐者为疹。斑疹外发是营血热邪外达的标志,所以温病邪入营血后斑疹"宜见"。但如外发过多,稠密成片,则为营血热重毒盛,故又"不宜多见"。观察斑疹的色泽浅深,对于临床辨证判断热邪的轻重具有重要意义。温病发斑为阳明胃热内迫血分外溢肌肤所致,故斑色之红、紫、黑,正反映了阳明热邪的轻重程度,同时也反映了营血热毒的浅深程度。当然,临床还必须结合全身证候表现进行综合分析,才能作出正确判断。正如叶氏所指出的"必看外证所合,方可断之",这是有其实践指导意义的。

【选注】 章虚谷:舌本紫绛,热闭营中,故多成斑疹。斑从肌肉而出,属胃;疹从血络而出,属经。其或斑疹齐见,经胃皆热。然邪由膜原入胃者多,或兼风热之邪入于经络,则有疹矣。不见则邪闭,故宜见;多见则邪重,故不宜多。凡病皆有虚实,虚实不明,举手杀人。

王孟英:黑斑蓝斑亦有可治者。

【按语】 斑疹不仅形态有别,病机亦有所不同。斑系阳明胃热迫入血分而发;疹由肺经热邪窜于营分,从血络外发而成。这就是章氏所说"斑从肌肉而出,属胃;疹从血络而出,属经"的意思。故斑疹不可混为一谈。章氏对斑疹"宜见而不宜见多"之注亦甚可取。王氏提出黑斑、蓝斑亦有可治者,系从经验而来,可供临床参考。

【原文】 32. 若斑色紫,小点者,心包热也;点大而紫,胃中热也。黑斑而光亮者,热胜毒盛,虽属不治,若其人气血充者,或依法治之,尚可救;若黑而晦者必死;若黑而隐隐,四旁赤色,火郁内伏,大用清凉透发,间有转红成可救者。若挟斑带疹,皆是邪之不一,各随其部而泄。然斑属血者恒多,疹属气者不少。斑疹皆是邪气外露之象,发出宜神情清爽,为外解里和之意;如斑疹出而昏者,正不胜邪,内陷为患,或胃津内涸之故。(29)

【释义】 本条是论述斑疹的诊断意义。

临床辨斑疹,重点是观察其色泽、形态等变化,从而判断其内在的病变情况。一般地说,斑疹色泽皆以红润为顺,如斑色发紫,则是热邪深重的表现。但又须结合观察形态变化以判断热邪的重心所在。凡色紫而点小的,多属心包热盛,紫而点大的,则多为热邪盛于阳明。若斑见黑色,则较紫色更进一层,是为热盛毒重,但其预后的良恶则以人体气血的盛衰为转移。大凡斑色黑而色泽光亮的,虽属热毒深重,但气血犹充,尚有抗邪外出的可能,如施治能及时、正确,则犹可转危为安。反之,斑色既黑而又晦暗者,则不仅热重毒甚而正气已告衰亡,正不胜邪,故预后多属不良。此外,尚有斑色黑而隐隐,其四旁色赤,这是邪毒郁伏而不易外达之象,须用大剂清凉解毒以使郁伏之邪能透达于外。邪热得透,则斑色亦有可能由黑转红,而成为可救之候。

另温病过程中的发斑带疹,是由热侵营血所致。热毒乘于阳明血分,外溢肌肉则发斑,热毒侵于肺经营分而出于血络则为疹,故施治当以透泄邪毒为主。

由于斑疹的外发,是邪气外达之象,所以斑疹发出之后,理应神情清爽,脉静身凉,方是邪已外解。反之,斑疹虽已发出,但却出现神昏见症,则又是正虚而不能胜邪、邪热内陷的征象,或者因为胃中津液枯涸、水不济火、火毒太盛所致,其预后多属不良。

【选注】 章虚谷:此论实火之斑疹也。点小即是从血络而出之疹,故热在心包;点大从肌肉而出为斑,故热在胃。黑而光亮者,元气犹充,故或可救,黑暗则元气败,必死矣。四旁赤色,其气血尚活,故可透发也。斑疹挟杂,经胃之热各随其部而外泄。热邪在胃,本属气分,见斑则属血分者多矣;疹从血络而出,本属血分,然邪由气而闭其血,方成疹也。故治斑疹,必当两清气血。况欲透发,必通其血中之气,如赤芍、郁金、归须之类,以佐犀角、元参等品;如清气分则知母、石膏,以芩、连佐桂枝,亦可通营清热也,斑疹出而反神昏,则正不胜邪而死矣。

陈光淞:内陷为患与胃津内涸,此处未出治法。章虚谷谓既出而神昏,则正不胜邪而死。按第二节若斑出而不解者一条,有主以甘寒及甘寒之中加入咸寒之法,如《温病条辨》之用复脉、大定风珠等法。

【按语】 斑疹外发,虽均为热邪波及营血的表现,但其邪之重心有所不同。章氏指出:"热邪在胃,本属气分,见斑则邪属血分者多矣;疹从血络而出本属血分,然邪由气而闭其血,方成疹也。"说明了斑为阳明热盛迫血外溢乃成,故病偏血分;而疹大多属太阴气分邪热波及营分而发于血络,故邪之重心尚在气分。章氏此注进一步阐发了叶氏原文之意,甚有参考价值。但其所说"点小即是从血络而出之疹",则未必确切。分析叶氏原意,主要是根据斑之点小点大而分辨其因于"心包热"还是因于"胃中热",并不是从点大点小来分辨其属斑属疹。另章氏谓"斑疹出而反神昏,则正不胜邪而死矣",也似欠周到。叶氏只指出见此证者,是"内陷为患,或胃津内涸之故",并非没有救治之法而必属死症。陈氏所注可作补充。

【原文】 33.然而春夏之间,湿病俱发疹为甚,且其色要辨。如淡红色,四肢清,口不甚渴,脉不洪数,非虚斑即阴斑。或胸微见数点,面赤足冷,或下利清谷,此阴盛格阳于上而见,当温之。(28)

【释义】 本条专论虚斑、阴斑证治。

斑有寒热虚实之分。因于实热者,谓之阳斑;因于虚寒者,谓之虚斑或阴斑。温病发斑虽然多属实热所致的阳斑,但亦须与虚寒证之虚斑或阴斑作出区别,除从其色泽形态进行辨察外,更重要的是结合全身证候分析。虚斑由于阳气虚衰,虚火浮越所致。其特点是斑呈淡红之色,四肢清冷,口不甚渴,脉不洪数。阴斑是阴寒内盛,阳气被其格拒载血上浮而成。其特点是:只胸部微见数点,面赤足冷或下利清谷。虚斑与阴斑并无本质上的区别,皆属虚寒为患,故治疗当予温补之剂温阳散寒,引火归原。

【选注】 章虚谷:此专论斑疹不独温疫而有,且有虚实之迥别也。然火不郁不成斑疹,若虚火力弱而色淡,四肢清者,微冷也,口不甚渴,脉不洪数,其非实火可征矣,故曰虚斑。若面赤足冷,下利清谷,此阴寒盛,格拒其阳在外,内真寒,外假热,郁而成斑,故直名为阴斑也。又名戴阳,以虚阳戴于头上而面赤也……如格阳、戴阳之虚证,须桂、附引火归原。误投凉药即死。若实火误补亦死,最当详辨也。

陈光淞:按章氏"实火误补亦死"之语,足补此篇之阙。盖毒火挟秽浊郁伏之证,欲透不透,往往胸见微点,面赤足冷,但大便秘结,或协热自利,臭秽腥浊,斯时须下其秽浊。秽浊得下,毒火自透,斑疹自出。若用温补,未有不闭郁喘闷而死者。医者不明,反以为陷。岂知陷与闭不同:陷者正虚邪毒内陷,其人必神志衰微,语言默默;闭因邪火郁伏,重重锢蔽,其人必妄语烦躁,气粗郁闷。故此证之辨,在"下利清谷"四字,而清谷非完谷不化之谓,要须澄澈清冷耳。否则,虽见诸症,不得便作阴盛格阳治也。

吴锡璜：阴证发斑，状如蚊迹，多出胸背手足间，但稀少而淡红，身虽热而安静。以其人元气素弱，心肾有亏，当补不补，则阴凝不解；或服凉药太过，以致变成阴证。寒郁于下，逼其无根失守之火，聚于胸中，熏灼脾胃，传于皮肤而发斑点，此证宜温补托邪。

【按语】 各家注解颇多发挥，如章虚谷、吴锡璜对阴证发斑的机理、证候特点等论述甚详。陈光淞对毒火郁伏，欲透不透的发斑证治，分析得更为具体，在证候上与阴斑作出了鉴别。在治疗上除论述其具体方法外，并指出了阳斑误用温补所产生的不良后果。这些论述，对于临床实际，都有指导意义。

辨 白 㾦

【原文】 34. 再有一种白㾦，小粒如水晶色者，此湿热伤肺，邪虽出而气液枯也，必得甘药补之。或未至久延，伤及气液，乃湿郁卫分，汗出不彻之故，当理气分之邪。或白如枯骨者多凶，为气液竭也。（30）

【释义】 本节是论述白㾦的形态、发生机理和治法。

白㾦多见于湿热相挟之证，故湿温病中常见之，亦属湿热外达之象。其形态呈白色的小颗粒，内含水液，所谓如"水晶色"。其成因多由气分湿热从肺而外达皮毛，由于汗出不彻，以致湿热郁蒸而成。故治疗当因势利导，以清泄气分湿热。但须注意，如白㾦反复发出，邪气虽得以外解，然人体气液必受损伤，故当白㾦出过几次而邪已透解之后，治疗当考虑给予甘平清养之剂，以培补气液。如果气液耗竭而白㾦呈现枯骨之象，多为正虚危候，这是治疗白㾦必须注意的一个问题。

【选注】 章虚谷：凡温病将发，适多阴雨，而湿邪又从表受，初治当用辛温解表。若不细察，见其发热即投寒凉，其表湿反闭，阳郁不伸，内热更甚，于是更用攻泻。余见二三年前，春雨连绵，如此误治而死者甚多。既经攻泻，正伤邪陷，则不可救矣。若其卫气流行，发出白㾦，以肺经多气少血，故色白。其亮者，元气未败，若枯者，津气已竭，必死也。其初表汗不透，脉必弦涩，是湿邪外闭之象，急用辛温疏表，加防己泄湿，使阳气伸而内热亦散，汗透即愈。此辨阴阳表里之邪最为重要，不独伤寒为然也。

王孟英：湿热之邪郁于气分，失于轻清开泄，幸不传及他经，而从卫分发白㾦者，治当清其气分之余邪。邪若久郁，虽化白㾦而气液随之开泄，故宜甘濡之补之。苟色白如枯骨者，虽补以甘药，亦恐不及也。

汪曰桢：白㾦前人未尝细论，此条之功不小。白如枯骨者，余曾见之，非惟不能救，并不及救。故俗医一见白㾦，辄以危言恐吓病家。其实白如水晶色者，绝无紧要，吾见甚多。然不知甘濡之法，反投苦燥升提，则不枯者亦枯矣。

陈光淞：此湿温流连气分日久，失于开泄，始发此种白㾦，所以为邪虽出而气液枯。必得甘平清肺养阴之药，如沙参、麦冬、生地等类，不可误用甘温也。（湿郁卫分，汗出不彻之白㾦）此为湿热病中之轻症，治以芦根、滑石之流可也；枯白如骨之白㾦，多见于误治日久临危之际。

何廉臣：温热发㾦，每见于夏秋湿温、伏暑之证，春冬风温兼湿证，亦间有之。初有湿郁皮腠，汗出不彻之故，白如水晶者多，但当清宣肺气，开泄卫分，如五叶芦根汤（薛生白《湿热条辨》方）最稳而灵。若久延而伤及气液，白如枯骨样多凶，急用甘润药以滋气液，如麦门冬

汤、清燥救肺汤之类,挽回万一。切忌苦燥温升,耗气液而速其毙。谨摘发痦证如下:

色白点细,形如肌粟,摸之触手而微痒,抓破微有水,状如水晶珠而明润者吉。热势壮则外见,热势缓则隐伏,出无定期,甚至连发三五次。若干白如枯骨者大凶,脉必微弱或细数,神倦气怯,黏汗自出。

【按语】 诸家议论均很明确,凡温病外发白痦,必然是兼有湿邪为患。王氏更进一步指出,湿热证治疗失于及时清泄,最易郁蒸而成白痦,这确是临床上比较多见的一个因素。关于白痦的两种预后情况,汪氏分析甚当。考之临床实际,温病中见白痦症的,大多预后良好。关于白痦的治疗,各家所论均可供临床参考。章氏所说"初治当用辛温解表",其所谓辛温当以宣表化湿为主,并不是指荆、防、麻、桂之类辛温解表。至于痦见白如枯骨之色,在临床比较少见,其预后多不良。有关水晶痦与枯痦两者的证治辨别,何氏所说可谓全面具体,颇切实用。

妇 人 温 病

【原文】 35. 再妇人病温与男子同,但多胎前产后,以及经水适来适断。大凡胎前病,古人皆以四物加减用之,谓护胎为要,恐来害妊,如热极用井底泥,蓝布浸冷,覆盖腹上等,皆是保护之意,但亦要看其邪之可解处。用血腻之药不灵,又当省察,不可认板法。然须步步保护胎元,恐损正邪陷也。(35)

【释义】 本节主要讨论了妇女胎前温病护胎之法。

治疗妇女温病,原则与男子温病相同,但如遇到胎前产后及经水适来适断等情况时,就须分别情况加以适当考虑。大凡在妊娠期间发生温病,治疗上总宜注意保护胎元。如古人之用四物汤加减治疗,热极时用井底泥或浸冷的蓝布覆盖腹上。这些方法,其用意都不外为了保护胎元,以免邪热碍胎。然而必须指出,保护胎元仅是在治疗过程中应该注意的一个环节,而具体立法用药,必须结合整个证情考虑,即叶氏所说"但亦要看其邪之可解处"。如邪在表的当解表透邪,以免邪热内入伤胎,里热亢盛的急予清泄里热等。这些治疗方法,虽是针对整个病情而设,但实际上都能间接起到固护胎元的作用。否则,如不从整个病情考虑而一味强调护胎,滥用血腻之药,不仅不能从根本上解决问题,而且反能恋滞病邪,造成不良后果。

【选注】 章虚谷:保护胎元者,勿使邪热入内伤胎也,如邪犹在表分,当从开达外解,倘执用四物之说,则反引邪入内,轻病变重矣。故必审其邪之浅深而治,为至要也。若邪热逼胎,急清内热为主,如外用泥、布等覆盖,恐攻热内走,反与胎碍,更当详审,勿轻用也。总之,清热解邪,勿使伤动其胎,即为保护。若助气和气以达邪,犹可酌用,其补血腻药,恐反遏其邪也。(王孟英曰:此说固是,然究是议药不议病矣,如温病已烁营阴,则地黄未尝不可用。)

【按语】 章氏对于妇女温病护胎的意义,论述详尽,见解深刻。他认为治疗妇女温病的护胎,并不在于一味拘执用四物等血腻之药,而是应从整个病情着眼,以祛邪为原则,也就是要根据证候变化而立法用药,以使邪去而不伤胎,即所以达到护胎的目的。这对指导临床实践是具有一定意义的。

【原文】 36. 至于产后之法,按方书谓慎用苦寒,恐伤其已亡之阴也。然亦要辨其邪能从上中解者,稍从证用之,亦无妨也。不过勿犯下焦,且属虚体,当如

虚怯人病邪而治。总之无犯实实虚虚之禁,况产后当气血沸腾之候,最多空窦,邪势必乘虚内陷,虚处受邪,为难治也。(36)

【释义】 本节是论产后温病之治法。

由于产后阴血多已亏损,所以一般应慎用苦寒之药,以免耗损阴液。历代医家有"胎前宜凉,产后宜温"之说,这仅是指一般产后的调理常法而言,不可看作绝对规律。如果邪在上中二焦,为了适应客观病情的需要,苦寒药酌量用之并无妨碍,但必须注意到勿使下焦阴血受损。总之,产后病温的治疗,亦须本着辨证施治的精神,在治疗温病的前提下,适当考虑到产后体质虚弱的一面,以防止邪热乘虚内陷而生他变。叶氏所说"当如虚怯人病邪而治",确是治疗产后病温的指导原则。因为产后之体毕竟比较虚弱,如果立法用药与一般病人相同,而不考虑其虚,易使正气更虚。当然,如果单纯强调补虚,也必致病邪留恋难解,所以叶氏告诫于人"无犯实实虚虚之禁"。

【选注】 章虚谷:产后大伤下元,每见有禀质阳虚者,偶伤寒饮食,泻利不止,脾肾气脱,往往二三日即死;其阴虚者,肝风易炽,热邪乘之,即成痉厥者有之,故最为难治。阳虚者以扶阳为主,阴虚者当养阴为先,"勿犯下焦肝肾"一句为要旨也。若初治不善,邪陷入脏即死。其有本质强旺者,随证用药,必辨其邪之深浅,勿使内陷而伤本元也。

徐灵胎(引自《温热经纬》):产后血脱,孤阳独旺,虽石膏、犀角对证亦不禁用。而世之庸医,误信产后宜温之说,不论病证,皆以辛热之药,戕其阴而益其火,无不立毙。我见甚多,惟叶案中绝无此弊。

吴鞠通:治产后之实证,自有妙法……如外感自上焦而来,因云治上不犯中,然药反不可过轻,须用多备少服法,中病既已。外感已,即复其虚,所谓无粮之兵贵在速战。若畏产后虚怯,用药过轻,延至三四日后,反不能胜药矣。

凌嘉六:庞安常曰:伤寒产后恶露为热搏不下,烦闷胀喘狂言者,抵当汤及桃仁承气汤主之。治伤寒小产,恶露不行,腹胀烦闷欲死,大黄桃仁汤,朴硝、大黄等分末之,每一钱或二钱,桃仁去皮尖碎之,浓煎汤调下,以通为度。

【按语】 章氏所举出的产后阳虚脾肾气脱与阴虚动风痉厥,确是两种比较险恶的证候,其病机都以虚为主要关键。治疗之法应是虚则补之,阳虚者扶阳,阴虚者滋阴。徐氏指出不可拘执"产后宜温"之说,从而认为寒凉药只要对证亦并不禁用。此说甚有见地,颇能阐发原文之旨。至于吴氏提出"药反不可过轻",则从另一侧面强调了产后病不可忽视祛邪。凌氏所引庞安常之论,也说明了产后也有用攻逐之法者。另吴氏所说产后病人"须用多备少服法",其实质精神,亦甚切合"当如虚怯人病邪而治"的原则。

【原文】 37. 如经水适来适断,邪将陷血室,少阳伤寒言之详悉,不必多赘。但数动与正伤寒不同。仲景立小柴胡汤,提出所陷热邪,参、枣扶胃气,以冲脉隶属阳明也,此与虚者为合治。若热邪陷入,与血相结者,当从陶氏小柴胡汤去参、枣加生地、桃仁、楂肉、丹皮或犀角等。若本经血结自甚,必少腹满痛,轻者刺期门,重者小柴胡汤去甘药加延胡、归尾、桃仁,挟寒加肉桂心,气滞者加香附、陈皮、枳壳等。然热陷血室之证,多有谵语如狂之象,防是阳明胃实,当辨之。血结者身体必重,非若阳明之轻旋便捷者。何以故耶?阴主重浊,络脉被阻,侧旁气痹,连胸背皆拘束不遂,故祛邪通络,正合其病。往往延久,上逆心包,胸中痛,即陶氏所谓血结胸也。王海藏出一桂枝红花汤加海蛤、桃仁，原是表里上下一齐尽解之理，看此方大有巧手，故录出以备学者之用。（37）

【释义】 本节是论热入血室之证。

热性病过程中，由于适值月经来潮，或将净已净，血室空虚，每致热邪内陷而成此证。有关本病证治，虽早在《伤寒论》中就有所论述，但治法尚欠全面，除有刺期门一法外，仅出小柴胡汤一方。按小柴胡汤的作用，主要是和解枢机，透邪外达，对于热邪初陷未深，症见寒热如疟等正邪争胜、邪有外达之势的证情虽可用之，但毕竟不能看成是通治热入血室的方剂。证之临床实践，热入血室证情颇为复杂，类型甚多，治疗亦当根据不同证情分别对待。如属邪热燔于血分，扰于心神，而见神昏谵语如狂、舌质紫绛等症的，治当凉血散血。若系热与血结，见有少腹满痛、舌绛，甚或昏狂等症的，治疗又须清热凉血、活血祛瘀之法。文中所举出的陶氏小柴胡汤加减之方，就适用于这一证型。

另外必须指出：热入血室每见有谵语如狂，这是由于血分邪热扰于心神所致，与阳明腑实之证见神昏，其病机截然不同。文中举出身重与否作为两者的辨证要点，这仅是一个方面，须从全面证象加以辨别为是。

【选注】 章虚谷：但数动与正伤寒不同，"数动"二字恐错，或是"变动"二字，更俟明者详之。冲脉为血室，肝所主，其脉起于气街，气街，阳明胃经之穴，故又隶属阳明也。邪入血室，仲景分浅深而立两法。其邪深者，云如结胸状，谵语者，刺期门穴，随其实而泻之，是从肝而泻其邪，亦即陶氏所谓血结胸也。其邪浅者，云往来寒热如疟状而无谵语，用小柴胡汤，是从胆治也。盖往来寒热是少阳之证，故以小柴胡汤提少阳之邪，则血室之热亦可随之而外出。以肝胆为表里，故深则从肝、浅则从胆，以导泄血室之邪也。今先生更详症状，并采陶氏、王氏之方法，与仲景各条合观，诚为精细周至矣。其言小柴胡汤惟虚者为合法何也？盖伤寒之邪，由经而入血室，其胃无邪，故可用参、枣。若温热之邪先已犯胃，后入血室，故当去参、枣，惟胃无邪及中虚之人，方可用之耳（王孟英曰：世人治疟，不论其是否为温热所化，而一概执用小柴胡汤以实其胃，遂致危殆者最多）。须知伤寒之用小柴胡汤者，正防少阳经邪乘虚入胃，故用参、枣先助胃以御之，其与温热之邪来路不同，故治法有异也。

王孟英：温邪热入血室有三证，如经水适来，因热邪陷入而搏结不行者，此宜破其血结；若经水适断，而邪乃乘血舍之空虚以袭之者，宜养营以清热；其邪热传营，逼血妄行，致经未当期而至者，宜清热以安营。

宋祐甫：血室者，营血停止之所，经脉留会之处，即冲脉是也。冲脉者，奇经八脉之一脉也，起于肾下，出于气街，至阳明经夹脐上行，至胸中而散，为十二经之海。王冰曰：冲为血海，言诸经之血朝会于此。男子则运行生精，女子则上为乳汁，下为月事。伤寒之邪，妇人则随经而入，男子由阳明而传，以冲之脉，与少阴之络起于肾，女子感邪，太阳随经，便得而入冲之经并足阳明，男子阳明内热方得而入也，冲脉得热，血必妄行，在男子则下血谵语，在妇人则月水适来，盖言男子，不独谓妇人也……邪入血室，仲景分浅深而立两法。其邪深者，如结胸状，若谵语，刺期门穴，随其实而泻之，是从肝而泻其邪，亦即陶氏所谓之血结胸也；其邪浅者，往来寒热如疟状而无谵语，用小柴胡汤是从胆治也。盖往来寒热是少阳之证，故以小柴胡汤提少阳之邪，则血室之热亦可随之而出。以肝胆为表里，故深则从肝，浅则从胆，以导泄血室之邪也，其岂小柴胡汤惟虚者合治何也？盖伤寒之邪由经而入血室，其胃无邪，故可用参、枣。若温热之邪先已犯胃，后入血室，故当去参、枣，惟胃无邪及中虚之人方可用之。须知伤寒之用小柴胡汤者,正防少阴经邪乘虚入胃,故用参、枣先助胃以御之(如上言"法宜益胃"),其与温热之邪来路不同,故治法有异也。

周学海:数动指脉言,与伤寒弦细不同。先生之意,盖为少阳伤寒仍在气分,故脉弦细,可用参、枣扶胃提邪也。若温病热邪将陷血室,即有与血相结合之势,故脉即见动数也。热入血室,是热入血脉,冲即血之总脉也……(惟虚者可合治)虚非谓正气虚,乃上承邪将陷血室,尚未与血相结也,故可用补以扶胃气而提出之,若相结则血亦为所胁从,不得不兼攻血矣。中间热入血室一段,前注未畅,兹再随文而衍之曰:妇人患温病,若经水适来适断,血室全虚,邪必易陷,其证因详见少阳伤寒矣。但温病脉来数动与正伤寒脉弦细者不同,正少阳伤寒,仲景立小柴胡汤,用参、枣以扶胃气,而提出所陷之邪。所以,必扶胃气者,以血室冲脉隶于阳明也。所以可用扶胃气者,以寒邪虽渐化热内陷,胃气尚未浊乱,空虚无邪,故可补也。若温病热邪早与胃合,此时更与血结,是胃家、气分、血分皆邪所弥漫,决无复扶胃气,助热入血之理。只有去参枣加攻血之品,使血分松动流通,不与热结而邪可散矣。此皆从里分透邪外出之道也,而其法有补气攻血之不同。何者?一伤于寒则正阳不足,故其脉弦细,而治宜补气;一伤于热则邪阳有余,故其脉数动而治宜攻血也。

陈光淞:又阅尤在泾《静香楼医案》,类中门中有口㖞语蹇,脉浮数动之语,数动指脉,固当时常用也……热邪陷入与血相结者,较热入血室不与血相结者为重。盖热既与血相结合,则无形之邪与有形之血相搏,不复可以提出,故须凉血散血,使血不与热相搏,而后能和解,如陶氏之法也;(若本经血结自甚)此与热传营血,其人素有瘀伤宿血挟热而搏者同。言经水本有病,而热邪复与之搏也。刺期门者,泻其实使气行瘀散也。重者小柴胡去甘药加延胡、归尾、桃仁,所以利其气破其血也。挟寒加桂心者,谓其平素有寒也。香附血中气药,陈皮、枳壳导滞消痞,气滞者故加之……诸本于此节之下有"王海藏出一桂枝红花汤,原为表里上下一齐尽解之理。看此方大有巧手,故录出以备学者之用"三十八字,不伦不类。盖桂枝红花汤断非可以治血结胸者,且正与上节"重者小柴胡汤去甘药"之语相反,必非原文,否则别有误叙,合行删去,免误学者。

【按语】 章、周、陈等氏之注,内容虽详,说理亦属可通,但多随文衍义,难以把握中心。王氏之注则论证简明扼要,能抓住关键。所述热入血室三证,可谓立论允当,见解新颖,切合实际,足补原文之不足,颇有参考价值。至于陈氏等提出本节混有衍文,其说可备参考。

叶天士《三时伏气外感篇》

《三时伏气外感篇》是叶天士又一重要的温病学专著,本文系由《临证指南医案》后所附《幼科要略》中的有关温病内容选辑而成。首次进行选辑的是清代温病学家王孟英,王氏鉴于《幼科要略》内容精辟,甚切实用,而一些医家却对此重视不够,因而把其中温病的内容,及与温热有关的一些病证加以编注,收载于《温热经纬》。由于本篇讨论的内容多系春、夏、秋三季常见的伏气与新感温病,故命名为《三时伏气外感篇》。本教材仍沿用其篇名,但在内容上略作增减。删去王氏编录的有关热疳、口疳、吐泻霍乱、疟、痢等病症的内容,补入几段王氏没有收入的《幼科要略》中关于湿、暑疾病的原文,在原文顺序上也稍作了调整。

本篇主要讨论了春温、风温、暑热、秋燥等病症的病因、病机和诊断、治疗,并阐述了伏气温病与新感温病以及各种不同季节温病的证治区别。因原文为幼科著作,故文中证治内容较侧重于儿科特点,但就其内容来说,仍以阐发温病学的基本理论为主,对温病的证治具有广泛的指导意义。本篇文字比较简洁,论述亦较概括,颇多经验之谈,对温病临床实践甚有指导价值,因此徐灵胎称誉本篇"和平精切,字字金玉,可法可传,得古人之真诠而融化之"。

概　论

【原文】　1. 夫春温、夏热、秋凉、冬寒,四时之序也。春应温而反大寒,夏应热而反大凉,秋应凉而反大热,冬应寒而反大温,皆不正之乖气也。病自外感,治从阳分。若因口鼻受气,未必恰在足太阳经矣。大凡吸入之邪,首先犯肺,发热咳喘。口鼻均入之邪,先上继中,咳喘必兼呕逆、䐜胀,虽因外邪,亦是表中之里。设宗世医发散阳经,虽汗不解,幼稚质薄神怯,日期多延,病变错综。兹以四气常法列下。

【释义】　本节主要论述了四时外感病的病因、感邪途径、发病部位,以及发病初起的治疗宜忌。

四时的气候变化有一定的规律:春温、夏热、秋凉、冬寒。如气候反常,就可成为发生外感病的重要因素。这是由于"四时失序"导致了致病的乖戾之气的产生;同时不正常的气候又可影响人体正气的防御功能,因而使外在的病邪得以侵犯人体而发病。

前人认为外感病邪侵犯人体的途径并不是一致的。如风寒之邪可自皮毛而入,首犯于足太阳;温邪则从口鼻而入。鼻气通于肺,口气通于胃,由鼻吸入之邪即随呼吸而犯于肺,首先出现肺卫见症,如发热、咳喘等;由口而入之邪,则可出现脾胃见症,如呕逆、脘腹䐜胀等。由此可见病邪入侵的途径、发病的部位与病邪性质有着密切的联系。同时也可看出,外邪虽然从外入侵人体出现表证,但其发病部位并不限于体表,多有体内脏腑的病变,其产生的症状亦多与脏腑功能失常有关,所以叶氏称之为"表中之里"。

对于外感温热病的治疗,总的原则是从阳分而治,即解散在表的外邪。但应分清所感受外邪的性质,不可一概投以辛温发汗之剂。对于温邪犯表之证,如误用辛温之法,不仅外邪不解,反可助热耗阴,引起各种变症。对于一些"表中之里"的病症,也要兼顾病变脏腑的调治,如只着眼于发散一法,也不容易取效。

春　温

【原文】　2. 春温一证,由冬令收藏未固,昔人以冬寒内伏,藏于少阴,入春发于少阳,以春木内应肝胆也。寒邪深伏,已经化热,昔贤以黄芩汤为主方,苦寒直清里热。热伏于阴,苦味坚阴乃正治也。知温邪忌散,不与暴感门同法。若因外邪先受,引动在里伏热,必先辛凉以解新邪,继进苦寒以清里热。况热乃无形之气,幼医多用消滞,攻治有形,胃汁先涸,阴液劫尽者多矣。

【释义】　本节主要论述春温的发病机理、治疗原则与禁忌。

历代医家根据《素问·阴阳应象大论》"冬伤于寒,春必病温"和《素问·热论》"凡病伤寒而成温者,先夏至日者为病温,后夏至日者为病暑"之说,多把春温作为伏气温病看待。认为其发生多因冬季调摄不慎,耗伤真阴,同时外感时令寒邪,伏于体内,到春季则发为温病。关于寒邪内伏的部位,在历代文献中有多种说法。叶氏提出冬寒伏于少阴,春季发于少阳,这是根据五脏与四时相应的理论,结合发病时的证候特点而推断出来的结论。因为冬令寒水主气，内应少阴，春季风木当令，内应肝胆。更因春温发病初起多见身热、口苦、烦渴等胆热症状，同时在整个病变过程中阴液不足的现象也比较突出，病变后期又常见有肝肾真阴耗竭的症状。故认为本病的发生与体内肾水原已亏损有关，而发病时则以少阳胆经为主，即所谓"藏于少阴，发于少阳"。

由于本病初起里热郁而化火，所以其治疗与一般外感病不同，应以直清里热为主，并顾及保养阴液。其用药多主以苦寒之品，以苦寒可以直折火势，黄芩汤为其代表方。本方出自《伤寒论》，原为治疗伤寒太阳与少阳合病而自下利之证。方中黄芩苦寒清热坚阴为主药，并佐以白芍敛阴护液。许多医家都把本方作为温自内发的正治之方。当然，在临床上运用时，本方尚须作一些适当的加减。如原方中大枣性偏温补，多去而不用，炙甘草则多易以清热解毒的生甘草。柳宝诒进而提出"用黄芩汤加豆豉、元参为至当不易之法"，其意在强调运用黄芩汤时可加一些透邪与助阴托邪的药物。

对于本病的治疗应注意不可滥用发散之品，即叶氏所说"知温邪忌散，不与暴感门同法"。这是因为本病与一般新感温病不同，发病之初邪不在表而见里热炽盛，故误施辛温解表，不惟邪不得去，反可助热伤阴。但"温邪忌散"不等于说本病绝对不可使用发散药物。事实上，在临床运用清泄里热法治疗本病时，往往也适当佐以一些清凉透邪之品，以使在里邪热有外达之机。若本病初起里热炽盛而又兼见表证者（即所谓"新感引动伏邪"），则解表非但不忌，而且是必用之法，如运用苦寒之剂，反有遏邪不解之弊。其治疗可先用辛凉解表，以散在表之邪，表解后再继用苦寒以清里热。此即叶氏所说"必先辛凉以解新邪，继进苦寒以清里热"之意。必须指出，叶氏所说的"先解""继进"，也并不排斥可以采取表里双解之法，即在解表的同时，配合清里药物一起使用。

叶氏针对幼科的发病特点，指出不可拘于小儿必有食滞之说，因而提出本病初起切忌滥用消导克伐之品。更因本病患者阴液原已不足，病变过程中阴液极易耗损，若再乱投消导，必然更伤阴液而导致不良后果。

风　温

【原文】　3. 风温者，春月受风，其气已温。《经》谓"春气病在头"，治在上焦，肺位最高，邪必先伤。此手太阴气分先病，失治则入手厥阴心胞络，血分亦伤。盖足经顺传，如太阳传阳明，人皆知之；肺病失治，逆传心胞络，幼科多不知者。俗医见身热咳喘，不知肺病在上之旨，妄投荆、防、柴、葛，加入枳、朴、杏、苏、葍子、楂、麦、广皮之属，辄云解肌消食。有见痰喘便用大黄礞石滚痰丸，大便数行，上热愈结。幼稚谷少胃薄，表里苦辛化燥，胃汁已伤，复用大黄大苦沉降丸药，致脾胃阳和伤极，陡变惊痫，莫救者多矣。

春季温暖，风温极多，温变热最速，若发散风寒、消食，劫伤津液，变症尤速。初起咳嗽喘促，通行用薄荷（汗多不用）、连翘、象贝、牛蒡、花粉、桔梗、沙参、木通、枳壳、橘红、桑皮、甘草、栀子（泄泻不用）、苏子（泻不用，降气）。表解，热不清，用黄芩、连翘、桑皮、花粉、地骨皮、川贝、知母、栀子。里热不清，早上凉，晚暮热，即当清解血分，久则滋清养阴。若热陷神昏，痰升喘促，急用牛黄丸、至宝丹之属。

【释义】　本节论述了风温的病因、发病、传变特点、证候表现、治疗原则和具体方药，并强调了在治疗中应注意的一些问题。

风温病多发生于春季气候转暖之时，但亦有发生于冬季的，系感受风热病邪而引起。风热病邪从口鼻吸入，先犯于肺。因肺位居于上，风热为阳邪，因而其侵袭人体多以肺为主。在病变发展过程中，既可由肺顺传于胃，亦可因肺病失治，而传入心包。此即叶氏所说："温邪上受，首先犯肺，逆传心包。"

风温初起，邪犯于肺，肺气不能正常宣降，则出现咳嗽、喘促等症状。同时，由于肺主气属卫，主一身之表，故邪犯于肺又可出现卫阳郁闭的见症，如发热、恶寒、头痛、鼻塞、无汗、脉浮等。如表邪入里而肺热转甚，则可见烦渴、喘咳加剧。如温邪逆传心包，则可出现神昏、目瞑、四肢厥冷。病情进一步发展，病邪还可深入血分，出现斑疹、出血等动血见症。本病后期，余邪未净，阴伤未复，则可出现肺胃阴分耗伤而致的低热不退、干咳少痰、口干、舌红等症状。以上为风温病常见的临床证候表现。

对于本病的治疗，文中不仅指出了病变各阶段的治疗大法，还列举了许多具体药物。联系叶氏自注看，风温初起，以辛凉清肃上焦为治疗大法。所用的药物以辛凉疏散之品为主，如薄荷、栀皮、牛蒡、连翘、桑叶等，同时也佐以清化痰热之品，如象贝、沙参、蒌皮、花粉等。如表解而里热转盛，一般应先用辛寒之品，如石膏、竹叶之类，不可骤投苦寒。如热势不解，邪毒更甚，则可选用芩、连、凉膈散等苦寒方药。从对药物的选择来看，叶氏是十分重视透热外达的。若热邪逆传心包，必须急投清热化痰开窍之剂，如至宝丹、紫雪丹、牛黄清心丸之类。病邪传入营血分，则须用清营凉血法。在病变后期，有肺胃阴伤者，则应予清养肺胃阴液之剂。

综上可见，风温病整个过程的治疗，其基本大法初起以宣泄肺卫为主，邪热入里，主以清泄里热，逆传心包治以清心开窍，深入营血投以清营凉血，后期见肺胃阴伤则须滋养肺胃。此外，还应注意风温病治疗中的一些禁忌。如初起忌用辛温发汗药物，如羌、防、柴、葛之类，以避免助热化燥之弊。又如不可因为是小儿患者而滥用消导攻下，以免损伤脾胃。再则是不可滥用苦寒沉降之品，以免药过病所，反伤人体正气。也不可一见痰喘便用大黄礞石滚痰丸等攻伐之品，否则也会耗阴伤气，导致一些变症的发生。

【选注】 自注：此证风温肺病，治在上焦。夫风温、春温忌汗，初病投剂，宜用辛凉。若杂入消导发散，不但与肺病无涉，劫尽胃汁。肺乏津液上供，头目清窍徒为热气熏蒸，鼻干如煤，目瞑，或上窒无泪，或热深肢厥，狂躁溺涩，胸高气促，皆是肺气不宣化之征。斯时若以肺药少加一味清降，使药力不致直趋肠中，而上痹可开，诸窍自爽。无如城市庸医，金云结胸，皆用连、蒌、柴、枳，苦寒直降，致闭塞愈甚，告毙甚多。

此证初因发热喘嗽，首用辛凉清肃上焦，如薄荷、连翘、牛蒡、象贝、桑叶、沙参、栀皮、蒌皮、花粉。若色苍热胜烦渴，用石膏、竹叶辛寒清散，痧证亦当宗此。若日数渐多，邪不得解，芩、连、凉膈亦可选用。至热邪逆传入膻中，神昏目瞑，鼻窍无涕泪，诸窍欲闭，其势危急，必用至宝丹，或牛黄清心丸。病减后余热，只甘寒清养胃阴足矣。

备用方苇茎汤、清心凉膈散、凉膈散、泻白散、葶苈大枣汤、白虎汤、至宝丹、清心牛黄丸、竹叶石膏汤、喻氏清燥救肺汤。

风温及肺先受邪，遂逆传心胞，治在上焦，不与清胃攻下同法。吾乡幼科当此，初投发散消食，不应，改用柴、芩、瓜蒌、枳实、川连，再下夺不应，多致危殆，皆因不明手经之病耳。

若寒痰阻闭，亦有喘急胸高，不可与前法，用三白吐之，或妙香丸。

【按语】 叶氏自注进一步阐明了风温的具体治疗方法、方药以及误用消导、发散、苦寒直降等法后所产生的变证证治。这些论述不仅可以帮助理解原文,还充实了原文的内容,因此在学习时要把原文和自注联系起来看。

在原文与自注中均强调风温不可投发散消导剂。但这只是针对一般情况而言的治疗禁忌。叶氏在《幼科要略》原文中也提到有"先受温邪,继为冷束"而咳嗽痰喘者,须投辛散之剂。但应注意不可过量,用药亦不宜温燥。

另外叶氏自注中所说"风温、春温忌汗",其"忌汗",是指禁用辛温发汗剂,并不是指辛凉解表发汗,所以叶氏又接着指出"初病投剂,宜用辛凉""首用辛凉清肃上焦"。而风温与春温之治法又不尽相同;风温初起以辛凉解表为主,春温初起则以清里热为正治。

暑 病

【原文】 4. 夏为热病,然夏至已前,时令未为大热,《经》以先夏至病温,后夏至病暑。温邪前已申明,暑热一证,幼医易眩。夏暑发自阳明,古人以白虎汤为主方。后贤刘河间创议迥出诸家,谓温热时邪,当分三焦投药,以苦辛寒为主,若拘六经分证,仍是伤寒治法,致误多矣。盖伤寒外受之寒,必先从汗解,辛温散邪是矣。口鼻吸入之寒,即为中寒阴病,治当温里,分三阴见证施治。若夫暑病,专方甚少,皆因前人略于暑详于寒耳。考古如《金匮》暑、暍、痓之因,而洁古以动静分中暑中热,各具至理,兹不概述。论幼科病暑热夹杂别病有诸,而时下不外发散消导,加入香薷一味,或六一散一服。考本草香薷辛温发汗,能泄宿水。夏热气闭无汗,渴饮停水,香薷必佐杏仁。以杏仁苦降泄气,大顺散取义若此。长夏湿令,暑必兼湿。暑伤气分,湿亦伤气,汗则耗气伤阳,胃汁大受劫烁,变病由此甚多。发泄司令,里真自虚。张凤逵云:暑病首用辛凉,继用甘寒,再用酸泄酸敛,不必用下,可称要言不烦矣。然幼科因暑热蔓延,变生他病,兹摘其概。

暑邪必挟湿,状如外感风寒。忌用柴、葛、羌、防,如肌表热无汗,辛凉轻剂无误。香薷辛温气升,热伏易吐,佐苦降如杏仁、川连、黄芩则不吐。宣通上焦,如杏仁、连翘、薄荷、竹叶。暑热深入,伏热烦渴,白虎汤、六一散。暑病头胀如蒙,皆湿盛生热,白虎、竹叶。酒湿食滞加辛温通里。

暑热邪伤,初在气分,日多不解,渐入血分,反渴不多饮,唇舌绛赤,苓、连、膏、知不应,必用血药,谅佐清气热一味足矣。轻则用青蒿、丹皮(汗多忌)、犀角、竹叶心、玄参、鲜生地、细生地、木通(亦能发汗)、淡竹叶,若热久痞结,泻心汤选用。又夏月热久入血,最多蓄血一证,谵语,昏狂。看法以小便清长者,大便必黑为是,桃仁承气汤为要药。

【释义】 本节主要论述了暑热病邪所致病证的发病和病机特点、治疗原则和方药,以及治疗的一些禁忌。

暑病又称为热病。暑邪致病有较严格的季节性,按《内经》所说,发于夏至以后的称为暑病。它在发病和病机方面有两个重要的特点。一是"夏暑发自阳明",即本病发病之初即见阳明气分热盛的症状,如壮热、口渴、多汗、脉洪等。这是由于暑热之邪径犯阳明而致,与一般温病初起邪在上焦肺卫者有别。二是暑邪每易兼夹湿邪为患。由于暑热当令,天暑下逼,地湿上蒸,故暑邪常与湿邪合并为患,即叶氏所说"暑必兼湿"。但暑为火热之邪,湿为阴浊之邪,二者毕竟有别。在发病时暑邪是否兼挟湿邪,还必须结合当时的季节气候状况,以及病人的临床表现而定,有时可表现为暑热单独为患,有时则表现为暑湿相兼为病。

暑邪为病,初起即伤于气分,湿邪犯人亦多伤于气分,故不论暑热为病还是暑湿为患,在起病之初均可见气分症状,但暑热致病邪在足阳明气分,以阳明无形热盛见症为主,暑湿致病则可兼及于足太阴气分,以暑湿困于中焦脾胃见症为主。如病情进一步发展,亦可从气分传入营血分,临床上可表现为渴不多饮,唇舌绛赤,并可见神昏谵语及各种出血症状。在病变过程中,尤其到本病后期,津气耗伤的现象比较显著。

对于暑热病的治疗,叶氏引用张凤逵所提出的"首用辛凉,继用甘寒,再用酸泄酸敛",这确是治疗暑病的大法。在本病初起,因见阳明气分热盛,故以白虎汤为主方。方中石膏辛甘寒,有清气透热之效,吴鞠通称本方为辛凉重剂。此处所谓辛凉,与风温初起所用"辛凉清肃上焦"之含义有所不同。风温邪在肺卫,治以辛凉疏散之剂,方取银翘散、桑菊饮之类;此则属阳明里热炽盛,故治以辛凉清泄为主。若暑热之病继续发展,耗伤津气,则可出现热盛而津气受伤的症状,故当继用甘寒清热生津益气之剂,如王氏清暑益气汤。本病后期,余邪深入,劫烁阴液,或邪热虽退而津气大伤,则又须采用酸泄之品以泄热生津,如连梅汤,或采用酸敛之剂以敛护津气,如生脉散。这是根据暑病发展过程中的病理变化特点而制定的治疗大法。但在临床具体运用时,还必须权衡病邪与津气两方面的盛衰,灵活掌握方药的运用和配伍,不可机械地套用。此外,叶氏还根据暑热病变过程的不同阶段,提出了气分与血分证治的区别。病在气分当以清气泄热为主,如邪已深入营血分,则当投以清营凉血。但营血分证的治疗,也可稍佐清气之品,即叶氏所说"透热转气"。至于所用清气药则不必拘于"一味"之说,如确属邪初入营,清气药可稍多用,如为气血两燔,则清气药仍当重用。暑热病过程中如出现谵语、昏狂等邪闭心包症状,则予以清心开窍之剂。但如因蓄血而致昏谵者,则可伴见小便通利、大便发黑等症,治疗宜用桃仁承气汤。

对于暑邪挟湿的治疗,文中也作了较详地论述。暑湿为患,初起亦可见发热、恶寒、无汗等症状,易与外感风寒之证混淆。在治疗上忌用辛温解表之柴、葛、羌、防,以防助热耗阴。如卫阳郁闭较甚而见肌表发热无汗者,可配合辛凉轻剂以解表,但不可滥施发汗以解表。此外,尚有感受暑湿而兼寒邪束表,临床见发热、恶寒、无汗、渴饮、心烦者,则又须用辛温发散之法。但具体用药应注意选择,较为合适者是香薷。因为该药有发汗、解暑、行水、调中之功,李时珍称其"乃夏月解表之药,如冬月之用麻黄"。在应用时,香薷又常配合杏仁,乃取杏仁苦降泄气、宣通肺气之功。因肺为水之上源,肺气宣通,不仅卫阳之郁闭可除,水湿也得以下行。大顺散中用杏仁亦是此意。香薷配合杏仁还可防止呕吐,因暑热内伏每易呕吐,配合一些苦降之品如杏仁、川连、黄芩等就可减轻呕吐。叶氏推崇香薷之用,并不是说任何暑病都可用香薷。对于暑病不兼湿亦无寒邪束表者,香薷之辛温仍在忌用之例。当暑湿伤于气分而偏于上焦时,治疗则主以宣通上焦法,用药多取轻清宣化之品,如杏仁、连翘、薄荷、竹叶等。如热盛于中焦而出现阳明经症状,如壮热、烦渴,则投以辛寒清气的白虎汤配合利湿泄热的六一散。如暑热上蒸于头部而见头胀如蒙,则用白虎汤加竹叶等以清泄邪热。如兼有酒湿可加用辛温芳化燥湿之品,兼挟食滞者可配合导滞消食之品。

【选注】 章虚谷:暑温者,夏至后所感热邪也。古人分阴暑、阳暑。盖夏至以后,相火湿土二气交会，合而为暑。或值时令热盛，或人禀体阳旺而成阳暑之证，是暑而偏于火者；或值时令湿盛，或人禀体阳虚而成阴暑之证，是暑而偏于湿者，非同伤寒之阴证也。

王孟英：《阴阳大论》云：春气温和，夏气暑热，是暑即热也，原为一证。故夏月中暑，仲景标曰中热也。昔人以动静分为暑、热二证，盖未知暑为何气耳。

暑令湿盛，必多兼感，故曰挟，犹之寒邪挟食，湿证兼风，具是二病相兼，非谓暑中必有湿也。故论暑者，须知为天上烈日之炎威，不可误以湿热二气并作一气始为暑也。而治暑者，须知其挟湿为多焉。

【按语】 王氏之注，对"暑必兼湿"的论点作了正确阐述。立论谨严，说服力强，符合临床实际。自叶氏提出"暑必兼湿"之后，不少医家如章虚谷、雷少逸等人都把暑温和暑温兼湿混为一谈。章虚谷认为火湿合化而为暑，即暑中必有湿邪。王氏则独具见解，力辟此说，提出暑湿虽多兼感，但并非二气并作一气始为暑，从而明确了暑邪的概念及暑与湿的关系。

此外，对于文中所说的暑病治疗"不必用下"问题，应有一个全面的理解。所谓"不必用下"是针对暑病多系无形之热邪炽盛，较少形成腑实而言，同时因暑病较易耗伤津气，如滥施攻下则更伤其津气。但这也不意味着暑病绝对不可运用攻下之法。如确有热结肠道者，亦当攻下以使邪热实结从下而泄。

【原文】 5. 夏令受热，昏迷若惊，此为暑厥。即热气闭塞孔窍所致，其邪入络，与中络同法。牛黄丸、至宝丹芳香利窍可效。神苏以后用清凉血分，如连翘心、竹叶心、玄参、细生地、鲜生地、二冬之属。此证初起，大忌风药。初病暑热伤气，竹叶石膏汤，或清肺轻剂。大凡热深厥深，四肢逆冷，但看面垢齿燥、二便不通或泻不爽为是，大忌误认伤寒也。

【释义】 本节主要讨论暑厥的临床表现、发病机理和治疗宜忌。

暑厥是暑热病的一种特殊类型，临床表现特点是：初发病即突然神昏、抽搐及四肢厥冷，较之一般暑温病发病更为急骤，病情尤其危重。

本病是由于夏季感受暑热病邪，内犯于心包，闭塞包络孔窍，导致神明失司。同时由于病属营分热盛，故又可犯于肝经而致手足厥阴同病，出现神昏、惊厥。由于本病多出现四肢厥逆，故较易误认是感受寒邪而致病，甚至误认为是虚寒证，必须细作鉴别。其辨证要点是本病多有面垢齿燥、二便不通或泻而不爽等热盛于里的见症，其四肢厥冷是由于暑热郁阻于里不能外达四肢而致，即所谓"热深厥深"。

暑厥的治疗首先应针对其昏厥而急予牛黄丸、至宝丹等芳香利窍之剂，一俟神志苏醒即清营泄热，用连翘心、竹叶心、玄参、生地、二冬等，清营汤亦可加减使用。初起暑热也可先伤气分或犯于肺，此时治疗即不可盲目投用清营凉血及滋腻之品，当用清热生津益气或清肺透邪之轻剂。

暑厥的治疗要注意忌用祛风升散药物，因本病系暑热病邪直犯心包络所致，而非病邪在表。若用辛散药物，徒伤津气。

【选注】 魏柳洲：火极似水，乃物极必反之候。凡患此为燥热温补所杀者多矣，哀哉。盖内真寒而外假热，诸家尝论之矣，内真热而外假寒，论及者罕也。

王孟英：受热而迷，名曰暑厥，譬如受冷而仆，名寒厥也。人皆知寒之即为冷矣，何以不知暑之为热乎？

暑是火邪,心为火脏,邪易入之。故治中暑者,必以清心之药为君。

【按语】 暑厥因发病急骤,故其治疗强调先急救,首投开窍以促进神志苏醒。至于王氏所说治中暑必以清心之药为君,则是指暑厥神苏以后的治疗而言的。

秋　　燥

【原文】 6. 秋深初凉,稚年发热咳嗽,证似春月风温证。但温乃渐热之称,凉即渐冷之意。春月为病,犹冬藏固密之余,秋令感伤,恰值夏热发泄之后,其体质虚实不同。但温自上受,燥自上伤,理亦相等,均是肺气受病。世人误认暴感风寒,混投三阳发散,津劫燥甚,喘急告危。若果属暴凉外束,身热痰嗽,只宜葱豉汤,或苏梗、前胡、杏仁、枳、桔之属,仅一二剂亦可。更有粗工,亦知热病,与泻白散加芩、连之属,不知愈苦助燥,必增他变,当以辛凉甘润之方,气燥自平而愈,慎勿用苦燥,劫烁胃汁。

秋燥一证,气分先受,治肺为急。若延绵数十日之久,病必入血分,又非轻浮肺药可医,须审体质证端。古谓治病当活泼泼地,如盘走珠耳。

【释义】 本节讨论了秋燥的病因、证治,并指出秋燥与风温、秋燥与外感风寒的区别,且论述了治疗中应注意的问题。

秋燥是秋季感受燥邪而发生的一种病症。初起时邪在肺卫,有发热、咳嗽等见症。发于深秋者,因气候已经转凉,故所感者多为凉燥之邪;而发于初秋者,由于气候尚热,故所感者多为温燥之邪。二者虽均属燥邪,但性质有寒温之殊。

秋燥与风温初起时均有肺卫见症。这是由于温邪与燥邪均为自上而受,先伤于肺。但二者的临床症状有所不同,主要表现在秋燥初起必兼有津伤的见症,如口唇干燥、咽干鼻燥、口渴等。这固然与燥邪易耗伤津液的特性有关,同时也与发病时人的体质特点有关。因为秋季正是人体经过了夏月发泄之后,与春季处于"固密之余"时的体质状态有所不同。此时体内津气多较不足,故在发生本病时,容易出现津液干燥的见症。若感受凉燥之邪,又较易与外感风寒混淆,其区别要点也在于凉燥为病必有津液干燥之证。

秋燥的治疗以宣肺润燥达邪为原则,同时应区别温燥与凉燥的不同,分别采用辛凉甘润和辛开温润之法。本病初起在肺,伤及气分;如久延不愈,病邪亦可深入血分,伤及肺络或致气血两燔;亦可出现肺胃阴伤、肝肾阴亏等见症。此时的治疗就不可拘于轻浮治肺之法,而应随证变换治法用药。

对秋燥的治疗应注意的是:温燥者不可用辛温发汗法,否则更加耗伤津液而加重燥象。但同时也不可一见热象就滥施苦寒,如泻白散加芩、连之类。因苦燥之品易耗伤阴液而发生其他变症。对于凉燥者,虽取温散之法,但也不可与一般的风寒外感同法。辛温发汗不可滥施,以免耗劫津液,导致肺气欲闭而产生喘急之变。如确系有外寒束表者,应择用温而不燥之剂,如葱豉汤之类,或用苏梗、前胡、杏仁、枳壳、桔梗等,但也只宜一二剂,不可发散过度。

陈平伯《外感温病篇》

《外感温病篇》是论述风温的一篇专著,为陈平伯(祖恭)所著。吴子音《温热赘言》和王孟英《温热经纬》均有收载。本文系从王氏《温热经纬》本选录。

本篇以条文形式辨析风温证治,在内容上以风温邪在肺胃作为病机提纲,贯穿全篇始终;分条叙述时更结合病候中的卫气营血传变辨别各种不同证治。内容虽仅十二条,但对风温的病因、病机和常变症治均作了系统论述和深刻分析,颇切合临床实用,是温病学的重要参考文献之一。

风温病提纲

【原文】 1. 风温为病,春月与冬季居多,或恶风,或不恶风,必身热、咳嗽、烦渴,此风温证之提纲也。(1)

【释义】 论风温病发病季节和主要证候。

风温病虽四季都有,但主要以冬春为多见。因春天气候温暖多风,邪易传播,且此时人体阳气升腾,毛窍疏张,体虚之人,易感邪发病。冬天气候本应寒冷,如应寒反温,体虚之人感其非时之气,也易发病,所以说"春月与冬季居多"。

风温之病邪为阳热之邪,"阳邪从阳,必伤卫气","人身之中,肺主卫",所以邪气外袭,多肺卫受病。其临床表现为恶风、或不恶风、咳嗽、身热、烦渴等。这是风温初起的主要见症,因此陈氏把它首列为本篇提纲。

【选注】 自注:春月风邪用事,冬初气暖多风,故风温之病,多见于此。但风邪属阳,阳邪从阳,必伤卫气。人身之中,肺主卫,又胃为卫之本,是以风温外薄,肺胃内应,风温内袭,肺胃受病。其温邪之内外有异形,而肺胃之专司无二致,故恶风为或有之证,而热渴咳嗽为必有之证也。三复仲景书,言温病者再,一则曰:太阳病,发热而渴,不恶寒者,为温病。此不过以不恶寒而渴之证,辨伤寒与温病之异,而非专为风温叙证也。再则曰:发汗已,身灼热者,名曰风温。夫灼热因于发汗,其误用辛热发汗可知。仲景复申之曰:风温为病,脉阴阳俱浮,自汗出,身重,多眠睡,鼻息必鼾,语言难出。凡此皆误汗劫液后变见之证,非温病固有之证也。续云:若被下者,直视失溲,若被火者,发黄色,剧则如惊痫状,时瘛疭。若火熏之,一逆尚引日,再逆促命期。亦止详用下用火之变证,而未言风温之本来见症也。然从此细参,则知风温为燥热之邪,燥令从金化,燥热归阳明,故肺胃为温邪必犯之地,且可悟风温为燥热之病,燥则伤阴,热则伤津,泄热和阴,又为风温病一定之治法也,反此即为逆矣。用是不辞僭越,而于仲景之无文处求文,无治处索治,叙证施治,列为条例,知我罪我,其在斯乎。

【按语】 从肺主卫,胃为卫之本,风温之邪必伤卫气,而推论到肺胃为风温所必犯之地。但就风温初起而论,病变重心多在于肺。就其传变而论,则多顺传于胃,此与叶氏"温邪上受,首先犯肺,逆传心包",正是同一意义,而能相互发挥。至谓风温为燥热之邪,伤阴耗津,治必泄热和阴,此固不仅风温一证为然,一切温病莫不皆然。吴锡璜说"治温病宜刻刻顾其津液",亦即此意。

《伤寒论》所述风温为温病误治变症,故文中列举诸症,皆为热盛神昏所致,与本文所述风温,名虽同而意实不同,两者原不可相提并论。然作者于仲景之无文处求文,无治处索治,而悟出风温为燥热之邪,治宜泄热和阴,真可谓善于读书而妙于启悟。

风温犯肺

【原文】 2. 风温证,身热畏风,头痛咳嗽,口渴,脉浮数,舌苔白者,邪在表也。当用薄荷、前胡、杏仁、桔梗、桑叶、川贝之属,凉解表邪。(2)

【释义】 论邪在肺卫的证治。

风温初起证候,陈氏叙述的非常简要,并且明确指出,此为"邪在表",也就是说,它是风温之邪犯肺阻卫的表热证。本证咳嗽,多伴有喉痒,一般痰不多,始初色白质黏,后则色黄而稠。口渴为津液初伤,但初起多为微渴。

证既属于邪阻卫分,肺气失宣,治当"凉解表邪",所以用桑叶、薄荷辛凉散热,疏风透表。杏仁、川贝辛润镇咳,涤痰止嗽。桔梗、前胡一升一降,以利肺气。品味虽然不多,而用药却十分精当。

【选注】 自注:风属阳邪,不挟寒者为风温。阳邪必伤阳络,是以头痛畏风;邪郁肌表,肺胃内应,故咳嗽、口渴、苔白;邪留于表,故脉浮数。表未解者,当先解表,但不同于伤寒之用麻桂耳。

杨素园:前胡、桔梗一降一升,以泄肺邪,诚善。然桔梗宜少用。

何西池:辨痰之法,古人以黄稠者为热,稀白者为寒,此特言其大概而不可泥也。以外感言之,伤风咳嗽,痰随嗽出,频数而多,色皆稀白,误作寒治,多致困顿,盖火盛壅逼,频咳频出,停留不久,故未至于黄稠耳……故黄稠之痰,火气尚缓而微,稀白之痰,火气反急而盛也。此皆当用辛凉解散,而不宜于温热者,推之内伤亦然,孰谓稀白之痰,必属于寒哉!总须临证细审,更参以脉,自可见也。

【按语】 风温初起,虽邪在于表,但已具化热之机。故只宜辛凉解表,而不宜辛温发汗,麻桂固在所禁用,推而论之,一切辛温燥烈助热伤津之品,不论于温病初起,或其演变过程中,皆当禁用。

痰黄稠为热,稀白为寒,此乃言其常。何西池谓黄稠之痰,火气尚缓而微,稀白之痰,火气反急而盛,是乃言其变。证之临床,稀白而属于热者,多带有黏性,而呈泡沫,必先咳而后出;稀白而属于寒者,多呈清水样,而无黏性,不必咳嗽,亦能随唾而出。至于风温初起,虽然咳嗽痰稀,因有身热、口渴等一派热象可据,自不难明确诊断。

【原文】 3. 风温证,身热,咳嗽,自汗,口渴,烦闷,脉数,舌苔微黄者,热在肺胃也。当用川贝、牛蒡、桑皮、连翘、橘皮、竹叶之属,凉泄里热。(3)

【释义】 论热在肺经气分的证治。

本证虽说"热在肺胃",但病变中心实以肺为主。因邪已由卫分进入气分,故其见证同上条不完全相同。本证并无畏风、头痛、脉浮等卫表见症,而是以咳嗽、胸中烦闷、口渴、苔黄、脉数等温邪郁肺、气热津伤为主。此时身热,口渴都较邪在卫分时为重,而咳甚,痰黄稠,也自不待言。

至于治法,文中说的是"凉泄里热",但从用药来看,除清肺热外,还有辛宣作用,用治本证,正合病情。

【选注】 自注:此温邪之内袭者,肺热则咳嗽汗泄,胃热则口渴烦闷。苔白转黄,风从火化,故以清泄肺胃为主。

王孟英:苔黄不甚燥者,治当如是,若黄而已干,则桑皮、橘皮皆嫌其燥,须易栝蒌、黄芩,庶不转伤其液也。

【按语】 王氏所言,有可取处,亦有可商处。桑皮有清热泄肺作用,用于本证,未尝不可。橘皮虽燥,但有利气快膈之效,小量用之,原无妨碍。当然,当肺胃热盛时加入黄芩,胸烦闷甚加入栝蒌,亦确属必要。

肺 胃 热 盛

【原文】 4. 风温证,身灼热,口大渴,咳嗽烦闷,谵语如梦语,脉弦数,干呕者,此热灼肺胃,风火内旋①,当用羚羊角、川贝、连翘、麦冬、石斛、青蒿、知母、花粉之属,以泄热和阴。(4)

【释义】 论风温热灼肺胃并影响及胆的证治。

风温病热灼肺胃除具有肺热咳嗽、胸烦闷等见症外,其身热、口渴较之单纯肺热证为重,因称之为"身灼热""口大渴",这是胃热津伤之象。由于胃热影响及胆,胆胃之热,相互冲击而上逆,则为之"干呕"。由于胃热郁蒸,心神被扰,故有"谵语如梦语"之证。但一般并不严重,仅有时出现像梦中呓语那样,此与热入心包之谵语较重,同时神识也昏迷者,显然不同。再从证候表现看,本证胃热为甚,谵语不是主症,而是以灼热、大渴、干呕为主,以面赤、舌红、苔黄燥为特征,这更与热入心包者大有区别。

本证既是肺胃热盛,治当以清热生津,泄络降逆为法。除原文所述药物外,若加入生石膏以清肺胃,则更合证情。

【选注】 自注:此温邪袭入肺胃之络,灼烁阴津,引动木火,故有烦渴呕逆等症,急宜泄去络中之热,庶无风火相煽走窜包络之虞。

王孟英:嗽且闷,麦冬未可即授,嫌其滋也。以为大渴耶,已有知母、花粉足胜其任矣。木火上冲而干呕,则青蒿虽清少阳而嫌乎升矣,宜去此二味,加以栀子、竹茹、枇杷叶则妙矣。

汪谢城:按徐洄溪谓麦冬能满肺气。非实嗽所宜也。

【按语】 王氏认为本证宜去麦冬、青蒿,加栀子、竹茹、枇杷叶,既能清泄里热,又可降逆止呕,符合证情。

【原文】 5. 风温证,身热自汗,面赤,神迷,身重难转侧,多眠睡,鼻鼾,语难出,脉数者,温邪内逼阳明,精液劫夺,神机不运②。用石膏、知母、麦冬、半夏、竹叶、甘草之属泄热救津。(10)

【释义】 论阳明胃热炽盛的证治。

邪犯气分,胃热已盛,逼津外泄,故见身热,自汗,一般均是高热,汗多。与此同时,必有口大渴、苔黄燥等气热伤津之象。阳明之脉起于鼻之交頞中而绕于颜面,故鼻鼾、面赤也是胃热盛的一个征象。胃热则津气伤,津气伤则气机失运,故"身重难转侧"。至于神识迷糊,多睡,语言难出,是由于胃热上扰心神之故。总之,证属阳明气分热盛伤津,治法自应以"泄热救津"为主,故药用竹叶、石膏、知母、麦冬以清热生津。半夏性虽温燥,但能降逆解郁,并可和胃,在寒凉滋润药中少量用之,既可防止麦冬之滋腻,又合甘草以保胃气,颇得用药之妙。

【选注】 自注:鼻鼾面赤,胃热极盛。人之阴气,依胃为养,热邪内灼,胃液干枯,阴气复有何资,而能渗诸阳灌诸络,是以筋骨懈怠,机关失运,急用甘凉之品,以清热濡津,或有济也。

王孟英:宜加西洋参、百合、竹沥。

---

① 风火内旋:风火,即风木之火,此指"胆火"。风火内旋是指胆胃火邪,相互冲击,致上逆而呕。
② 神机不运:一是指热盛上扰心神所致之神迷;一是指气机失运所致之"身重难转侧"。

【按语】 王氏认为应加西洋参、百合、竹沥。洋参益气阴,竹沥清热化痰,可防痰热阻闭络窍,均合证情。而百合则补敛滋腻,热盛用之,似不相宜。

【原文】 6. 风温证,身热咳嗽,口渴下利,苔黄谵语,胸痞,脉数,此温邪由肺胃下注大肠。当用黄芩、桔梗、煨葛、豆卷、甘草、橘皮之属,以升泄温邪。(5)

【释义】 论肺胃邪热下注大肠的证治。

风温病下利,是邪热下迫大肠的一个主要症状。肺与大肠相表里,胃与肠同司消化,热邪犯肺不得外解,每由脏转腑,下移大肠,胃热过盛,也易影响及肠,故说"温邪由肺胃下注大肠"。但这种下利,必具有粪色深黄、浊臭、便时肛门有灼热感的特点。由于病起肺胃,故既有肺热的咳嗽、胸闷,又有胃热的口渴、苔黄、谵语等症。其中苔黄必干而不腻,否则,胸闷、苔黄腻则为挟有湿邪。

证既属于肺胃热邪下注大肠,治当清泄热邪为法。药以黄芩泄热为主,配桔梗开泄肺内郁热,合葛根、甘草,清解肠中热毒。再以豆卷、橘皮配葛根,一以芳化浊气,一以鼓舞胃气,共奏升清降浊清热止利之效。

【选注】 自注:大肠与胃相连属,与肺相表里,温邪内逼,下注大肠则下利,治之者,宜清泄温邪,不必专于治利。按《伤寒论》下利谵语者,有燥屎也,宜大承气汤。是实热内结,逼液下趋,必有舌燥苔黄刺及腹满痛证兼见,故可下以逐热。若温邪下利,是风热内迫,虽有谵语一证,仍是无形之热蕴蓄于中,而非实满之邪盘结于内,故用葛根之升提,不任硝黄之下逐也。

王孟英:伤寒为阴邪,未曾传腑化热,最虑邪气下陷,治必升提温散,而有早下之戒。温热为阳邪,火必克金,故先犯肺,火性炎上,难得下行。若肺气肃降有权,移其邪由腑出,正是病之去路,升提胡可妄投。既云宣清泄其邪,不必专于治利矣,况有咳嗽、胸痞之兼证,岂葛根、豆卷、桔梗之所宜乎?当易以黄连、桑叶、银花。须知利不因寒,润药亦多可用,仲圣以猪肤白蜜治温病下利,《寓意草》论肺热下利最详,学者宜究心焉。但伤寒同温热,邪虽不同,皆属无形之气。伤寒之有燥矢,并非是气结,乃寒邪化热,津液耗伤,糟粕炼成燥矢耳。温热病之大便不闭为易治者,以脏热移腑,邪有下行之路,所谓腑气通则脏气安也。设大便闭者,热烁胃津,日久亦何尝无燥矢宜下之证哉。惟伤寒之大便不宜早解,故必邪入于腑,始可下其燥矢。温热由肺及胃,虽不比疫证之下不嫌早,而喜其便通,宜用清凉,故结成燥矢者较少耳。

【按语】 本证王氏认为可加黄连、桑叶、银花,确很对证。加黄连即寓葛根芩连汤于其中,用治肠热下利,就更为合拍。葛根不但能助芩连清肠胃之热,而且有鼓舞胃气、生津液、解肌热的作用。王氏认为不宜用,似不尽然。

【原文】 7. 风温证,身大热,口大渴,目赤唇肿①,气粗烦躁,舌绛,齿板②,痰咳,甚至神昏谵语,下利黄水者,风温热毒,深入阳明营分,最为危候。用犀角、连翘、葛根、玄参、赤芍、丹皮、麦冬、紫草、川贝、人中黄解毒提斑,间有生者。(8)

【释义】 论肺胃热盛,气营同病的证治。

---

① 唇肿:指口唇色赤肿胀,属于阳明气、营分热盛。
② 齿板:指门齿干燥(门齿,也叫作板齿)。

本证病情复杂且又危重。它涉及肺、胃、肠、心包等许多脏腑。从证候分析，身大热，口大渴、目赤、唇肿、齿燥，苔干黄，都是胃热的征象；气粗，咳痰黄稠，是肺热的表现；下利黄水是肠热所致；舌绛、烦躁，甚至谵语神昏，为热犯心包之故。像这样的热毒内壅，充斥气营，上而肺气失肃，入犯心包，下而灼胃伤津，热迫肠液的重证，治疗必须急予气营两清，还当兼以清化痰热。故药用犀角、丹皮、赤芍、紫草、人中黄、连翘清营凉血，清胃解毒，川贝清化痰热，玄参、麦冬益阴生津。此外，可加黄芩以清肺肠之热。如胃热过盛，可加石膏、知母以清热护津。

【选注】　自注：此风温热毒，内壅肺胃，侵入营分，上下内外，充斥肆逆，若其毒不甚重，或气体壮实者，犹可挽回，否则必坏。

杨素园：葛根、麦冬俱与证不甚登对。

【按语】　本证用葛根，陈氏原意是为了"提斑"。因古人认为斑是由于热郁阳明所致，所以把"解毒提斑"作为主要治法。其实，本证热邪虽然涉及营分，但并未显露发斑迹象，提斑并没有必要。

热灼营阴

【原文】　8. 风温证，身热痰咳，口渴神迷，手足瘈疭，状若惊痫，脉弦数者，此热劫津液，金囚木旺①。当用羚羊、川贝、青蒿、连翘、知母、麦冬、钩藤之属，以息风清热。（11）

【释义】　论热灼营阴，肝风内动的证治。

风温病，热灼营阴，热陷手、足厥阴，是病变深重的表现。手足瘈疭，脉弦数，是动风的主要脉症，文中把它叫作"木旺"；风温病是上先受邪而病在肺，现仍见咳嗽、痰黏、口渴，说明肺热未清，津液已伤，文中把它叫作"金囚"。心肺同居上焦，脉络互通，肺热煎液成痰将阻窍机，所以神识迷糊。

肺热津伤，热盛动风，治用息风清热为主。本证用药与肺胃热盛第一条基本一致，只是去了花粉、石斛，另加钩藤以凉肝息风，这些药用于本证是贴切的。若再加栀子直清肝热，丝瓜络清疏经络，菖蒲开窍，竺黄涤痰，玄参滋阴复液，则可增强凉肝息风、清热化痰生津之效。

【选注】　自注：肺属金而畏火，赖胃津之濡养，以肃降令而溉百脉者也。热邪内盛，胃津被劫，肺失所资。木为火之母，子能令母实，火旺金囚，木无所畏，反侮所不胜，是以筋脉失养，风火内旋，瘈疭惊痫，在所不免，即俗云发痉是也，故以息风清热为主治。

王孟英：可加元参、栀子、丝瓜络。

【按语】　自注中所谓木旺是由于金囚不能制木，而"反侮所不胜"，这是以五行生克关系论注的，仅作参考。

【原文】　9. 风温证，热渴烦闷，昏愦不知人，不语如尸厥②，脉数者，此热邪内蕴，走窜心包络。当用犀角、连翘、焦远志、鲜石菖蒲、麦冬、川贝、牛黄、至宝之属，泄热通络。（12）

---

① 金囚木旺："金"代表肺，"木"代表肝。所谓"金囚"是指热伤肺阴的痰咳、口渴而说，"木旺"是指热盛动风的瘈疭惊痫而说。

② 尸厥：见《素问·本病论》。是一种卒然神昏不语、肢厥的病证。

【释义】 论热灼营阴,痰热阻闭心窍的证治。

前条是热盛动风,病以足厥阴为主。本证见神昏加重,更突出表现为烦闷不语、四肢逆冷,状如"尸厥"则为痰热阻络闭窍,邪逼手厥阴,故文中指出其病机是"走窜心包络"。与此同时,舌必绛而少苔,扪之似润,脉多细数微弦,肢虽厥冷而胸灼热如焚。

由于本证是痰热走窜心包,阻络闭窍所致,故治疗必以清心开窍涤痰通络为法。犀角、连翘清心泄热,麦冬、川贝、远志清化痰热,菖蒲、郁金芳香开窍,再随证选用牛黄丸、至宝丹以增强清神开闭之效。如痰热重,可加竹沥汁。

【选注】 自注:热邪极盛,与三焦相火相煽,最易内窜心包,逼乱神明,闭塞络脉,以致昏迷不语其状如尸,俗谓发厥是也。闭者宜开,故以香开辛散为务。

【按语】 陈氏自注,对本证病机作了进一步阐述,可补原文不及。以上两条,均是风温病的危重证候,前者由肺及肝,以瘛疭为特征;后者邪窜心包络,以昏、厥为特征,较前证更为危重。临证遇此,必须谨守病机而随证施治,方不致误。

风温兼变证

【原文】 10. 风温证,热久不愈,咳嗽唇肿,口渴胸闷,不知饥,身发白疹如寒栗状,自汗,脉数者,此风邪挟太阴脾湿,发为风疹。用牛蒡、荆芥、防风、连翘、橘皮、甘草之属凉解之。(6)

【释义】 论风温夹湿,并发白痦的证治。

风温邪热郁肺,故有口渴、咳嗽、脉数等症。胸闷、不饥、唇肿、白痦,是脾湿不化所致。湿热相合,熏蒸不解,以致内则阻滞中焦气机,外则郁于肌肤而发白痦。

风温挟湿,郁于气分,治疗自应以清化透泄气分湿热为主,而非单纯的"凉解"所宜。且风热既不在卫,用荆防祛风疏表,似不对证,橘皮虽能理气,但温燥助热,也不恰当。根据证情可加杏仁、薏仁、竹叶、滑石等以清化气分湿热。

【选注】 自注:风温本留肺胃,若太阴旧有伏湿者,风热之邪,与湿热相合,流连不解,日数虽多,仍留气分,由肌肉而外达皮毛,发为白痦。盖风邪与阳明营热相并则发斑,与太阴湿邪相合则发痦也。又有病久中虚,气分大亏而发白痦者,必脉微弱而气倦怯,多成死候,不可不知。

王孟英:白疹即白痦也,虽挟湿邪久不愈而从热化,且汗渴脉数,似非荆、防之可再表,宜易滑石、苇茎、通草,斯合凉解之法矣,若有虚象,当与甘药以滋气液。

【按语】 陈氏指出白痦与斑的发病机理并不相同,王氏指出白痦而有虚象者,当以滋补气液为治,这对临床都有指导意义。

此外,白痦和风温发疹必须予以分辨,风温发疹是肺热入营外发的红色小疹,白痦是湿热流连气分、蕴蒸外发的灰白色的小疱疹。两者形态有别,发病机理亦不相同。王氏指出本证不宜用荆、防,可加滑石、苇茎、通草,确系经验之谈,堪供临床参考。

【原文】 11. 风温证,身热咳嗽,口渴胸痞,头目胀大,面发泡疮者,风毒上壅阳络。当用荆芥、薄荷、连翘、玄参、牛蒡、马勃、青黛、银花之属,以清热散邪。(7)

【释义】 论风温病并发大头瘟的证治。

风温犯肺的主要证候是:身热咳嗽,口渴胸痞,而在此同时,还出现了"头目胀大,面发泡疮"。这是挟有热毒之邪,上壅阳明络脉所致。从症状表现看,实际就是"大头瘟"。

本病初起,常先有寒战高热,继则头面肿大,高热持续,患部灼痛,甚至头目眩晕,耳聋鼻塞,严重时则出现昏谵和热毒壅肺等证,故治疗应以清宣透泄、清解热毒为主。从本条所选用的药物看,是由李东垣普济消毒饮化裁而来。因热毒上壅,故去升散甘温的升、柴、桔、橘、甘草等,但原方中僵蚕为清化之品,有清阳明络热和散结的作用,用于本证有助清热散结,可以不去。银花轻扬上升,加用于本方,可增强清热解毒作用。早期有表证,荆芥、薄荷所以解表透邪。若热毒壅盛,则宜去荆芥,薄荷减量,而芩、连清泄热毒,直折火邪,此时用之,正为对证。

【选注】 自注:此即世俗所谓大头病也,古人用三黄汤主治,然风热壅遏,致络气不宣,头肿如斗,终不若仿普济消毒饮之宣络涤热为佳。

【按语】 陈氏自注认为,治大头病三黄汤不若普济消毒饮对证,证之临床,确属如此。

【原文】 12. 风温毒邪,始得之便身热口渴,目赤咽痛,卧起不安,手足厥冷,泄泻,脉伏者,热毒内壅,络气阻遏。当用升麻、黄芩、犀角、银花、甘草、豆卷之属升散热毒。(9)

【释义】 论风温毒邪入于阳明气分的证治。

本证为风温,热毒径犯阳明气分,因而出现身热、口渴、目赤咽痛等症。在此同时,更由于热毒内盛,又见烦躁而起卧不安,热毒下迫而泄泻;热毒内郁,不能外达而脉伏、手足厥冷,此亦"热深厥深"所致。

本证脉伏、肢厥、下利,易与"阴盛格阳"的"真寒假热"证相混淆,可从如下几点进行详辨:

① 手足厥冷:阴盛肢冷,按其胸腹毫无灼手感觉;本证则除肢厥外,胸腹部多灼热。

② 泄泻:阴盛者,多下利清谷而无浊臭;本证则下利黄水,臭秽异常,下利时肛门有烧灼感。

③ 咽痛:阴盛格阳咽痛,咽部无红肿(或暗紫不肿),口不燥渴,或虽口渴而饮少喜热;本证则咽部鲜红肿痛,或溃腐,多渴喜凉饮,且前者咽水时咽痛不甚,而后者则痛甚。

④ 舌质:阴盛者,舌色淡滑而不荣;本证舌色红赤干燥。

⑤ 脉伏:阴盛者,脉象微弱模糊,或散乱如无;本证则骤然伏匿不见,或极沉,或细而有劲象。

⑥ 病程:阴盛格阳多见于病的后期,在这以前,必有阳虚之证;本证出现于病的初中期,开始必有热毒干犯之情。

总之,本证是热毒极盛,壅滞闭阻的重证,治疗宜以清热解毒为主,文中所选各药,似有病重药轻之嫌。证既属热毒壅阻阳明,则石膏辛寒清热,在所必用,如再加入射干利咽解毒,黄连泄火,似更可增强清解热毒之效。

【选注】 自注:此风温毒之壅于阳明气分者,即仲景所云阳毒病是也,五日可治,七日不可治。乘其邪犯气分,未入营阴,故可升散而愈。

杨素园:凡涉咽痛者,一用升麻则邪入肺络,必喘吼而声如曳锯。

【按语】 陈氏自注认为本证"即仲景所云之阳毒病"。考《金匮》原文阳毒证尚有"面赤斑斑如锦纹",这是毒邪已入营阴所致。本证邪犯气分,未入营阴,故未见面赤斑斑之象。

杨氏认为咽痛者禁用升麻。按升麻确有透表升阳作用,一般毒火上壅而咽肿、目赤者,或热郁在肺而喘促及阴虚火旺者,都应禁用。但升麻也有较强的解毒功效,如用于大量清泄热毒剂中,则不惟无害,且加强升泄热毒之效。

薛生白《湿热病篇》

本篇据传为薛生白所作。薛氏名雪,字生白,自号一瓢,清代乾隆年间吴县人。举鸿博未遇,工画兰,善拳勇,博学多通,工于诗,著《吾以吾集》,于医有卓见。

薛氏著有《医经原旨》,于灵素奥旨,多所发挥。尤其是所著《湿热病篇》,更为后世温病学家所宗。就本篇的内容来看,对于湿邪为患的病变,特别是对于湿温病变的证治,说理透彻,立言允当,言简意赅,条分缕析,极尽变化,无论是处常处变皆有案可据,有法可循,对湿温病的辨证施治确有很大的指导意义。所以世人认为本篇与吴鞠通《温病条辨》均为传世之作,医家必读之本。

《湿热病篇》版本有多种不同,条文多少互有出入,舒松摩重刻《医师秘籍》仅载前三十五条,江白仙本与吴子音《温热赘言》于三十五条中只采二十条,而又增补十一条。其他如《陈修园医书七十二种》、章虚谷《医门棒喝》、宋祐甫《南病别鉴》均有收载,但编次互异。王孟英《温热经纬》所载,是据吴人陈秋垞抄本,其有四十六条。本篇根据《温热经纬》所辑,予以归类叙述。

湿热病提纲

【原文】 1. 湿热证,始恶寒,后但热不寒,汗出胸痞,舌白,口渴不引饮。(1)

【释义】 此为湿温初起的典型见症。湿温为湿热相兼之病,初起邪在于表,阳气为湿所遏,故感恶寒。同时,病者每有身热不扬、头痛身困等湿郁之象,与寒邪在表之证显有不同。胃为水谷之海,脾为湿土之脏,故湿温之邪最易侵犯脾胃,初起即使邪尚在表,亦每多兼有胸脘痞闷、舌苔白腻、渴不欲饮等里湿证候。湿温初起可见恶寒,热势不甚,但后必逐渐化热,热处湿中而留恋气分,其见症则为但热不寒、有汗不解,舌苔亦多由白腻而转为黄腻等。

【选注】 自注:此条乃湿热证之提纲也。湿热病属阳明太阴经者居多,中气实则病在阳明,中气虚则病在太阴。病在二经之表者,多兼少阳三焦,病在二经之里者,每兼厥阴风木。以少阳厥阴同司相火,阳明太阴湿热内郁,郁甚则少火皆成壮火,而表里上下充斥肆逆,故是证最易耳聋、干呕、发痉、发厥。而提纲中不言及者,因以上诸症,皆湿热病兼见之变局,而非湿热病必见之正局也。始恶寒者,阳为湿遏而恶寒,终非若寒伤于表之恶寒,后但热不寒,则郁而成热,反恶热矣。热盛阳明则汗出,湿蔽清阳则胸痞,湿邪内盛则舌白,湿热交蒸则舌黄,热则液不升而口渴,湿则饮内留而不引饮。然所云表者,乃太阴阳明之表,而非太阳之表。太阴之表四肢也,阳明也;阳明之表肌肉也,胸中也。故胸痞为湿热必有之症,四肢倦怠,肌肉烦疼,亦必并见。其所以不干太阳者,以太阳为寒水之腑,主一身之表,风寒必自表入,故属太阳。湿热之邪从表伤者十之一二,由口鼻入者十之八九。阳明为水谷之海,太阴为湿土之脏,故多阳明、太阴受病。膜原者,外通肌肉,内近胃腑,即三焦之门户,实一身之半表半里也。邪由上受,直趋中道,故病多归膜原。要之湿热之病,不独与伤寒不同,且与温病大异。温病乃少阴、太阳同病,湿热乃阳明、太阴同病也。而提纲中不言及脉者,以湿热之证脉无定体，或洪或缓，或伏或细，各随证见，不拘一格，故难以一定之脉拘定后人眼目也。

湿热之证，阳明必兼太阴者，徒知脏腑相连，湿土同气，而不知当与温病之必兼少阴比例。少明不藏，木火内燔，风邪外袭，表里相应，故为温病。太阴内伤，湿饮停聚，客邪再至，内外相引，故病湿热。此皆先有内伤，再感客邪，非由腑及脏之谓。若湿热之证不挟内伤，中气实者其病必微，或有先因于湿，再因饥劳而病者，亦属内伤挟湿，标本同病。然劳倦伤脾为不足，湿饮停聚为有余，所以内伤外感孰多孰少，孰实孰虚，又在临证时权衡矣。

章虚谷：外邪伤人，必随人身之气而变。如风寒在太阳则恶寒，传阳明即变为热而不恶寒。今以火湿所合之邪，故人身阳气旺即随火化而归阳明，阳气虚则随湿化而归太阴也。

【按语】 薛氏自注，对提纲有很多阐发。首先指出脾胃为湿热之病变中心，其次指出湿温证之正局、变局，使人对该病之认识既能知其常，又能知其变，不致临证眩惑。再次指出湿热之病，与伤寒、温病应有所区别：伤寒伤太阳之表，而温病乃少阴太阳同病，湿热是阳明太阴同病。其所说少阴太阳同病，乃是指发于春令之春温。最后指出湿热证之轻重预后，与是否挟有内伤中气有关，中气实者其病必微，反之，则其病必甚。章氏所说"外邪伤人，必随人身之气而变"，对阐明外感热病的发病机理颇具意义。

邪 在 肌 表

【原文】 2. 湿热证，恶寒无汗，身重头痛，湿在表分。宜藿香、香薷、羌活、苍术皮、薄荷、牛蒡子等味。头不痛者，去羌活。（2）

【释义】 此为湿邪伤表而尚未化热之候。湿伤于表，卫阳为之所遏，故恶寒无汗。湿为阴邪，其性黏腻重着，气机被困，则头痛身重。湿邪在表，尚未化热，则性近于寒，故用芳香辛散之品，以化湿而透邪向外。

【选注】 自注：身重恶寒，湿遏卫阳之表证。头痛必挟风邪，故加羌活，不独胜湿，且以祛风。此条乃阴湿伤表之候。

杨照藜：湿宜淡渗，不宜专用燥药。头痛属热，不必牵涉及风。

章虚谷：以其恶寒而不发热，故为阴湿。

【按语】 阴湿即湿未化热之意，与寒湿近似。湿在于里，治宜淡渗为主，湿在于表，则宜芳香辛散为主，以藿香、香薷辛温芳香，疏散寒湿，行气和中，外散表邪，内去秽浊，表里兼治；羌活、苍术祛风寒，又能除湿止痛，即"风能胜湿"之义；薄荷、牛蒡子疏解透邪。湿而偏于寒者，宜以温燥，湿而偏于热者，宜以清利。杨云"湿宜淡渗，不宜专用燥药"，未必尽然。至其所说"头痛属热，不必牵涉及风"，亦嫌拘执。湿有寒热之分，本证乃湿在于表而未化热，则显然非属热所致。王孟英："阴湿故可用薷、术、羌活，以发其表，设暑胜者，三味皆为禁药。"吴子音在"头痛"下有"胸痞，腰疼"句，均可供参考。

【原文】 3. 湿热证，恶寒发热，身重关节疼痛，湿在肌肉，不为汗解。宜滑石、大豆黄卷、茯苓皮、苍术皮、藿香叶、鲜荷叶、白通草、桔梗等味。不恶寒者，去苍术皮。（3）

【释义】 此亦为湿邪伤表之候，故亦有恶寒、身重等症。而湿已化热，故症见发热。脾主四肢肌肉，湿着肌肉，故身重关节疼痛。湿性黏滞，故热不为汗衰。前证湿未化热，故以藿香、鲜荷叶、苍术等芳香化湿，湿已化热，湿中蕴热，故用滑石、豆卷、茯苓皮、通草等淡渗之品以利湿泄热。

【选注】 自注：此条外候与上条同，惟汗出独异。更加关节疼痛，乃湿邪初犯阳明之表。而即清胃脘之热者，不欲湿邪之郁热上蒸，而欲湿邪之淡渗下走耳。此乃阳湿伤表之候。

章虚谷：以其恶寒少而发热多，故为阳湿也。

【按语】 恶寒少而发热多，为湿已化热，故称阳湿。是与上条恶寒无汗之阴湿相对而言。阴湿治用芳香辛散，以透邪外出；阳湿则治宜利湿泄热，而不宜辛散。吴鞠通谓："汗之则神昏耳聋，甚则目瞑不欲言。"亦指明了湿已化热之证，不宜辛温汗解。

本条吴子音于"湿热证"下有"汗出"两字，"身重"下补"胸痞"两字，可互参。

【原文】 4. 湿热证，胸痞发热，肌肉微疼，始终无汗者，腠理暑邪内闭。宜六一散一两，薄荷叶三四分，泡汤调下即汗解。（21）

【释义】 此为湿邪化热，郁闭腠理之证。邪拂郁于肌表而不外泄，故发热无汗。湿热蕴结，气机不宣，故胸痞发热。邪郁肌表，故肌肉微痛。用六一散加薄荷（即鸡苏散），取滑石能解肌清热，滑窍利湿；甘草清热和中；薄荷辛凉芳透。所以，本方可治疗暑湿引起的发热口渴、烦躁、小便不畅等症。

【选注】 自注：湿病发汗，昔贤有禁。此不微汗之，病必不除。盖既有不可汗之大戒，复有得汗始解之治法，临证者知所变通矣。

吴子音：此湿热蕴遏，气郁不宣，故宜辛凉解散。汗出灌浴之辈，最多此患。若加头痛恶寒，便宜用香薷温散矣。

章虚谷：湿病仲景有法当汗出而解，用麻黄加术汤、麻黄赤豆汤、麻黄杏仁薏苡等汤，后世亦有羌活胜湿等汤，固非一概禁汗者。但寒湿在表，法当汗解，湿热在里，必当清热利湿，今以暑湿闭于腠理，故以滑石利毛窍。若邪闭于经者，又当通其经络可知矣。

【按语】 湿病禁汗，所指约有二端：一指湿热在表，不可以麻黄汤、桂枝汤辛温汗解；一指湿温初起，虽微有表证，但毕竟以脾湿不化为主，故不可漫用汗法解表。今湿热郁于肌表，自当以汗解为宜，但邪郁不甚，故以微汗为佳。

邪 在 气 分

邪 在 上 焦

【原文】 5. 湿热证，咳嗽昼夜不安，甚至喘不得眠者，暑邪入于肺络，宜葶苈、枇杷叶、六一散等味。（18）

【释义】 湿热伤肺，邪滞肺络，肺气不得肃降，则上逆而为咳嗽气喘，甚至喘不得眠，故用葶苈泻肺逐痰；枇杷叶清肺和胃，降气化痰；六一散祛暑渗湿，清利湿热。肺经湿热消，肺气降，则咳喘自平。

【选注】 自注：人但知暑伤肺气则肺虚，而不知暑滞肺络则肺实。葶苈引滑石，直泻肺邪则病自除。

【按语】 暑伤肺气之喘与暑滞肺络之喘，不仅证候有属虚、属实之不同，而且病因亦有性质区别。前者为暑热之邪，耗伤津气，故致虚而喘；后者为暑湿之黏滞不化壅阻肺气，故为实喘。喘以呼吸急促甚至张口抬肩为特征。

【原文】 6. 湿热证,初起壮热口渴,脘闷懊憹,眼欲闭,时谵语,浊邪蒙闭上焦。宜涌泄,用枳壳、桔梗、淡豆豉、生栀子,无汗者加葛根。(31)

【释义】 壮热口渴为气分热盛;脘闷懊憹,为湿热之邪蒙闭上焦气分;眼欲闭而时谵语,为上焦湿热扰及神明而致。此与热入心包之昏愦谵语,舌质必红绛鲜泽者有所不同。证属湿热蕴阻上焦气分,故以栀、豉、枳、桔轻开上焦之气,使气化则湿亦化。若佐以菖蒲、郁金等则更为对证。无汗加葛根,不如藿香、豆豉为优。

【选注】 自注:此与第九条宜参看,彼属余邪,法当轻散;此则浊邪蒙闭上焦,故懊憹脘闷。眼欲闭者,肺气不舒也。时谵语者,邪郁心包也。若投轻剂,病必不除。《经》曰:"高者越之。"用栀豉汤涌泄之剂,引胃脘之阳而开心胸之表,邪从吐散。

章虚谷:若舌苔薄而滑者,为无形湿热,可以吐散;如舌苔厚而有根,浊邪瘀结,须重用辛开苦降。如吐之,邪结不得出,反使气逆而变出他证也。

王孟英:此释甚是。病在上焦,浊邪未结,故可越之;若已结在中焦,岂可引吐?不但湿热证吐法宜慎也,即痰饮证之宜于取吐者,亦有辨别要诀。

【按语】 栀豉汤仲景以治虚烦不得眠,烦热,胸中窒者。本方乃清宣上焦气分热邪之剂,并无涌泄之功,且所用栀豉汤加味仍属轻剂,故薛氏自注似欠贴切。至于章氏"无形湿热,可以吐散",亦属牵强之论。

邪 在 中 焦

【原文】 7. 湿热证,寒热如疟,湿热阻遏膜原,宜柴胡、厚朴、槟榔、草果、藿香、苍术、半夏、干菖蒲、六一散等味。(8)

【释义】 本证是因邪在少阳而挟湿邪内阻所致,于寒热如疟之外,尚可有舌苔白滑而腻,脘腹满闷等湿浊内阻的见症。故仿吴又可达原饮,宣透膜原,辟秽化浊。柴胡透达少阳之邪;厚朴苦温燥湿,下气宽中;草果燥脾去湿,芳香辟秽;槟榔疏利雍滞;半夏散逆降气;苍术燥湿健脾;藿香、菖蒲芳香化浊;六一散清利湿热。

【选注】 自注:疟由暑热内伏,秋凉外束而成。若夏月腠理大开,毛窍疏通,安得成疟。而寒热有定期,如疟证发作者,以膜原为阳明之半表半里,湿热阻遏,则营卫气争,证虽如疟,不得与疟同治,故仿又可达原饮之例。盖一由外凉束,一由内湿阻也。

章虚谷:膜原在半表半里,正如少阳之在阴阳交界处相同,而营卫之气内出于脾胃,脾胃邪阻,则营卫不和,即发寒热之疟也。

【按语】 薛氏于湿热证提纲自注中曾谈道"膜原者,外通肌肉,内近胃腑,即三焦之门户,实一身之半表半里也",今又说"膜原为阳明之半表半里"。语虽不同,意实一致。从膜原"外通肌肉,内近胃腑"来说,是一身之半表半里,但与少阳之半表半里实有所不同。少阳半表半里是指伤寒之邪传里化热而在足少阳,膜原之半表半里是指湿遏热伏之病,而近于中焦。两者证虽近似而病实不同。

"膜原"见于《素问·疟论》:"其间日发者,由邪气内薄于五脏,横连于膜原也。"吴又可《温疫论》又云:"邪自口鼻而入,则其所客,内不在脏腑,外不在经络,舍于伏膂之内,去表不远,附近于胃,乃表里之分界,是为半表半里,即《素问·疟论》所谓'横连膜原也'。"这与薛氏对"募原"之说是一致的。

本证为湿热阻于募原，而致寒热如疟，故治宜清化湿热而兼和解少阳，此与《伤寒论》邪在少阳之治是有一定区别的。

【原文】 8. 湿热证，初起发热，汗出胸痞，口渴舌白，湿伏中焦。宜藿梗、蔻仁、杏仁、枳壳、桔梗、郁金、苍术、厚朴、草果、半夏、干菖蒲、佩兰叶、六一散等味。（10）

【释义】 湿热之邪在于中焦，病初起症见发热汗出而不恶寒。湿热交蒸，虽汗出而热不除。湿热上干，影响肺气之宣化，故胸次痞满。湿重于热，故舌苔白滑、白腻、湿浊中阻，津液不得上承则口渴，但多渴不欲饮。湿热蕴阻，气机不宣，用杏仁、桔梗、枳壳等轻宣上焦肺气，以气化则湿亦化。郁金、菖蒲、藿梗、佩兰、蔻仁等芳香化浊；苍术、厚朴、草果、半夏以燥中焦之湿。因湿重热轻，故少用六一散以清利湿热。

【选注】 自注：浊邪上干则胸闷，胃液不升则口渴。病在中焦气分，故多开中焦气分之药。此条多有挟食者，其舌根见黄色，宜加瓜蒌、查肉、莱菔子。

【按语】 胃液不升则口渴，是指因湿邪内阻而津不上升，与胃液不足而口渴者自是不同，故其治疗不以生津止渴，而但以化湿为主，湿化则津液上升，口自不渴。胃津不足之渴，必舌面干燥而渴欲引饮；湿浊内阻之渴，必苔腻而渴不欲饮。

王孟英疑本条非薛氏原文。吴子音本作"胸痞不知饥，口渴不喜饮，舌苔白滑"，可作参考。

【原文】 9. 湿热证，舌遍体白，口渴，湿滞阳明，宜用辛开，如厚朴、草果、半夏、干菖蒲等味。（12）

【释义】 此为湿邪极盛而尚未化热之候。舌遍体白，即舌苔满布白腻之意。湿邪阻遏，津液不升则口渴。如湿邪化热之渴，舌必黄腻。按本证当有脘闷呕恶等湿浊内阻见症，所以用辛开理气以燥中焦之湿，湿去气化则津液得以上输下布。

【选注】 自注：此湿邪极盛之候。口渴乃液不上升，非有热也。辛泄太过即可变而为热，而此时湿邪尚未蕴热，故重用辛开，使上焦得通，津液得下也。

章虚谷：舌白者，言其苔，若苔滑而口不渴者，即属太阴证，当温之。

王孟英：苔白不渴，须询其便溺不热者，始为宜温之的证也。

杨照藜：湿盛热微之证，初起原可暂用此等药开之。一见湿开化热，便即转手清热，若执此为常用之法则误矣。注内补出审便溺一层，尤为周到。

【按语】 杨注指出此等辛开燥湿之药，只可暂用而不可常用，一见湿开化热，便即转手清热。尤其是素体阴虚之人，用此等药，化燥更易，每有湿邪虽化，而津伤液涸之变亦随之而起者。本证与原文第十条相似，第十条有初起发热，皆因湿盛而阻滞气机之故。

【原文】 10. 湿热证，舌根白，舌尖红，湿渐化热，余湿犹滞。宜辛泄佐清热，如蔻仁、半夏、干菖蒲、大豆黄卷、连翘、绿豆衣、六一散等味。（13）

【释义】 此条言苔白、但舌尖红，则湿邪已渐化热。湿未化热，可重用辛开；湿已化热，便不得专以辛开。所以用蔻仁、半夏、干菖蒲、大豆黄卷、连翘等辛泄佐清湿热。

【选注】 自注：此湿热参半之证。而燥湿之中，即佐清热者，亦所以存阳明之液也。上二条，凭验舌以投剂，为临证时要诀。盖舌为心之外候，浊邪上熏心肺，舌苔因而转移。

【按语】 热病重在救阴，而救阴之意不专指生津养液，诸凡能确保津液不受耗损之法，皆含有救阴之义。是以急下可以存阴，清热亦可以救液。上三条同属湿热证，从舌诊以辨别湿与热的偏胜,足证验舌之重要。

【原文】 11. 湿热证,初起即胸闷不知人,瞀乱大叫痛,湿热阻闭中上二焦。宜草果、槟榔、鲜菖蒲、芫荽、六一散各重用,或加皂角,地浆水煎。(14)

【释义】 本证属于湿热秽浊闭塞气机,故初起即有胸闷不醒人事、昏愦叫痛等见症。似即时俗所说的痧秽为患,所以药取辛开理气化湿、芳香辟秽解毒为治。

【选注】 自注:此条乃湿热俱盛之候。而去湿药多清热药少者,以病邪初起即闭,不得不以辛通开闭为急务,不欲以寒凉凝滞气机也。

沈宗淦:此条颇似痧证,宜用灵验痧丸为妙,六一散有甘草须慎用。

【按语】 痧证多发于夏秋炎热季节,多因感受暑湿秽浊而成。辨证时当察其邪在部位不同。如皮肤隐现红点,称为"红痧"。若痧毒已入营分,必出现青筋紫筋,或见于一处,或见于数处。在气分者刮之,在血分者刺之,在皮肤者焠之,内服治宜开泄。

刮之之法,以铜钱,蘸香油刮之。头额腿上,则用棉纱线或麻线蘸香油刮之;大小腹软肉处,则用食盐以手擦之;若毒深病急,非刮背不可。凡刮时,须由上而下,自轻而重。刺之之法,用银针刺去毒血,再随证用药。刺时须察其腿弯上下,有细筋深青色或紫色或深黄色(肌肤嫩白者,方为紫红色)处下针,方有紫黑毒血可出。至于腿上大筋不可刺,刺之无血,反令心烦。又腿两边之硬筋亦不可刺,刺之令人筋吊。若腹虽痛极而喜温按,唇口色白者,此内虚阴寒之证,不可妄刺。焠之之法,对皮肤有红粒者,可用纸撚或灯草芯,蘸香油焠之,俟暴响时,即觉神爽。痧证内服药宜用开窍之剂,如玉枢丹、蟾酥丸。或卧龙丹之属。

痧证在疑似之间,鉴别诊断,取生黄豆令患者嚼之,无腥味者,即是痧证。

沈宗淦治痧证用灵验痧丸,市上缺药,可用藿香正气水或十滴水或仁丹代。

【原文】 12. 湿热证,四五日,口大渴,胸闷欲绝,干呕不止,脉细数,舌光如镜,胃液受劫,胆火上冲。宜西瓜汁、金汁、鲜生地汁、甘蔗汁,磨服郁金、木香、香附、乌药等味。(15)

【释义】 上述数条之口渴胸闷,均属湿邪为患,而本证之口渴,为胃液耗损。胸闷欲绝,乃肝胆之气上逆。干呕不止,乃阴虚而胃气上逆。脉细数,舌光如镜,乃胃液受劫。故用西瓜汁、金汁、生地汁、甘蔗汁等以滋养胃津;郁金、木香、香附、乌药等以疏肝解郁,顺气宽胀。

【选注】 自注:此营阴素亏,木火素旺者。木乘阳明,耗其津液,幸无饮邪,故一清阳明之热,一散少阳之邪。不用煎者,取其气全耳。

章虚谷:舌光无苔,津枯而非浊壅,反胸闷欲绝者,肝胆气上逆也。诸汁滋胃液,辛香散逆气。

王孟英:凡治阴虚气滞者,可以仿此用药。

【按语】 阴虚宜滋,气滞宜疏。然选药不当则投滋阴而有壅滞之害,进香散而有耗液之弊,作者所用之药,可谓恰到好处。

【原文】 13. 湿热证,呕吐清水或痰多,湿热内留,木火上逆。宜温胆汤加栝蒌、碧玉散等味。(16)

【释义】 本证呕吐清水或痰多,系痰饮内阻。痰热内郁,阻碍清阳上升,故有胸痞痰多、口苦、苔黄腻、脉象滑数等见症,故用二陈汤燥湿祛痰,理气和胃。竹茹、枳实清胆胃之热,降胆胃之逆。栝蒌清热化痰,配合碧玉散兼清肝胆之火,使痰与湿热俱去。

【选注】 自注：此素有痰饮而阳明少阳同病，故一以涤饮，一以降逆。与上条呕同而治异，正当合参。

章虚谷：碧玉散即六一散加青黛，以清肝胆之热。上条液枯以动肝胆之火，此条痰饮郁其肝胆之火也。

【按语】 章氏从干呕与呕水处以别液枯与痰饮，可供参考。然前证液枯而舌光如镜，则本证痰饮而郁肝火，苔必垢腻而有口苦之感，亦自可不言而喻。

【原文】 14. 湿热证，呕恶不止，昼夜不差，欲死者，肺胃不和，胃热移肺，肺不受邪也，宜用川连三四分，苏叶二三分，两味煎汤，呷下即止。(17)

【释义】 呕吐一证，有虚实之分，实证由于邪气犯胃，胃失和降；虚证是因胃阳不振，或胃阴不足。本证由于肺胃不和，胃热移于肺，肺不受邪，还归于胃，导致呕吐不止，昼夜不差。故用川连清湿热、降胃火上冲；苏叶通降顺气，不但清湿热，而且能泄上逆之火。

【选注】 自注：肺胃不和最易致呕，盖胃热移肺，肺不受邪，还归于胃。必用川连以清湿热，苏叶以通肺胃。投之立愈者，以肺胃之气，非苏叶不能通也，分数轻者，以轻剂恰治上焦之病耳。

王孟英：此方药止二味，分不及钱，不但治上焦宜小剂，而轻药竟可以愈重病，所谓轻可去实也。合后条观之，盖气贵流通，而邪气挠之则周行窒滞，失其清虚灵动之机，反觉实矣。惟剂以轻清，则正气宣布，邪气潜消，而窒滞者自通，设投重药，不但已过病所，病不能去，而无病之地，反先遭其克伐。章氏谓轻剂为吴人质薄而设，殆未明治病之理也。川连不但治湿热，乃苦以降胃火之上冲，苏叶味甘辛而气芳香，通降顺气，独擅其长，然性温散，故虽与黄连并驾，尚减用分许而节制之，可谓方成知约矣。世人不知"诸逆冲上，皆属于火"之理，治呕辄以姜、萸、丁、桂从事者，皆粗工也。余用以治胎前恶阻甚妙。

【按语】 自注对川连、苏叶所以能止呕之理，阐发无遗。王氏以之治胎前恶阻，可谓善于运用。然亦属于胎火上逆者，庶克有效，若挟寒饮而恶阻则非本药所宜。

【原文】 15. 湿热证，壮热口渴，自汗，身重，胸痞，脉洪大而长者，此太阴之湿与阳明之热相合。宜白虎加苍术汤。(37)

【释义】 壮热口渴、自汗、脉洪大而长者，为阳明热盛之象。身重胸痞，为太阴脾湿之征。石膏辛寒，辛能解肌热，寒能胜胃火；知母苦润，苦以泻火，润以滋燥；甘草、粳米益气养胃；苍术除太阴之湿。本方清阳明实热而理太阴之湿，方简效宏，对气分实热挟湿者有良好疗效。

【选注】 自注：热渴自汗，阳明之热也；胸痞身重，太阴之湿兼见矣。脉洪大而长，知湿热滞于阳明之经，故用苍术白虎汤以清热散湿，然乃热多湿少之候。白虎汤仲景用以清阳明无形之燥热也，胃汁枯涸者，加人参以生津，名曰白虎加人参汤；身中素有痹气者，加桂枝以通络，名曰桂枝白虎汤，而其实意在清胃热也。是以后人治暑热伤气身热而渴者，亦用白虎加人参汤；热渴、汗泄、肢节烦疼者，亦用白虎加桂枝汤；胸痞身重兼见，则于白虎汤加入苍术以理太阴之湿；寒热往来兼集，则于白虎汤中加入柴胡，以散半表半里之邪。凡此皆热盛阳朗，他证兼见，故用白虎清热，而复各随证以加减。苟非热渴汗泄，脉洪大者，白虎便不可投。辨证察脉，最宜详审也。

王孟英：余于血虚加生地，精虚加枸杞，有痰者加半夏，用之无不神效。治暑邪炽盛，热渴汗泄而痞满气滞者,以白虎加厚朴极效。

【按语】 注语内容可谓极尽白虎汤之加减变化,只要是热盛阳明而兼其他见症的,皆可以白虎汤为主而随证加味。

邪在下焦

【原文】 16. 湿热证,数日后自利,溺赤,口渴,湿流下焦,宜滑石、猪苓、茯苓、泽泻、萆薢、通草等味。(11)

【释义】 湿热阻于下焦,小肠不能分清泌浊,所以小便赤涩而大便溏泻,即《内经》所谓"湿胜则濡泻"。故以分利湿邪为治。以茯苓、猪苓、泽泻导水下行,通利小便;滑石利水通淋;萆薢分利湿浊;通草清热利尿。药取淡渗利湿之品,以复分清泌浊之职。

【选注】 自注:下焦属阴,太阴所司。阴道虚故自利,化源滞则溺赤,脾不转津则口渴。总由太阴湿盛故也。湿滞下焦,故独以分利为治,然兼证口渴胸痞,须佐入桔梗、杏仁、大豆黄卷开泄中上,源清则流自洁,不可不知。

王孟英:据此则本条胸痞二字,当从吴本增入为是。

【按语】 吴子音《温热赘言》于本条"数日后"句下,有"胸痞"二字,"溺赤"作"溺涩"。根据自注内容来看,王氏所言极是,原文当有"胸痞"一症。本证自利,作者牵涉到太阴湿胜,似属不必。太阴湿胜之利,当以健脾化湿为主,与湿滞下焦治当分利者并不相同。

【原文】 17. 湿热证,四五日,忽大汗出,手足冷,脉细如丝或绝,口渴,茎痛,而起坐自如,神清语亮。乃汗出过多,卫外之阳暂亡,湿热之邪仍结,一时表里不通,脉故伏,非真阳外脱也,宜五苓散去术加滑石、酒炒川连、生地、芪皮等味。(29)

【释义】 大汗肢厥,脉细欲绝,全似阴盛阳亡之象,但阴盛者,必神倦欲寐,或有郑声现象,今起坐自如,神清语亮,则非阴盛阳亡可知,乃卫阳暂亡所致之象。口渴、茎痛,则为湿热阻于下焦、阴液亦伤之征。故药用四苓加滑石、川连以清湿热,生地滋阴养液,芪皮以固卫气。

【选注】 自注:此条脉症,全似亡阳之候,独于举动神气得其真情,噫!此医之所以贵识见也。

章虚谷:以口渴茎痛两端知其邪结;以神清语亮知其非脱证也。

王孟英;卫阳暂亡,必由误表所致。湿热仍结,阴液已伤,故以四苓加滑石导湿下行,川连、生地清火救阴,耆皮固其卫气,用法颇极周密。

【按语】 章氏以口渴茎痛、神清语亮为本病辨证关键,王氏之方药解释,亦甚可取。

邪入营血

【原文】 18. 湿热证,壮热口渴,舌黄或焦红,发痉,神昏谵语或笑,邪灼心包,营血已耗。宜犀角、羚羊角、连翘、生地、玄参、钩藤、银花露、鲜菖蒲、至宝丹等味。(5)

【释义】 湿邪留恋气分,亦可化热化燥由气入营。昏谵或笑,乃邪灼心包,营血已耗,所以药用犀角、羚羊角清热解毒,凉肝息风;生地、元参、连翘、钩藤、银花露滋阴养液,清热解毒;鲜菖蒲、至宝丹清心开窍。

【选注】 自注：上条言痉，此条言厥。温暑之邪本伤阳气，及至热极逼入营阴，则津液耗而阴亦病；心包受灼，神识昏乱。用药以清热救阴，泄邪平肝为务。

王孟英：此谓邪之初感，必先干阳分而伤气也。

【按语】 自注谓"此条言厥"，原文中并未提及，当指因热闭心包而昏厥者。王孟英认为"温暑之邪，本伤阳气"，当是指邪之初感，必先于阳分而伤气，此说较为恰当。至宝丹具有清热解毒、开窍苏神作用，对于热邪而有痰浊者确有良效。

【原文】 19. 湿热证，壮热烦渴，舌焦红或缩。斑疹，胸痞，自利，神昏痉厥，热邪充斥表里三焦。宜大剂犀角、羚羊角、生地、玄参、银花露、紫草、方诸水、金汁、鲜菖蒲等味。（7）

【释义】 此条乃痉厥中最重者，热邪充斥于气、营、血及表里三焦。阳明气分热甚则壮热烦渴。热毒燔于血分，则舌焦红或缩，外发斑疹。里热充斥，则胸痞自利。热邪犯于手足厥阴则痉厥神昏。急需大剂凉血解毒，清热生津，开窍息风为治，他若白虎汤、紫雪丹、神犀丹等亦可随症选用。

【选注】 自注：此条乃痉厥中之最重者，上为胸闷，下挟热利，斑疹痉厥，阴阳告困。独清阳明之热，救阳明之液为急务者，恐胃液不存，其人自焚而死也。

王孟英：此治温热病之真诠也，医者宜切记之。方诸水俗以蚌水代之，腥浊已甚，宜用竹沥为妙。

【按语】 温热病最虑伤阴，阴液不竭，其人不死，存得一分阴液，便有一分生机。而清热为救阴之有效方法，故对本证当清热为先，辅以养阴。所用大剂犀角、羚羊角、生地、元参、银花露、金汁等即有清热、滋阴、解毒、息风之功，用紫草解毒透疹。

"方诸水"即"明水"之别名，以大蚌磨之令热，向月取之，或入冰片贰分，便可得水，性味甘寒无毒，明目定心。功能止渴除烦，治小儿烦热，疗烫火疮。犀角价昂，或用大剂水牛角代。王孟英以蚌水"腥油已甚，宜用竹沥为妙"。竹沥虽亦能甘寒生津，但以清化痰热为主，两物功用略有不同，证之热闭心包而胸痞者，竹沥确为对症之药。

【原文】 20. 湿热证，经水适来，壮热口渴，谵语神昏，胸腹痛，或舌无苔，脉滑数，邪陷营分。宜大剂犀角、紫草、茜根、贯众、连翘、鲜菖蒲、银花露等味。（32）

【释义】 妇女患湿热病，月经适来，邪陷营血，壮热口渴，有似阳明经腑征象。但阳明热炽，必口渴引饮，汗出，脉洪大，舌苔黄燥。本证舌无苔，则知病邪不在气分，而是热毒入于血分。心主血，为神明之脏，血分热毒，侵犯心神，则谵语神昏。经水适来，热毒内陷，血行凝滞，则胸腹痛，当以少腹部疼痛尤为显著。热毒陷于血分，则舌无苔而质必深绛，口虽渴而必不甚引饮。故以大剂凉血解毒之犀角、紫草、连翘、银花露、贯众，在佐以鲜菖蒲辟秽开窍，茜根行血化瘀，以使热退神安。

【选注】 自注：热入血室，不独妇女，男子亦有之，不第凉血，并须解毒，然必重剂乃可奏功。

章虚谷：仲景云阳明病下血谵语者，此为热入血室。即指男子而言，故无经水适来之语。

【按语】 热入血室是妇女独有还是男妇均有，《伤寒论》注家早已论及，这里没有再行讨论的必要。总之，热入血室的立法处方，必须以见症为定。《伤寒论》热入血室证治，与本条比而观之,便可明晓。

【原文】 21. 湿热证,上下失血或汗血,毒邪深入营分,走窜欲泄。宜大剂犀角、生地、赤芍、丹皮、连翘、紫草、茜根、银花等味。(33)

【释义】 热邪入侵血分,热盛动血,阳络伤则血外溢,为衄血、吐血;阴络伤则血内溢,为便血、溺血;血从肌肤而出,则为汗血。故以犀角、生地、连翘、紫草、银花等凉血解毒,丹皮、茜根、赤芍活血行瘀。本证与上条热入血室证,叙证虽不相同,但病机均属热入血分所致。湿邪化热,必然耗液伤阴,救治须凉血解毒与救阴并重。

【选注】 自注:热逼而上下失血、汗血,势极危而犹不即坏者,以毒从血出,生机在是。大进凉血解毒之剂,以救阴而泄邪,邪解而血自止矣。血止后,须进参、耆善后乃得。汗血即张氏所谓肌衄也。《内经》谓"热淫于内,治以咸寒",方中当增入咸寒之味。

王孟英:丹皮虽凉血而气香走泄能发汗,惟血热而瘀者宜之,又善动呕,胃弱者勿用。

【按语】 气为血之帅,血为气之母。失血者每易伤其气,故血止后,常用补气之药。但用参、耆善后,必血分邪热全清,舌质已淡而有气虚见证者方可。否则邪热因壅补而郁遏于里,反生他变。叶天士所说"炉烟虽息,灰中有火也",亦含此意。

【原文】 22. 湿热证。七八日,口不渴,声不出,与饮食亦不却,默默不语,神识昏迷,进辛香凉泄,芳香逐秽,俱不效,此邪入厥阴,主客浑受。宜仿吴又可三甲散,醉地鳖虫、醋炒鳖甲、土炒穿山甲、生僵蚕、柴胡、桃仁泥等味。(34)

【释义】 本证多见于湿热病后期。其口不渴,声不出,与饮食亦不却,不语,神识昏迷,系病久气血呆滞,灵机不运之故,与热邪内陷或秽浊内闭之神态失常并不相同,故进辛香凉泄或芳香逐秽不能奏效。治当活血通络,破滞散瘀。地鳖虫(即䗪虫别名)、鳖甲、穿山甲、桃仁等可破血逐瘀,通经活络;僵蚕祛风解痉,化痰散结;柴胡疏肝解郁,升举阳气,引邪外出,滞去瘀逐,络脉通而邪自解。

【选注】 自注:暑热先伤阳分,然病久不解,必及于阴。阴阳两困,气钝血滞而暑湿不得外泄,遂深入厥阴,络脉凝瘀,使一阳不能萌动,生气有降无升,心主阻遏,灵气不通,所以神不清而昏迷默默也。破滞破瘀,斯络脉通而邪得解矣。

许益斋:此条即伤寒门百合病之类。赵以德、张路玉、陶厚堂以为心病,徐忠可以为肺病,本论又出厥阴治法,良以百脉一宗,悉致其病。元气不布,邪气淹留,乃祖仲景法,用异类灵动之物。鳖甲入厥阴,用柴胡引之,俾阴中之邪尽达于表;䗪虫入血,用桃仁引之,俾血分之邪尽泄于下,山甲入络,且僵蚕引之,俾络中之邪亦经风化而散。缘病久气钝血滞,非拘拘于恒法所能愈也。

汪曰桢:此有神昏一证,可知其非百合病矣,故与百合病异治。百合病究宜治肺为主。

【按语】 许氏之方药解释,汪氏指出神昏非百合病,均甚可取。

湿 热 致 痉

【原文】 23. 湿热证,三四日即口噤,四肢牵引拘急,甚则角弓反张,此湿热侵入经络脉隧中。宜鲜地龙、秦艽、威灵仙、滑石、苍耳子、丝瓜藤、海风藤、酒炒黄连等味。(4)

【释义】 此条乃湿邪挟风,侵入阳明、太阴经脉所致。阳明经脉夹口环唇,病邪侵入阳明胃经的经脉,故口噤。脾主四肢,湿邪走窜太阴之经,则四肢牵引拘挛。邪入经脉,拘挛较甚,则角弓反张。证属湿热挟风,故用祛风清热胜湿之品,以宣通筋脉。

【选注】 自注:此条乃湿邪挟风者。风为木之气,风动则木张,乘入阳明之络则口噤,走窜太阴之经则拘挛,故药不独胜湿,重用息风,一则风药能胜湿,一则风药能疏肝也。选用地龙、诸藤者,欲其宣通脉络耳。

王孟英:地龙殊可不必,加以羚羊、竹茹、桑枝等亦可。

【按语】 湿热挟风之痉,其病变机理与热盛动风者有所不同。王氏加竹茹、桑枝以宣通脉络,尚属对证,但加凉肝息风之羚羊角于本证,则无此必要。王氏所说"地龙殊可不必",似未尽然。地龙性味咸寒,入脾、胃、肾三经,有宣通经隧、祛风止痉、利尿等功效。用于本证,原无不可。

【原文】 24. 湿热证,发痉,神昏笑妄,脉洪数有力,开泄不效者,湿热蕴结胸膈,宜仿凉膈散;若大便数日不通者,热邪闭结肠胃,宜仿承气微下之例。(6)

【释义】 本证属湿热化燥,阳明热盛而发痉、神昏笑妄。仲景《伤寒论》:"夫实则谵语,虚则郑声。""阳明病,谵语,发潮热,脉滑而疾者,小承气汤主之。"可知阳明燥热,而致神昏谵语、发痉,乃热极生风,故脉洪数有力。因热结胸膈,故仿凉膈散清除膈上实热。若燥结在肠腑,大便数日不通,宜承气汤泻下,以釜底抽薪。

发痉,神昏笑妄,似属邪入手足厥阴,但邪入心包之神昏笑妄,脉多细数,舌必红绛,今脉洪数有力而未言舌绛,则非邪入心包可知,所以使用开泄不效。肝经之热盛动风发痉,脉多弦数,今脉洪数有力,是为阳明热盛于腑所致。

【选注】 自注:此条乃阳明实热,或上结或下结。清热泄邪止能散络中流走之热,而不能除肠中蕴结之邪,故阳明之邪仍假阳明为出路也。

章虚谷:阳明实热,舌苔必老黄色或兼燥,若犹带白色而滑者,乃湿重为夹阴之邪,或胀满不得下下,须佐二术健脾燥湿,否则脾伤气陷,下利不止,即变危证。盖湿重属太阴证,必当扶脾也。

王孟英:苔色白滑不渴,腹虽胀满,是太阴寒湿,岂可议下,但以厚朴、枳、术等温中化湿为治。若阳明之邪,假阳明为出路一言,真治温热病之金针也。盖阳明以下行为顺,邪既犯之,虽不可孟浪攻泻,断不宜截其出路。故温热自利者,皆不可妄行提涩也。

【按语】 "阳明之邪,仍假阳明为出路",不仅指出了肠中蕴结之邪,须用通下,即肠中蕴热而下利者,亦为邪热外泄之机,不可遽行固涩。章氏指出,阳明实热应下,苔必老黄,确是辨证关键之处。若苔黄而垢腻,即为热而挟湿;苔白腻而滑,则是寒湿之象,虽有腹部胀满,均不可攻下。

【原文】 25. 湿热证,数日后,汗出热不除,或痉,忽头痛不止者,营液大亏,厥阴风火上升,宜羚羊角、蔓荆子、钩藤、元参、生地、女贞子等味。(20)

【释义】 此为湿已化燥,阴液亏耗,风阳鸱张所致。肝风横窜经络则发痉,风阳上冒清空则头痛不止。故以羚羊角、元参、生地、钩藤凉肝息风,养阴泄热;蔓荆子疏散风热,止头痛;女贞子滋益肝肾之阴。

【选注】 自注：湿热伤营，肝风上逆，血不荣筋而痉，上升巅顶则头痛，热气已退，木气独张，故痉而不厥。投剂以息风为标，养阴为本。

王孟英：蔓荆不若以菊花、桑叶易之。

杨照藜：蔓荆最无谓，所易甚佳。

汪曰桢：枸杞子亦可用，不嫌其腻。

【按语】 蔓荆子用于肝风内动之头痛并不对症，王氏以菊花、桑叶易之，甚是。汪氏认为枸杞子亦可用，似不确切。因本证邪热未除，枸杞子甘而助热，于证不治。平风阳上逆不如以牡蛎、石决明等介类潜阳之药。

【原文】 26. 湿热证，发痉神昏，独足冷阴缩。下体外受客寒，仍宜从湿热治，只用辛温之品煎汤熏洗。（30）

【释义】 足冷阴缩，有属阳气虚衰，阴寒盛极的；有属邪热深伏，闭郁于里的。今发痉神昏，独足冷阴缩，乃热闭手足厥阴而然，故"仍宜从湿热治"，可参其他湿热致痉条文治之。至于用辛温之品煎汤熏洗，虽无大害，但对发痉神昏未作处理，似不合治病求本原则。本证应以内服清热开窍，凉肝镇痉为主。文中所说"下体外受客寒"而致足冷阴缩，证诸临床，未必尽然。

【选注】 自注：阴缩为厥阴之外候，合之足冷，全似虚寒，乃谛观本证，无一属虚，始知寒客下体，一时营气不达，不但证非虚寒，并非上热下寒之可拟也，仍从湿热治之，又何疑耶？

杨照藜：仍从湿热治是矣，辛温熏洗不愈益其湿乎？不惟治下而遗上也。

汪曰桢：熏洗似无大碍，但未必有益。

章虚谷：发痉神昏，邪犯肝心，若邪重内闭，厥阴将绝，必囊缩足冷而舌亦卷，是邪深垂死之证。本非虚寒，今云由外受客寒，更当详细察问为要。

【按语】 章氏指出邪重内闭，厥阴将绝，于囊缩足冷同时，复有卷舌之症，颇合临床实际。若邪热未清，即使下体外受客寒，亦只是足冷而未必有囊缩舌卷。

【原文】 27. 湿热证，口渴，苔黄起刺，脉弦缓，囊缩舌鞕，谵语昏不知人，两手搐搦，津枯邪滞。宜鲜生地、芦根、生首乌、鲜稻根等味。若脉有力，大便不通，大黄亦可加入。（35）

【释义】 口渴苔黄起刺，神昏谵语，为阳明腑实伤津之象。脉弦，囊缩舌鞕，搐搦，为肝经热盛动风之征。湿已化热，非大剂泄热救阴，凉肝息风不可，仅用生地、首乌等滋阴，病重药轻，恐缓不济急。首乌苦涩微温，生用虽能通便，似非本证所宜，所以王孟英亦认为"首乌味涩似未妥"。

【选注】 自注：胃津劫夺，热邪内据，非润下以泄邪，则不能达，故仿承气之例，以甘凉易苦寒，正恐胃气受伤，胃津不复也。

章虚谷：囊缩舌鞕，谵语神昏，搐搦，其邪已深入厥阳，危笃之证也。苔黄起刺，浊结阳明而热极，甘药守而不走，恐浊结难开，如不用大黄，亦当加枳、朴之类，辛开苦降，以开其结。

【按语】 本证热盛伤津而致动风，苦寒伤胃劫津之品自不宜用，章氏用枳、朴亦嫌其温燥，如欲通下泄热，不若以咸寒之芒硝为宜。

【原文】 28. 湿热证，发痉撮空，神昏笑妄，舌苔干黄起刺或转黑色，大便不通者，热邪闭结胃腑。宜用承气汤下之。（36）

【释义】 此亦阳明腑实伤津而肝风内动之候,乃热盛动风,其舌苔干黄起刺或转黑色,为阳明热邪内结,故用承气急下存津。若津伤已甚,必须配以生津滋液之品。同一腑实伤津、肝风内动之候,前者重在滋阴,本证重在攻下。

【选注】 自注:撮空一证,昔贤谓非大实即大虚,虚则神明涣散,将有脱绝之虞,实则神明被逼,故多撩乱之象。今舌苔黄刺干涩,大便闭而不通,其为热邪内结阳明,腑热显然矣。徒事清热泄邪,止能散络中流走之热,不能除胃中蕴结之邪,故假承气以通地道,然舌不干黄起刺者,不可投也。承气用硝、黄,所以逐阳明之燥火实热,原非湿邪内滞者所宜用。然胃中津液为热所耗,甚至撮空撩乱,舌苔干黄起刺,此时胃热极盛,胃津告竭,湿火转成燥火,故用承气以攻下,承气者所以承接未亡之阴气于一线也。湿温病至此,亦危矣哉。

王孟英:第二十八条有曾开泄下夺之文,则湿热病原有可下之证,惟湿未化燥,腑实未结者,不可下耳,下之则利不止。如已燥结,亟宜下夺,否则垢浊熏蒸,神明蔽塞,腐肠烁液,莫可挽回,较彼伤寒之下不厌迟,去死更速矣。

【按语】 湿温忌下是指湿未化热、肠腑未有热结而言,故吴鞠通说"下之则洞泄"。若湿已化热与积滞相结者,则当予导滞通下,因积滞不去,则湿热不化。若湿已化燥而腑实已结者,自当亟宜攻下以存阴液。

善后调理

【原文】 29. 湿热证,数日后脘中微闷,知饥不食,湿邪蒙绕三焦。宜藿香叶、薄荷叶、鲜荷叶、枇杷叶、佩兰叶、芦尖、冬瓜仁等味。(9)

【释义】 此为湿热余邪蒙蔽清阳,胃气未醒,故脘中微闷知饥,饿而不喜饮食。宜用轻清之品,轻开上焦气机,以藿香、薄荷、鲜荷叶、枇杷叶、佩兰、芦尖、冬瓜仁等,芳香化湿,轻清化浊,祛除余邪。王孟英认为芦尖即芦根,用尖取其宣畅。

【选注】 自注:此湿热已解,余邪蒙蔽清阳,胃气不舒。宜用极轻清之品,以宣上焦阳气。若投味重之剂,是与病情不相涉矣。

【按语】 浓浊味厚质重之药,多入下焦肝肾阴分,与本病邪在上、中焦气分者,不相符合,且胃气未醒,浓浊厚味更是在所禁用,恐腻滞不化,反生变证。

【原文】 30. 湿热证,十余日,大势已退,唯口渴,汗出,骨节痛,余邪留滞经络,宜元米汤泡于术,隔一宿,去术煎饮。(19)

【释义】 本节为病后余湿未净而阴液受伤之治。口渴汗出,为阴液已伤;骨节痛,乃余邪留滞经络。故以元米(糯米别名)补肺健脾,滋养强壮;于术补脾和中,且以化湿。药虽两味,而养液祛湿之法已备。

【选注】 自注:病后湿邪未尽,阴液先伤,故口渴身痛。此时救液则助湿,治湿则劫阴。宗仲景麻沸汤之法,取气不取味,走阳不走阴,佐以元米汤养阴逐湿,两擅其长。

汪曰桢:此身痛一证,乃湿滞之的验。则口渴未必非湿淫于内而引饮也,然津液亦必须顾虑。以术治湿,不用煎而用泡,既巧妙亦周致。

【按语】 治湿之药,最易伤阴。今仅是余湿未净,且津液已伤,故以元米、于术并用,使救阴而不助湿,治湿而不伤阴。于术用汤泡而不用煎,是取义于泻心汤用麻沸汤泡渍,取其气而不取其味,亦轻可去实之意。

【原文】31. 湿热证,按法治之,数日后,或吐下一时并至者,中气亏损,升降悖逆,宜生谷芽、莲心、扁豆、米仁、半夏、甘草、茯苓等味,甚则用理中法。(22)

【释义】 吐泻一时并至的原因颇多,本证乃由湿热损伤脾胃之气而致。脾失升运,胃失降和,则吐泻作。因病后中气亏损而致升降悖逆,故用生谷芽健脾开胃;扁豆和中化湿,补脾止泻;米仁、茯苓利水渗湿,健脾补中;甘草补脾益气,调和诸药;莲心清心祛热;半夏降逆和胃。他如山药、于术等亦可酌情选用。若参、芪之辈,反嫌壅阻气机。至于吐泻而用理中法者,是为中焦虚而兼寒者设,与本证之虚而不寒者,在病情上自有区别。

【选注】 自注:升降悖逆,法当和中,犹之霍乱之用六和汤也。若太阴惫甚,中气不支,非理中不可。

章虚谷:忽然吐下,更当细审脉症,有无重感别邪,或伤饮食。

【按语】 章氏谓忽然吐下,当细审脉症,此语甚确。因为吐下之证,虽以脾胃为病变重心,但毕竟原因很多,故须细审脉症,详辨病证属性,然后立法用药,方合病情。

【原文】 32. 湿热证,按法治之,诸证皆退,惟目瞑则惊悸梦惕,余邪内留,胆气未舒,宜酒浸郁李仁、姜汁炒枣仁、猪胆皮等味。(27)

【释义】 此为病后余邪内留肝胆之候。因胆热内扰,神魂不宁,故目瞑则惊悸梦惕。药用猪胆皮清泻肝胆余邪,并用酒浸郁李仁以泄邪下行,酸枣仁养肝,宁心安神,而以姜汁制取其散邪之意。

【选注】 自注:"滑可去着",郁李仁性最滑脱,古人治惊后肝系滞而不下,始终目不瞑者,用之以下肝系而去滞。此证借用,良由湿热之邪留于胆中,胆为清虚之府,藏而不泻,是以病去而内留之邪不去,寐则阳气行于阴,胆热内扰,肝魂不安,用郁李仁以泄邪而以酒行之,酒气独归胆也。枣仁之酸,入肝安神,而以姜汁制,安神而又兼散邪也。

章虚谷:肝性喜凉散,枣仁、姜汁太温,似宜酌加凉品。

王孟英:此释甚是,如黄连、栀子、竹茹、桑叶皆可佐也。

【按语】 肝为风木之脏,内寄相火。既称胆热内扰,自应佐以凉解之品为宜。王孟英提出:"如黄连、栀子、竹茹、桑叶皆可佐也。"可供临床参考。

【原文】 33. 湿热证,曾开泄下夺,恶候皆平,独神思不清,倦语不思食,溺数,唇齿干。胃气不输,肺气不布,元神大亏,宜人参、麦冬、石斛、木瓜、生甘草、生谷芽、鲜莲子等味。(28)

【释义】 神思不清,神倦而不欲言语,非神志昏愦之比,此乃病后元气亏虚,精神不振状态。溺数、唇齿干是津液不足之象。津亏胃气不苏,故不思纳食。用人参、麦冬、石斛、甘草等以补元气而养胃津;木瓜和胃化湿;生谷芽、鲜莲子健脾、养心、益肾。

【选注】 自注:开泄下夺,恶候皆平,正亦大伤。故见症多气虚之象。理合清补元气,若用腻滞阴药,去生便远。

王孟英:此肺胃气液两虚之证,故宜清补,不但阴腻不可用,且与脾虚之宜于守补温运者亦异。

【按语】 大凡肝肾之虚多属阴虚,而宜厚味滋填;脾虚则多气虚不运,故宜健脾温运;肺胃之虚多津气两虚,故宜清补。

其他外感疾病

暑　病

【原文】 34. 湿热证,湿热伤气,四肢困倦,精神减少,身热气高,心烦溺黄,口渴自汗,脉虚者,用东坦清暑益气汤主治。(38)

【释义】 此为湿热未净而津气已虚之候。脾主四肢,脾湿不化则四肢困倦。里热未清,则身热心烦溺黄。津气虚,故脉虚神倦,口渴自汗而呼吸短促,是邪不甚而偏于正虚为患。东垣清暑益气汤虽有补气生津、清解暑湿热邪作用,但药太杂,施于本证,必须加减化裁。

【选注】 自注:同一热渴自汗而脉虚神倦,便是中气受伤而非阳明郁热。清暑益气汤乃东垣所制,方中药味颇多,学者当于临证时斟酌去取可也。

王孟英:此脉此证,自宜清暑益气以为治。但东垣之方,虽有清暑之名而无清暑之实。观江南仲治孙子华之案,程杏轩治汪木工之案可知,故临证时须斟酌去取也。余每治此等证,辄用西洋参、石斛、麦冬、黄连、竹叶、荷杆、知母、甘草、粳米、西瓜翠衣等,以清暑热而益元气,无不应手取效也。

【按语】 东垣清暑益气汤,方药较杂,徐洄溪曾讥其用药杂乱。王氏选用诸药实较东垣清暑益气汤优胜得多,用于津气虚而暑热内盛之证,甚为恰当。

【原文】 35. 暑月热伤元气,气短倦怠,口渴多汗,肺虚而咳者,宜人参、麦冬、五味子等味。(39)

【释义】 暑邪易伤元气,肺主气属卫。肺气虚则呼吸促而咳,气虚不能固于外则汗多。由于汗多津液外泄过甚则口渴。此与阳明里热亢盛之大汗出、口烦渴应注意区别。凡阳明热盛之口渴汗多,必身体壮热而脉象洪大。此系津气两虚之口渴汗多,气短倦怠而脉象虚软。若不急予保肺气生津液,恐有喘脱之虞。故以人参、麦冬益气生津,五味子敛肺止汗,此为肺虚津气外越之治。若汗多而致亡阳厥逆,又当用参、附等回阳救逆,非生脉散所能救治。

【选注】 自注:此即千金生脉散也,与第十八条同一肺病而气粗与气短有分,则肺实与肺虚各异。实则泻而虚则补,一定之理也。然方名生脉,则热伤气之脉欲绝可知矣。

王孟英:徐洄溪云,此伤暑之后,存其津液之方也。观方下治证,无一字治暑邪者。庸医以之治暑病,误之甚矣。其命名之意,即于复脉汤内取用参、麦二味,因止汗故加五味子。近人不论何病,每用此方,收住邪气,杀人无算。用此方者须详审其邪之有无,不可徇俗而视为治暑之剂也。

【按语】 生脉散纯为补肺生津之剂,于肺气津伤而无邪热者方可应用,如邪未尽而用之过早,则有留邪之弊。暑热之邪易伤津气,故暑病之后每常用之,不可因此而看作是治暑之方。

【原文】 36. 暑月乘凉饮冷,阳气为阴寒所遏,皮肤蒸热,凛凛畏寒,头痛头重,自汗烦渴,或腹痛吐泻者,宜香薷、厚朴、扁豆等味。(40)

【释义】 夏暑天气炎热,乘凉过度,易受寒湿之邪侵袭。故外则恶寒发热,头痛头重;内则腹痛吐泻。至于文中所说"自汗烦渴",当是汗泄不畅,渴亦不甚。暑令感受寒湿之邪,故用《局方》三物香薷饮。以香薷发汗解肌,又能宣化湿邪;扁豆清暑渗湿而和脾;厚朴除湿散满。为治夏月乘凉饮冷,外感寒湿之邪而致发热恶寒,或兼呕吐泄泻的常用方剂。

【选注】 自注：此由避暑而感受寒湿之邪，虽病于暑月而实非暑病。昔人不曰暑月伤寒湿而曰阴暑，以致后人淆惑，贻误匪轻，今特证之。其用香薷之辛温，以散阴邪而发越阳气；厚朴之苦温，除湿邪而通行滞气；扁豆甘淡，行水和中。倘无恶寒、头痛之表证，即无取香薷之辛香走窜矣。无腹痛、吐利之里证，亦无取厚朴、扁豆之疏滞和中矣。故热渴甚者，加黄连以清暑，名四味香薷饮；减去扁豆名黄连香薷饮；湿盛于里，腹膨泄泻者，去黄连加茯苓、甘草名五物香薷饮；若中虚气怯汗出多者，加人参、芪、白术、橘皮、木瓜名十味香薷饮。然香薷之用，总为寒湿外袭而设，不可用以治不挟寒湿之暑热也。

汪曰桢：香薷惟暑月受凉无汗者宜之，有汗者宜慎用。

【按语】 前人有"夏月之用香薷，犹冬月之用麻黄"的说法，可见香薷的作用，主要在于辛温汗散，故暑月受凉而无汗者宜之。若有汗者即不宜应用，若外无寒湿者更在所禁用。

寒　　湿

【原文】 37.湿热证，身冷脉细，汗泄胸痞，口渴舌白，湿中少阴之阳，宜人参、白术、附子、茯苓、益智等味。（25）

【释义】 此属湿热病之变证，临床表现为身冷、脉细、汗泄，乃寒湿之候。阳气虚衰则寒从中生，故身冷、脉细。口渴为阳气虚而津液不能上输。舌白、胸痞，为寒湿内阻之象。治宜补阳燥湿，故用参、附、益智以挽救外亡之阳，温脾补肾；白术、茯苓燥湿利水，即所谓"治湿不利小便，非其治也"。

【选注】 自注：此条湿邪伤阳，理合扶阳逐湿。口渴为少阴证，乌得妄用寒凉耶。

章虚谷：胸痞舌白，当加厚朴、半夏或干姜，恐参、术太壅气也。渴者，湿遏阳气不化津液以上升，非热也。津液出于舌下少阴经之廉泉穴，故凡少阴受邪，津液不升则渴也。

王孟英：此湿热病之类证，乃寒湿也，故伤人之阳气。或湿热证治不如法，但与清热，失于化湿，亦有此变。但口渴而兼身冷、脉细、汗泄、舌白诸症者，固属阴证，宜温。还须察其二便，如溲赤且短、便热极臭者，仍是湿热蕴伏之阳证，虽露虚寒之假象，不可轻投温补也。章氏所云湿遏阳气不化津液之渴，又为太阴证而非少阴证矣。

【按语】 寒湿证宜温通而不宜温补，故章氏认为当加厚朴、半夏、干姜，而参、术则太嫌壅气。但本证阳气外亡而湿阻不甚，故用参、术以为权宜之计。王氏补出察二便以验寒热之真假，尤为阅历有得之言，很有临床参考价值。

【原文】 38.暑月病初起，但恶寒，面黄，口不渴，神倦，四肢懒，脉沉弱，腹痛下利，湿困太阴之阳，宜仿缩脾饮，甚则大顺散、来复丹等法。（26）

【释义】 寒湿困脾，故恶寒、面黄。脾为湿土之脏，喜燥而恶湿，脾主四肢，脾气主升，脾为寒湿所困，则神倦四肢懒。口不渴，脉沉弱。腹痛下利，乃寒湿内阻之象。治疗以温阳燥湿为主。缩脾饮方用砂仁、草果理气化湿，扁豆补脾渗湿，葛根升胃气，乌梅制砂仁、草果之燥，甘草健脾和中。本方有温脾化湿之功。大顺散方中甘草、干姜、杏仁、肉桂等有温中散寒、健脾燥湿作用，治阳气不足被暑邪寒湿所困之证。来复丹以硫黄纯阳之性，配合硝石苦寒之味，有阴阳相济之妙。玄精石乃盐卤至阴之精，能制硫黄，并能使之归镇肾脏，不致相火上冲，青皮、陈皮俱为健胃理气之品，五灵脂能引石性之药内走肝经，外达胆腑，能治上盛下虚、心腹冷痛、大便泄泻等症。

【选注】 自注：暑月为阳气外泄，阴气内耗之时，故热邪伤阴，阳明消烁，宜清宜凉。太阴告困，湿浊弥漫，宜温宜散。古法最详，医者鉴诸。

王孟英：凡寒湿为病，虽在暑月，忌用凉药，宜舍时从证也。昔贤虽知分别论治，惜不能界划清厘，而创阴暑等名，贻误后学不少。徐洄溪云："天有阴暑，人间有阴热矣。"一语破的。

章虚谷：仲景云自利不渴者属太阴，以其脏有寒故也。今湿重恶寒不发热，即为太阴证之阴暑也。如或肢冷脉细，必须姜附理中法。

【按语】 阳明为阳土，故阳明多热盛伤津之候，而治宜清凉。太阴为阴土，故太阴多寒湿伤阳之患，而治宜温散。前人将暑月感受寒湿之证称为阴暑。其实暑为盛热之气，若暑月寒湿之患，已与暑热无涉，称为阴暑自为不通。王氏辨之极是。

【原文】 39. 暑湿内袭，腹痛吐利，胸痞脉缓者，湿浊内阻太阴，宜缩脾饮（44）。

【释义】 脾恶湿，暑湿浊邪内袭，脾胃先受其邪，运化失常，升降失调，故腹痛吐利。湿浊内困胃肠，影响气机宣化，故胸痞。脉缓为气机被湿所困。故用缩脾饮化湿浊、温脾胃。

【选注】 自注：此暑湿浊邪伤太阴之气，以致土用不宣，太阴告困，故以芳香涤秽，辛燥化湿为制也。

王孟英：虽曰暑湿内袭，其实乃暑微湿盛之证，故用药如此。

汪曰桢：此有脉缓可征，故宜用温药。

【按语】 本证见腹痛吐利，未言发热、口渴，故为"土用不宣，太阴告困"。本证尚可出现畏寒肢冷，脘闷食减，大便稀溏等症。

【原文】 40. 暑月饮冷过多，寒湿内留，水谷不分，上吐下泻，肢冷脉伏者，宜大顺散。（45）

【释义】 暑月气候炎热，贪凉饮冷，最易致病。饮冷过多，损伤脾胃，运化失常，则水谷不分，清浊相干，故上吐下泻。阳气被寒湿所伤，则肢冷脉伏。故用辛甘发散之大顺散以健脾燥湿。

【选注】 自注：暑月过于贪凉，寒湿外袭者，有香薷饮；寒湿内侵者，有大顺散。夫吐泻肢冷脉伏，是脾胃之阳为寒湿所蒙，不得升越，故宜温热之剂调脾胃，利气散寒。然广皮、茯苓似不可少，此即仲景治阴邪内侵之霍乱，而用理中汤之旨乎。

王孟英：此条明言暑月饮冷过多，寒湿内留，水谷不分之吐利，宜大顺散治之，是治暑月之寒湿病，非治暑也，读者不可草率致误。若肢冷脉伏，而有苔黄、烦渴、溲赤、便秘之兼症，即为暑热致病，误投此剂，祸不旋踵。

【按语】 暑月贪凉饮冷过多，脾胃之阳为寒湿所蒙，清浊相干，上吐下泻，为暑月常见之病，方用大顺散。王氏曰："是治暑月之寒湿病，非治暑也"，甚是。徐洄溪曰"此治暑月内伤阴冷证，非治暑也。又甘草多于诸药八倍亦非法，此等病百不得一，偶用之耳"，其说亦可供参考。

【原文】 41. 腹痛下利，胸痞，烦躁，口渴，脉数大，按之豁然空者，宜冷香饮子。（46）

【释义】 湿邪伤脾，寒邪伤肾，故腹痛下利。虚阳外越，故胸痞、烦躁、口渴、脉数大而豁然中空。为脾肾虚寒之证，苔必白腻而滑，小便清长，大便稀溏。方中草果辛香，祛寒湿郁滞,治脾肾虚寒之证;附子补阳益火,温中止痛;甘草和中。本方用于虚寒腹痛泻利,但必须详审其脉症,确系肾阳虚而伤寒湿者,方不致误。

【选注】 自注:此不特湿邪伤脾,抑且寒邪伤肾。烦躁热渴,极似阳邪为病,惟数大之脉按之豁然而空,知其躁渴等症,为虚阳外越,而非热邪内扰。故以此方冷服,俾下咽之后,冷气既消,热性乃发,庶药气与病气无扞格之虞也。

王孟英:此证亦当详审。如果虚阳外越,则其渴也,必不嗜饮。其舌色必淡白,或红润,而无干黄黑燥之苔;其便溺必溏白,而非秽赤。苟不细察,贻误必多。

【按语】 阴寒过盛,阳气格拒于外之真寒假热证,在临床辨证时务必详审。王氏从渴饮、舌苔、便溺加以细察,确系辨证之着眼点。

冷香饮子为治暑月中寒证之方,而非治疗暑病。故徐洄溪认为"如有暑邪者,姜断不可用,虽佐芩连不可救也,况姜附同用而无监制之品乎?"

下 利

【原文】 42. 湿热证,十余日后,左关弦数,腹时痛,时圊血,肛门热痛,血液内燥,热邪传入厥阴之证,宜仿白头翁法。(23)

【释义】 湿热郁滞肠道,挟肝经邪热为患,故脉形关部弦数而腹部时痛。热伤气滞,里急后重,则下利时肛门灼热疼痛。如热伤血络,则便下脓血,故仿白头翁汤法。方中白头翁能清血分湿热,《神农本草经》言其能逐血止痛,陶弘景谓其能止毒痢,故以治厥阴热利;秦皮苦寒而涩,能清湿热而止后重;黄连苦寒,清热燥湿;黄柏泻下焦湿热,故本方能清热解毒,凉血止痢。

【选注】 自注:热入厥阴而下利,即不圊血,亦当宗仲景治热利法。若竟逼入营阴,安得不用白头翁汤凉血而散邪乎。设热入阳明而下利,即不圊血,又宜师仲景治下利谵语用小承气汤之法矣。

王孟英:按章氏谓小承气汤乃治厥阴热利,若热入阳明而下利当用黄芩汤,此不知《伤寒论》有简误之文也。本文云,下利谵语者,有燥屎也,宜小承气汤。既有燥屎则为太阴转入阳明之证,与厥阴无涉矣。湿热入阳明而下利,原宜宗黄芩汤为法,其有燥屎而谵语者,未尝无其候也,则小承气亦可援例引用焉。

【按语】 白头翁汤、黄芩汤、小承气汤均可治下利,但主症各有不同。白头翁汤治肝经邪热挟湿注于肠道,故以下利脓血、里急后重为主症;黄芩汤治少阳邪热移于肠道,故以下利热臭、腹部急痛为主症;小承气汤所治下利是热结旁流之证,故于下利同时,必有腑实谵语或腹部按痛等症可以区别。

【原文】 43. 湿热证,十余日后,尺脉数,下利,或咽痛,口渴心烦,下泉不足,热邪直犯少阴之证,宜仿猪肤汤凉润法。(24)

【释义】 湿热化燥,劫灼肾阴而水亏火浮,故出现咽痛、口渴、心烦等阴虚生热之证。脾气虚弱,则为下利。故方以猪肤为君,滋肾养阴;佐以白蜜甘寒润肺,清上炎虚火;白粉,徐灵胎谓即米粉,淡渗利水,和脾止利。合之以共奏滋肾泄热、补脾止利之效。

【选注】 自注:同一下利有厥少之分,则药有寒凉之异。然少阴有便脓之候,不可不细审也。

章虚谷：仲景论中厥阴有热利而无寒利，以厥阴为风木而有相火，邪入之则化热也。少阴直中风寒，则寒利厥逆，用四逆等法，回阳散寒。其由阳经传入之邪而化热，及温病伏邪将发，而咽痛下利，皆为热邪也。少阴便脓血，仲景用桃花汤，以邪热在少阴，而太阴虚寒也。

【按语】 白头翁汤与猪肤汤所治之下利，不仅病机有一在厥阴，一在少阴之别，即证情亦有不同。白头翁汤证以热利下重为主症，是以湿热为主；猪肤汤证以咽痛、口渴、心烦为主症，是以阴虚为主。至于桃花汤之便脓血，是因脾阳虚而不能温摄，故用赤石脂、干姜、粳米温中固涩以治，与少阴邪热本无关系。如确系邪热在少阴，便不得用桃花汤。

【原文】 44. 湿热内滞太阴，郁久而为滞下，其证胸痞腹痛，下坠窘迫，脓血稠黏，里急后重，脉㬠数者，宜厚朴、黄芩、神曲、广皮、木香、槟榔、柴胡、煨葛根、银花炭、荆芥炭等味。（41）

【释义】 太阴湿土，喜燥恶湿。湿热秽浊内伏太阴，阻遏气机，健运失其常度，则胸痞腹痛。升降失常，气机壅滞，故里急后重。脓血稠黏，乃湿热内蕴，毒滞肠中所致。方用厚朴除湿而行气，木香、槟榔下滞而通气，葛根升下陷之胃气，柴胡升举阳气，银花、荆芥清泄里热。

【选注】 自注：古之所谓滞下，即今所谓痢疾也。由湿热之邪，内伏太阴，阻遏气机，以致太阴失健运，少阳失疏达。热郁湿蒸，传导失其常度，蒸为败浊脓血，下注肛门，故后重；气壅不化，乃数至圊而不能便。伤气则下白，伤血则下赤，气血并伤，赤白兼下，湿热盛极，痢成五色。故用厚朴除湿而行滞气，槟榔下逆而破结气，黄芩清庚金之热，木香、神曲疏中气之滞，葛根升下陷之胃气，柴胡升土中之木气，热侵血分而便血，以银花、荆芥入营清热。若热盛于里，当用黄连以清热，大实而痛，宜增大黄以逐邪。昔张洁古制芍药汤以治血痢，方用归、芍、芩、连、大黄、木香、槟榔、甘草、桂心等味，而以芍药名汤者，盖谓下血必调藏血之脏，故用之为君，不特欲其土中泻木，抑亦赖以敛肝和阴也。然芍药味酸性敛，终非湿热内蕴者所宜服。尚遇痢久中虚，而宜用芍药、甘草之化土者，恐难任芩、连、大黄之苦寒，木香、槟榔之破气。若其下痢初作，湿热正盛者，白芍酸敛滞邪，断不可投。此虽昔人已试之成方，不敢引为后学之楷式也。

王孟英：呕恶者忌木香，无表证者忌柴葛。盖胃以下行为顺，滞下者，垢浊欲下而气滞也。杂以升药，浊气反上冲而为呕恶矣。至洁古芍药汤之桂心，极宜审用，苟热邪内盛者，虽有芩、连、大黄之监制，亦恐其有跋扈之患也。若芍药之酸，不过苦中兼有酸味，考《本经》原主除血痹，破坚积寒热疝瘕，为敛肝气破血中气结之药，仲圣于腹中满痛之证多用之。故太阴病脉弱，其人续自便利，设当行大黄、芍药者宜减之，以胃气弱，易动故也。盖大黄开阳结，芍药开阴结，自便利者宜减，则欲下而窒滞不行之痢，正宜用矣。

汪曰桢：柴、葛终嫌不妥，凡病身热、脉数是其常也，惟痢疾身热、脉数，其证必重。芍药、甘草乃治痢疾腹痛之圣剂，与湿热毫无所碍，不必疑虑。白芍开结，佐以甘草和中，必不有碍胃气，乃治痢必用之品，不但治血痢也。况白芍之酸，嗽证尚且不忌，则治痢用之，有何顾忌乎。

杨照藜：是极，芍药汤治湿热下利，屡有奇效，其功全在芍药，但桂心亦须除去为妥。

【按语】 湿热下利，症见里急后重、脓血稠黏等，治宜清热除湿，行气和血之法。王氏认为无表证者忌柴葛，惟恐杂以升药，反使浊气上冲而为呕恶，此说可供参考。芍药常配合芩、连、木香等用于治湿热下利，故王氏云乃治痢必用之品，可不必因"白芍酸敛滞邪"之说而有所疑虑。

【原文】 45. 痢久伤阳,脉虚滑脱者,真人养脏汤加甘草、当归、白芍。(42)

【释义】 痢疾一证,初起多因湿热郁蒸,损及脾胃而致。如迁延不愈,可损伤阳气而致虚寒内盛。气虚则大肠滑脱不禁而脉虚,用真人养脏汤所以补虚温中,涩肠固脱。方中参、术、甘草益气补脾,肉桂、肉豆蔻温中散寒止泻,粟壳、诃子固肠止泻,当归、白芍和血止痛,木香行气止痛,能治泻利日久,虚寒脱肛之证。若气血两虚,久利不愈而脱肛者,加黄芪、升麻、柴胡、川芎大补气血并升提之。

【选注】 自注:脾阳虚者,当补而兼温。然方中用木香,必其腹痛未止,故兼疏滞气。用归芍,必其阴分亏残,故兼和营阴。但利虽脾疾,久必传肾,以肾为胃关,司下焦而开窍于二阴也。况火为土母,欲温土中之阳,必补命门之火,若虚寒甚而滑脱者,当加附子以补阳,不得杂入阴药矣。

王孟英:观此条似非一瓢手笔,而注则断非本人自注。叶香岩云:夏月炎热,其气俱浮于外,故为蕃秀之月,过食寒冷,郁其暑热,不得外达,食物厚味,为内伏之火,锻炼成积,伤于血分则为红,伤于气分则为白。气滞不行,火气逼迫于肛门,则为后重。滞于大肠,则为腹痛,故仲景用下药通之。河间、丹溪用调血和气而愈,此时令不得发越,至秋收敛于内而为痢也。此理甚明,何得误认为寒,而用温热之药,余历证四十余年,治痢惟以疏理推荡清火而愈者,不计其数,观其服热药而死者甚多。同志之士,慎勿为景岳之书所误,以杀人也。

聂久吾:痢疾投补太早,锢塞邪热在内,久而正气已虚,邪气犹盛,欲补而治之则助邪,欲清而攻之则愈滑,多致不救。

徐洄溪:夏秋之间,总由湿热积滞,与伤寒三阴之利不同。后人竟用温补,杀人无算,触目伤怀。

尤拙吾:痢与泄泻,其病不同,其治亦异。泄泻多由寒湿,寒则宜温,湿则宜燥也。痢多成于湿热,热则宜清,湿则宜利也。里泄泻有热证,毕竟寒多于热;痢病亦有寒证,毕竟热多于寒。是以泄泻经久,必伤于阳,而肿胀喘满之变生;痢病经久,必损于阴,而虚烦痿废之疾起。痢病兜涩太早,湿热流注,多成痛痹。泄泻疏利过当,中虚不复,多作脾劳。此余所经历,非臆说也。或问热则清而寒则温是矣,均是湿也,或从利,或从燥何欤?曰寒湿者,寒从湿生,故宜苦温燥其中;湿热者,湿从热化,故宜甘淡利其下。盖燥性多热,利药多寒,便利则热亦自去,中温则寒与俱消。寒湿必本中虚,不可更行清利,湿热郁多成毒,不宜益以温燥也。

【按语】 王氏疑此条非生白手笔,其说可备参考。痢久脾胃受损,可致伤阳。真人养脏汤是治泻痢日久,脾肾虚寒,肠失固摄之证,若下利泄泻初起,邪实积滞未去,切忌用之。辨得明畅,庶免误人。

【原文】 46. 痢久伤阴,虚坐努责者,宜用熟地炭、炒当归、炒白芍、炙甘草、广皮之属。(43)

【释义】 本证属痢久伤阴之候,阴血虚则气机运行亦滞,故欲便而不能便,致虚坐努责。方用四物汤去川芎,加甘草、陈皮。以熟地滋阴补血,当归补血和血,白芍和营理血,配合甘草、广皮和中理气,可使补而不滞,气血调和。若便血过多而伤其气者,当重用参、芪,以益气补血。

【选注】　自注：里结欲便，坐久而仍不得便者，谓之虚坐努责。凡里结属火居多，火性传送至速，郁于大肠，窘迫欲便，而便仍不舒。故痢疾门中，每用黄芩清火，甚者用大黄逐热。若痢久血虚，血不足则生热，亦急迫欲便，但久坐而不得便耳。此热由血虚所生，故治以补血为主。里结与后重不同，里结者急迫欲便，后重者肛门重坠。里结有虚实之分，实为火邪有余，虚为营阴不足。后重有虚实之异，实为邪实下壅，虚由气虚下陷。是以治里结者，有清热养阴之异；治后重者，有行气升补之殊。虚实之辨，不可不明。

王孟英：审属痢久而气虚下陷者，始可参用升补，若初痢不挟风邪，久痢不因气陷者，升、柴不可轻用。故喻氏逆流挽舟之说，尧封斥为伪法也。

【按语】　痢久阴血虚，故治以补血为主。若兼见气虚者，则可加用参、芪以益气补血。

吴鞠通《温病条辨》选

《温病条辨》系清代淮阴吴瑭（鞠通）所著。全书六卷，计立法二百六十五条，附方二百零八首。该书以三焦为纲，病名为目，分别论述了温热、暑病、湿病、秋燥以及疟、痢、疸、痹等病证治。书中并附论说若干则，以补充三焦分证中未尽的内容。

在体裁上，本书仿《伤寒论》逐条叙证，以便于学习者掌握记诵。但又恐简则不明，于是在每一条下加以阐发注释。这种"自条自辨"的写作方法，过去曾遭到某些医家非议。但吴氏在该书开首已把这一问题说得很清楚，他之所以这样做，是为了"避免后人妄注，致失本文奥义"。因此，研究吴氏书，除了条文而外，还须注意其注释。因为注释亦为作者所自作，足以反映其医学思想。

吴氏论温，于前辈极推崇吴中叶天士，因此其书虽博采众说，附以一己之见而成，但于叶氏之说采用特多。吴氏论温，虽分风温、温热、温疫、温毒、冬温、暑温、伏暑、湿温、秋燥、寒湿等。实际上是分为温热与湿热二大类。而其论邪入营血，内陷心包等亦均发挥叶氏之说。故《温病条辨》虽以三焦分证，实则亦以卫、气、营、血的病机贯串其间。于此可见，吴瑭对于叶氏之学能究其底蕴。要之，叶氏于温热，能发前人所未发，经吴氏整理发挥，更趋完善。作为一门学说来说，叶氏倡之于前，吴氏发明于后。前作后继，相得而益彰。

综上所说，本书以三焦为经，卫气营血为纬，形成了比较系统、完整的温病辨证体系，并使温病的证治内容更加充实，使后学者有规矩可循，为一部具有较高理论水平和实用价值的温病专著。故朱彬在该书序中说："仲景为轩岐之功臣，鞠通亦仲景之功臣也。"直到现在，本书仍是研究温病学和指导温病临床的重要参考书。本教材中篇四时温病的内容，许多亦选材于《温病条辨》。

这里选编的内容，以该书上焦、中焦、下焦三篇部分条文为主。为了便于讨论，并顾及吴氏论述的完整性，将条文及自辨内容合并作原文，并将条文顺序作适当调整，冠以标题。此外，并选"杂说"中三篇，共计十五节。

温 病 概 念

【原文】　1. 温病者，有风温、有温热、有温疫、有温毒、有暑温、有湿温、有秋燥、有冬温、有温疟。（上焦篇1）

此九条，见于王叔和《伤寒例》中居多，叔和又牵引《难经》之文以神其说。按时推病，实有是证，叔和治病时，亦实遇是证。但叔和不能别立治法，而叙于《伤寒例》中，实属蒙混。以

《伤寒论》为治外感之妙法,遂将一切外感悉收入《伤寒例》中,而悉以治伤寒之法治之。后人亦不能打破此关,因仍苟简,千余年来,遗患无穷,皆叔和之作俑,无怪见驳于方有执、喻嘉言诸公也。然诸公虽驳叔和,亦未曾另立方法,喻氏虽立治法,仍不能脱却伤寒圈子,弊与叔和无二,以致后人无所遵依。本论详加考核,准古酌今,细立治法,除伤寒宗仲景法外,俾四时杂感,朗若列眉。未始非叔和有以肇其端,东垣、河间、安道、又可、嘉言、天士宏其议,而瑭得以善其后也。

风温者,初春阳气始开,厥阴行令,风夹温也。温热者,春末夏初,阳气弛张,温盛为热也。温疫者,厉气流行,多兼秽浊,家家如是,若役使然也。温毒者,诸温夹毒,秽浊太甚也。暑温者,正夏之时,暑病之偏于热者也。湿温者,长夏初秋,湿中生热,即暑病之偏于湿者也。秋燥者,秋金燥烈之气也。冬温者,冬应寒而反温,阳不潜藏,民病温也。温疟者,阴气先伤,又因于暑,阳气独发也。

按诸家论温,有顾此失彼之病,故是编首揭诸温之大纲,而名其书曰《温病条辨》。

【释义】 本节主要讨论温病的概念,包括温病的范围及九种温病的含义。

在温病学形成以前,伤寒与温病的界限没有明确分开,因而每以治伤寒之法来概括温病之治。李东垣、刘河间、王安道、吴又可、喻嘉言、叶天士等医家,在温病的理论证治方面都作出过杰出的贡献,吴鞠通在此基础上,结合当时的临床实践,制定了各种温病的治法。使得外感病的治疗,在仲景《伤寒论》的基础上,证治内容更加丰富和完备。

吴氏提出温病有九种。其中风温发生于初春之时,温热发生于春末夏初之时。这两种温病的临床表现主要区别在于:前者初起热势较轻,后者初起即热势较盛。近代一般将其中初起以肺卫、表热为主者称为风温,而将初起以里热炽盛为主者称为春温。吴氏又指出温疫是一种引起流行,秽浊之气较甚的温病。温毒则为除温热见症外尚有热毒表现的温病。暑温为夏暑之时发生的以热盛为主要特征的温病。湿温则为长夏初秋发生的一种湿热性温病。秋燥为秋季感受燥气而致的温病。冬温为冬季感受温热之气而发生的温病。温疟为夏伤于暑,阴伤而阳热亢盛的一种疟疾。除了以上九种温病外,吴鞠通在本书中还论述了伏暑等温病,并讨论了疟、痢、疸、痹、寒湿等病证的证治。

【选注】 王孟英:《条辨》首列曰:温病者,有风温、有温热、有温疫、有温毒、有暑温、有湿温、有秋燥、有冬温、有温疟。凡九项,似无遗义,而不自知其题旨未清也。夫冬伤于寒,至春而后发者曰温病,夏至后发者曰热病,冬春感风热之邪而病者,首先犯肺名曰风温,其病于冬者亦曰冬温,病于春者亦曰春温,即叶氏所论者是也。夏至后所发之热病,在《内经》亦曰暑,以其发于暑令也。故仲景以夏月感暑成病者名曰暍。盖暑、暍者皆热之谓也。今杜撰暑温名目,最属不通。至于疫证,更不可与温热同治,当从吴又可、余师愚两家为正鹄。而温之为毒为疟,乃温之节目矣,概而论之,宜乎愈辨愈不清矣。

曹炳章:昔贤一切外感悉以伤寒之法治之,自唐迄明,率蹈此弊,金元四大家惟刘河间能免,此天心仁爱。至喻嘉言而一易其辙,但初辟门径,故未能尽脱伤寒圈子。至徐灵胎、王孟英继出而其旨大畅矣。

【按语】 王氏指出吴鞠通所论九种温病的含义有不妥之处,并进而论述了风温、冬温、春温的含义。但其所说春温为风热之邪首先犯肺而发于春者,与叶天士《三时伏气外感篇》中所论春温的概念不尽一致,与近代所指春温的概念亦不同。至于王氏提出暑温之名不通,此说亦不尽然,吴氏列暑温之名比统称暑病较为明确。故其名沿用至今。其实,吴氏所列九种温病也并非包括了所有的温病,尤其是一些伏气温病并未包括在内。我们在学习时可把这些温病病名作为举例看待。至于这些病名的含义则主要依据本教材中所述。

温 病 起 病

【原文】 2. 凡病温者,始于上焦,在手太阴。(上焦篇2)

伤寒由毛窍而入,自下而上,始足太阳。足太阳膀胱属水,寒即水之气,同类相从,故病始于此。古来但言膀胱主表,殆未尽其义。肺者,皮毛之合也,独不主表乎?治法必以仲景六经次传为祖法。温病由口鼻而入,自上而下,鼻通于肺,始手太阴。太阴金也,温者火之气,风者火之母,火未有不克金者,故病始于此,必从河间三焦定论。再寒为阴邪,虽《伤寒论》中亦言中风,此风从西北方来,乃鬐发之寒风也,最善收引,阴盛必伤阳。故首郁遏太阳经中之阳气,而为头痛、身热等症。太阳阳腑也,伤寒阴邪也,阴盛伤人之阳也。温为阳邪,此论中亦言伤风,此风从东方来,乃解冻之温风也,最善发泄,阳盛必伤阴,故首郁遏太阴经中之阴气,而为咳嗽、自汗、口渴、头痛、身热、尺热等症。太阴阴脏也,温热阳邪也,阳盛伤人之阴也。阴阳两大法门之辨,可了然于心目间矣。

【释义】 本节主要讨论温病发病的部位以及感受病邪的途径。

温邪一般是由口鼻而入。鼻通于肺,肺主皮毛,因而温病发病多始于肺卫,即吴氏所说"始于上焦,在手太阴"。

至于温病与伤寒在发病方面的区别,吴氏提出:伤寒由毛窍而入,犯于足太阳,其传变按六经,病变中易伤人之阳气;温病由口鼻而入,犯于手太阴肺经,其传变按三焦,病变中易伤人之阴液。其实,上述温病与伤寒发病部位和感邪途径的不同,主要是根据其起病的临床证候表现推断出来的。温病始犯上焦,其外表见证亦显著,但以表热证为主;伤寒始犯足太阳经,亦可见肺气失宣症状,但以表寒证为主。因而不必把温病与伤寒的发病部位及感邪途径截然对立。

【选注】 王孟英:凡病温者,始于上焦,在手太阴。嘻!岂其未读《内经》耶?伏气为病,自内而发,惟冬春风温、夏暍、秋燥皆始于上焦。若此等界限不清而强欲划界以限病,未免动手即错矣!夫温热究三焦者,非谓病必上焦始而渐及于中下也。伏气自内而发,则病起于下者有之;胃为藏垢纳污之所,湿温、疫毒病起于中者有之;暑邪挟湿者,亦犯中焦;又暑属火而心为火脏,同气相求,邪极易犯,虽始上焦,亦不能必其在手太阴一经也。

【按语】 王氏对"凡病温者,始于上焦,在手太阴"提出了异议,指出温病虽有起于上焦手太阴者,但并非所有温病皆始于上焦手太阴。此说甚是,足以补吴氏所论之偏。由于温邪的性质不同以及人体素质各异,温病起病有多种部位,始于手太阴只是其中较为常见的一种形式。

邪 犯 肺 卫

【原文】 3. 太阴风温、温热、温疫、冬温,初起恶风寒者,桂枝汤主之;但热不恶寒而渴者,辛凉平剂银翘散主之。温毒、暑温、湿温、温疟不在此例。(上焦篇4)

……

方论：按温病忌汗，汗之不惟不解，反生他患。盖病在手经，徒伤足太阳无益；病自口鼻吸受而生，徒发其表亦无益也。且汗为心液，心阳受伤，必有神明内乱、谵语、癫狂、内闭外脱之变。再误汗虽曰伤阳，汗乃五液之一，未始不伤阴也。《伤寒论》曰：尺脉微者，为里虚，禁汗，其义可见。其曰伤阳者，特举其伤之重者而言之耳。温病最善伤阴，用药又复伤阴，岂非为贼立帜乎？此古来用伤寒法治温病之大错也……

　　【释义】　本节讨论了风温、温热、温疫、冬温等温病初起邪犯肺卫的治法。在方论中则阐发了温病初起忌用辛温发汗之理。

　　温病初起，邪犯肺卫，若恶风寒较著，系表邪偏盛，可借辛温之剂以暂解其表，但不可投麻、桂之类辛温峻汗之剂，更不可过用、再用，以免有助热化燥之弊。如恶寒较轻而热重者，则辛温之剂不可使用，可用银翘散辛凉以疏解之。

　　吴氏对温病忌汗的论述颇为精辟，这里所谓"温邪忌汗"，是指麻、桂等辛温开表发汗而言，至于桑、菊、薄荷等辛凉透邪之法，则不在忌例。

　　吴氏所论温病忌汗之理，约言之有如下几方面：

　　一是温为阳邪，极易化热劫液，用药一般喜凉润而恶辛温，倘以治伤寒之法治温热，而投以麻、桂等开表发汗之剂，不啻以热治热。即得汗，反足以张其焰而劫其液。所以吴氏说："温病最善伤阴，用药又复伤阴。岂非为贼立帜乎？"

　　再就是受邪途径不同。温邪受自口鼻，鼻气通于肺，肺居膈上，与心相依，二者同在上焦。用辛温发表将使邪势更张，极易导致"逆传"，致神明内乱，出现谵语，如狂诸症。如果阴损及阳，则内闭外脱，种种变局可以接踵而至，病势更危。

　　还有就是汗为五液之一，是属于津液的一部分。误汗可以伤阳，也未尝不可以伤阴。在《伤寒论》中便已经注意到对于尺中脉微的阴血亏虚病人忌汗，考虑到津液的问题了，更何况温病尤易耗伤津液，故辛温发汗之法当忌。

　　有此三者，所以吴氏认为温病是忌汗的，"汗之不惟不解，反生他患"。

　　【选注】　王孟英：太阴风温、温热、温疫、冬温初起恶风寒者，桂枝汤主之。夫鞠通既宗叶氏，当详考叶氏论案以立言。如《指南·温热门》等三案云：温邪上受，内入乎肺，肺主周身之气，气窒不化，外寒似战栗，其温邪内郁，必从热化。风温门第五案云：风温入肺，气不肯降，形寒内热，乃膹郁之象，用药皆是辛凉轻剂。至《幼科要略》论三时伏气外感尤为详备，于春温证因外邪引动伏热者，必先辛凉以解新邪，自注用葱豉汤，垂训昭然，何甘违悖，意欲绍述仲圣乎？则祖上之门楣，不可夸为自己之阀阅也。在泾先生云：温病伏寒变热，少阴之精已被劫夺，虽有新旧合邪，不可更用桂枝汤助热而绝其本也。岂吴氏皆未之闻乎？

　　叶子雨：用桂枝治温，本出喻嘉言之荒谬，鞠通沿袭其讹。若然，何以首节又讥西昌不能脱却伤寒圈子，其不以西昌为然可证，诛心之论，讵容代原。嗟乎！仲景伤寒原文，桂枝之禁谨严，而叔和有"桂枝下咽，阳盛则毙"之戒。但温病内藏伏热，由里达外，故发热不恶寒。若因外寒抑遏，用麻黄以石膏监制尚可，若误与桂枝，未有不死者。盖麻黄发表，桂枝温里，达表则散去外寒，温里则里热加剧。若夫银翘散一方，只可治外感风温，移治伏气之温病已属不合，况温疫乎？东南卑湿，温病多有挟湿者，初起之脉证果如是乎？初起之治法果如是乎？而温疫挟湿初起，舌本绛，苔白腻，粗如积粉，脉盛右部数，于不浮不沉之间，舍达原饮剂无良法，银翘散果可治此重证乎？自家于外感、伏气尚辨之不清，而竟议延陵牵混，何妄诞之甚耶！

朱武曹：全书力辟以温治温之非，而以桂枝发端，明乎外寒搏内热或非寒时而感寒气者本可用之，而纯乎温病者不可用明矣！又按外寒搏内热及非时伤风，春秋皆有之，即暑中亦有之，皆可少投辛温，但须辨之清切耳。

【按语】 王氏、叶氏均指出，太阴温病初起恶风寒用桂枝汤主之不妥，其说甚是。桂枝汤并非凡见恶寒者皆可投之，银翘散亦并非只可用于但热不寒者。吴氏于此处论述欠确切，因而招致后世不少非议。王氏阐发了温病见恶寒的机理，认为其治疗当用辛凉。叶氏进一步提出银翘散对于伏气温病及温病挟湿者均不适用，说明温病的初起治疗必须全面地辨证，不可仅局限于寒热口渴之象，此足以引起临床者重视。朱氏之注则又指出了温病初起亦有须少投辛温者。故辛温之品并非绝对禁用。把以上诸家之注结合起来，可以对温病初起的治法有一个全面的了解。

邪 入 阳 明

阳明经腑二证

【原文】 4. 面目俱赤，语声重浊，呼吸俱粗，大便闭，小便涩，舌苔老黄，甚则黑有芒刺，但恶热不恶寒，日晡益甚者，传至中焦，阳明温病也。脉浮洪躁甚者，白虎汤主之；脉沉数有力，甚则脉体反小而实者，大承气汤主之，暑温、湿温、温疟不在此例。（中焦篇1）

阳明之脉荣于面。《伤寒论》谓：阳明病，面缘缘正赤。火盛必克金，故目白睛亦赤也。语声重浊，金受火刑而音不清也。呼吸俱粗谓鼻息来去俱粗。其粗也平等，方是实证；若来粗去不粗，去粗来不粗，或竟不粗，则非阳明实证，当细辨之。粗则喘之渐也。大便闭，阳明实也，小便涩，火腑不通而阴气不化也。口燥渴，火烁津也。舌苔老黄，肺受胃浊气不化津也。甚则黑者，黑，水色也，火极而似水也。又水胜火，大凡五行之极盛，必兼胜已之形。芒刺，苔久不化，热极而起坚硬之刺也。倘刺软者，非实证也。不恶寒，但恶热者，传至中焦，已无肺证。阳明者，两阳合明也，温邪之热与阳明之热相搏，故但恶热也。或用白虎，或用承气者，证同而脉异也。浮洪躁甚，邪气近表，脉浮者不可下。凡逐邪者，随其所在，就近而逐之。脉浮则出表为顺，故以白虎之金飚以退烦热。若沉小有力，病钝在里，则非下夺不可矣，故主以大承气。按吴又可《温疫论》中云：舌苔边白但见中微黄者，即加大黄，甚不可从。虽云伤寒重在误下，温病重在误汗，即误下不似伤寒之逆之甚，究竟承气非可轻尝之品，故云舌苔老黄，甚则黑有芒刺，脉体沉实，的系燥结痞满，方可用之。

【释义】 本节讨论了阳明温病主要的临床症状及其发生机制，以及阳明经、腑证的治疗主方。

温热之邪传入阳明气分，必然出现阳明里热亢盛见症。主要表现有颜面及眼白发红，说话声音重浊不清，呼气与吸气俱粗大，大便闭结，小便短赤不畅，舌苔色老黄，甚则黑有芒刺，但恶热不恶寒，热势到傍晚尤甚等。但具体分之，又有阳明经证和腑证的不同：阳明经证系阳明无形邪热亢盛，充斥表里，故其脉形浮洪躁甚，治疗当用白虎汤清之；阳明腑证系热邪与燥屎结于肠腑，故其脉形沉数有力，甚则小而实，治疗当用大承气汤下之。但攻下之法易耗阴伤正，用时宜慎，一般应见舌苔老黄或黑有芒刺，脉沉实，确属热结肠腑者方可用下。

【选注】 叶子雨：论阳明当下证，亦颇精确，辨呼吸来去，其粗平等，尤觉仔细，然须腹满耕痛,方可用承气也。外感风温、温热,阳明实证宜用承气大下者甚少,设挟湿尤不当重下。温疫则非下不可,盖蕴郁疫邪,必须釜底抽薪,故吴氏达原饮后多用下法也。鞠通于温热、温疫模糊莫辨,反讥又可之非,谬矣。

曹炳章:此亦不尽然,若待舌苔老黄,黑有芒刺,则病势亟矣。观《伤寒论》有六七日,目中不了了,睛不和者急下之,又有少阴病得之二三日,口燥舌干者急下之。伤寒重在误下,苟遇是症尚不可迁延,况温病乎?是在临症者胸有成竹耳。

【按语】 叶、曹二氏对阳明病用下法作了进一步阐发,二氏所见略有不同:叶氏赞同吴氏之说,主张外感风温、温热用下法者较少,必须见腹满耕痛方可用承气;曹氏则认为用下不必待舌苔老黄黑有芒刺,以免贻误病势。在临床上必须根据脉症作全面分析,果属热结肠腑者即可用下,不必拘于舌苔老黄黑有芒刺。

热 结 阴 亏

【原文】 5. 阳明温病,无上焦证,数日不大便,当下之。若其人阴素虚,不可行承气者,增液汤主之。服增液汤已,周十二时观之,若大便不下者,合调胃承气汤微和之。(中焦篇11)

此方所以代吴又可承气养荣汤法也。妙在寓泻于补,以补药之体作泻药之用,既可攻实,又可防虚。余治体虚之温病,与前医误伤津液不大便,半虚半实之证,专以此法救之,无不应手而效。

方论:温病之不大便,不出热结液干二者之外。其偏于阳邪炽甚,热结之实证,则从承气法矣;其偏于阴亏液涸之半虚半实证,则不可混施承气,故以此法代之。(元参、麦冬、生地)三者合用,作增水行舟之计,故汤名增液,但非重用不为功。本论于阳明下证,峙立三法:热结液干之大实证,则用大承气;偏于热结而液不干者,旁流是也,则用调胃承气;偏于液干多而热结少者,则用增液。所以回护其虚,务存津液之心法也。

【释义】 本节讨论了温病热结液干所致大便不行的治疗。

温邪传至阳明,上焦肺卫证已消失,如数日不大便的,应予通下。但如属肠道津液干涸而致大便不通者,则不可滥投承气汤,可用增液汤润肠通便。服药后一昼夜,如大便仍然不通,说明肠道尚有热结,可配合调胃承气汤以加强攻逐热结之力。

热结与液干,是形成阳明温病不大便的两大因素。作者概括地说明了其治法:凡脉实证实,而呈热结阳明之候的,用承气法;便结由于液干,证见半虚半实,则用增液汤。此方取玄参壮水制火,滋液润肠,以解热结;麦冬能润能通,以利于大便畅行;细生地滋液而不腻,并能走络。三者合用,寓泻于补,作增水行舟之计,所谓以补药之体作泻药之用,既可攻实,又可防虚,一方而两擅其用。

吴氏于本节之末总结了阳明用下三法:热结液干之大实证,用大承气;偏于热结而见旁流,用调胃承气;偏于液干,热结不甚的,用增液。总的精神是在通下之时不要耗伤津液,应以直接间接护液为前提。

【选注】 徼保:二十年来,予以此法救温病体虚之当下者,取效屡矣。颇以为独得之奇,而不知鞠通之有是方也,所见略同。

叶子雨:温病以存津液为第一要着。若阳明病虽不大便,而脉不沉实,腹不硬痛,审系胃府液干之秘,此方颇精当。

朱武曹：润剂即能通便,此法最稳最妙。

曹炳章：风温、温热证每见热结液干,湿温证每见热结旁流。若湿温而见液干,必湿气全行化热,或过服温燥、淡渗之药而致液干。既已液干,亦宜增液以济其偏也。

【按语】 从徵、叶、朱、曹所评,可知液干便秘在温热病中并不少见,吴氏力主增液,为热性病治疗增添了一大内容。

腑 实 兼 证

【原文】 6. 阳明温病,下之不通,其证有五：应下失下,正虚不能运药,不运药者死,新加黄龙汤主之。喘促不宁,痰涎壅滞,右寸实大,肺气不降者,宣白承气汤主之。左尺牢坚,小便赤痛,时烦渴甚。导赤承气汤主之。邪闭心包,神昏舌短,内窍不通,饮不解渴者,牛黄承气汤主之。津液不足,无水舟停者,间服增液,再不下者,增液承气汤主之。(中焦篇17)

《经》谓下不通者死。盖下而至于不通,其为危险可知,不忍因其危险难治而遂弃之。兹按温病中下之不通者共有五因：其因正虚不运药者,正气既虚,邪气复实,勉拟黄龙法,以人参补正,以大黄逐邪,以冬、地增液,邪退正存一线,即可以大队补阴而生,此邪正合治法也。其因肺气不降,而里证又实者,必喘促寸实,则以杏仁、石膏宣肺气之痹,以大黄逐肠胃之结,此脏腑合治法也。其因火府不通,左尺必现牢坚之脉,小肠热盛,下注膀胱,小便必涓滴赤且痛也,测以导赤去淡通之阳药,加连、柏之苦通火府,大黄、芒硝承胃气而通大肠,此二肠同治法也。其因邪闭心包,内窍不通者,前第五条已有先与牛黄丸,再与承气之法,此条系已下而不通,舌短神昏,闭已甚矣,饮不解渴,消亦甚矣,较前条仅仅谵语,则更急而又急,立刻有闭脱之虞,阳明大实不通,有消亡肾液之虞,其势不可少缓须臾,则以牛黄丸开手少阴之闭,以承气急泻阳明,救足少阴之消,此两少阴合治法也。再此条亦系三焦俱急,当与前第九条用承气、陷胸合法者参看。其因阳明太热,津液枯燥,水不足以行舟,而结粪不下者,非增液不可。服增液两剂,法当自下,其或脏燥太甚之人,竟有不下者,则以增液合调胃承气汤,缓缓与服,约二时服半杯沃之,此一腑中气血合治法也。

【释义】 本节指出阳明温病,虽用承气而依然未能通下,就应该从下列几个方面来考虑其原因,而采用变通治法：

一是阳明腑实,应下而失下,以致邪气留连,正气内虚,正虚而不能运药。如果任其发展,势必消烁肾水,正气更衰。惟有采用扶正逐邪的方法,邪正合法。陶节庵有黄龙汤,法用大承气加参、地、当归,但正气久耗,阴液亦濒消亡,不得再用枳、朴之类更伤其气液,故使用新加黄龙汤。其方以调胃承气合参、地、玄参、麦冬以保津液;加姜汁宣通气分,以代枳、朴之用;病久入络,再加海参补液而走络中血分,为本方之使。

二是肺气不降,痰涎壅滞,而阳明结热,里证又实。症见喘促不宁,脉右寸实大。此时当然不是徒恃通下所能取效,必须一面宣肺气之痹,另一面逐肠胃之结,方用宣白承气汤。其方以杏仁、蒌皮宣肺,石膏清肺热,而以大黄逐结。是为一脏一腑合治之法。

三是小肠火腑不通,热注膀胱,致小便涩痛,复兼里实,脉左尺坚牢。此时治法,通腑必兼泻小肠之热,故选用导赤承气汤。以导赤去淡渗导下之品,加连、柏苦泄火府,硝、黄承胃气而通大便。这属于大、小肠合治之法。

四是邪闭心包,又兼腑实而致神昏舌短,饮不解渴。此时徒攻阳明无益,必须同时开其窍闭,故以牛黄承气汤,一以牛黄丸开手少阴之窍,一以大黄泻阳明之火热,而救少阴之欲消。这是两少阴合治法,也可以说是阳明心包合治之法。

五是阳明热盛,致津液枯燥,造成结粪不下,即所谓液干之便秘。此时必须增水以行舟,用增液汤;如仍不下,可用增液承气汤。

从上述可知阳明温病下之不通,有的是由于应下失下,贻误了时机;有的则由于素体阴虚,感邪后即成为虚实相兼之证;也有的是兼有其他脏腑证候。这些都不是徒恃攻下所能取效,而必须随证加减或数法并施。读本节可看出温病学说发展到此时,方法大备,即以通下一法的运用来看,内容亦大大丰富了。

【选注】 朱武曹:五证精细详核。此论反复详尽,无一字非的义,诚得《内经》、《金匮》之精。

曹炳章:应下不可迁延,迁延则水为热烁,立见消亡。分别浅深轻重,皆有至理。

【按语】 曹氏强调了温病见下证必须当机立断,予以下法。温病以护液为第一义,应下失下,则邪气留连,水为热烁,不营养痈以贻患。但不应下而妄下之,在初期则引邪入里;在后期或重伤其阴,或有厥脱等变端,后果更为严重。总之,温病用下,既须适其时,又须得其法。

邪 入 心 包

【原文】 7. 邪入心包,舌蹇肢厥,牛黄丸主之,紫雪丹亦主之。(上焦篇17)

厥者,尽也。阴阳极造其偏,皆能致厥。伤寒之厥,足厥阴病也,温热之厥,手厥阴病也。舌卷囊缩,虽同系厥阴现证,要之,舌属手,囊属足也。盖舌为心窍,包络代心用事;肾囊前后,皆肝经所过,断不可以阴阳二厥,混而为一,若陶节庵所云"冷过肘膝,便为阴寒",恣用大热。再热厥之中,亦有三等;有邪在络居多,而阳明证少者,则从芳香,本条所云是也;有邪搏阳明,阳明太实,上冲心包,神迷肢厥,甚至通体皆厥,当从下法,本论载入中焦篇;有日久邪杀阴亏而厥者,则从育阴潜阳法,本论载入下焦篇。

【释义】 本节讨论了邪入心包的治法,并着重论述了厥证的发生机理及治法。

温热之邪侵入心包,除了引起神昏谵语外,还可出现舌蹇肢厥,其治疗可用牛黄丸或紫雪丹清心化痰开窍。

吴氏指出:凡阴(寒)极或阳(热)极,均可以导致发厥。

厥在症状上虽均表现为手足厥冷,但其病变性质却有寒、热之分。所以吴氏接着说明两种厥的病机:伤寒之厥,病在足厥阴;温热之厥,病在手厥阴。对伴随着厥证而来的舌卷和囊缩,吴氏也作了分析,认为舌卷应责之于手厥阴,因为舌为心窍,而包络代心用事;囊缩则当责之于足厥阴,因为肾囊前后,为肝经循行之地。

厥证多见于外感病的严重阶段,故对寒厥与热厥必须明辨精切,不可混同论治。

热厥还可以分为以下三类:

其一,邪热主要在手厥阴心包络,阳明经热不甚。其治疗应该着重开包络之窍闭,而予芳香宣窍之法。

其二,热结阳明而成胃实,上冲心包,以致神迷肢厥。治法就应该着重于泻阳明之热,而予以通下之法。

其三,邪热郁久伤及下焦肝肾之阴,阴亏不能制阳。其治疗应予以育阴潜阳之法,如复脉存阴,三甲潜阳等。

同一热厥而治法不同,说明其分析病机入细,充分体现了辨证施治的思想。

【选注】 叶子雨:知热厥从手厥阴治,极是。但热邪炽盛,三焦相火相煽,热深厥深,此时心神为热邪蒸围,非闭塞也。有形无形,治法大异。

曹炳章:所谓热深厥亦深,无论手厥阴、足厥阴,皆脏腑至深之处。故寒厥之证,十不得一。盖寒气伤阳,始终并未化热,必伤寒延至多日,又系虚寒之体,乃见寒厥。

【按语】 寒厥、热厥之辨,在处理外感病时必须切实掌握。因为此时邪势急重,一经误治,变在俄顷。故医者必须有识于平时,始能有定见于关键时刻。吴氏此篇,除了阐明寒厥、热厥的病机外,对于热厥又分别以三焦分证,提出了不同的治法。当然,分型论证也还只能是言其大概而已,临证之时尚须再化裁运用。例如,阳明、心包俱病,徒泻阳明无益,必须阳明、心包同治;邪入下焦,真阴大伤而邪尚有余者,吴氏又有用牛黄、紫雪之属以搜邪,而用复脉等以益阴之法。因此叶氏强调"有形无形,治法大异"。曹氏又指出温病中热厥较寒厥为多见,亦系有得之见,可作临床参考。

邪 入 血 分

【原文】 8. 阳明温病,舌黄燥,肉色绛,不渴者,邪在血分,清营汤主之。若滑者不可与也,当于湿温中求之。(中焦篇20)

温病传里,理当渴甚,今反不渴者,以邪气深入血分,格阴于外,上潮于口,故反不渴也。曾过气分,故苔黄而燥;邪居血分,故舌之肉色绛也。若舌苔白滑、灰滑、淡黄而滑,不渴者,乃湿气蒸腾之象,不得用清营柔以济柔也。

【释义】 本节主要讨论邪入营血的临床特征及其治疗主方。

吴氏所谓邪在血分,实质包括了营血在内,而且侧重在营分。病邪传入营血后,舌质呈红绛,口反不甚渴。其治疗可予清营汤清营凉血泄热。至于舌苔黄燥,可见于热传入营而气热尚盛者。

吴氏特别指出了邪入营血分的两个值得引起注意的症状:

一是口反不渴。温为阳邪,最易耗液,病初即有口渴的见症。至邪气入里,气分热甚,口渴是一常见症状。今邪入营血,而口反不渴,吴氏以"格阴于外,上潮于口"作解释。可见邪热一旦伤及营阴,虽可出现舌干等症状,却并不渴而喜饮。

二是舌质,叶天士云:"其热传营,舌色必绛。"绛舌是邪入营血之的据。此处又出现舌苔黄而燥,是由于曾过气分之故。

当然,邪入营血也还有其他症状,但这两个症状有其一定的诊断意义,所以在这里仅举此两端,不等于不注意其他方面。

为了辨清邪入营血口反不渴这一症状,吴氏还举了一些疑似证来对比。例如,舌苔白滑或灰滑,或淡黄而滑,而口反不渴,此为湿热蒸腾,就不得误诊为邪入营血,而误予清营汤阴柔滋腻之剂,必资助湿邪,致湿邪恋而难去。

【选注】 叶子雨:舌绛苔黄,燥而不渴,虽不滑,须防挟湿,更恐气分之邪未尽。

汪廷珍:此条以舌绛为主。再按绛而中心黄苔,当气血两清;纯绛鲜红,急涤包络;中心绛干,两清心胃;尖独干绛,专泄火腑;舌绛而光,当濡胃阴;绛而枯萎,急用胶、黄;干绛无色,宜投复脉。以上俱仍合脉症参详。若舌绛兼有白苔,或黄白相兼,是邪仍在气分;绛而有滑苔者,则为湿热熏蒸,误用血药滋腻,邪必难解,不可不慎也。

曹炳章:分别处最宜留神。苔滑不渴属湿温。

【按语】 汪氏对舌绛的各种表现及其主病作了较全面的归纳,说明邪入营血舌色必绛,但不可一见舌绛,皆谓邪入营血,尚须结合全身脉症作全面分析,这对临床有一定指导意义。对口渴亦要作具体分析。邪入营血而口反不渴,当系邪势已杀而营阴耗伤,证候由实转虚,虚热从而上扰之象。亦有邪势尚炽者,多见于气血两燔,而口必大渴。又湿热合邪之病,邪从燥化,入营动血,原则上同于风温、春温等处理,但清到十之六七,一见舌润津回,便须审顾。因湿从燥化,往往余湿犹滞,清润太过,燥去而湿复来,就可能导致病情反复。叶子雨的提法,值得参考。

真 阴 耗 伤

【原文】 9. 风温、温热、温疫、温毒、冬温,邪在阳明久羁,或已下,或未下,身热面赤,口干舌燥,甚则齿黑唇裂,脉沉实者,仍可下之;脉虚大,手足心热甚于手足背者,加减复脉汤主之。(下焦篇1)

温邪久羁中焦阳明阳土,未有不克少阴癸水者。或已下而阴伤,或未下而阴竭。若实证居多,正气未至溃败,脉来沉实有力,尚可假手于一下,即《伤寒论》中急下以存津液之谓;若中无结粪,邪热少而虚热多,其人脉必虚;手足心主里,其热必甚,于手足背之主表也。若再下其热,是竭其津而速之死也,故以复脉汤复其津液,阴复则阳留,庶可不至于死也。

【释义】 本节讨论了邪入下焦,真阴耗伤的治法,并与阳明土燥水干之证作了比较。

温邪在中焦留连过久,阳明之热,未有不耗及少阴之阴的。此时里热亢盛,故见身热面赤;阴液耗伤,故见口干舌燥,甚则齿黑唇裂。若属热结在里,其脉沉实。此时治法,如审其人体气尚实,仍可背水一战,假手于一下,迅速排除其邪热,以保其阴然后再复其阴,以为善后之处理。如果是邪热少而虚热多,中无结粪,而症见手足心热甚于手足背,脉虚大,就不可妄用下法,否则必竭其阴而速其死。必须以复脉汤为基本方,迅速复其真阴,能得阴复阳留,病人就可以得到挽救。

总之,温病须时时顾护阴液,病至下焦,更以救阴为亟。上列两法,都是围绕着救阴这一前提。但一则急下以存阴,一则亟复其真阴,间接直接,截然不同,关键在于辨证。

【选注】 叶子雨:辨表里亦颇精细。

曹炳章:凡温病在上焦业已虚其伤阴,况传至下焦乎?故用药纯取重镇厚味滋腻之品。若寒湿未化热,则系伤下焦之阳,虽传至下焦,不在此例。

【按语】 本节系指风温、春温一类温病邪至下焦证治,如湿温、伏暑,邪从燥化,下焦之阴耗伤,原则上亦可参用本条治法。如尚有湿邪未化,则腻滞之剂如复脉,便不可任意使用。曹氏指出寒湿伤下焦之阳,其治迥然不同,可见下焦之病有伤阴伤阳之别,其治亦有补阴温阳之异。

暑 温 证 治

暑温大纲

【原文】 10. 形似伤寒,但右脉洪大而数,左脉反小于右,口渴甚,面赤,汗

大出者,名曰暑温,在手太阴,白虎汤主之;脉芤甚者,白虎加人参汤主之。(上焦篇22)

此标暑温之大纲也。按温者热之渐,热者温之极也。温盛为热。木生火也;热极湿动,火生土也。上热下湿,人居其中而暑成矣。若纯热不兼湿者,仍归前条温热例,不得混入暑也。

故仲景《伤寒论》中,有"已发热""或未发"之文,若伤暑则先发热,热极而后恶寒。盖火盛必克金,肺性本寒,而复恶寒也。然则伤暑之发热恶寒,虽与伤寒相似,其所以然之故实不同也。学者诚则究心于此,思过半矣。

【释义】 本节主要讨论了暑温的临床主症、治疗方剂,并论述了暑邪的致病特点,伤暑与伤寒所致发热恶寒的不同病理。

感受暑邪,可出现发热恶寒,口渴甚,面赤,汗大出,右脉洪大而数,左脉反小于右等症状,均系暑热亢盛于阳明气分所致。凡暑热盛于肺胃者,均可用白虎汤。若见脉芤者,为暑热耗伤气阴,予白虎加人参汤。

吴氏就暑的性质提出了自己的看法。他首先从温的属性谈起,然后谈道暑是在热极湿动,上热下湿的条件下形成的。如果纯热而不兼湿,则还是属于温热,不成其为暑了。因此可以这样理解,吴氏心目中所谓暑温一证,实质上就是一种湿热相兼的病。至于暑温与湿温的区别点,吴氏在上焦篇三十五条提到,以湿与热之偏重而定:偏于热重者为暑温;偏于湿重者为湿温。二者之间,可以说是"证本一源",故其治法也就可以"前后互参"了。

暑温也有发热恶寒的症状,但与伤寒似同而实异。伤寒是"或已发热,或未发热,必恶寒、体痛、呕逆……"就是说,病邪初犯太阳经,发热必然先有恶寒;至于暑温,则往往是热象显著,热极而后恶寒。其病机,照吴氏分析,是火盛必克金,肺性本寒,所以热极而复恶寒。

【选注】 叶子雨:阴阳应象大论曰:"左右者,阴阳之道路也;水火者,阴阳之征兆也。"左属血,右属气,寒伤血,热伤气。魏博王安道以热病脉盛右部者,盖热邪伤气也,鞠通宗王氏说,颇有见地,然不合攘为己有,又不明经义,而以上焦、下焦辨之,谬矣。杜撰暑温两字,尤属不经。既云温者热之渐,热者温之极,热尚未极,何以便进白虎寒凉之剂?既见热盛脉症,当用白虎,何以又名之曰温?殊属矛盾。夫暑为天之阳热,原多挟湿,右脉洪大而数,无弦细芤迟濡象,其不挟湿可知,故宜白虎之辛寒也。

曹炳章:一则先寒后热,一则先热后寒。一则寒郁卫阳,故先寒而后热;一则火盛克金,故先热而后寒。

【按语】 前辈医家对吴氏立"暑温"之名颇多异议,如王孟英、叶子雨等认为暑与温为两种病,不可合称之。其实吴氏所说系指因暑邪而致的一种热性病,并非将暑病与温病二者混而为一。

至于从先寒后热和先热后寒来区别伤寒与伤暑,曹氏之见解甚是,但临床上仍需结合全身症状进行全面分析,不必限定于寒热之先后。

叶氏《临证指南医案》有"暑必挟湿"的提法,经过吴氏发挥,"暑必挟湿"一语,几乎熟在人口。王孟英则认为暑为天之气,湿为地之气,一属阳,一属阴,截然不同。暑可以与湿相兼,但二者毕竟不是一体。王氏这一见解,颇有启发,也较为切合实际。故叶子雨也提出暑多挟湿,而不是"暑必兼湿"。

小 儿 暑 痫

【原文】 11. 小儿暑温、身热,卒然痉厥,名曰暑痫,清营汤主之,亦可少与紫雪丹。(上焦篇 33)

小儿之阴,更虚于大人,况暑月乎?一得暑温,不移时有过卫入营者,盖小儿之脏腑薄也。血络受火邪逼迫,火极而内风生,俗名"急惊",混与发散消导,死不旋踵。惟以清营汤清营分之热而保津液,使液充阳和,自然汗出而解,断断不可发汗也。可少与紫雪者,清包络之热而开内窍也。

【释义】 本节阐述小儿暑热动风之证,亦即吴氏所谓"暑痫",又称"暑风"。

小儿脏腑柔嫩,阴气不充,感邪后,极易过卫入营,灼烁津液,而为动风痉厥之变。此时治法,倘审其为邪热在营,可以清营汤为基本方,透营泄热;并加紫雪丹之属以清心开窍,制止痉厥。但须知此种内风,由于火热,与外来之风含义截然不同,故不可误予发汗。又由于世俗有小儿患病非风即食之说,即误予消导。不论是发散或消导,对于本病,只能是重伤其液,反助其焰,所以吴氏告诫误用后果极为严重。

【选注】 叶子雨:暑温已属不经,暑痫亦非是。盖痫证醒时,口吐涎沫,否则痉瘛厥耳。小儿热极风生,卒然痉厥,此方宜减生地,加羚羊角、钩藤。

朱武曹:脏腑薄则传变速也。要紧关头,故丁宁重申。

【按语】 朱评欲人于重要处切记勿误。叶子雨不同意"暑温""暑痫"的提法,因此种提法,未见于前人文献,所以目为杜撰耳。吴氏治大人暑痫,有清营汤加钩藤、丹皮、羚羊角法(见《温病条辨》上焦篇 34 条),与叶子雨所说,基本是一致的。

湿 温 证 治

【原文】 12. 头痛恶寒、身重疼痛,舌白不渴,脉弦细而濡,面色淡黄,胸闷不饥,午后身热,状若阴虚,病难速已,名曰湿温。汗之则神昏耳聋,甚则目瞑不欲言;下之则洞泄;润之则病深不解。长夏深秋冬日同法,三仁汤主之。(上焦篇 43)

湿为阴邪,自长夏而来,其来有渐,且其性氤氲黏腻,非若寒邪之一汗而解,温热之一凉则退,故难速已。世医不知其为湿温,见其头痛恶寒,身重疼痛也,以为伤寒而汗之。汗伤心阳,湿随辛温发表之药蒸腾上逆,内蒙心窍则神昏,上蒙清窍则耳聋、目瞑不言。见其中满不饥,以为停滞而大下之。误下伤阴,而重抑脾阳之升,脾气转陷,湿邪乘势内渍,故洞泄。见其午后身热,以为阴虚而用柔药润之。湿为胶滞阴邪,再加柔润阴药,二阴相合,同气相求,遂有锢结而不可解之势。惟以三仁汤轻开上焦肺气,盖肺主一身之气,气化则湿亦化也。湿气弥漫,本无形质,以重浊滋味之药治之,愈治愈坏。伏暑、湿温,吾乡俗名秋呆子,悉以陶氏《六书》法治之,不知从何处学来。医者呆,反名病呆,不亦诬乎!再按湿温较诸温病,势虽缓而实重。上焦最少,病势不甚显张;中焦病最多,详见中焦篇,以湿为阴邪故也,当于中焦求之。

【释义】 本节论述湿温初起的证候特点、治疗方法和治疗禁忌。

湿温病多发生于夏秋之交,起病较缓,初起有头痛恶寒、身重疼痛、面色淡黄、胸闷不饥、午后身热、舌白不渴、脉弦细而濡等临床表现,系湿热之邪遏阻卫气而致。治当芳香宣气化湿，以三仁汤主之。因湿温初起邪在上焦，此时湿浊弥漫，热尚未透，可用三仁汤轻开肺气，肺主一身之气，肺气一开，则湿邪自化。但湿温一证，始虽外受，终归脾胃，所以湿温病虽自上焦开始，却以中焦这一阶段留连的时间最久，变化滋多，是邪气进退的关键时刻，其治法当于中焦求之。

湿为阴邪，氤氲黏腻，湿热相合，则如油入面，最难骤解。故湿温一证，较诸温病势虽"缓"而实重。医者治不如法，往往变证蜂起。吴氏在这里提出治湿温病有三禁，即在湿温病初起时，下列之法不可妄用：

一是忌妄汗：妄汗耗伤心阳，湿浊之邪上蒙机窍，而致神昏，耳聋，甚则目瞑不欲言。

二是忌妄下：妄下则进一步损伤脾阳，脾气下陷，湿邪乘虚内溃而为洞泄。

三是忌用滋润：因湿本阴邪，再加柔润之品，势必使病邪锢结难解，愈治愈坏。

当然，以上"三禁"也不是绝对的。在湿温初起邪在卫气时，辛温发汗虽然不宜，芳透之法却不可少。湿温发展到一定阶段，致成阳明里实者，通下亦当用。若湿热之邪化燥伤阴，滋润仍属必需。所以关键还在于辨证，不要把一些疑似证误为可汗、可下、可滋之证。吴氏在文中提出一些疑似症状的辨别，值得细加分析，引起注意。

【选注】　叶子雨：湿温之因有三，其脉阳濡而弱，阴小而急，此先受暑后中湿，乃暑邪蒸湿者是也；症见两胫冷，腹满，又胸头目痛，苦妄言，治在足太阴，不可发汗，此先伤于湿，因而中暍，湿热相搏者是也；脉濡弱，舌苔白或绛底，呕逆口干，不能汤饮，胸脘而满闷，身潮热，汗出稍凉，少顷又热，此春分后秋分前，少阴君火，少阳相火，太阴湿土三气合行，加以天热下降，地湿上腾，由口鼻吸受，着于脾胃者是也。设误治，其变证非一端可尽。若湿自外来，上焦气分受之，潮热自汗，表之不解，清之不应，宜宣通气分，如豆豉、苓皮、滑石、半夏、猪苓、米仁、苓、蔻之属。若冒雨雾，湿留太阴，肌表发热，自汗，不渴，不饮，舌苔灰白黏腻，身虽热不欲去衣被者，宜解肌和表，如桂枝、秦艽、紫苏、苓皮、半夏、陈皮、姜衣之属。上焦湿热岂三仁汤可以赅治。论证不清，治法多舛，良可叹也。

曹炳章：湿温在上焦已难治若此，若温证在中焦，更为难治，疑似之证极多。盖中焦脾胃为一脏一腑，胃则喜柔而忌刚，脾则喜刚而忌柔，稍一误治，变症丛杂，每至迁延既久，不可收拾。开首提纲挈领，字字珠玉，小注尤为金针度人。然治病者必临证既多，更能细心体会，方有把握。否则一遇此证，便已手忙脚乱，胸无成见矣，况待其至中焦乎？

【按语】　叶氏之注指出了湿温有三种成因，对于湿温的发病机理作了较全面的阐发，言之虽有理，但在临床上一般并无区别之必要。叶氏认为三仁汤不能赅上焦湿热之治，其说甚是。惟吴氏提出三仁汤为其代表方，乃示以芳香宣气化湿之大法，在具体运用时亦须加减。曹注谓湿温邪在上焦已属难治；若病至中焦，胃则喜润，脾则喜燥，稍一误治，变症丛杂，亦为有得之见。总之，湿热合邪之病，必须权衡于湿热二者之间，使湿热两分，拔之自易。否则治湿投温，热甚而更劫其液；治温投凉，湿甚而反恋其邪，病必增剧。

伏 暑 证 治

【原文】　13. 长夏受暑，过夏而发者；名曰伏暑。霜未降而发者少轻，霜既降而发者则重，冬日发者尤重，子午丑未之年为多也。（上焦篇36）

长夏盛暑，气壮者不受也；稍弱者，但头晕片刻，或半日而已；次则即病。其不即病而内舍于骨髓，外舍于分肉之间者，气虚者也。盖气虚不能传送暑邪外出，必待秋凉金气相搏而后出也。金气本所以退烦暑,金欲退之,而暑无所藏,故伏暑病发也。其有气虚甚者,虽金风亦不能击之使出,必待深秋大凉,初冬微寒,相逼而出,故为尤重也。

【释义】 本节主要讨论伏暑的发病机理。

吴氏首先说明夏令感受暑邪,壮者气行则已,怯者则着而为病。至于伏而后发,则往往见于气虚之体者。骨髓、分肉,都是邪伏的所在。关于伏暑内发的病理,吴氏认为与秋季气候转凉,当令之气与邪相搏,逼之使出有关,如果正气虚甚,则初秋之气尚不能逼之使出,必待深秋气候大凉,或初冬微寒,然后逼之使出。

学习了本节,我们可以这样理解:感受暑热之邪,必因正气内虚而发病。伏暑与暑温相较,伏暑尤重于暑温。正气愈亏,则邪伏愈深,而发之愈迟,其病也就愈重。

【选注】 叶子雨:伏暑一证,以子午丑未年为多,杜撰。

曹炳章:按此而论,则患伏暑体气无不虚。愈迟发者,气愈虚,治之亦愈难。

【按语】 叶氏认为伏暑以子午丑未之年为多的说法为杜撰,临床上也确实缺乏验证。吴氏之说系从运气学说推断而来,可不必拘泥之。

伏气之说,《内经》即已论及。"藏于精者,春不病温",是为后世对伏温从虚立论之张本。吴氏发挥其说,提出了伏暑发愈迟,其气愈虚,而其病亦愈重的看法。在临床上,对此应具体分析,发病迟早只可作为判断病情轻重的一个参考因素,主要还必须全面结合病人的体质、发病表现等情况作出较为正确的结论。

温 毒 证 治

【原文】 14. 温毒咽痛喉肿,耳前耳后肿,颊肿,面正赤,或喉不痛,但外肿,甚则耳聋,俗名大头温,虾蟆温者,普济消毒饮去柴胡、升麻主之。初起一二日再去芩、连,三四日加之佳。(上焦篇18)

温毒者,秽浊也。凡地气之秽,未有不因少阳之气,而自能上升者,春夏地气发泄,故多有是证;秋冬地气间有不藏之时,亦或有是证。人身之少阴素虚,不能上济少阳,少阳升腾莫制,亦多成是证;小儿纯阳火多,阴未充长,亦多有是证……

治法总不能出李东垣普济消毒饮之外。其方之妙,妙在以凉膈散为主,而加化清气之马勃、僵蚕、银花,得轻可去实之妙;再加元参、牛蒡、板蓝根,败毒而利肺气,补肾水以上济邪火;去柴胡、升麻者,以升腾飞越太过之病,不当再用升也。说者谓其引经,亦甚愚矣!凡药不能直至本经者,方用引经药作引。此方皆系轻药,总走上焦,开天气,肃肺气,岂须用升、柴直升经气邪?去黄芩、黄连者,芩、连里药也。病初起未至中焦,不得先用里药,故犯中焦也。

【释义】 本节讨论温毒的临床表现及其治法。

温毒具火热的特点,其气受自口鼻,在一定条件下又可以形成传播流行。温毒病人除有发热恶寒等全身症状外,尚有某一局部红肿焮痛的特点,在治疗上也有其不同于他种温病之处,所以吴氏在这里将其作为一个专门问题而单独提出。

吴氏认为温毒是一种秽浊之气致病,自口鼻而侵犯人体。同时又与气候因素、体质因素有密切关系:例如,春夏地气发泄,易于上升,所以本病易于流行;秋冬一般肃杀潜藏,但也有"非其时而有其气"(如秋应凉而反热,冬应寒而反温),虽在秋冬也有不藏之时,温毒秽浊之邪,便可以趁此流行致病。至于人之体质,一是少阴素虚之人,不能上济少阳,致少阳之火升腾莫制,极易构成本病的发病条件;再就是小儿体秉纯阳,阴气未充,易致动火,也比较易于罹患本病。

温毒治法,吴氏分析了东垣普济消毒饮的组方,认为其方最为佳妙。但因为本病已邪热升腾飞越太过,故于方中去升麻、柴胡;本病初起,病在上焦,方中可再去黄芩、黄连,因清泄过早,治上犯中,反不利于病。

【选注】 叶子雨:治大头天行,用普济消毒饮甚是。此方有升、柴之升散,亦有芩、连之苦降,开阖得宜,不得讥东垣之误也。去升麻、黄连尚可,去柴胡、黄芩则不可。只知泥执三焦,不知有阴阳十二经脉;只知外感之温邪,不知有伏气之温病。温毒乃内伏疫邪,借少阳为出路,舍柴胡何以枢转伏邪?况数证亦难以一方蒇事,温热、温疫不分,误人不浅。

【按语】 叶子雨对普济消毒饮加减提出不同看法,甚有见地,可以作为临床之参考。观吴氏书通篇主旨,对温病比较强调护液,病在上焦,法当轻清,但如症见邪热蒸腾飞越太过,过用升提,便不适合,恐因此反化火动风,重伤其液,再就是比较强调外感病的阶段性,对上、中、下三焦为病,分别提出了相应的治疗原则,认为在一般情况下,最好是不要违背。故提出普济消毒饮当去升、麻,初起一二日去芩、连。但对于普济消毒饮的临床加减,则不必囿于吴氏之说。升麻、柴胡可疏散风热,并协助诸药上达头面,正合大头温之治,毋庸去之。至于芩、连在本病之初,表证显著时,用之有凉遏之虞,可暂不用。温毒治法,除上述普济消毒饮加减外,尚有外敷水仙膏一法;如局部已成溃烂,则敷三黄二香散;如症见神昏谵语,可用安宫、紫雪之属,并继予清宫汤。其临证化裁,与其他温病也有相通之处。

温病治禁

温病忌汗

【原文】 15. 太阴温病,不可发汗。发汗而汗不出者,必发斑疹;汗出过多者,必神昏谵语。发斑者,化斑汤主之;发疹者,银翘散去豆豉,加细生地、丹皮、大青叶,倍元参主之。禁升麻、柴胡、当归、防风、羌活、白芷、葛根、三春柳。神昏谵语者,清宫汤主之,牛黄丸、紫雪丹、局方至宝丹亦主之。(上焦篇16)

温病忌汗者,病由口鼻而入,邪不在足太阳之表,故不得伤太阳经也。时医不知而误发之,若其人热甚血燥,不能蒸汗,温邪郁于肌表血分,故必发斑疹也。若其人表疏,一发而汗出不止。汗为心液,误汗亡阳,心阳伤而神明乱,中无所主,故神昏;心液伤而心血虚,心以阴为体,心阴不能济阳,则心阳独亢,心主言,故谵语不休也。且手经逆传,世罕知之,手太阴病不解,本有必传手厥阴心包之理,况又伤其气血乎?

【释义】 本节着重阐明温病忌汗之理,以及斑疹、昏谵的治法。

温病初起如误用辛温,一是易于导致"逆传",即本节所说心阴不能济阳,则心阳独亢,而为谵语不休之证候;同时,如果其人表疏,一经发汗而汗出不止,导致亡阳,心阳伤而神明乱,中无所主,也可以出现神昏等变症。再就是如果其人热甚血燥,不能蒸汗,温邪内郁,伤及血络,逼血外窜于肌表,就可以外发斑疹。按诸临床实际,"心主血属营",邪热一旦扰及心营,外而斑疹,内而神明无主,神志失常,二者往往可以同时兼见。

上述病证在该节列有治法:发斑者予化斑汤;发疹者银翘散去豆豉,加细生地、丹皮、大青叶,倍玄参主之;如神昏谵语,予清宫汤,并可选牛黄丸、紫雪丹或至宝丹以清心开窍。

【选注】 叶子雨：外感风温，汗下失宜；多发疹；伏气温热疫毒，误治多发斑。外感之邪，先伤手太阴肺经、募原；伏气易传足阳明胃府。病原不同，岂容淆混！

曹炳章：温病宜清凉解肌，既云解肌，亦有得微汗而解者。盖肺主皮毛，亦可微汗，但服清凉解肌药则汗出而温亦去，断不伤阴；若服羌、独、桂枝，则必伤太阳经，所谓诛伐无过，温病未去，而阴已伤矣。

【按语】 在叶、吴氏以前，医家对外感病神志昏瞀认为病在手厥阴心包者已有论及。而叶、吴氏对外感病认识到"逆传"的病理，并进而发展了清心开窍一法，是外感病认识上一大进步，用于临床，确见效果，是应该给以肯定的。

关于斑与疹的区别，大者为斑，小者为疹；斑出于胃，疹出于肺，叶子雨的说法可供参考。吴氏自己也有分别主用化斑汤或银翘散加减之文。但如症见夹斑带疹，在治疗时就很难截然划分。总之，不论是斑或疹，都是邪热伤及血络。至于寻常风疹或麻疹，病机便与本节所说不同，一般治法着重于透邪外出，本条所列治法便不适合。

斑疹治禁

【原文】 16. 斑疹，用升提则衄、或厥、或呛咳、或昏痉，用壅补则瞀乱。（中焦篇23）

此治斑疹之禁也。斑疹之邪在血络，只喜轻宣凉解。若用柴胡、升麻辛温之品，直升少阳，使热血上循清道则衄；过升则下竭，下竭者必上厥；肺为华盖，受热毒之熏蒸则呛咳；心位正阳，受升提之摧迫则昏痉。至若壅补，使邪无出路，络道比经道最细，诸疮痛痒，皆属于心，既不得外出，其势必返而归之于心，不瞀乱得乎？

【释义】 本节主要是提出了斑疹的治疗禁忌及其道理。

上一节已提及发疹者禁升、柴、归、防、羌、芷、葛、三春柳等辛温发表升提之品。本节进一步指出温病发斑疹误用升提可致助热动血，发生衄、厥、呛咳、昏痉等变症。此处所说升提主要是指辛温之品，至于辛凉轻宣透发之品对于发疹者不惟不禁，且是治疗之大法。而温病发斑一般宜乎清热凉血，不宜提透。故斑疹禁升提亦当作具体分析，不可一概而论。

斑疹一般不可壅补，以免恋邪难解，致斑疹不得透发，邪热内迫而易陷入心包，发为神昏。

淡渗之禁

【原文】 17. 温病小便不利者，淡渗不可与也，忌五苓、八正辈。（中焦篇30）

此用淡渗之禁也。热病有余于火，不足于水，惟以滋水泻火为急务，岂可再以淡渗动阳而燥津乎？奈何吴又可于小便条下，特立猪苓汤，乃去仲景原方之阿胶，反加木通、车前，渗而又渗乎？其治小便血分之桃仁汤中，仍用滑石，不识何解？

【释义】 本节讨论温病出现小便不利忌用淡渗之机理。

温病系温邪为患，其出现小便不利多系热盛耗阴而致，其治疗当滋阴以益其水源，泻火以除其邪热。如反投以淡渗，强利其尿，势必更耗竭其阴，因五苓散、八正散之类皆系淡渗利尿之剂，故不可投与。对其治法可参《温病条辨》中焦篇二十九条，用甘苦合化法，予冬地三黄汤。

【选注】 叶子雨：此言阴竭之小便不利，故不可淡渗。若属热结，自当清利，非凡温病小便小利,皆不可淡渗也。

【按语】 温病小便不利固然以热盛伤阴为多见,但亦有属热结膀胱者,叶氏之见甚是。吴又可猪苓汤中加木通、车前及桃仁汤之用滑石亦当指治热结膀胱者。故温病小便不利禁淡渗亦不可视为绝对之辞。

苦寒之禁

【原文】 18. 温病燥热,欲解燥者,先滋其干,不可纯用苦寒也,服之反燥甚。(中焦篇31)

此用苦寒之禁也。温病有余于火,不用淡渗犹易明,并苦寒亦设禁条,则未易明也。举世皆以苦能降火,寒能泻热,坦然用之而无疑,不知苦先入心,其化以燥,服之不应,愈化愈燥。宋人以目为火户,设立三黄汤,久服竟至于瞽,非化燥之明征乎?吾见温病而恣用苦寒,津液干涸不救者甚多。盖化气比本气更烈,故前条冬地三黄汤甘寒十之八九,苦寒仅十之一二耳。

【释义】 本节阐述了温病不能纯用苦寒之理。

温病阳热亢盛,苦寒之品本是常用。但是苦寒有化燥之弊,在温病燥热炽烈,阴液耗伤时,一味滥用苦寒,反能化燥伤阴。此时应投以甘苦合化之法,以甘寒滋润为主,配合苦寒泻火,庶可避免纯用苦寒伤阴之弊。如中焦篇二十九条所用冬地三黄汤,其方中的生地、元参、麦冬、芦根汁等甘寒养阴之品与芩、连、柏相伍,而苦寒之品剂量甚轻,体现了"先滋其干,不可纯用苦寒"的指导思想。

【选注】 叶子雨:冬不藏精之温病,苦燥宜禁,自是确论。即非精亏热炽而苦寒服之不应,亦不当屡用以致讥。

曹炳章:以苦味久积能化燥,故人但知芩、连等之寒而不知其能化燥,鞠通真是通儒。所谓不可纯用者,必须多用甘寒,间用苦寒,庶不致化燥为患。

【按语】 叶氏指出了温病之治即使非精亏热炽者,亦不当屡用苦寒。苦寒清热泻火之品对于阴液不足者有化燥之害,对于热邪有外达之机亦不可滥施,以免有遏邪之弊。即便是当用苦寒者亦应适可而止,不可过于苦燥而致化燥伤阴。于此可知,药物虽有其利于治病之一面,亦有不利的一面,临证者应善于发挥其长而尽量避免其害。

数下亡阴之戒

【原文】 19. 阳明温病,下后脉静,身不热,舌上津回,十数日不大便,可与益胃、增液辈,断不可再与承气也。下后舌苔未尽退,口微渴,面微赤,脉微数,身微热,日浅者,亦与增液辈。日深舌微干者,属下焦复脉法也。勿轻与承气。轻与者肺燥而咳,脾滑而泄,热反不除,渴反甚也。百日死。(中焦篇33)

此数下亡阴之大戒也。下后不大便十数日,甚至二十日,乃肠胃津液受伤之故,不可强责其便,但与复阴,自能便也。此条脉静身凉,人犹易解,至脉虽不躁而未静,身虽不壮热而未凉,俗医必谓邪气不尽,必当再下,在又可法中,亦必再下。不知大毒治病,十衰其六,但与存阴退热,断不误事。若轻与苦燥,频伤胃阴,肺之母气受伤,阳明化燥,肺无秉气,反为燥逼,焉得不咳?燥咳久者,必身热而渴也。若脾气为快利所伤,必致滑泄,滑泄则阴伤而热渴愈加矣。迁延三月,天道小变之期,其势不能再延,故曰百日死也。

【释义】 本节讨论了数下亡阴不大便者,切不可再妄用攻下。

温病易于伤阴,攻下又复伤阴,因而在攻下之后,邪热已衰而见脉静,身不热,多日不大便者,亦不可再用攻下。此时不大便多系肠道津液干涸而致,因而可用益胃汤或增液汤,滋养肺胃或润肠增液。此时即使仍有余热未净,见口微渴,面微赤,脉微数,身微热等症状者,仍应养阴为主,阴液得复,余热可退。当然,如余热较著,亦可少佐清退余热之法,但不能妄用苦寒攻下。误用攻下必伤其肺胃之阴而致燥咳,或伤脾气而致滑泄。

【选注】 朱武曹:论于存阴退热类尽之,此则推之于终极也。

叶子雨:温热存阴,最为紧要。误下则成虚损,然亦不定期以三月也。

【按语】 温病出现大便不通,当区别其属热结还是津伤,二者之治迥热不同。吴氏提出数下亡阴之大便不通不可妄予攻下,即使并非攻下后而出现阴伤便秘者,亦不可妄施攻下。至于误下致"百日死",只可理解为后果严重,不可以为三月为期,叶氏之辨甚是。

汗 论

【原文】 20. 汗也者,合阳气阴精蒸化而出者也。《内经》云:"人之汗,以天地之雨名之。"盖汗之为物,以阳气为运用,以阴精为材料。阴精有余,阳气不足,则汗不能自出,不出则死;阳气有余,阴精不足,多能自出,再发则痉,痉亦死。或熏灼而不出,不出亦死也。其有阴精有余,阳气不足,又为寒邪肃杀之气所搏,不能自出者,必用辛温味薄急走之药,以运用其阳气,仲景之治伤寒是也。《伤寒》一书,始终以救阳气为主。其有阳气有余,阴精不足,又为温热升发之气所烁,而汗自出,或不出者,必用辛凉以止其自出之汗,用甘凉甘润培养其阴精为材料,以为正汗之地,本论文治温热是也。本论始终以救阴精为主,此伤寒所以不可不发汗,温热病断不可发汗之大较也。唐宋以来,多昧于此,是以人各著一伤寒书,而病温热者之祸亟矣。呜呼! 天道欤,抑人事欤?

【释义】 本文是吴氏关于汗法的专论,并从汗法的运用,来说明温病与伤寒之不同。

吴氏首先引《内经》"人之汗,以天地之雨名之"之文,说明汗是由人体阴精阳气蒸化而出。阴精是汗的物质基础,阳气则是汗出的动力。基于这一点,吴氏对伤寒与温病作了具体分析:伤寒是人体为寒邪肃杀之气所搏,此时阳气被遏,汗不得出,汗不出则邪不去,势必引起种种变端,必用辛温味薄急走之药,以助阳气而发汗,而邪始退。温病是人体为温热升发之气所烁,此时邪热熏蒸,常自汗出,或者是热烁津伤,无由作汗,而汗不出。其治疗可用辛凉透邪,邪热退而熏蒸之汗自止。阴精不足者用甘凉甘润之品,以滋其汗源,使邪从汗解。这是一种正常的病退之汗,都不适用辛温发汗之法,否则以热治热,必助其焰,可导致发痉等变端;也不可误用火熏,火熏必劫其液而汗不出,后果也是不良的。

伤寒以救阳为主,温病以救阴为主。伤寒初起可用辛温发汗,温病便不可用。这是两者治法主要不同点。

文中所谓"阴精有余,阳气不足,则汗不能自出""阳气有余,阴精不足,多能自出"二语,是运用阴阳概念相对而提的,读者不要以辞害意。

【选注】 叶子雨:伤寒乃寒邪束缚肌腠,自宜辛温发汗,以达表邪;温病若专由伏气者,当清里热,可不必发汗,若由外邪触发者,又不可不发汗,惟不宜辛温重剂,辛凉轻剂葱豉汤可矣。

设挟湿,湿与热蒸,则自汗出而热不解,又当于辛凉轻剂中佐甘淡渗湿,湿行热自解,汗自止。

曹炳章:阴阳配对,疏发致汗之由与不汗之由,可汗之由与不可汗之由。两千余年以来不断之疑案,至今始定。

【按语】 叶、曹二家之说甚明晰。观吴氏临证治案,用仲景方化裁者甚多,惟其善学仲景,所以也就能看到仲景书的不足。吴氏自谓其书足以羽翼《伤寒》,是并不过分的。

治病法论

【原文】 21. 治外感如将(兵贵神速,机圆法活,去邪务尽,善后务细。盖早平一日,则人少受一日之害);治内伤如相(坐镇从容,神机默运,无功可言,无德可见,而人登寿域)。治上焦如羽(非轻不举);治中焦如衡(非平不安);治下焦如权(非重不沉)。

【释义】 本文就外感与内伤以及三焦分证提出了一套治疗法则。

治外感有如用兵作战,一是要掌握战机,再就是灵活机动。治疗中去邪务尽,善后调理要周全。总之是邪气早去一日,则人少受一日之害。治内伤杂病与外感病有所不同,因内伤病起病缓,恢复亦慢,治疗中不可急于求功,而是应从容镇定,调理脏腑气血,逐渐地使疾病痊愈。

对于三焦分证的治疗法则,吴氏以羽、衡、权作了形象化的说明:邪在上焦,法取轻清,如桑菊、银翘、栀豉之类。不要操之过急,而用苦重之剂,过重反过病所,所以说"治上焦如羽(非轻不举)"。邪在中焦,邪势较盛,必须以祛邪为主,以削平其邪,如白虎、承气之类。同时,中焦病尚多湿热为患,亦须清热化湿,以归于平,如王氏连朴饮之类,所以说"治中焦如衡(非平不安)"。邪在下焦,此时肝肾真阴大伤,必须厚味滋填或介石重镇,如诸甲复脉、大小定风珠之类,以填补肝肾之阴或镇肝息风,这便是所谓"治下焦如权,(非重不沉)"。

三焦分证治法井然,吴氏对此非常强调,而有"治上不犯中,治中不犯下"之戒。这里则立一专篇,说明在一般情况下最好不要违背。

吴又可温病禁黄连论

【原文】 22. 唐宋以来,治温热病者,初用辛温发表,见病不为药衰。则恣用苦寒,大队芩、连、知、柏,愈服愈燥,河间且犯此弊。盖苦先入心,其化以燥,燥气化火,反见齿板黑,舌短黑,唇裂黑之象,火极而似水也。吴又可非之,诚是。但又不识苦寒化燥之理,以为黄连守而不走,大黄走而不守。夫黄连不可轻用,大黄与黄连,同一苦寒药,迅利于黄连百倍,反可轻用哉! 余用普济消毒饮于温病初起,必去芩、连,畏其入里而犯中下焦也。于应用芩连方内,必大队甘寒以监之,但令清热化阴,不令化燥。如阳亢不寐,火腑不通等证,于酒客便溏频数者,则重用之。湿温门则不惟不忌芩、连,仍重赖之。盖欲其化燥也。语云"药用当而通神",医者之于药,何好何恶,惟当之是求。

【释义】 本文阐述苦寒化燥之理,力斥滥用苦寒之弊。

温为阳邪,治热以寒,本属正治,但吴氏认为辛凉、甘寒用之尚可,苦寒如芩、连则须慎用。原因是"苦先入心,其化为燥",苦寒虽能清热,却不利于液亏。如证见液亏而火热炽甚,有必要用苦寒以泻火时,则用大队甘寒监制,使能清热化阴,例如前节所述冬地三黄汤,甘寒占十之八九,苦寒仅十之一二。

明吴又可也反对妄用苦寒泻火,他在《温疫论》"妄投寒凉药论"中力斥大剂芩、连、栀、柏专务清热之误,但吴鞠通对他"黄连守而不走,大黄走而不守"之论持不同意见。吴鞠通从护液的角度出发,认为同是苦寒药,而大黄迅利百倍于黄连,更不可轻易使用。

以上所指都是风温、春温一类。至于湿热合邪如湿温,苦寒不惟不忌,而且重赖苦寒,因苦能燥湿,寒能清热,一药而兼两者之长,是最为合拍的。总之,所谓温病禁黄连是告诫人们注意苦寒化燥之弊,并非黄连等不可用于治温病。

前人有黄芩汤"苦味坚阴"之说,与此说看似矛盾,其实可从两方面理解:一是里热内发,热虽炽而尚未至劫液,暂用苦寒以挫其势,清热即所以护液;二是该方有酸甘化阴之药以监制,与苦寒之药相反相成,共起清热化阴的作用。结合吴氏之说来研究,使我们对苦寒药的使用有更全面的理解。

吴又可《温疫论》选

《温疫论》系明末医家吴有性(字又可)撰著。吴氏系江苏吴县人,曾多次经历温疫大流行。他根据临床实践,"静心穷理,格其所感之气,所入之门,所受之处,及其传变之体,平日所用历验之法",于崇祯壬午年(1642年),写成了我国医学发展史上第一部温病学专著《温疫论》。

《温疫论》的主要学术成就有以下几方面:

① 论述了温疫与伤寒不同,大胆提出"守古法不合今病"的独特见解。

② 创"杂气"学说,丰富和发展了温病病因学说。杂气为一类致病物质,其为病重者,又称为疠气。温疫是感触疠气而引起,邪从口鼻而入,伏匿膜原,迨其溃发则有九种传变。

③ 在治疗上,主张以驱邪为第一要义。如发病初起,即用达原饮疏利透达膜原;中期邪已陷胃,用三承气汤专主下夺,以邪尽方止;后期重在滋养津液、清解余邪,如用柴胡清燥汤、蒌贝养荣汤、清燥养荣汤等扶正祛邪。

《温疫论》不但对清代温病学说的发展起了极大的推动作用,而且在目前亦有现实指导意义。

现存《温疫论》有几十个版本,由于年代较久,辗转传抄,其体例、内容不尽一致,有的甚至有错漏。本篇所选原文系以补敬堂主人朱煜校刊《醒医六书温疫论》、石楷校刊《温疫论》等为蓝本,所选内容,力求能反映出吴氏的学术思想。

原　病

【原文】　病疫之由,昔以为非其时有其气,春应温而反大寒,夏应热而反大凉,秋应凉而反大热,冬应寒而反大温,得非时之气,长幼之病相似以为疫。余论则不然。夫寒热温凉,乃四时之常,因风雨阴晴,稍为损益,假令秋热必多晴,春寒因多雨,较之亦天地之常事,未必多疫也。伤寒与中暑。感天地之常气①,疫者感天地之疠气,在岁运有多寡②,在方隅有厚薄③,在四时有盛衰。此气之来,

---

① 常气:指一年四季风、寒、暑、湿、燥、火六种气候因素的变化。
② 岁运有多寡:指温疫流行,每年有轻重的不同。
③ 方隅有厚薄:指温疫流行,因地域不同而有差异。

无论老少强弱,触之者即病。邪从口鼻而入,则其所客,内不在脏腑,外不在经络,舍于夹脊之内,去表不远,附近于胃,乃表里之分界,是为半表半里,即针经①所谓横连膜原②是也。胃为十二经之海,十二经皆都会于胃,故胃气能敷布于十二经中,而荣养百骸③、毫发之间,靡所不贯。凡邪在经为表,在胃为里,今邪在膜原者,正当经胃交关之所,故为半表半里。其热淫之气,浮越于某经,即能显某经之证。如浮越于太阳,则有头项痛、腰痛如折;如浮越于阳明,则有目痛,眉棱骨痛,鼻干;如浮越于少阳,则有胁痛,耳聋,寒热,呕而口苦。大概观之,邪越太阳居多,阳明次之,少阳又其次也。邪之所着,有天受④,有传染,所感虽殊,其病则一。凡人口鼻之气,通乎天气,本气⑤充满,邪不易入,本气适逢亏欠,呼吸之间,外邪因而乘之。昔有三人,冒雾早行,空腹者死,饮酒者病,饱食者不病。疫邪所着,又何异耶?若其年气来之厉,不论强弱,正气稍衰者,触之即病,则又不拘于此矣。其感之深者,中而即发,感之浅者,邪不胜正,未能顿发,或遇饥饱劳碌,忧思气怒,正气被伤,邪气始得张溢⑥,营卫运行之机,乃为之阻,吾身之阳气,因而屈曲,故为热。其始也,格阳于内,不及于表,故先凛襟恶寒,甚则四肢厥逆,阳气渐积,郁极而通,则厥回而中外皆热,至是但热而不恶寒者,因其阳气之通也。此际应有汗,或反无汗者,存乎邪结之轻重也。即使有汗,乃肌表之汗。若外感在经之邪,一汗而解。今邪在半表半里,表虽有汗,徒损真气,邪气深伏,何能得解?必俟其伏邪渐退,表气潜行于内,乃作大战,精气自内由膜中以达表,振战止而复热,此时表里相通,故大汗淋漓,衣被湿透,邪从汗解,此名战汗。当即脉静身凉,神清气爽,划然而愈。然有自汗而解者,但出表为顺,即不药亦自愈也。伏邪未退,所有之汗,止得卫气渐通,热亦暂减,逾时复热,午后潮热者,至是郁甚,阳气与时消息也,自后加热而不恶寒者,阳气之积也。其恶寒或微或甚,因其人之阳气盛衰也;其发热或久或不久,或昼夜纯热,或黎明稍减,因其感邪之轻重也。疫邪与疟仿佛,疟不传胃,惟疫乃传胃。始则皆先凛凛恶寒,既而发热,又非若伤寒发热而兼恶寒也。至于伏邪动作,方有变证,其迹或从外解,或从内陷,从外解者顺,从内陷者逆。更有表里先后不同,有先表而后里者,有先里而后表者,有但表而不里者,有但里而不表者,有表里偏胜者,有表里分传者,有表而再表者,有里而再里者。从外解者,或发斑,或战汗、狂汗、自汗、盗汗;从内陷者,胸膈痞闷,心下胀满,或腹中痛,或燥结便秘,或热结旁流,或协热下利,或呕吐,恶

---

① 针经:指古代关于针灸的专著。一说《灵枢》古称《针经》。
② 膜(募)原:首先见于《素问·疟论》:"邪气内搏于五脏,横连膜原。"《素问·举痛论》亦云:"寒气客于胃肠之间,膜原之下。"后世医家对其说法不一,有认为是肠之脂膜,有认为是胸膜与膈膜之间的部位,但位于半表半里的认识则较一致。
③ 百骸:骸,音hái。百骸,统指全身骨骼。
④ 天受:指病邪经空气感染于人。
⑤ 本气:即指正气。
⑥ 张溢:嚣张。

心,谵语,唇黄,舌黑,苔刺等证。因证而知变,因变而知治,此言其大略,详见脉证治法诸条。

【释义】 本节系论述温疫的总纲,阐明了温疫的病因病理、临床表现、病邪传变等。

① 温疫的病因及发病机理:温疫的发生,明代以前医家多认为是非其时而有其气所致,吴氏则认为是感触疠(戾)气引起。疠气因年岁、季节、地域不同而有不同的变化,但无论老少强弱,一经感触即可致病。疠(戾)气入侵,有经空气传染,有因接触病人传染,但总由口鼻而入,侵犯于半表半里之膜原。感邪重的,立即发病;感邪轻的,当时未必骤发,其后因饥饱劳碌,或忧思气怒,使正气受伤,邪无所制而发病。

② 温疫初起的临床表现:先凛凛恶寒,甚而四肢厥逆,继则但热不恶寒,全身大热,有汗或无汗。因阳气被郁,不能布达肌表,故先凛凛恶寒,四肢厥逆。待阳气渐积,郁极而通,则恶寒肢厥消失,全身遂大热。若深伏之邪渐退,正气渐复,邪正相争,则症见振战,发热,大汗淋漓,脉静身凉,神清气爽,此即称为战汗,邪得以随汗而解。

邪在膜原,波及某经即现某经之形证,如波及太阳,则有头项痛,腰痛如折;波及阳明,则症见目痛,眉棱骨痛,鼻干;波及少阳,则现胁痛,耳聋,寒热,呕而口苦。一般以波及太阳者多,波及阳明者较少,波及少阳者更少。

③ 疫邪传变及预后:膜原处于经络与胃腑交界之处,故属半表半里。邪离膜原,或从表解,或内陷入里。从表解者,病情较轻,属顺证;内陷入里者,病情较重,属逆证。从表外解者症见发斑,战汗,狂汗,自汗,盗汗等;从内陷者,症见胸膈痞闷,心下胀满,或腹中痛,或热结旁流,或协热下利,或呕吐、恶心、谵语、唇焦,舌黑苔刺等。

疫邪传变,虽有从表从里两大途径,但其过程错综复杂。有先有表证,继后出现里证者;有先有里证,而后出现表证者;有仅出现表证而无里证者;有仅出现里证而无表证者;有表证较重而里证较轻者;或里证较重,而表证较轻者;有同时表里分传者;有表解后复现里证者;有里证解后复现里证者。种种不一。总之,临床上应察证而知变,因变而施治。

【选注】 郑重光:世俗多以疫邪所感,同于寒暑六气,因与伤寒温热混同一治,真属愦愦。吴君斯论,谓疫疠非风寒暑湿四时常气之为病,乃别感戾气,邪从口鼻而入,伏于膜原,去表不远,附近于胃,越出某经,因现某经形证。其传有九,统在表里,出表斯顺,入里为逆,可谓深悉病机,适合仲景奥旨。至其治法吃紧,在达原一散,乘疫初发,破其伏结,使邪从中溃,出表汗解,不致牵缠反复,变生他患。至于伏邪既溃,则出表者解以斑、汗;入里者解以吐、下。荣实斑解,卫实汗解。上冲怫郁,越而出之,解以吐;胃浊脾滞,决而逐之,解以下。斑多吐少,汗下为常,及乎失治,临病消详。凡此纲领条目,大经大法,真独辟长沙公秘奥,而曲尽其精微,于时疫一证,盖卓乎名家矣。

洪天锡:葛稚川《肘后》避疫方:水飞雄黄末,吹鼻孔中;或赤小豆同粘米浸水缸中,每日取饮;或贯仲浸水饮之。此即以疫从口鼻而入而防之也。至谓邪在膜原,亦本内经《灵枢·百病始生篇》有云:留而不去,传舍于肠胃之外,膜原之间。《素问·疟论》:其间日发者,邪气横连膜原也。可见吴又可自非臆说,然其所以然之故,则未经抉发,故妙义不出,今为一阐之。盖如人之伤寒,其不直中者,以有阳气为之拒也,阳气不能拒则直入三阴,顷刻告毙矣。惟阳气内拒,而外寒又不散,所以郁阳气为热证。而传经疫邪,自口鼻入,入则干胃,胃之正气必迎而拒之,疫与相持,遂在附近于胃之膜原而伏。若胃之正气不能迎拒之,则疫邪直入于脏,与中寒等。喻嘉言谓疫证邪正混合,邪极盛,正极衰,转眼立毙。周禹载谓:疫若入脏者,必不知人而死……历观诸说,皆指温疫之从口鼻而直入脏者,求其伏膜原以缓布,岂可得哉?风寒暑热湿,皆有中有伤,中重于伤也。风寒暑热湿有中,宁疫独无中乎?以直入脏者为中,疫则以伏于膜原者为伤疫可矣。此疫所以在膜原之故也。

【按语】 吴氏关于膜原病机说,洪天锡认为是正气拒邪,则邪伏膜原,是故疫邪不能直入五脏。洪氏之注,颇切合实际。

杂 气 论

【原文】 日月星辰,天之有象可睹;水火土石,地之有形可求;昆虫草木,动植之物可见;寒热温凉,四时之气往来可觉。至于山岚瘴气①,岭南毒雾②,咸得地之浊气,犹或可察,而唯天地之杂气,种种不一,亦犹草木有野葛巴豆,星辰有罗计荧惑③,昆虫有毒蛇猛兽,土石有雄硫硇信④,万物各有善恶不等,是知杂气之毒亦然。然气无形可求,无象可见,况无声复无臭,何能得睹得闻?人恶得而知是气也。其来无时,其着无方,众人有触之者,各随其气而为诸病焉。其为病也,或时众人发颐,或时众人头面浮肿,俗名为大头瘟是也,或时众人咽痛,或时咽哑,俗名为虾蟆瘟是也,或时众人疟痢,或为痹气⑤,或为痘疮,或为斑疹,或为疮疥疔肿,或时众人目赤肿痛,或时众人呕血暴亡,俗名为瓜瓤瘟、探头瘟是也,或时众人瘿痤,俗名为疙瘩瘟是也,为病种种,难以枚举。大约病遍于一方,延门合户,众人相同,皆时行之气,即杂气为病也,为病种种是知气之不一也。盖当其时,适有某气专入某脏腑经络,专发为某病,故众人之病相同,非关脏腑经络或为之证也。不可以年岁四时为拘,盖非五运六气所能定者,是知气之所至无时也。或发于城市,或发于村落,他处安然无有,是知气之所着无方也。疫气者亦杂气中之一,但有甚于他气,故为病颇重,因名之疠气。虽有多寡不同,然无岁不有。至于瓜瓤瘟、疙瘩瘟,缓者朝发夕死,急者顷刻而亡,此又诸疫之最重者,幸而几百年来罕有之,不可以常疫并论也。至于发颐、咽痛、目赤、斑疹之类,其时村落中偶有一二人所患者,虽不与众人等,然考其证,甚合某年某处众人所患之病纤悉相同⑥,治法无异。此即当年之杂气,但目今所钟不厚⑦,所患者希少耳。此又不可以众人无有,断为非杂气也。杂气为病最多,然举世皆误认为六气。假如误认为风者,如大麻风、鹤膝风、痛风、历节风、老人中风、肠风、疠风之类,概用风

---

① 山岚瘴气:山林中令人致病的毒气。
② 岭南毒雾:岭南,指南方五岭以南地区;毒雾,因岭南空气潮湿多雾,古人认为这些地区发生的传染病与雾有关,故称毒雾。
③ 罗计荧惑:古之星辰名称。罗,指罗睺星;计,指计都星;荧惑,即火星。
④ 雄硫硇信:指四种矿物药。雄,即雄黄;硫,即硫黄;硇,即硇砂;信,即信石(砒石)。
⑤ 痹气:指关节、肌肉以麻木、疼痛为主症的一类疾病。痹气一词,首见于《素问·逆调论》:"是人多痹气也,阳气少,阴气多,故身寒,如从水中出。"《灵枢·官针》云:"病痹气暴发者,取以员利针;病痹气痛而不去者,取以毫针。"
⑥ 纤悉相同:完全相同。
⑦ 所钟不厚:钟,指集聚;厚,指数量多。所钟不厚,指杂气集聚不多。

药,未尝一效,实非风也,皆杂气为病耳。至又误认为火者,如疔疮、发背、痈疽、流注、流火、丹毒,与夫发斑、痘疹之类,以为诸痛痒疮皆属心火,投芩、连、栀、柏未尝一效,实非火也,亦杂气之所为耳。至于误认为暑者,如霍乱吐泻,疟痢暴注,腹痛绞肠痧之类,皆误认为暑,作暑证治之,未尝一效,与暑何与焉?至于一切杂证,无因而生者,并皆杂气所成。盖因诸气来而不知,感而不觉,惟向风寒暑湿所见之气求之,既已错认病原,未免误投他药。刘河间作《原病式》①,盖祖五运六气,百病皆原于风寒暑湿燥火,无出此六气为病者,实不知杂气为病,更多于六气。六气有限,现在可测,杂气无穷,茫然不可测,专务六气,不言杂气,岂能包括天下之病欤!

【释义】 杂气指宇宙间肉眼看不见的一类致病物质。"杂气论"是专论杂气的性质、致病特点等的重要篇章,它包括以下几个方面的内容:

① 杂气是一类客观存在的致病物质。杂气无形、无象、无声、无臭,不像天之日月星辰,地之水火土石,以及动植物等有形可征;也不象四季气候变化以及山岚瘴气、岭南毒雾等可以觉察。但杂气确实存在,感触人体就要发生各种疫病。

② 杂气种类繁多,不同的杂气引起不同的疫病。杂气的种类,犹如草木中的野葛、巴豆;星辰中的罗睺、计都、荧惑等星;虫兽中的毒蛇、猛兽;土石中的雄黄、硫黄、硇砂、砒霜等繁多不一。万物有好坏之分,杂气则有毒力不同。感触不同的杂气,引起不同的疫病,例如发颐、大头瘟、虾蟆瘟、瓜瓤瘟、疙瘩瘟等的流行,皆因不同的杂气所致。

③ 杂气有专入某脏腑经络,专发为某病的特性。不同的杂气入侵不同的脏腑经络,可发生不同的疫病。感受同一杂气的病人,证候大体相同。

④ 杂气的流行。杂气的蔓延流行不受时间、地区的限制,也就是说不为年岁四时所拘,不因五运六气所定,或发生于城市,或发生于农村,本地区发病,而彼地区不一定发病。疫气属杂气之一,致病力更强,引起的疫病严重,故又称疠(戾)气。疠(戾)气致病,每年都有发生,为害严重的如瓜瓤瘟、疙瘩瘟。其病势稍缓者朝发夕死;病势急重者顷刻即亡。不过像这样严重的疫病,数百年来少有出现,故不可与普通疫病并论。至于发颐、咽痛、目赤、斑疹之类,有时偶然在乡村中散在发生一二人,但其证候与历史上某年某地流行者完全一样,治法无异,此即当年之杂气,只是于今集聚不多,故发病人数少,未引起大流行。

⑤ 杂气致病广,六气致病有限,只究六气不论杂气,则不能全面认识外感热病的病因。由杂气引起的疫病很多,过去一直都误认为六气所致,如将大麻风、鹤膝风、痛风、历节风、老年中风、肠风、疠风等认为是风邪引起,而误用风药治疗;又如将疔疮、发背、痈疽、流注、流火、丹毒、发斑、痘疹等按《内经》诸痛痒疮皆属心火而论治,用芩、连、栀、柏等;再如将霍乱、疟、痢、暴泻、绞肠痧等认定为暑邪导致,而当暑病治疗。凡此种种不能取效,皆系只按六气致病而施治失当的结果。总之,一切外感热病,若无原因可查者,大多可归咎为杂气。感触杂气,因为不能察觉,故过去只好向人们所能感觉到的风寒暑湿诸方面去推求原因,既已认错致病之原,未免投药有误。刘河间的《素问玄机原病式》认为一切疾病的原因,皆不离风、寒、暑、湿、燥、火六气之变化。实际上,杂气致病广,六气致病有限,专究六气不论杂气,则不

---

① 《原病式》:即《素问玄机原病式》的简称。宋(金)刘河间著。

能全面概括外感热病的致病原因。

【选注】 孔毓礼：大头瘟者，头、面、腮、颐肿如瓜匏者是也；虾蟆瘟者，喉痹失音，颈筋胀大者是也；瓜瓤瘟者，胸高胁起，呕汁如血者是也；疙瘩瘟者，腹鸣干呕，水泄不通者是也；软脚瘟者，便泄清白，足重难移者是也。

今观吴子杂气之论，谓此气无声可求，无象可见，不在风寒暑湿燥火之中，议论独高千古，而南山之面目，始见真矣。然持论杂气之处，断不可从，如指大风等一切诸证尽为杂气，将使学者趋变失常，破律败度，尽废古人绳墨，害岂浅哉，今不得不为定论。曰：凡长幼相似而传染者，疫病不待言矣；若一人病，止就一人身之内外求之，内则七情，外则六淫之类是也；众人病而与疫证不相似，且不传染者，于六气之偏胜处求之，如热胜多热病，寒胜多寒病，贼风人人能感，酷暑人人皆受之类是也。惟症与疫病相符。且求之六淫、七情之中，而非其类，则不拘一人独病，与众人皆病，而总以疫法治之。

龚绍林：杂气即瘟气，杂气不一，瘟证亦不一，病名虽殊，而治法无甚大异，但宜各随其所现之症，与所传经络脏腑，照症而加每经络、每脏腑之主药，以施治耳。

【按语】 吴氏对外感热病的病原学、流行病学作了深入的研究。认识到外感热病的病原主要是"杂气"。他科学地论述了"杂气"的特性，如不同的杂气引起不同的疾病，不同的杂气可选择性地入侵不同的脏腑、经络等；同时，吴氏还提出了温疫有散发和流行两大类型，丰富了祖国医学关于流行病学的内容。正如孔毓礼所评价："议论独高千古，而南山之面目，始见真矣。"但是吴氏将一切病证尽归杂气引起（如鹤膝风、历节风等），显然是片面的，这与当时的历史条件及科学发展水平的限制有关。

论 气 盛 衰

【原文】 其年疫气盛行，所患者重，最能传染，即童辈皆知其为疫。至于微疫，似觉无有。盖毒气所钟有厚薄也，其年疫气衰少，里间①所患者不过几人，且不能传染，时师皆以伤寒为名，不知者固不言疫，知者亦不便言疫。然则何以知其为疫？盖脉证与盛行之年所患之证纤悉相同，至于用药取效，毫无差别。是以知温疫四时皆有，长年不断，但有多寡轻重耳。

疫气不行之年，微疫亦有，众人皆以感冒为名，实不知其为疫也。设用发散之剂，虽不合病，然亦无大害，疫自愈，实非药也，即不药亦自愈。至有稍重者，误投发散，其害尚浅，若误用补剂及寒凉，反成痼疾②，不可不辨。

【释义】 本节论述温疫的流行程度。其"盛行"之年，因病情严重，传染性强，故众人皆知为疫；而疫气"衰少"之年，似乎感觉不出有温疫流行，这是疫气所聚较少的缘故。因患者少，传染性弱，故一般医生皆以为是"伤寒"。但将脉症与大流行时的温疫相比较，则二者完全相同，用药获效也丝毫无差别。由此可以证明，这些病人所患不是伤寒，而是温疫。疫气"不行"之年，即未酿成流行的年岁，仍有病情较微的病人发生，此时容易误认为是感冒而用发散方药治疗，不过尚无大碍，即使不治疗亦可自愈。但若误用补剂及寒凉之品，则会衍为痼疾，故不

---
① 里间：村镇。
② 痼疾：难于治愈的疾病。

可不注意辨识。总之,温疫一年四季皆可发生,但其流行有程度不同,发病有轻重缓急之异。

【选注】 龚绍林:疫病虽非盛行之年,四时皆有,但有轻重之分耳,重者人多误认伤寒,漫用表药热剂,轻者人皆误认虚劳,误投补剂燥药,轻者转重,重者致死,良可慨也。有心济世者,可不于脉证加意乎? 不能传染,亦是疫疾,以症非外感内伤,与能传染之症状无异也。

孔毓礼:疫疾四时皆有,但尤甚于春月及春夏之交,为祸更烈耳。推类言之,人人病眼者为疫眼,人人病咳者为疫咳,凡论症长幼相似者名为疫,一人病,非外感内伤,与疫同,亦名疫也。

【按语】 孔毓礼氏对温疫的流行季节作了补充,认为春季及春夏之交是温疫流行的高峰季节,这在流行病学上有一定意义。

论气所伤不同

【原文】 所谓杂气者,虽曰天地之气,实由方土①之气也。盖其气从地而起,有是气则有是病,譬如所言天地生万物,然亦由方土之产也。但植物借雨露而滋生,动物借饮食而颐养②。盖先有是气,然后有是物。推而广之,有无限之气,因有无限之物也。但二五之精③,未免生克制化,是以万物各有宜忌,宜者益而忌者损,损者制也。故万物各有所制,如猫制鼠,如鼠制象之类,既知以物制物,即知以气制物矣。以气制物者,蟹得雾则死,枣得雾则枯之类,此无形之气,动植之物皆为所制也。至于无形之气,偏中于动物者,如牛瘟、羊瘟、鸡瘟、鸭瘟,岂当人疫而已哉? 然牛病而羊不病,鸡病而鸭不病,人病而禽兽不病,究其所伤不同,因其气各异也。知其气各异,故谓之杂气。夫物者气之化也,气者物之变也,气即是物,物即是气,知气可以制物,则知物之可以制气矣。夫物之可以制气者药物也,如蜒蚰④解蜈蚣之毒,猫肉治鼠瘘⑤之溃,此受物之气以为病,还以物之气制之。至于受无形杂气为病,莫知何物之能制矣,惟其不知何物之能制,故勉用汗、吐、下三法以决之。嗟乎! 即三法且不能尽善,况能知物乎? 能知以物制气,一病只有一药之到病已,不烦君臣佐使品味加减之劳矣。

【释义】 天地间的杂气,包括各地方不同种类之气。先有某种杂气,然后才有某种疾病,犹如宇宙万物,先有某种气,然后才有某种物,如植物借雨露而滋生,动物赖饮食而营养。总之,无限之气,化生无限之物。万物之间既相互克制,又相互促进。相互克制者,如猫制鼠,鼠制象等。自然界万物间存在相互克制的关系,而化生万物之气,亦可制约于物,如蟹遇雾则死,枣遇雾则枯等,举凡动植物皆受无形之气制约。至于无形之杂气入侵,不仅使人罹患各种温疫,而且在动物中可引起牛瘟、羊瘟、鸡瘟、鸭瘟等。不同种的杂气,则入侵不同种的动物。如能使牛病的杂气,不致病于羊;能使鸡病的杂气,不致病于鸭;能使人病的杂气,

---

① 方土:泛指各地方而言。
② 颐养:营养。
③ 二五之精:义不详。
④ 蜒蚰:即蛞蝓,动物名,属蛞蝓科。雌雄同体,体长圆形,长约4.5厘米,头部前端有触角2对,多栖于阴湿处。《本经》载"味咸,寒",有清热祛风、消肿解毒、破瘀通经之功。《本草衍义》说其"治蜈蚣、蝎毒"。
⑤ 鼠瘘:瘰疬病溃后形成的瘘管。

不致病于禽兽。万物由气化生,气由万物所变成,故气即是物,物即是气,气可以制物,物可以制气。用药物以制气者,如用蜒蚰解蜈蚣毒,用猫肉治疗鼠瘘等。因为这些病是受物之气而成,故仍以物之气制之。至于受无形之杂气而引起的种种疾病,则不知要用什么物才能控制,故只有勉强用汗、吐、下三法治疗。可惜,就是上述三法的应用,尚未能完善,又哪里谈得上以物制气?如果确能知道某物能制某气,则一种病只须用一种药,就能收到药到病除的疗效,在处方时就不必按君、臣、佐、使加减组合。

【选注】 孔毓礼:既曰杂气,则不一其气矣。物可以制一时之气,未必可制时时之气,况气同而受此气者不同,又乌能治人人之病哉?

龚绍林:汗吐下三法,乃治伤寒之法也。治疫大法,始宜疏邪清火,即或宜吐宜下,从未宜汗者。盖疫证汗解在后,其病将愈,自然汗出,不可用药以表其汗也,如执用三法以治杂气宜乎?不能尽善矣。

【按语】 吴氏根据万物相互资生、制约的关系,推论出"以物制气"的治疗方法,无疑的是倾向于寻找治疗杂气的特效药物。由于杂气种类不一,患者体质不同,故在当时条件下,要达到"一病只有一药之到病已"的治疗水平,是不可能的。正如孔毓礼指出的,尚不能以一物治人人之病。

温 疫 初 起

【原文】 温疫初起,先憎寒而后发热,日后但热而无憎寒也。初得之二三日,其脉不浮不沉而数,昼夜发热,日晡①益甚,头疼身痛。其时邪在夹脊之前,肠胃之后,虽有头疼身痛,此邪热浮越于经,不可认为伤寒表证,辄用麻黄桂枝②之类强发其汗,此邪不在经,汗之徒伤表气,热亦不减。又不可下,此邪不在里,下之徒伤胃气,其渴愈甚。宜达原饮。

达原饮

槟榔二钱 厚朴一钱 草果仁五分 知母一钱 芍药一钱 黄芩一钱 甘草五分

上用水二盅,煎八分,午后温服。

按:槟榔能消能磨,除伏邪,为疏利之药,又除岭南瘴气;厚朴破戾气所结;草果辛烈气雄,除伏邪盘踞;三味协力,直达其巢穴,使邪气溃败,速离膜原,是以为达原也。热伤津液,加知母以滋阴;热伤营气,加白芍以和血;黄芩清燥热之余;甘草为和中之用;以后四味,不过调和之剂,如渴与饮,非拔病之药也。凡疫邪游溢③诸经,当随经引用,以助升泄,如胁痛,耳聋,寒热,呕而口苦,此邪热溢于少阳经也,本方加柴胡一钱;如腰背项痛,此邪热溢于太阳经也,本方加羌活一钱;如目痛,眉棱骨痛,眼眶痛,鼻干不眠,此邪热溢于阳明经也,本方加干葛一钱。证有迟速轻重不等,药有多寡缓急之分,务在临时斟酌,所定分两,大略而已,不可执滞。间有感之轻者,舌上白苔亦薄,热亦不甚,而无数脉,其不传里者,一二剂自解,稍重

---

① 日晡(bū 逋):指申时。十二时辰是古代的计时单位,每一时辰相当于二小时,子时相当于晚上11时至次日1时,申时相当于下午3~5时。
② 麻黄桂枝:指《伤寒论》麻黄汤、桂枝汤。
③ 游溢:在这里有波及、侵犯之意。

者,必从汗解,如不能汗,乃邪气盘踞于膜原,内外隔绝,表气不能通于内,里气不能达于外,不可强汗。或者见加发散之药,便欲求汗,误用衣被壅遏,或将汤火熨蒸,甚非法也。然表里隔绝,此时无游溢之邪在经,三阳加法不必用,宜照本方可也。感之重者,舌上苔如积粉,满布无隙,服汤后不从汗解,而从内陷者,舌根先黄,渐至中央,邪渐入胃,此三消饮证①。若脉长洪而数,大汗多渴,此邪气适离膜原,欲表未表,此白虎汤证。如舌上纯黄色,兼见里证,为邪已入胃,此又承气汤证也。有二三日即溃而离膜原者,有半月十数日不传者,有初得之四五日,淹淹摄摄②,五六日后陡然势张者。凡元气胜者毒易传化,元气薄者邪不易化,即不易传。设遇他病久亏,适又微疫能感不能化,安望其传? 不传则邪不去,邪不去则病不瘳。延缠日久,愈沉愈伏,多致不起,时师误认怯证③,日进参芪,愈壅愈固,不死不休也。

【释义】 本节论述了以下几方面的内容:

① 温疫初起的临床表现及治疗。温疫初起先恶寒发热,后但热不寒,昼夜不休,日晡益甚,头身疼痛,初得之二三日脉不浮不沉而数,此皆邪伏膜原所致。其头身疼痛,为热邪波及经络引起,若误作伤寒表证而用麻黄汤、桂枝汤发汗,则徒伤表气,头痛身热亦不减。邪不在肠胃,不可下,下之则徒伤胃气。惟宜达原饮,使伏邪溃败,速离膜原。

达原饮中槟榔、厚朴、草果能直达膜原,达原饮由此命名。此三味能破戾气所结,除伏邪之盘踞,故为主药。知母滋阴清热,白芍敛阴和血,黄芩清燥热,甘草调和中气,此四味并非拔邪除病之品,乃因槟榔、厚朴、草果药性燥烈,故用其调和之。如疫邪侵及少阳,症见胁痛、耳聋、寒热、呕苦者,加柴胡一钱;如侵及太阳,症见腰背项痛者,加羌活一钱;如侵及阳明,症见目痛、眉棱骨痛、眼眶痛、鼻干不眠者,加干葛一钱。

② 邪离膜原及其传变。感邪轻者,发热不甚,苔白较薄,其脉不数。因邪未传里,故服达原饮一二剂,疫邪可随汗而解;若无汗,是邪气盘踞膜原,内外隔绝,表气不能通于内,里气不能达于外之故。此时不可勉强发汗,用达原饮即效。感邪重者,舌苔满布如积粉,服达原饮后,症见脉洪大而数,身壮热,大汗出,口大渴,乃为疫邪适离膜原,欲从表解的征象,宜用白虎汤清热达表;若服达原饮,疫邪不随汗解,渐传入胃,舌根先见黄苔,渐至舌之中部,此时宜用三消饮分消表里及半表半里之邪;如果舌苔变为黄燥,并见大便不通,为邪已入胃,当用承气汤攻下逐邪。

邪离膜原的时间不等。有二三日即离者;有经半月或十数日而疫邪仍在膜原者;有初病四五日病情不显,至五六日后陡然严重者。总之,邪离膜原的迟速与正气盛衰有关。正能胜邪,则疫邪易从膜原逐出;正不胜邪,膜原伏邪则不易溃散。因患他病而致正气虚者,即使感邪很轻,亦难从膜原祛除。凡膜原伏邪不溃,则邪自不传。邪匿膜原,而无出路,则病情缠绵,易误作虚劳而迭进壅补,使病邪固结,甚至导致病人死亡。

【选注】 刘松峰:达原饮,诚治温疫之仙方,和平稳当,如劳证之有地黄汤也。仲景之治伤寒,用麻桂尚多避忌,而此独无之。治温疫初起者,按证问因,加减出入,无往不利。如因食积而触动其邪者,本方加神曲、麦芽;因肉积者,加山楂之类,类而推之,可应变于无穷矣。惟方内用白芍,虽曰活血,而其性未免收敛,瘟疫虽不宜发汗,然始终赖汗以解,芍药乃敛汗之物,于温疫症中,似不相宜也。

---

① 三消饮:槟榔、草果、厚朴、白芍、甘草、知母、黄芩、大黄、葛根、羌活、柴胡、姜、枣煎服。
② 淹淹摄摄:指温疫初起,病情尚未显露的状态。
③ 怯证:指虚劳病。

熊立品：瘟疫初起，其症每似伤寒。盖伤寒恶寒发热，头疼身痛，温疫亦憎寒发热，头疼身痛，然伤寒邪从皮毛而入，由皮毛而渐入肌肉、脏腑，脉或浮紧、浮缓，一二日间未曾入里，口中不渴，舌上无苔，尚知食味，通身翕翕发热昼夜如常。若夫温疫，感天地厉气，此气之来，无论老少强弱，触之者即病，邪自口鼻而入，并不由皮毛、肌肉。初则舍于伏脊之前，膜原之间，乃表里交界，稍遇感触，自内由中达外。初觉凛凛憎寒，蒸蒸发热，日后但热而不恶寒，日晡益甚，其脉不浮不沉而数，甚或头疼如劈，身痛若鞭，面红眼赤，咽干口渴，舌苔芒刺，人事恹恹，胸胁苦满，烦躁不宁。更有一种，初起之时，一阵憎寒一阵作热，时而寒热并作，谵妄如狂，不阴不阳，似疟非疟，饮食不思，语言不爽，头疼身痛，气喷如火，心中郁闷，体倦神疲，但觉愦愦无奈，医家无从捉摸，总不识其症为何证。凡斯二者，皆是瘟疫之情状，即今世俗称为天行时疫，延门合境，共相传染者也。

疫邪虽从内发，必由肌肉透达，故每浮越于太阳、阳明、少阳三经……故凡治瘟疫，务先着意于疫邪浮越各经之时，及早透从外出，切切不可错过此一个机会，此法屡试屡验，兹特表而出之。

龚绍林：惟此达原饮，真千古治疫妙剂，医者渡人宝筏也，照症加减无不获效。但气虚之人，头晕不举，其脉必右寸无力，或两寸皆空，宜加党参以扶正气；又有血虚之人，足膝冰冷，其脉左尺无力，宜加熟地补其血。务要细心按脉。体认的确，不可妄拟加入，以致误人性命。

邪不去，则病不瘳，此真诠也。盖人生天地，无邪不病，无病不虚。庸医不察脉症，但见病人骨瘦如柴，即认为怯证，虽诊得其脉数而有力，妄谈脉不对症，不依其脉用药，止拟投以温补，愈补愈危，至于用参，亦不能救。

郑重光：三阳加法，不必全用，各随其所见之经而加用之。

【按语】 本节论述邪从膜原初溃的临床表现及治疗。温疫初起，证似伤寒，熊立品作了详细的鉴别，可供临床参考。温疫初起宜逐邪，使其速离膜原，达原饮则为的对之方。惟方内白芍酸敛，不利疫邪透达，有鉴于此，后世医家对其多有化裁，如雷少逸宣透膜原法（厚朴、槟榔、草果仁、黄芩、甘草、藿叶、半夏），俞根初柴胡达原饮（柴胡、生枳壳、川朴、青皮、炙草、黄芩、苦桔梗、草果、槟榔、荷叶梗），薛生白湿热阻遏膜原方（柴胡、厚朴、槟榔、草果、藿香、苍术、半夏、干菖蒲、六一散）等，皆去收敛之白芍及滋肾之知母，更切合病机，为今临床所习用。达原饮及其类方，性偏温燥，易助热化火，劫夺阴津，故应用时宜适可而止，一旦热势剧增，即当转手清化，否则有痉厥兼臻之变。至于龚绍林所论述的气虚加党参，血虚加熟地。须详审虚实，谨慎应用，避免补益之品助邪为患。

急 证 急 攻

【原文】 温疫发热一二日，舌上白苔如积粉，早服达原饮一剂。午前舌变黄色，随现胸膈满痛，大渴烦躁，此伏邪即溃，邪毒传胃也，前方加大黄下之，烦渴少减，热去六七。午后复加烦躁发热，通舌变黑生刺，鼻如烟煤，此邪毒最重，复瘀到胃，急投大承气汤。傍晚大下，至半夜热退，次早鼻黑苔刺如失。此一日之间，而有三变，数日之法，一日行之，因其毒甚，传变亦速，用药不得不紧。设此证不服药或投缓剂，羁迟二三日必死。设不死，服药亦无及矣。尝见温疫二三日即毙者，乃其类也。

【释义】 邪在膜原，发热已一二日，苔白如积粉，晨投达原饮一剂。至午前则伏邪即溃，传入胃肠,证见胸膈满痛,大渴烦躁,舌苔变黄等,再用达原饮加大黄泻之,则热随泻减。但邪热未尽,瘀积到胃,则致热毒复炽,至午后烦躁,发热加重,鼻如烟煤,舌苔干黑起芒刺,故宜急投大承气汤攻逐邪毒。服大承气汤后,傍晚大泻,夜半则热退,次晨鼻黑、苔刺均消失。因疫毒极甚,传变迅速,故在一日之内而有早晨、午前、午后的不同变化,其治疗应据急证而用急攻,甚至将数日治法集一日内用之,力求攻邪务尽,庶免留邪为患。

【选注】 熊立品:证来急速,譬若贼寇凶勇而来,势莫敢当,若非斩关夺门之将,乘势剿除,城池必难保守。今一日三变,数日之法,可不一日行之乎?遇此等证,万万不可羁迟而并用缓剂。

刘松峰:此篇当着眼急证二字,若无急证,而用此法,则又鲜不败事矣,所当细细体认,粗心人不可不知。

龚绍林:舌上白苔,邪尚未传到胃,有谓白苔为寒者,非也,白苔不可下,黄苔方可下。

又云:凡有病,必要验舌苔。舌苔色黄,不拘燥润,又不论大便结泻,非大黄下之其病断不能愈。

孔毓礼:毒气壅塞,死者固多,然二三日即死者,未必因于失下,多有气虚不能传化,肾虚而致上脱,所以老弱之人,多有速死也。

【按语】 熊氏指出:症来急速,万万不可羁迟而用缓剂,所论极是。"急证",是指邪毒从膜原内溃,迅速传入胃肠而出现的险恶证候。邪毒从膜原传入胃肠的重要标志,是白如积粉之苔变为黄燥之苔,甚至黑刺苔。所谓"急攻",是指邪毒传入胃肠,即应尽速攻逐的治法。根据病情,甚至可将"数日之法,一日行之"。要在"急攻"必据"急证",否则邪虽去而正亦亡,正如刘松峰所指出的,若无急证而用此法,则又很少不造成严重后果者。

注意逐邪勿拘结粪

【原文】 温疫可下者,约三十余证,不必悉具,但见舌黄、心腹痞满,便于达原饮加大黄下之。设邪在膜原者,已有行动之机,欲离未离之际,得大黄促之而下,实为开门祛贼之法,即使未愈,邪亦不能久羁。二三日后,余邪入胃,仍用小承气彻其余毒。大凡客邪①,贵乎早逐,乘人气血未乱,肌肉未消,津液未耗,病人不至危殆,投剂不至掣肘②,愈后亦易平复。欲为万全之策者,不过知邪之所在,早拔去病根为要耳。但要谅人之虚实,度邪之轻重,察病之缓急,揣③邪气离膜原之多寡,然后药不空投,投药无太过不及之弊。是以仲景自大柴胡以下,立三承气,多与少与,自有轻重之殊。勿拘于下不厌迟之说,应下之证,见下无结粪,以为下之早,或以为不应下之证,误投下药,殊不知承气本为逐邪而设,非专为结粪而设也。必俟其粪结,血液为热所抟,变证迭起,是犹养虎遗患,医之咎也。况多有溏粪失下,但蒸作极臭如败酱,或如藕泥,临死不结者,但得秽恶一去,邪毒从此而消,脉证从此而退,岂徒孜孜粪结而后行哉!假如经枯血燥之人,

---

① 客邪:从外界侵入人体之邪。
② 掣肘:喻阻碍旁人做事。
③ 揣(chuǎi):推测、估计。

或老人血液衰少，多生燥结；或病后血气未复，亦多燥结。在经所谓不更衣十日无所苦，有何妨害？是知燥结不致损人，邪毒之为殒命也。要知因邪热致燥结，非燥结而致邪热也。但有病久失下，燥结为之壅闭，瘀邪郁热，益难得泄，结粪一行，气通而邪热乃泄，此又前后之不同。总之，邪为本，热为标，结粪又其标也。能早去其邪，安患燥结也。

假令滞下，本无结粪，初起质实，频数窘急者，宜芍药汤加大黄下之。此岂亦因结粪而然耶，乃为逐邪而设也。或曰得毋为积滞而设与？余曰：非也。邪气客于下焦，气血壅滞泣而为积，若去积以为治，已成之积方去，未成之积复生，须用大黄逐去其邪，是乃断其生积之原，营卫流通，其积不治而自愈矣。更有虚痢，又非此论。

或问：脉症相同，其粪有结有不结者何也？曰：原其人病至大便当即不行，续得蕴热，益难得出，蒸而为结也。一者其人平素大便不实，虽胃家热甚，但蒸作极臭，状如黏胶，至死不结。应下之证，设引经论初硬后必溏不可攻之句，诚为千古之弊。

大承气汤

大黄五钱　厚朴一钱　枳实一钱　芒硝三钱

水姜煎服，弱人减半，邪微者各复减半。

小承气汤

大黄五钱　厚朴一钱　枳实一钱

水姜煎服。

调胃承气汤

大黄五钱　芒硝二钱五分　甘草一钱

水姜煎服。

按：三承气汤功用仿佛。热邪传里，但上焦痞满者，宜小承气汤；中有坚结者，加芒硝软坚而润燥，病久失下，虽有结粪，然多黏腻极臭恶物，得芒硝则大黄有荡涤之能，设无痞满，惟存宿结，而有瘀热者，调胃承气宜之。三承气功效俱在大黄，余皆治标之品也。不耐汤药者，或呕或畏，当为细末蜜丸汤下。

【释义】　本节论述应用攻下法应注意的问题：

① 应遵逐邪宜早的原则，勿拘"下不厌迟"之说。温疫可下之证虽有三十余候，但不必全具，只要症见舌苔黄燥，心腹痞满，便可在达原饮中加大黄攻下。若膜原伏邪，有欲离未离趋势时，及时加入大黄攻逐，实为开门祛贼的好方法，即使不能即刻治愈病人，疫邪亦不能久留。未尽余邪，二三日后复传入胃，可用小承气汤轻泻之。一般而言，对于疫邪最好及早祛逐，即乘气血尚未扰乱，津液尚未消灼，肌肉尚未耗损，病情尚未至危笃之际，力求祛邪有力，处方不至掣肘，这样才易痊愈。在治疗上要想做到万无一失，关键在于洞察疫邪所处部位，尽早拔除病根。同时，要视病人体质之虚实，权衡感邪之轻重，观察病情之缓急，估计邪离膜原之程度，处方才有针对性，药轻病重、药重病轻等弊端，方可避免。正因为如此，张仲景在

立大柴胡汤以外，又设三承气汤，它们各有不同的适应证和应用剂量。攻逐疫邪不要拘泥下不厌迟之说。应下之证，未下出结粪，不能视为下之过早，或认为非下之证而误投攻下之药。承气汤并非专下结粪，而是在于攻逐邪气。

② 应遵逐邪勿拘结粪的原则。疫邪是温疫发生的根本原因，发热是正气抗邪的表现，结粪则为邪热搏结所致。由此可知，邪为本，热为标，结粪更属温疫之际。因邪热导致大便燥结，并不是大便燥结而导致邪热。若必待燥结形成才应用攻下法，则往往因迁延失治，使邪热深入耗伤阴血而变症蜂起，这等于养虎遗患。临床上因邪热熏蒸，大便溏垢如败酱、藕泥，恶臭异常，至死而不燥结者并不少见。此时治用攻下，秽恶一去，则邪毒从而分消，脉症皆平，可见攻下法决非单纯攻逐燥粪。另有经枯血少、老年血虚，病后气血未复等，皆可出现大便燥结，正如《伤寒论》所载："不更衣十日，无所苦。"这显然与疫邪所致燥结而能殒人性命者不同。但是也有病久失下，因燥结而助长邪热的。只要结粪一通，则邪热乃泄。要之，逐邪勿拘结粪，只要能早去其邪，则不致燥结。正如痢疾本无结粪，仍泻利频繁，里结后重，于初起正气尚盛时，以芍药汤加大黄下之则效。这时用大黄也不是为了攻下结粪，而是攻逐邪热、通导积滞，病邪一去，气血畅行，则痢证自愈。

同患温疫，有病初大便即不易解出，复因内蕴之热搏结蕴蒸，而致大便燥结；有平素脾虚便溏，虽胃肠热盛，而大便终不燥结，仅蒸作极臭，状如粘胶。对此种病人，仍应攻下，若据《伤寒论》"初硬后溏，不可攻之"之说，则必然造成严重后果。

【选注】 孔毓礼：伤寒、疫病异治者，伤寒误攻为害也大，疫病误攻为害也小；伤寒攻不宜早，疫病攻不宜迟；至于必俟邪归胃府而后攻之，则一辙也。尝见时人不善读书，谓攻邪宜急，不拘粪结，一遇疫证，开手言下，不知热毒散漫，攻之徒伤胃气，疫邪不伏，及至当攻之时，反因胃气衰弱而不敢攻。故善攻者，必俟邪聚也，但待其聚，不待其结，是谓不先不后，一攻而群寇瓦解，不致余党复聚为殃也。

【按语】 孔氏指出，疫病攻不宜迟，但"必俟邪聚"。这对掌握攻下时机，是有指导意义的。

辨明伤寒时疫

【原文】 或曰：子言伤寒与时疫有霄壤之隔，今用三承气，及桃仁承气、抵当、茵陈诸汤，皆伤寒方也，既用其方，必同其证，子何言之异也？曰：夫伤寒必有感冒之因，或单衣风露，或强力入水，或临风脱衣，或当檐出浴，当觉肌肉粟起，既而四肢拘急，恶风恶寒，然后头疼身痛，发热恶寒，脉浮而数，脉紧无汗为伤寒，脉缓有汗为伤风，时疫初起，原无感冒之因，忽觉凛凛，以后但热而不恶寒，然亦有触因而发者，或饥饱劳碌，或焦思气郁，皆能触动其邪，是促其发也，不因所触无故自发者居多，促而发者，十中之一二耳。且伤寒投剂，一汗而解；时疫发散，虽汗不解。伤寒不传染于人；时疫能传染于人。伤寒之邪，自毫窍而入；时疫之邪，自口鼻而入。伤寒感而即发；时疫感久而后发。伤寒汗解在前；时疫汗解在后。伤寒投剂可使立汗；时疫汗解，俟其内溃，汗出自然，不可以期。伤寒解以发汗；时疫解以战汗。伤寒发斑则病笃[①]；时疫发斑则病衰。伤寒感邪在经，以经

---

① 病笃：病重。

传经；时疫感邪在内，内溢于经，经不自传。伤寒感发甚暴；时疫多有淹缠二三日，或渐加重，或淹缠五六日，忽然加重。伤寒初起，以发表为主；时疫初起，以疏利为主。种种不同。其所同者，伤寒时疫皆能传胃，至是同归于一，故用承气汤辈，导邪而出。要知伤寒时疫，始异而终同也。夫伤寒之邪，自肌表一径传里，如浮云之过太虚①，原无根蒂，惟其传法，始终有进而无退，故下后皆能脱然而愈。时疫之邪，始则匿于膜原，根深蒂固，发时与营卫交并，客邪经由之处，营卫未有不被其所伤者，因其伤，故名曰溃。然不溃则不能传，不传邪不能出，邪不出而疾不瘳。然时疫下后多有未能顿解者何耶？盖疫邪每有表里分传者，因有一半向外传，则邪留于肌肉，一半向内传，则邪留于胃家。邪留于胃，故里气结滞，里气结，表气因而不通，于是肌肉之邪，不能即达于肌表，下后里气一通，表气亦顺，郁于肌肉之邪，方能达发于肌表，或斑或汗，然后脱然而愈，伤寒下后无有此法。虽曰终同，及细较之，而终又有不同者矣。

或曰：伤寒感天地之正气②，时疫感天地之戾气，气既不同，俱用承气，又何药之相同也？曰：风寒疫邪，与吾身之真气，势不两立，一有所着，气壅火积，气也，火也，邪也，三者混一，与之俱化，失其本然之面目，至是均为邪矣，但以驱逐为功，何论邪之同异也。假如初得伤寒为阴邪，主闭藏而无汗，伤风为阳邪，主开发而多汗，始有桂枝、麻黄之分，原其感而未化也，传至少阳，并用柴胡，传至胃家，并用承气，至是亦无复有风寒之分矣。推而广之，是知疫邪传胃，治法无异也。

【释义】 此节论述伤寒与温疫的区别以及治疗的异同。伤寒与温疫的区别有以下几个方面：

① 发病原因：寒伤系感受寒邪；温疫则是感触天地间的戾气。

② 发病诱因：伤寒必因于感冒，如单衣风露，或因劳浸浴，或露天洗澡，或临风脱衣等；温疫邪伏膜原，多无诱因而自发。也有因饥饱劳碌，或忧思气郁而激发者，但较少。

③ 邪入途径：伤寒自毫窍而入；温疫自口鼻而入。

④ 病邪传变：伤寒感邪在经，以经传经；温疫邪伏膜原，病发则影响及经络，但无六经传变。

⑤ 初起证候：伤寒感邪即发，起病即见肌肤寒栗，四肢拘急，恶风恶寒，发热，头身疼痛，脉浮等，其中脉浮紧无汗者为伤寒，浮缓有汗者为伤风。温疫初起，凛凛恶寒，后但热而不恶寒。一般经过二三日才逐渐加重，至五六日则陡然增剧。此外，伤寒发斑标志病情重笃；温疫发斑则为渐愈的征象。

⑥ 初起治疗：伤寒初起，以发表为先，使邪随汗解；温疫初起，以疏利透达为主，俟邪退则自然汗出。

⑦ 邪解方式：伤寒通过发表而从汗解；温疫通过战汗而顿解。

⑧ 传染性：伤寒不传染于人；温疫能传染于人。

---

① 太虚：天空。
② 正气：这里是与戾气相对而言，指冬季的主气，即六淫之一的寒邪，不是指人体的"正气"。

此外,伤寒与温疫在治法上,也有相同之处。风寒病邪与疫邪分别是伤寒、温疫的病因,当它们侵袭人体后,皆可导致气壅火积,化为同一性质而失其原来的特性。故其传入胃腑,都使用承气汤导邪外出。可见伤寒与温疫始异而终同。正如伤寒始用麻黄汤、伤风始用桂枝汤,一经传入少阳、阳明,则勿论伤风、伤寒,皆用小柴胡汤和承气汤,而再无伤风、伤寒之分。所以疫邪传胃,其治法与伤寒没有什么差异。惟伤寒之邪,由表传里,有进无退,演变很快,犹如浮云掠空,应用攻下法能收到速愈之效。温疫下后大多数不能顿解。温疫之邪,始则伏匿膜原,根深蒂固,当其被激发,则与营卫相争,营卫受伤则称之为"溃"。如没有这个过程则疫邪不传,不传则邪不能出,邪不排除,则温疫不愈。邪离膜原,每有表里分传,即一半之邪向外面留于肌肉,一半之邪向内而留于胃腑。邪留胃腑,里气结滞,不能与表气相通,故留于肌肉之邪不能透达。若经攻下,则因里气通,表气顺,疫邪或从发斑或从战汗而渐解。所以伤寒与温疫,应用下法虽同,而细较之,则仍有差别。

【选注】 刘松峰:伤寒者,为寒所伤;温疫者,为瘟所役,味其名义,原自不同,诸医书讲究,总混乱不清,得此论可谓温疫门中金绳宝筏矣。

龚绍林:伤寒时疫,诸方书内无不备载,细阅所论病情治法,有将时疫认为伤寒者,有将伤寒认为时疫者,病情既未审清,治法亦未尽善,惟此论辨伤寒时疫病情、治法,如犀分水,丝毫不谬,伊古以来,未有如此辨别详明也。

【按语】 刘、龚两人,对吴氏有关温疫与伤寒之辨,皆极推崇备至,益见吴氏此论价值之高。但吴氏所说的伤寒与温疫的区别亦须活看,其中多系相对比较而言,不可视为截然有异。

发斑战汗合论

【原文】 凡疫邪留于气分,解以战汗;留于血分,解以发斑。气属阳而轻清,血属阴而重浊。是以邪在气分则易疏透,邪在血分恒多胶滞,故阳主速而阴主迟。所以从战汗者,可使顿解;从发斑者,当图渐愈。

【释义】 疫邪羁留于气分,多从战汗而顿解;疫邪传留于血分,常通过发斑而渐愈。因气属阳,轻清剽悍,故邪在气分容易透达,病情好转迅速;血属阴,重浊凝敛,故邪留血分,胶滞难解,恢复较慢。

【选注】 刘松峰:战汗亦有未能顿解者,发斑亦有不待渐愈而便脱然者,未可概论。

【按语】 吴氏所论,言其常;刘氏所述,言其变,合而观之,则得其全。

补泻兼施

【原文】 证本应下,耽搁失治,或为缓药羁迟,火邪壅闭,耗气搏血,精神殆尽,邪火独存,以致循衣摸床,撮空理线,筋惕肉瞤①,肢体振战,目中不了了,皆缘应下失下之咎,邪热一毫未除,元神将脱②,补之则邪毒愈甚,攻之则几微之气不胜其攻,攻不可,补不可,补泻不及,两无生理。不得已勉用陶氏黄龙汤③。此

---

① 筋惕肉瞤:筋脉、肌肉颤动。
② 元神将脱:即元气欲脱。
③ 陶氏黄龙汤:陶华《伤寒六书》方:大黄 芒硝 枳实 厚朴 甘草 人参 当归 水二钟 桔梗(后入) 姜三片 枣二枚煎之 主治热结旁流。

证下亦死，不下亦死，与其坐以待毙，莫如含药而亡，或有回生于万一者。

黄龙汤

大黄　厚朴　枳实　芒硝　人参　地黄　当归

照常煎服。

按：前证实为庸医耽搁，及今投剂，补泻不及。然大虚不补，虚何由以回；大实不泻，邪何由以去？勉用参、地以回虚，承气以逐实，此补泻兼施之法也。或遇此证，纯用承气，下证稍减，神思稍苏，续得肢体振战，怔忡惊悸，心内如入将捕之状，四肢反厥，眩晕郁冒①，项背强直，并前循衣摸床撮空等症，此皆大虚之候，将危之证也，急用人参养荣汤。虚候少退，速可屏去。盖伤寒温疫俱系客邪，为火热燥证，人参固为益元气之神品，偏于益阳，有助火固邪之弊，当此又非良品也，不得已而用之。

人参养荣汤

人参　麦冬　辽五味　地黄　归身　白芍药　知母　陈皮　甘草

照常煎服。

如人方肉食而病适来，以致停积在胃，用大小承气连下，惟是臭水稀粪而已，于承气汤中但加人参一味服之，虽三四十日所停之完谷及完肉，于是方下。盖承气借人参之力，鼓舞胃气，宿物始动也。

【释义】　疫毒传入胃肠，应下失下，或因循药缓，攻下无力，使元气耗散殆尽，而邪火一毫未除，症见循衣摸床、撮空理线、筋惕肉瞤、肢体振战、目中不了了等。此时邪火独存，元气将脱，补之则助长邪毒，攻之则恐元气即脱，攻之不行，补之不可，惟宜补泻兼施，勉强应用陶氏黄龙汤加减，或可回生于万一。

黄龙汤用人参、地黄、当归益元气、养阴血以补虚，用大承气汤逐疫毒、导积热以祛邪，为补泻兼施之法。对于此证，若纯用承气逐邪，腑实之证虽可稍减，神志亦能略清，但因气阴耗竭，心神失守，筋肉失养，故续见肢体振战、怔忡、惊悸、四肢厥冷、昏冒等，而循衣摸床、撮空理线等依然并存，此属大虚大候，危笃之证，急用人参养荣汤固护元气，敛纳阴津，防止阴阳离决而脱。需要注意的是，待虚候一退，该方必须立即停用，因为肠腑火热燥结未尽，人参有助火固邪之弊。

此外，承气汤加人参能鼓舞胃气，将停积于胃肠之肉食积滞，一攻而尽，较单用承气汤力雄，此亦属补泻兼施之法。

【选注】　郑重光：按此证阴阳两伤，邪热故在，黄龙汤真属对证之药。然惟亡阴者为合法。盖此证已知吉少凶多，临症更须审决，或虚多实多，或标急本急，凭脉为断，若脉尚实，黄龙汤犹恐助邪；若脉脱亡阳，黄龙汤犹嫌攻多补少，救死不及，故必合脉症推详，庶可救逆。

按前条失治，以致精神殆尽，邪火独留，元神将脱，不得已而用黄龙汤，犹虑不救，何敢仍蹈虚虚之戒，纯用承气汤而轻试乎？虽下后暂减，未几即亡阳欲脱，则人参养荣汤犹嫌其为长阴抑阳之品，而非肩弘任大之剂，乃服人参稍回，微阳未足，施欲屏参，则前功必堕，若此又不可尽信书矣。

【按语】　胃肠邪火壅团，全身元气欲脱，病情重险，治疗棘手。吴氏将陶氏黄龙汤略为增减，引申应用，实系补泻兼施之范例。郑重光指出，邪热尚在惟亡阴者，黄龙汤为合法，若脉脱亡阳，犹嫌攻多补少，临床上确须注意辨别，灵活加减应用。后世医家吴鞠通的新加黄

---

① 郁冒：郁闷昏冒。

龙汤（细生地、麦冬、玄参、生大黄、芒硝、生甘草、人参、当归、海参、姜汁），就是深受吴又可的影响而制定的。

邪实正虚，纯用承气攻下，使气阴欲脱者，人参养荣汤确属对证，惟药杂而力不专，不若生脉散救急效速。若阳气欲脱，人参养荣汤尚嫌长阴抑阳，不如以参附汤回阳救逆效捷。

统论疫有九传治法

【原文】　夫疫之传有九，然亦不出乎表里之间而已矣。所谓九传者，病人得其一，非谓一病而有九传也。盖温疫之来，邪自口鼻而感，入于膜原，伏而未发，不知不觉。已发之后，渐加发热，脉洪而数，此众所同，宜达原饮疏之。继而邪气一离膜原，察其传变，众人多有不同者，以其表里各异耳。有但表而不里者，有但里而不表者，有表而再表者，有里而再里者，有表里分传者，有表里分传而再分传者，有表胜于里者，有里胜于表者，有先表而后里者，有先里而后表者，凡此九传，其病则一。医者不知九传之法，不知邪之所在，如盲者之不任杖，聋者之听宫商①，无音可求，无路可适，未免当汗不汗，当下不下，或颠倒误用，或寻枝摘叶，但治其证，不治其邪，同归于误一也。

所言但表而不里者，其证头疼、身痛、发热，而复凛凛，内无胸满腹胀等证，谷食不绝、不烦不渴。此邪外传，由肌表而出，或自斑消，或从汗解，斑则有斑疹、桃花斑②、紫云斑③，汗则有自汗、盗汗、狂汗④、战汗之异，此病气使然，不必较论，但求得汗得斑为愈。凡自外传者为顺，勿药亦能自愈。间有汗出不彻，而热不退者，宜白虎汤；斑出不透，而热不退者，宜举斑汤；有斑汗并行而愈者，若斑出不透，汗不彻而热不除者，宜白虎合举斑汤。

间有表而再表者，所发未尽，膜原仍有隐伏之邪，或二三日后，四五日后，依前发热，脉洪而数。及其解也，斑者仍斑，汗者仍汗而愈，未愈者，仍如前法治之，然亦希有。至于三表者，更希有也。

若但里而不表者，外无头疼身痛，继而亦无三斑四汗，惟胸膈痞闷，欲吐不吐，虽得少吐而不快，此邪传里之上，宜瓜蒂散吐之，邪从其减，邪尽病已。若邪传里之中下者，心腹胀满，不呕不吐，或大便燥，或热结旁流，或协热下利，或大肠胶闭，并宜承气辈导去其邪，邪减病减，邪尽病已。上中下皆病者，不可吐，吐之为逆，但宜承气导之，则在上之邪，顺流而下，呕吐立止，胀满渐除矣。

有里而再里者，愈后二三日或四五日，依前之证复发，在上者仍吐之，在下者仍下之，再里者乃常事，甚至有三里者，然亦希有也。虽有上中下之分，皆为里证。

若表里分传者，始则邪气伏于膜原，膜原者，即半表半里也。此传法以邪气

---

① 宫商：即五音中之二音阶，这里指声音而言。古乐中有角、徵、宫、商、羽五个音阶，称为五音。
② 桃花斑：斑之形色似桃花。
③ 紫云斑：斑之形色如紫云。
④ 狂汗：膜原伏邪溃散，自内达外，欲从汗解，但因病人体质强盛，阳气与疫邪相搏，腠理未能顿开，突然出现烦躁如狂、大汗淋漓的表现，谓之狂汗。

平分,半入于里,则现里证,半出于表,则现表证,此疫病之常事。然表里俱病,内外壅闭,既不得汗,而复不得下,此不可汗,强求其汗,必不得汗,宜承气汤先通其里。里邪先去,邪去则里气通,中气方能达表,向者郁于肌肉之邪,乘势尽发于肌表矣,或斑或吐,盖随其性而升泄之也。诸证悉去,既无表里证而热不退者,膜原尚有已发之邪未尽也,宜三消饮调之。

若表里分传而再分传者,照前表里俱病,宜三消饮,复下复汗如前而愈,此亦常事。至于三发者,亦希有也。

若表胜于里者,募原伏邪发时,传表之邪多,传里之邪少,何以治之?表证多而里证少,当治其表,里证兼之;若里证多而表证少者,但治其里,表证自愈。

若先表而后里者,始则但有表证而无里证,宜达原饮。有经证者,当用三阳加法,经证不显,但发热者不用加法。继而脉洪大兼数,自汗而渴,邪离膜原未能出表耳,宜白虎汤辛凉解散,邪从汗解,脉静身凉而愈。愈后二三日或四五日,依前发热,宜达原饮,至后反加胸满腹胀,不思谷食,烦渴,舌上苔刺等证,加大黄微利之。久而不去,在上者宜瓜蒂散吐之,如在下者,宜承气汤导之。

若先里而后表者,始则发热,渐加里证,下之里证悉除,二三日内复发热,反加头疼、身痛,脉浮者,宜白虎汤。若下后热减不甚,三四日后,精神不慧,脉浮者宜白虎汤汗之。服汤后不得汗者,因精液枯竭也,加人参复卧则汗解,此近表里分传之证,不在此例。

若大下后,大汗后,表里之证悉去,继而一身尽痛,身如被杖,甚则不可反侧,脉迟细者,此汗出太过,阳气不用,骨寒而痛,非表证也。此不必治,二三日内,经(阳)气渐回,身痛自愈。

凡疫邪再表再里,或再表里分传者,医家不解,反责病家不善调理,以致反复,病家不解,每咎医家用药有误,致病复起,彼此归咎,皆失之矣。殊不知病势之所当然,盖气性如此,一者不可为二,二者不可为一,绝非医家病家之过,但得病者尚赖精神完固,虽再三反复,可以随复随治而愈,惟虚怯者不宜耳。

间有延挨失治,或治之不得其法,日久不除,精神耗竭,嗣后更医,投药固当,但将现在之邪拔,因而得效。殊不知膜原尚有伏邪,一二日内,前证复起,反加循衣摸床,神思昏愦,目中不了了等证,且脉气渐萎。譬如行人,未晚投宿,何等从容,今则日间绕道,日暮途长,急无及矣,大凶之兆也。病家不咎前医担误时日,反咎于后医生之而又杀之,良可叹也!当此之际,攻之则元气几微,是求速死;补之则邪火益炽,精气枯燥;守之则正不胜邪,必无生理矣。三路俱亡,虽有卢扁之技①,亦无所施矣。

【释义】 疫邪从口鼻而入,伏于膜原,未发病之前,没有什么感觉,迨至病发,则现发热,

---

① 卢扁之技:卢,指传说中周朝的名医卢氏,见于《列子·力命篇》。谓卢氏,神医也。扁,指扁鹊,姓秦,名越人。"卢、扁之技",是指有像卢氏、扁鹊那样高明的医疗技术。

脉洪数等症,宜用达原饮疏利透达,使邪从膜原而溃。邪离膜原,有九种传变,所传部位不出表里之间。所谓九传,并非每个病人必有之,或各有其一。医生不明九传,则不知病位所在,正如驱使盲人弃杖而走,强迫聋子辨别五音,未免要造成治疗错误,例如但治其证,不治其邪即是。温疫九传有:

① 但表不里:指仅现表证,而无里证。即外有发热恶寒,头身疼痛等表证,内无胸满腹胀,心烦口渴,饮食失常等里证。疫邪外传,或经发斑(包括斑疹、桃花斑、紫云斑等),或从出汗(包括自汗、盗汗、狂汗、战汗等)而消解,凡疫邪外传为顺,勿药亦能自愈。间有汗出不彻,身热不退,宜服白虎汤;若斑出不透,身热不退,宜服托里举斑汤;有的则可通过斑汗并行而愈,如因斑出不透,汗出不彻,症见身热不退,宜服白虎合举斑汤。

② 表而再表:指表解之后,复现表证。这是因为膜原伏邪未能透尽,在热退二三日或四五日后,复向表传,故见发热,脉洪数等症,仍当从斑、汗而愈。如未能自愈者,治同前法,不过这种情况少见。

③ 但里不表:指仅现里证,没有表证。因病邪传里,故外无头身疼痛,发斑,汗出等表证。其病在上焦者,则现胸膈痞满,欲吐不吐,虽吐而不觉快,此宜瓜蒂散催吐,邪随吐出而病自愈;其病在中下焦者,症现脘腹胀满,不呕不吐,或大便燥结,或热结旁流,或协热下利,或大便胶闭,宜用承气汤等通导疫邪,邪去病愈;若上中下三焦俱病者,禁用催吐,仅宜承气汤通导,使停留在上焦之邪,可顺流而下予以排除,呕吐、胀满等证,亦随之消失。

④ 里而再里:指里证解除后,复现里证。一般在里证解后二三日或四五日,又出现里证,其治疗与但里不表者相同,即在上焦者仍以催吐为治,在下焦者仍用攻下导邪。里而再里之传变,临床上常见。至于再三出现里证者甚少。

⑤ 表里分传:指表证里证并现。膜原居半表半里,伏邪一半出表而现表证,一半入里而现里证。表里俱病,内外壅闭,外则肌肤无汗,内则大便不通。不得因无汗而强发其汗,即使强汗亦不得汗。先宜承气汤通导,因里气通,中气达表,则郁滞肌肉之邪,乘势外透;继则因势利导,或促其发斑,或以催吐为治,邪退则病愈。有表里诸症消退,惟身热不解者,系膜原伏邪未尽,宜用三消饮。

⑥ 表里分传再分传:指表里分传之证已解,复现表里之证。宜三消饮,使从汗、下而解。表里分传之证,临床上亦较常见。至于再三分传者,则极少见。

⑦ 表胜于里,或里胜于表:指表证胜于里证,或里证胜于表证。膜原伏邪溃发,传表者多,传里者少,即为表胜于里;传里者多,传表者少,即里胜于表。表胜于里者,以治表为主,治里为辅;里胜于表者,专主治里,里解则表自愈。

⑧ 先表后里:指先有表证,后见里证。所谓先表,是指膜原伏邪溃发之初,先见表证而无里证,宜用达原饮。兼有经证者,则据三阳经证而加引经之药,经证不显者,侧不用加。后现脉洪大而数,自汗而渴者,系邪离膜原,未能达表,宜白虎汤辛凉解散,使邪随汗出而愈。表解之后,二三日或四五日,如仍见发热者,宜达原饮。所谓后里者,是指应用达原饮后。症见胸满腹胀,不欲饮食,烦渴,苔起芒刺等里证,则于达原饮加大黄轻下之。若病久不愈,其在上焦者,宜瓜蒂散催吐;其在下者,宜用承气汤通下。

⑨ 先里后表:指先见里证,后见表证。所谓先里,即始见发热,里证渐增;所谓后表,指里证经攻下之后,于二三日内再现发热、头身疼痛、脉浮等表证,此时宜白虎汤。需要说明的是,里证经下,身热略减,至三四日症见精神不振,脉浮,当用白虎汤从汗而解。服白虎汤而

不得汗者,缘精液枯竭之故,宜白虎加人参汤,复卧取汗则愈,此近似表里分传,不在此例。

若大下、大汗后,表里之证俱解,继则骨寒而痛,有如被杖,不可转侧,脉搏迟细,此乃汗出过多,阳气不能周行之故,不可误作表证治,迨至二三日内阳气渐回,不治自愈。

疫邪传变复杂,病情反复多变,如有再向表再向里,或再向表里分传等,医家认识不到,则责其调理失当;病家不解,则归咎医生误治。实为疫气的性质决定了病情的必然发展趋势。正气尚充者,虽反复再三,犹可随复随治而获得痊愈。当然,正气虚弱者,又当别论。

温疫迁延失治,或治不如法,迨至正气已虚,方才更医,投剂仅将离开膜原之邪清除,故只能暂获疗效,却不知膜原伏邪尚存。故于一二日内,前证再起,且增循衣摸床,神思昏愦,目中不了了,脉气渐萎等凶险之证。病家不追究前医之耽误失治,反责后医之治疗错误。病已至此,元气几微,攻之则不胜攻;伏邪尚存,补之则邪火益炽;此时,正不胜邪,欲坐守待愈,必耗竭元气而无生理,故预后极差。

【选注】 熊立品:按先表而后里者,此不是表邪入里,乃膜原伏邪,溃有先后也。先溃者先传,后溃者后传。若先传表者,宜先行表,解表已而里证复见者,乃后溃之邪,至是方传里也。其先里而后表者,亦不是里邪出表,仍是后溃之伏邪,至是方传表也。至于表里分传,亦伏邪分溃也。

【按语】 熊氏指出疫病之所以有表里先后传变,主要取决于膜原伏邪溃有先后,真乃说到要害处。这对正确理解吴氏九传之说,颇有启发。

解后宜养阴忌投参术

【原文】 夫疫乃热病也,邪气内郁,阳气不得宣布,积阳为火,阴血每为热抟。暴解之后,余焰尚在,阴血未复,大忌参芪白术,得之反助其壅郁,余邪留伏,不惟目下淹缠,日后必变生异证,或周身痛痹,或四肢挛急,或流火结痰①,或遍身疮疡,或两腿钻痛,或劳嗽涌痰,或气毒流注②,或痰核穿漏③,皆骤补之为害也。凡有阴枯血燥者,宜清燥养荣汤。若素多痰,及少年平时肥盛者,投之恐有腻膈之弊,亦宜斟酌。大抵时疫愈后,调理之剂,投之不当,莫如静养节饮食为第一。

清燥养荣汤:

知母 天花粉 当归身 白芍 地黄汁 陈皮 甘草

加灯心煎服。表有余热,宜柴胡养荣汤。

柴胡养荣汤:

柴胡 黄芩 陈皮 甘草 当归 白芍 生地 知母 天花粉

姜枣煎服。里证未尽,宜承气养荣汤。

---

① 流火结痰:流火,谓火毒流走不定。结痰,指痰邪结聚。流火结痰,指火毒流窜,炼液为痰,结于局部的病证。
② 气毒流注:指戾气邪毒,流走不定,注无定处的病证。
③ 痰核穿漏:痰核,指痰湿流聚,结为痰块,皮下肿起如核状,不红不肿,不硬不痛,若化脓破溃,常成漏管,日久不愈,则称痰核穿漏。

承气养荣汤：

知母　当归　芍药　生地　大黄　枳实　厚朴

水姜煎服。痰涎涌甚，胸膈不清者，宜蒌贝养荣汤。

蒌贝养荣汤：

知母　花粉　贝母　瓜蒌实　橘红　白芍　当归　紫苏子

水姜煎服。

【释义】　温疫属热性病。阳气为疫邪所郁，敷布失司，化为火毒，与血相抟，则耗损阴血。疫邪骤解，余热尚存，阴血未复，则大忌人参、黄芪、白术等。因其温补助邪，不但使现证缠绵难愈，而且日后必变生他证，诸如疮疡、劳嗽、流火结痰、气毒流注、痰核穿漏、周身疼痛、四肢拘急、两腿钻痛等，皆系骤补所导致。温疫解后，凡现阴枯血燥者，宜清燥养荣汤滋养营阴，凉润燥热。若肌表尚有余邪者，用柴胡养荣汤养阴润燥，清散余邪；若里证未尽，则用承气养荣汤滋阴攻下；若咳嗽吐痰，胸膈痞闷者，用蒌贝养荣汤甘润化痰，凉肺止咳。若平素多痰，或素禀肥胖者，滋腻之剂宜慎用。一般而言，温疫愈后，静养和饮食调节比方药治疗更为重要。

【选注】　刘松峰：（清燥养荣汤）归地芍药，皆养荣之品，而地黄用汁，大能清燥，知母寒滑，润肾燥而滋阴，花粉亦润燥而泻火，又恐其凝滞，加陈皮以利气疏通之，与甘草共臻太和也。

又云：（承气养荣汤）枳实、大黄、小承气也。余药所以养荣。此解后尚有里证者，曰未尽，是已衰其半矣，故不敢专用承气，而以归地芍药佐之，此方又当用白芍矣。

龚绍林：疫本热病，多伤血分，参术不可妄投，本是至理。仆见气虚之人，头晕不举，右寸无力，不拘甚方，必加参方效。盖正气不足，邪不易去，大抵用药，总要以脉症为凭，不可执见以致误人。

【按语】　刘氏对清燥养荣汤、承气养荣汤之方药解释颇有见地，龚氏指出，正气不足，则邪不易去，"必加参方效"，对吴氏所述，亦有所阐发，可供参考。

余师愚《疫病篇》

本篇原名《疫疹一得》，为余师愚所著。余氏名霖，清代安徽桐城人。中年弃儒学医，究心《灵》《素》，遍览诸家之学，对热疫广有体验，诊治应手辄效。他在前人理论基础上，结合实践经验，著成是书，在乾隆年间刊行。王孟英编著《温热经纬》时，加以删润后载入，更名为《疫病篇》。

本篇专论具有强烈传染性的"热疫"，多属于"热毒斑疹"一类病变。其所述系从观察实践而来，与"祖述宪章"，人云亦云的不同，确有独到之处。如对热疫的认识，斑疹形、色的论辨及其对疫病预后的判断，订立清瘟败毒饮以石膏为主的治法等，都是其突出的创新方面，故王孟英誉为"独识淫热之疫，别开生面，洵补昔贤之未逮，堪为仲景之功臣"。

全书共分两部分，前一部分是论和证治，证列五十二（王氏略去"舌长"，共为五十一证）；后一部分除瘥后二十证外，有论疹形、色和疫证各方，方共三十，清瘟败毒饮为五十二证之主方。此乃采用王氏所辑，予以类释。

论疫与伤寒似同而异

【原文】 疫证初起，有似伤寒太阳、阳明证者。然太阳、阳明头痛不至如破，而疫则头痛如劈，沉不能举。伤寒无汗，而疫则下身无汗，上身有汗，惟头汗更盛。头为诸阳之首，火性炎上，毒火盘踞于内，五液受其煎熬，热气上腾，如笼上熏蒸之露，故头汗独多，此又痛虽同而汗独异也。有似少阳而呕者，有似太阴自利者。少阳之呕，胁必痛；疫证之呕，胁不痛，因内有伏毒，邪火干胃，毒气上冲，频频而作。太阴自利，腹必满；疫证自利，腹不满，大肠为传送之官，热注大肠，有下恶垢者，有旁流清水者，有日及数十度者，此又证异而病同也。

【释义】 温病与伤寒是两类不同性质的外感病，这在前几篇中已经论及。热疫是温病中发病更猛、传染性更强的一类疾病，它和伤寒不同。但因热疫初起有些症状，如头痛、出汗、恶寒、发热或呕逆、自利等很似伤寒，易被误认、误治。因此，特将二者加以比较，使知有所分辨。

首先，从头痛、出汗辨热疫与伤寒。伤寒头痛，或因寒邪外束，太阳经气不舒，或是寒邪化热，邪热循阳明经气上扰所致，所以疼痛不十分厉害；热疫的头痛，是热毒浸淫充斥，火邪上犯清空，所以疼痛甚剧，有如刀劈，且"沉重不举"。

伤寒病在太阳，寒邪外束，腠理密闭而表实无汗；传入阳明，则化热迫津外泄，见全身性的不断出汗。热疫的出汗是因津液被热毒熏蒸上腾，所以多见上半身出汗，尤以头部出汗为主。

其次，从呕和自利辨热疫与伤寒：伤寒少阳证呕逆，是邪气入侵，胆热犯胃所致，呕逆必伴有胁痛，寒热往来，口苦心烦；热疫呕逆是热邪直接犯胃，毒火上冲而频频发呕，并无胁痛。

伤寒太阴证自利，热疫有时也有自利。前者是太阴虚寒，水谷不得运化，偏渗大肠所致，粪便清稀而少臭味，且有腹满；后者则是热毒充斥于内，下迫大肠，便急次频，所便皆为"恶垢"。

总之，伤寒是寒邪，热疫是热毒之邪，其初期症状虽有某些相同，但病变性质则完全不一样，只要从每一症状表现认真分析，两者不难分辨。

论 斑 疹

【原文】 余每论热疫不是伤寒，伤寒不发斑疹，或曰热疫不是伤寒固已。至云伤寒不发斑疹，古人何以谓伤寒热未入胃，下之太早，热乘虚入胃，故发斑；热已入胃，不即下之，热不得泄，亦发斑。斯何谓欤？曰：古人以温热皆统于伤寒，故《内经》云：热病者，伤寒之类也。《难经》分别五种之伤寒，《伤寒论》辨别五种之治法。既云热入胃，纵非温热，亦是寒邪化热，故可用白虎、三黄、化斑、解毒等汤，以凉解也。今人不悟此理，而因以自误误人。至论大者为斑，小者为疹，赤者胃热极，五死一生，紫黑者胃烂，九死一生。余断生死，则又不在斑之大小紫黑，总以其形之松浮紧束为凭耳。如斑一出，松活浮于皮面，红如朱点低，黑如墨涂肤，此毒之松活外见者，虽紫黑成片可生；一生虽小如粟，紧束有根，如履透针，如矢贯的，此毒之有根锢结者，纵不紫黑亦死。苟能细心审量，神明于松浮紧束之间,决生死于临证之顷,始信余言之不谬也。

【释义】 斑疹由热闭营中,外发肌肤而成。伤寒感受寒邪,初起寒重热轻,病在表分;及其入里化热,也是气分热盛,多阳明经、腑证,一般不内陷营血;当病人三阴,则寒化多而热化少,所以说"伤寒不发斑疹"。热疫则不同,暑热毒邪,传变迅速,最易进犯营血,充斥三焦,所以出现斑疹的较多,但也不等于说热疫,必发斑疹。其发生与否,主要决定于病邪是否侵犯血络。

所谓"大者为斑,小者为疹",是对斑疹辨别的标志之一。叶香岩、章虚谷等认为点大而不高出肤表的为斑,点小而高出皮肤,摩之碍手的为疹。斑是阳明血分热毒迫血溢于肌肤而成。疹是太阴肺经风热,内闭营中,外发血络所致。斑和疹形状不同,病机也不一样。而本文余氏所说的斑疹,实际都是指血分热毒,伤络迫血,外出肌肤,不高出皮肤的斑,只是从形态上分,大者为斑,小者为疹。这和叶、章二氏所说,有所不同。

此外,余氏从斑疹的"松活""紧束",以断预后的良否,这是从实践中得出的经验总结,在临床上屡验不爽。其所说"红如朱点低,黑如墨涂肤",是说明斑色明润,形态松活,就是预后良好的征象。如斑色紫黑成片,是热毒极盛的严重现象,绝不能轻忽。所谓"可生",是指只要松活明润,就是热毒虽炽,正气未败,治之得法,还可转危为安。至于斑出"如履透针,如矢贯的"则为血气已败而邪毒锢结,是预后不良的征兆。

论 治 疫

【原文】 仲景之书,原有十六卷,今世只传十卷,岂疫疹一门亦在遗亡之数欤?以致后世立说纷纷,至河间清热解毒之论出,有高人之见,异人之识,其旨既微,其意甚远,后人未广其说而反以为偏。《冯氏锦襄》亦去,斑疹不可发表,此所谓大中至正之论,惜未畅明其旨,后人何所适从。又可辨疫甚析,如头痛,发热,恶寒,不可认为伤寒表证,强发其汗,徒伤表气;热不退又不可下,徒伤胃气。斯语已得其奥妙。奈何以疫气从口鼻而入,不传于胃而传于膜原,此论似有语病。至用达原饮、三消、诸承气犹有附会表里之意。惟熊恁昭《热疫志验》首用败毒散去其爪牙,继用桔梗汤①同为舟楫之剂②,治胸膈手六经邪热,以手足少阳俱下膈络胸中。三焦之气为火③,同相火游行一身之表。隔与六经,乃至高之分,此药浮载亦至高之剂,施于无形之中,随高下而退胸膈及六经之热,确系妙方。余今采用其法,减去硝、黄。以热疫乃无形之毒,难以当其猛烈,重用石膏直入肺胃,先捣其窝巢之害,而十二经之患,自易平矣,无不屡试屡验,明者察之。

【释义】 从《伤寒论》现有版本来看,并没有论及"疫疹"。而是否由于遗亡散失,无从考证,暂且不论。

余氏认为吴氏论邪"不传于胃而传于膜原"有语病。从内容仔细分析,则并不然。以两人所论疫病不一,余氏论的是"热疫",所以它认为肺胃是邪气盘踞的地方,而吴氏论的是

---

① 桔梗汤:为王海藏方,即凉膈散去硝、黄加桔梗(一方有石膏)。
② 舟楫之剂:《本草》认为:桔梗如同舟楫一样,能载其他药上行到肺、胸膈等地方,以开提肺气,扫除邪气。这里是从桔梗的这一作用而说。
③ 三焦之气为火:指三焦的气化功能,来源于"命门"火。

"湿热疫",所以他认为膜原是邪气盘踞的窝巢。论湿热疫邪踞募原,正是应用达原饮的理论根据。因此"传于募原"之说非属语病。

对疫病表证的治疗,不能袭用治伤寒的辛温解表法,这是必须明确的。疫病无论热疫或湿热疫,兼外寒者多有较重的寒栗、高热等表证。即使不因风寒触发,而在疫邪外发之际,也常有短时间的恶寒、头痛等表证,进而转为纯热无寒等里热证,所以证分表里,对疫病辨证施治也是十分必要的。其实,就余氏所说:"首用败毒散去其爪牙",不能说不是宣表,"继用桔梗汤""重用石膏",不能说不是清里。虽说不是"附会"表里,实际也是辨别表里。

此外,余氏根据熊恁昭经验,主张热疫初始用败毒散治疗,但该方毕竟偏于辛温,有风寒外束时,稍可一用以解表寒。如把此方作为常规应用,将会助热为害。至于用桔梗汤加减治疗热疫,当无不合,但也必须如文中所说,用于清胸膈、肺胃气分热邪,才为适宜。

论 治 疹

【原文】 疹出于胃,古人言热未入胃而下之,热乘虚入胃故发斑。热已入胃,不即下之,热不得泄亦发斑。此指寒邪化热,误下失下而言。若疫疹未经表下,有热不一日而即发者。故余谓热疫有斑疹,伤寒无斑疹也。热疫之斑疹,发之愈迟,其毒愈重。一病即发,以其胃本不虚,偶染疫邪,不能入胃,犹之墙垣高大,门户紧密,虽有小人,无从而入,此又可所谓达于膜原者也。有迟至四五日而仍不透者,非胃虚受毒已深,即发表攻里过当。胃为十二经之海,上下十二经,都朝宗于胃①。胃能敷布十二经,荣养百骸、毫发之间,靡所不贯,毒既入胃,势必敷布于十二经,戕害百骸,使不有以杀其炎炎之势,则百骸受其煎熬,不危何待?疫既曰毒,其为火也明矣。火之为病,其害甚大,土遇之而焦,金遇之而熔,木遇之而焚,水不能胜则涸,故《易》曰:燥万物者莫熯乎火②,古人所谓元气之贼③也。以是知火者疹之根,疹者火之苗也。如欲其苗之外透,非滋润其根何能畅茂?一经表散,燔灼火焰,如火得风。其焰不愈炽乎?焰愈炽,苗愈遏矣。疹之因表而死者,比比然也。其有表而不死者,乃麻疹、风疹之类。有谓疹可治而斑难治者,殆指疫疹为斑耳,夫疫疹亦何难治哉?但人不知用此法也。

【释义】 此论热疫发斑疹的机理及治疗原则。本篇不是泛论斑疹,而是专论热疫病变的发斑。热疫发斑,一般多在发病三至五天之间,但也有发热不久就见斑疹的,也有发热多日而斑疹不外出的。这两种情况,每与正邪力量强弱的变化有关。凡斑疹透出迟缓,不是热毒过盛,郁闭于内不能外达,就是正气不足,一时难以托邪外出,即所谓"发之愈迟,其毒愈

---

① 胃为十二经之海……朝宗于胃:义见《灵枢·海论》和《素问·痿论》。大意是:阳明为水谷之海,是脏腑、经脉营养补给的源泉,所以又称胃为五脏六腑之海,也主滋润、营养宗筋(十二经筋在前阴部会合的部位)。冲脉为十二经之海,它和阳明会合于"宗筋",而且所有的阴经、阳经总会于宗筋,再复合于"气街"(又叫"气冲",属阳明胃经),阳明则是它们的统领,这里所说的"胃为十二经之海"和十二经都"朝宗于胃",就是由此引申的。
② 燥万物者莫熯乎火:"熯"指火的热气,是热的意思。全句大意:使万物发生干燥的,莫如最热的火。(见《易经·说卦》)。
③ 这里的"元气",指人身的"正气"。病邪所导致的病理性"壮火",能"食"人的正气,所以说"火是元气之贼"。

盛",真是经验之言。凡斑疹透发较快,有的是正气较强力能逐邪外透,所以发热不久,斑疹就迅速外透,斑透后,热势就逐渐减缓;有的则为热毒过盛,一发病就斑疹密布,热势很高,这是热毒直犯营血的表现。

可见,热疫发斑,无不是热毒内陷入血伤络所致,所谓"火者疹之根、疹者火之苗",确是一种形象的比喻。

斑疹虽是邪气外出的表现。但它并不是邪气在表的表证。其治疗原则,在清解营血热毒方中,可加辛凉透发药,以透邪外出,即所谓"滋润其根",苗可外透。如误用辛温升散,不惟邪不外透,反而更助长邪热,"疹之因表而死者比比然也",即指此而言。

论疫疹之脉不能表下

【原文】 疫疹之脉,未有不数者。有浮大而数者,有沉细而数者,有不浮不沉而数者,有按之若隐若见者,此《灵枢》所谓阳毒伏匿之象也。诊其脉即知其病之吉凶:浮大而数者,其毒发扬,一经凉散病自霍然;沉细而数者,其毒已深,大剂清解犹可扑灭;至于若隐若见,或全伏者,其毒重矣,其证险矣。此脉得于初起者间有,得于八八日者颇多,何也?医者初认为寒,重用发表先伤其阳,表而不散,继之以下,又伤其阴。殊不知伤寒五六日不解,法在当下,犹必审其脉之有力者宜之。疫热乃无形之毒,病形虽似大热,而脉象细数无力,所谓壮火食气也。若以无形之火热,而当硝、黄之猛烈,热毒焉有不乘虚而深入耶?怯弱之人,不为阳脱,即为阴脱,气血稍能驾驭者,亦必脉转沉伏,变证蜂起。或四肢逆冷,或神昏谵语,或郁冒直视,或遗溺旁流,甚至舌卷囊缩,循衣摸床,种种恶候颇类伤寒。医者不悟,引邪入内,阳极似阴,而曰变成阴证,妄投参、桂,死如服毒,遍身青紫,口鼻流血。如未服热药者,即用大剂清瘟败毒饮重加石膏或可挽回,余因历救多人,故表而出之。

【释义】 论热疫的脉象及误用汗、下的变证和治法。热疫是阳热毒邪,数脉主热盛,所以热疫脉必数。初见"浮大而数",是正气能够逐邪,邪毒透发于表之势,这时可给予凉解剂,使邪热外泄,病即可愈。所谓"凉散",是指辛凉透发,以使在里的热毒外达。脉沉细而数,见于初起,多为邪热闭伏于内之象,治非大剂辛透清解则邪难外越。初起脉见伏象,是毒热内闭太甚,只要体壮而无败证,尚无足怪,依证而投辛透清解,谨慎处理即可。若在病势亢进阶段,即所谓"七八日"之间,忽因误治而脉伏匿不见,确是极险之象。阴阳虚实,应从整个症、脉详细分析,非一脉一症所可凭,稍一不慎,生死系之。

疫疹在临床上多热高汗少,病不在表,虽有多日不便,也不是里结,它是无形热毒充斥表里,进犯营血所致。治疗不能妄用表散、攻下。如果误用表散,则热闭无汗,疹邪不能外发;误用攻下,则正伤里虚,邪陷斑隐,就会造成阴阳疑似,虚实错杂的严重变化。此时可因正伤热毒内闭而形成"热厥",即"阳极似阴"的恶候;也可因正气被伤而导致阴脱阳亡。其时是闭、是脱,真假辨别,都必须从脉症、舌苔等全面分析,方不致误。属于正伤而热毒内闭的,虽须急清热毒而重用"清瘟败毒饮",但也不是一剂"清瘟"都可挽回的。必须配牛黄或至宝开闭,或其他抢救措施,以尽力挽救。

论疹形治法

【原文】 松浮洒于皮面,或红或赤,或紫或黑,此毒之外见者,虽有恶证不足虑也。若紧束有根,如从皮里钻出,其色青紫,宛如浮萍之背,多见于胸背,此胃热将烂①之候,即宜大清胃热兼凉其血,以清瘟败毒饮加紫草、红花、桃仁、归尾,务使松活色淡,方可挽回,稍存疑虑,即不能救。

【释义】 所谓"松浮洒于皮面",是形容斑疹形态的松活荣润,疹子边缘与正常皮肤没有很清晰的界限,指压时退色。这样的斑疹,不论色的浓淡,都是热毒外泄的表现,故说:"不足虑也"。"紧束有根",是疹形凝滞敛束,如粟粒之在皮下,疹子边缘与正常皮肤清晰可辨,指压不退色,是热毒壅聚于内,气结血凝于外的表现。其所谓"胃热将烂",也就是病极危重之意。对此须用大剂清瘟败毒饮加味,以泄热凉血,消瘀化斑,以冀获救于万一。若气衰不能宣畅,又当于泄热消斑中,兼以助气。至于斑形松浮而色紫,虽不如紧束有根之恶,但也是热深毒盛之象,如果再有险恶症状,更不能轻率从事,必须慎重对待。

论疹色治法

【原文】 血之体本红,血得其畅,则红而活,荣而润,敷布洋溢,是疹之佳境也。淡红有美有疵,色淡而润,此色之上者也;若淡而不荣,或娇而艳、干而滞,血之最热者。深红者,较淡红为稍重,亦血热之象,凉其血即转淡红。色艳如胭脂,此血热之极,较深红为更恶,必大用凉血,始转深红,再凉其血而淡红矣。紫赤类鸡冠花而更艳,较艳红为火更盛,不急凉之,必至变黑,须服清瘟败毒饮加紫草、桃仁。细碎宛如粟米,红者谓之红砂②,白者谓之白砂③,疹后多有此证,乃余毒尽透,最美之境。愈后蜕皮。若初病未认是疫,后十日半月而出者,烦躁作渴,大热不退,毒发于颔者,死不可救。

【释义】 斑疹是邪热入血溢于肌肤的表现。斑疹红色的浓淡、荣晦,直接与热毒的轻重有关。色淡是邪浅毒轻,色浓是邪深毒重,色紫则热毒更重,色黑是火毒极盛。其中不论何色,只要"红而活、荣而润,敷布洋溢",就是气血尚活的象征;反之,如干枯晦暗无泽的,就是热毒锢结,气血失畅的表现。因此,所谓"红而娇艳"和"干而滞",虽都是"血之最热",但一是气血活畅而有神,一是邪结血滞失神。二者预后实不相同,不能一概而论。

此外,斑疹后由于邪毒未净,又发生细小的红色疹子,或白色疹子,是血分或气分余邪得以向外透泄之象,往往由此热退脉静而愈。

所谓"毒发于颔",即"发颐",是由于热毒不能外达而结于少阳、阳明之络所致,为疫疹的并发症。如症见高热,烦躁,口大渴,表示热毒极重,应急用清瘟败毒饮如法加减,清解热毒以透邪外泄。如已化脓,急须切开排脓,结合外科治疗。

余氏从疹色观察热毒的轻重浅深,这对决定治疗有着重要的意义。其中"淡而不荣",是

---

① 胃热将烂:是据前"紫黑者胃烂"而言。古人认为斑是热毒聚于阳明所致,斑色紫黑是热毒极盛的表现。故以"胃热将烂"来形容胃受热毒熏灼的严重程度。
② 红砂:即在皮肤出现细碎的红色疹子。
③ 白砂:即在皮肤上出现细碎如沙粒的白色疹子。

说明有正衰血虚之象，恐不堪邪毒的浸淫而转败证，对此宜用生地四物汤加葛根、蝉衣、紫草、丹参、红花以养血扶正活血解毒透斑。

论 发 疮

【原文】 疫毒发斑，毒之散者也；疫毒发疮，毒之聚者也。初起之时，恶寒发热，红肿硬痛，此毒之发扬者；但寒不热，平扁不起，此毒之内伏者。或发于要地①，发于无名②，发于头面，发于四肢，种种形状，总是疮证。何以知其是疫毒所聚？寻常疮脉洪大而数，疫毒之脉沉细而数；寻常疮证头或不痛，疫毒则头痛如劈，沉不能举，是其验也。稽其证有目红，面赤而青惨者，有忽汗、忽呕者，有昏愦如迷者，有身热肢冷者，有腹痛不已者，有大吐干呕者，有大泄如注者，有谵语不止者，有妄闻妄见者，有大渴思水者，有烦躁如狂者，有喊叫时作、若惊若惕者。病态多端，大率类是。误认寻常疮证，温托妄施，断不能救。

【释义】 热疫发疮，一般有三种情况：一是先有疫证后发疮疡，它由热毒结聚而致，为热疫的一种并发症；二是原病疮疡，又发生热疫，这可能是继感热毒疫邪，也可以是疮疡热毒，蔓延入血所致，临床上后者较多；三是在出现疮疡同时，又有热疫的严重症状，是由热毒急性感染外聚内淫所致的重证。前两者都是热毒结聚，治应以清解热毒、活血开结为法，可用清瘟败毒饮加减。只要疫毒清，疮肿也会消散。后者如表现为阳热证的，也要以清热解毒，消肿祛邪为主，结合整个脉症兼用他法治疗。如疮形扁平不起，类似阴证的，治疗仍以清热解毒为主，因为这种扁平不起的疮疡，是热毒深伏于内的缘故，与此同时，必伴有脉象沉细而数，头痛如劈，面红目赤，谵语不止，大渴思饮，呕吐，腹泻，腹痛等一般阴证疮疡所没有的症状，可为热疫的诊断依据。对这种热毒深伏的疮疡，只有用大剂清热解毒、活血开结之剂，才能使热毒疫邪里清外扬，如果误认为阴证而"温托妄施"，确是"断不能救"的。可见余氏对热疫观察、认识的深刻。

当然，热疫发疮，除用药内治外，也还可结合外治法处理。

论妊娠病疫

【原文】 母之于胎，一气相连。盖胎赖母血以养，母病热疫，毒火蕴于血中，是母之血即毒血矣。苟不亟清其血中之毒，则胎能独无恙乎？须知胎热则动，胎凉则安，母病热疫，胎自热矣，竭力清解以凉血，使母病去而胎可无虞。若不知此而舍病以保胎，必至母子两不保也。至于产后以及病中适逢经至，当以类推，若云产后、经期禁用凉剂，则误人性命，即在此言。

【释义】 胎儿在母腹中，全赖母体之气血以养，故凡引起母体气血不能正常供养胎儿的任何原因，都可使胎动不安，甚或流产。疫本为热毒而致，最易灼营动血，胎靠血养，毒随血播，胎必受其伤害。因此，对妊娠妇女病疫，甚至触动胎气而胎动不安的治疗，亦应清热、凉血、解毒，以直接除去造成胎动的原因，使热毒去，胎自可安。如不这样而拘于养胎安胎，那

---

① 要地：指"五官"、胸背等要害部位。因这些部位近于心、肺、脑等重要脏器。
② 无名：即"无名肿毒"。是指骤然在体表局部发生红肿热痛的肿疡，但又没有适当病名可称。

就会助长毒势,不但不能保胎,反使母体病转重危,其结果母子两不能保。余氏由此推论,产后病疫,也当以治疫病为主,不能泥于产后"禁用凉剂"而不敢清热。如反用温补,则必致火上加油。但应注意的是,产后气血大虚,感邪病实,这是产后病疫的特点。吴鞠通在《产后宜补宜泻论》中说:"手下所治系实证,目中、心中、意中注定是产后,(本虚)识证真,对病确,一击而罢。"这就说明产后病热既要治其实,又应注意其虚,施治毫不拖延,中病即止,绝不一味蛮攻,也不妄事投补。

论 闷 证

【原文】 疫疹初起,六脉细数沉伏,面色青惨,昏愦如迷,四肢逆冷,头汗如雨,其痛如劈,腹内搅肠①,欲吐不吐,欲泄不泄,男则仰卧,女则覆卧②,摇头鼓颔,百般不足,此为闷疫,毙不终朝。如欲挽回于万一,非大剂清瘟败毒饮不可,医即敢用,病家决不敢服。与其束手待毙,不如含药而亡。虽然,难矣哉!

【释义】 "闷疫"是热疫的暴发证,大多由于感受热毒秽浊病邪,阻滞闭塞于内,以致病发就出现内闭而外似脱的险恶症状,所以认为难治。

本证面色青惨,四肢冰冷,头汗如雨,很似阴寒内盛,逼阳外脱,但实际是热毒秽浊伏闭于内,不能外达而上迫所致。神昏,腹绞痛,欲吐不吐,欲泄不泄,是因热毒内闭。头痛如劈,是因热毒上窜。头摇鼓颔,是阳气被邪毒遏伏而邪正激争所致,《素问·至真要大论》谓"诸禁鼓栗,如丧神守,皆属于火",也说明"鼓栗"是由火热内闭而致。

本证虽然急暴猛烈而证势险恶,但也不能视为无救,如不加详辨而一律给以"清瘟败毒"则也并不完全对证。汪曰祯说:"清瘟败毒饮有遏抑而无宣泄,故决不可用于本证。"王孟英认为,"宜刺曲池、委中以泄营分之毒,再灌以紫雪清透伏邪,使其外越,或可挽回",均切合临床实际。

清瘟败毒饮方论

【原文】 生石膏大剂六~八两,中剂二~四两,小剂八钱~一两二钱　小生地大剂六钱~二两,中剂三~五钱,小剂二~四钱　乌犀角大剂六~八钱,中剂三~五钱,小剂二~四钱　真川连大剂四~六钱,中剂二~四钱,小剂一钱~一钱半

栀子　桔梗　黄芩　知母　赤芍　玄参　连翘　鲜竹叶　甘草　丹皮

此十二经泄火之药也。凡一切火热,表里俱盛,狂躁烦心,口干咽痛,大热干呕,错语不眠,吐血衄血,热盛发斑,不论始终,以此为主方。盖斑疹虽出于胃,亦诸经之火有以助之,重用石膏,直入胃经,使其敷布于十二经,退其淫热,佐以黄连、犀角、黄芩泄心肺火于上焦;丹皮、栀子及赤芍泄肝经之火;连翘、元参解散浮游之火;生地、知母抑阳扶阴,泄其亢甚之火,而救欲绝之水。桔梗、竹叶载药上

---

① 搅肠:指腹绞痛,包括烦躁闷乱,吐泄不得等一组症状。
② 男则仰卧,女则覆卧:男为阳,女为阴,仰是阳的象征,覆是阴的象征,故说男仰女覆。这一说法,并不切合实际,对辨证意义不大。

行,使以甘草和胃。此大寒解毒之剂,重用石膏,则甚者先平,而诸经之火,自无不安矣。

若疫证初起,恶寒发热,头痛如劈,烦躁谵妄,身热肢冷,舌刺唇焦,上呕下泄,六脉沉细而数,即用大剂;沉而数者即用中剂;浮大而数者用小剂。如斑一出,即加大青叶,并少佐升麻四五分,引毒外透,此内化外解浊降清升之法。

【释义】　清瘟败毒饮,是余氏治热疫及热疫发斑的主方,书中所列五十二证都是用本方加减法治疗。此方是由白虎汤、洁古凉膈散、黄连解毒汤、犀角地黄汤等加减组合而成的,故具有这些方的综合作用,它的确是一个寒凉直折、气营两清的清热解毒剂。方中石膏质重味淡应先煎数十沸,犀角可减量磨汁兑入和服,或改用水牛角二两,刨丝与石膏同煎。

疫 证 条 辨

疼 痛 辨 治

【原文】　1. 头痛目痛,颇似伤寒,然太阳阳明头痛,不至于倾侧难举,而此则头痛如劈,两目昏瞀,势若难支。总因火毒达于二经,毒参阳位[①]。用釜底抽薪法,彻火下降,其痛立止,其疹自透。宜清瘟败毒饮增石膏、玄参加菊花,误用辛凉表散,燔灼火焰,必转闷证。(1)

【释义】　论热疫头痛与伤寒头痛的区别及其治疗方法。

头痛,是热疫与伤寒早期都有的症状。伤寒太阳头痛,多兼项背不舒而以后枕部疼痛较重;阳明头痛,是以前额部疼痛较重。前者是因寒束太阳经气,后者是由寒邪化火循经上扰所致,这两种头痛都不很剧烈,也不伴有两目昏花的感觉。热疫头痛,则痛如刀劈,且两目疼痛,昏花模糊,这和伤寒头痛显然不同。

由于热疫头痛是热毒疫邪侵犯太阳、阳明二经。其治疗不但辛温发散剂绝对禁用,而且辛凉宣表剂也不宜。因此,治必急清在里的热毒,里热清,火不上炎,里热不郁,则头痛可止,斑疹外透,自无内闭转为"闷疫"的危险。

【原文】　2. 骨节烦疼,腰如被杖。骨与腰皆肾经所属,其痛若此,是淫热之气,已流于肾经。宜本方增石膏、玄参加黄柏。误用温散,死不终朝矣。(2)

【释义】　论热疫骨节痛、腰痛的机理及治疗方法。

热疫发病后,出现通身骨节烦热疼痛,腰背好像被棍棒抽打那样疼痛,这是热毒浸淫筋骨、关节,郁阻经气的表现。余氏所谓"淫热之气,已流于肾经",这是根据肾主骨、腰为肾之府而推论的。病属热毒疫邪郁阻,治当应用清瘟败毒饮以清热解毒,加黄柏可以清肾经火毒。

【原文】　3. 胃气弱者,偏寒偏热,水停食积,皆与真气相搏而痛,此言寻常受病之源也。至于疫证腹痛,或左或右,或痛引水肠,乃毒火冲突,发泄无门,若按寻常腹痛分经络而治之必死,如初起只用败毒散或凉膈散加黄连,其痛立止。(13)

【释义】　论热疫腹痛与一般腹痛的辨治。

[①] 毒参阳位:指邪毒侵犯头面阳位。

本条说明两个问题：一是疫病腹痛发病原因与一般内科杂证腹痛并不相同；一是提出疫病腹痛的治法。热疫腹痛，是由于热毒秽浊闭伏，冲逆于内，不能向外发扬所致。治疗必须采用辟秽开闭，清泄热毒的方法，使毒热清、邪不内闭则腹痛自除。败毒散是疏散风寒辛温解表剂，在热疫开始外为寒束的情况下，偶可一用以解外寒。如用于热毒内闭的腹痛，不仅辛温助火，为热疫所大忌，而且病本热闭于里，用辛温疏表，是病在里而治其表，属"诛伐无过"。

【选注】 王孟英：疫证腹痛，固与杂证迥殊，然挟食挟瘀挟疝，因病疫而宿疾兼发者亦正多也，临证处方，岂可不为顾及。

【按语】《金匮要略》谓："夫病痼疾，加以卒病，当先治其卒病，后乃治其痼疾也。"这是有宿疾而病新邪的治疗原则。病疫而有食积、瘀血、疝瘕等宿疾的，临床也不少见，治疗时诚如王氏所言"岂可不为顾及"。对素有宿疾的，在未引发之前，以治疫为主，疫去再治宿疾；如病宿疾而兼感疫邪，或病疫而引动宿疾，又必须双方兼顾，其间标本缓急，主次轻重，全在临症权衡。

身 热 辨 治

【原文】 4. 热宜和不宜躁①，若热至遍体炎炎，较之昏沉肢冷者，而此则发扬。以其气血尚堪胜毒，一经清解，而疹自透。妄肆发表，必至内伏。宜本方增石膏、生地、丹皮、芩、连。（3）

【释义】 论疫病发热及其治法。人体因外邪引起的发热，一般发热不宜过急过盛，如发热急，热势高，这是热毒过重的表现。疫证周身壮热，虽是热盛毒重，但也是正气尚能抗邪，使邪气发扬于表的反映。它比症见肢冷、脉沉的正气被遏，毒热内闭于里者病情较轻。对于这种遍身高热的疫证，治疗用清热解毒的清瘟败毒饮，使其热清毒解，斑疹自可外透，可在清瘟败毒饮中加重石膏、生地、丹皮及芩、连等用量，以增强其凉血解毒的作用。

出 汗 辨 治

【原文】 5. 头为一身之元首，最轻清而邪不易干。通身焦燥②，独头汗涌出，此烈毒鼎沸于内，热气上腾，故汗出如淋。宜本方增石膏、元参。（27）

【释义】 论疫病头汗出的治法。疫证身灼热，干燥无汗，独头上冒汗而热气腾腾，这是热毒内郁，不得外达，蒸腾上迫所致。治宜清泄郁热，方用清瘟败毒饮加重石膏、元参用量，使里热清则头汗自止。

头汗，除见于上述疫证外，温热病瘀热内郁，湿热病症的湿热熏蒸，也有头额出汗的症状。临床上可根据全面的临床表现加以辨别。至于重病正虚，突然额上冷汗淋漓，是"虚阳上越"的危重表现。这与本证头汗性质完全不同，虽辨别不难，但也须慎重审辨。

【原文】 6. 疫症热毒，盘踞于内，外则遍体炎炎。夫热极之病，是必投以寒凉，火被水克③，其焰必伏，火伏于内，必生外寒，阴阳相搏则战，一战而经气输泄，大汗出而病邪解矣。（51）

---

① 热宜和不宜躁："和"指热势温和；"躁"指发热急，热势高。
② 焦燥：指灼热干燥。
③ 火被水克：义同"水来克火"。这里火指热毒，"水"指寒凉药剂。

【释义】 热疫战汗和温热一样,可在多种情况下发生。《温热论》及《温病条辨》都有较详细的阐述,可互参。

热疫战汗,是内而热毒壅遏,外而全身高热。经重用寒凉清解之后,热为寒折,气机舒展,正气奋起驱邪,因之正邪相搏而战。正气胜邪,力透重围,于是经气通畅,腠理疏泄,则大汗出而邪随汗解。

神识辨治

【原文】 7. 有似乎静而忽躁,有似乎躁而忽静,谓之静躁不常,较之颠狂,彼乃发扬,而此嫌郁遏。总为毒火内扰,以致坐卧不安,宜本方增石膏、犀角、黄连。(4)

【释义】 所谓"静躁不常",即时而安静,时而烦乱躁扰。这是由于热毒干扰心神,情绪不能正常控制而致,但没有到神识完全丧失的程度,比热病中出现的狂躁症状要轻一些。

热疫的"静躁不常",主要是热毒扰乱心神所致,因此,用清瘟败毒饮加重石膏用量。胃热清,则火不上扰。同时更加重犀角、黄连之量,直清心经邪热,热清则躁自止。

【原文】 8. 寤从阳主上,寐从阴主下。胃为六腑之海,热毒壅遏,阻隔上下,故火扰不寐,宜本方增石膏、犀、连,加琥珀。(5)

【释义】 论热疫"不寐"的机理和治疗。不寐的原因很多,总与心神失宁有关。疫证不寐,是热毒壅遏中焦,火邪上扰心神所致。因此治宜急清火邪,仍依前条加减法治疗。

【选注】 王孟英:火扰不寐,何必琥珀?若欲导下,宜用木通。

【按语】 王氏意见去琥珀加木通,切合病情。此外,灯芯似亦可用。

【原文】 9. 心主神,心静则神爽。心为烈火所燔,则神不清而谵语,宜本方增石膏、犀、连、丹、栀、加黄柏、胆草。(35)

【释义】 论疫病神昏、谵语的治疗。疫证"神识不清而谵语",其机理和其他温热病一样,只是来势较猛出现较快而已。治用直清热毒的清瘟败毒饮增重石膏、犀角、丹、栀,加黄柏、胆草,自无不当。但如热毒进犯心包,有内闭机窍表现的,则宜兼用凉开的"牛黄"或"至宝"等药。

【原文】 10. 发狂骂詈,不避亲疏,甚则登高而歌,弃衣而走,逾垣上屋,力倍常时,或语生平未有之事,未见之人,如有邪附者,此阳明邪热上扰神明,病人亦不自知,僧道巫尼,徒乱人意,宜本方增石膏、犀、连、丹、栀,加黄柏。(44)

【释义】 论疫病发狂的治疗。

发狂为精神错乱的严重表现。在疫疹中最常见的是谵语、幻觉、狂乱等。疫病发狂的轻重与热毒及病变严重程度密切相关,都是阳明热毒过盛,入侵营血,扰乱心神所致。治疗应以清热解毒,凉营清心为主,方用清瘟败毒饮,重用石膏以加强清阳明热毒,犀角、黄连、栀子重在清心,丹皮凉营血。邪并于阳为狂,加黄柏以助苦寒泻火。

【选注】 王孟英:宜加朱砂、青黛,挟痰加石菖蒲、竹沥之类。

【按语】 本证发狂,多有夹痰浊的情况。王氏提出加菖蒲、竹沥以豁痰开窍甚为对证。如阳明燥结明显的,还应加入苦寒通下之品,使燥结去,热毒才能得解。

【原文】 11. 昏闷无声①者,心之气出于肺而为声,窍因气闭,气因毒滞,心迷而神不清,窍闭而声不出,宜本方增石膏、犀角、芩、连,加羚羊角、桑皮。(12)

【释义】 论疫病神昏不语的治疗。疫证神昏不语,闷乱不安,是疫毒热邪侵犯心包的重危表现。其治疗固应清热解毒,但同时必须给以清心开窍。

【选注】 王孟英:桑皮虽走肺而无通气宣窍之能,宜用马兜铃、射干、通草之类。清神化毒,当参紫雪之类。

【按语】 桑皮固然不宜应用,兜铃、射干等似亦不必,因本证之昏闷无声,是因热盛神昏所致,固非声不能出之比,通气宣窍,于本证实无关痛痒。以紫雪辈清心开窍为是。

痉 厥 辨 治

【原文】 12. 初病周身如冰,色如蒙垢,满口如霜②,头痛如劈,饮热恶冷,六脉沉细,此阳极似阴,毒之隐伏者也。重清内热,使毒热外透,身忽大热,脉转洪数,烦躁谵妄,大渴思冰。证虽枭恶,尚可为力,宜本方增石膏、丹皮、犀、连,加黄柏。若遇庸手,妄投桂、附,药不终剂,死如服毒。(6)

【释义】 论热疫厥证的症状和治疗。

热疫初起就见通身逆冷,面色晦暗如蒙尘垢,舌上满布白苔,甚至口腔黏膜也色白如霜,头痛如劈,喜饮热汤,六脉沉细等,这是暴感热毒,兼夹秽浊,深伏于内,闭塞不能外达的热深厥甚的严重表现。对此,原文指出,治宜"重清内热"。为防止寒凉过重而冰伏邪机。须加用开闭辟秽之品。闭郁开,热毒解,则邪从外透。如重用清解之后,病人忽由原来的厥冷转为通身大热,脉由沉细转为洪数,并由饮热恶冷转为大渴思冰,这是热邪向外发扬的象征。然邪虽外达而由于毒邪重,热势高,仍须清解热毒,用清瘟败毒饮加减治疗。

【原文】 13. 四肢属脾,至于逆冷,杂证见之,是脾经虚寒,元阳将脱之象。惟疫则不然,通身大热,而四肢独冷。此烈毒郁遏脾经,邪火莫透。重清脾热,手足自温,宜本方增石膏。(7)

【释义】 论疫病肢厥的治疗。

杂证见四肢逆冷固多虚寒,但也不是没有热郁的。肢冷属脾脏虚寒的虽多,属于他脏的也不少。以其总与阳气衰微或难以外布有关。不得以四肢为脾所主,概把肢厥都属之脾寒。

热疫四肢逆冷,是热毒内伏所致。故四肢虽冷而犹通身大热。这与阳虚厥逆,是显然可别的。

【选注】 王孟英:四肢逆冷,在杂证不仅脾经虚寒,在疫证亦非毒壅脾经,增石膏原是清胃,气行则肢自和也。亦有热伏厥阴而逆冷者,温疫证中最多,不可不知也。

【按语】 疫病肢厥,不仅是"烈毒郁遏脾经",王氏业已指出。余氏所论热厥以气分为多。证之临床,热病肢厥,如伴有昏谵的,其厥闭涉及手厥阴,伴有动风的,则兼及足厥阴。王氏认为温疫多"热伏厥阴",就是指此而说。

【原文】 14. 筋属肝,赖血以养。热毒流于肝经,斑疹不能寻窍而出,筋脉

---

① 昏闷无声:"昏闷"是指神识不清。"无声"不是发不出声,而是由于神识昏迷的窍闭不语。
② 满口如霜:指白色舌苔满布,口腔黏膜色白如霜。

受其冲激,则抽惕若惊,宜本方增石膏、丹皮,加胆草。(8)

【释义】 论疫疹斑不出而热毒深入厥阴,有动风表现的治疗。

疫病发斑,是热毒入营血,迫血伤络而热毒随血外达体表的现象。因此,疫疹以斑疹外透为顺,久郁不达为逆。所谓"斑疹不能寻窍而出",就说明由于热毒内郁,斑疹不能透达于外。热毒既然久郁于内,不上犯心包,即内逼肝经。"肝主筋,赖血以养",邪入厥阴,横窜筋膜,而肢体"抽惕",这是热盛动风的轻度表现,对此治疗自应清解郁热、凉肝息风而透邪外出。清瘟败毒饮可重用石膏、丹皮,加胆草以清肝热。如抽搐较重,可加羚羊角、僵蚕等以凉肝息风。

【原文】 15. 筋肉瞤动,在伤寒则为亡阳,而此则不然。盖汗者心之液,血之所化也。血生于心,藏于肝,统于脾。血被煎熬,筋失其养,故筋肉为之瞤动。宜本方增石膏、生地、玄参、加黄柏。(14)

【释义】 论疫病筋肉瞤动的机理和治疗。

病见筋肉瞤动,总的来说,与津血耗伤,肌肉失于濡润有关。但在不同的病变中,其成因不同,治法不一。如杂证见此,多属气衰血虚所致,治应益气健脾,和营养血;伤寒见此,属过汗亡阳,经脉失于温煦所致,治应温阳。惟疫证出现肌肉瞤动,则为热毒灼伤阴血,肌肉失养,风因热动所致。治应清热解毒,凉血益阴,兼以息风,方中加重生地、元参,目的就在于凉血益阴。

【选注】 王孟英:亡阳瞤动,宜补土制水,淫热瞤动,宜泻火息风。本方尚少镇静息风之品,宜去丹、桔,加菊花、胆草。

【按语】 升散之药,不适于肝风内动之候,故桔梗应去而不用。若丹皮之苦寒凉血,能清肝经之热,用于动风,尚属有益无害,应不去为是,观第八条因暑热入肝而抽惕若惊者,增重丹皮用量,可为佐证。

【原文】 16. 疫证循衣摸床撮空,此肝经淫热也。肝属木,木动风摇,风自火出。《左传》云,风淫末疾,四末四肢也。肢动即风淫之疾也,宜本方增石膏、犀、连、栀、丹,加胆草。(49)

【释义】 论疫病循衣摸床的机理和治疗。

热疫中出现循衣摸床、撮空理线等无意识的不自主动作,是肝风内动现象。但有热盛动风和阴虚风动之别,前者多发生于病的极期而热高证实;后者多出现于病的末期而阴伤证虚。本文所论的是疫邪由手厥阴心包而进犯足厥阴肝,属毒盛火炽。火盛易伤阴,因此,治以清热解毒、凉肝息风。

【选注】 王孟英:桑枝、菊花、丝瓜络、羚羊角、白薇之类,皆可采用。实者宜兼通腑,虚者宜兼养阴。

【按语】 王氏所述诸药皆属清热凉肝、息风和络之品,可以选用。"实者宜兼通腑,虚者宜兼养阴"。在热盛动风证治中,很有指导意义,临症时应考虑及之。

头面颈喉诸肿辨治

【原文】 17. 头为诸阳之首,头面肿大,此毒火上攻。宜本方增石膏、玄参,加银花、马勃、僵蚕、板蓝根、紫花地丁、归尾。脉实者,量加酒洗生大黄。(20)

【释义】 论疫病头面肿大的治疗。

疫病头面肿大,通名之为"大头瘟",系热毒上攻所致。肿必高起色红明亮,边缘清晰,病势猛。热毒重的,宜用清瘟败毒饮加清热解毒药。大黄酒洗,能折炎上之火导之下行,并不是为泻下而用。初起热毒不太重的,仍以普济消毒饮加减较好,以免寒凉冰伏之弊。

【原文】 18. 面上燎疱,宛如火烫,大小不一,有红有白,有紫黑相间,痛不可忍,破流清水,亦有流血水者,治同上条。(21)

【释义】 论疫病面部疱疹的治疗。疫证面部出现疱疹,多与温热湿毒熏蒸有关。有的伴随头面肿大而发生;有的则单独以"疱疹"为特征。严重时成为黄色脓疱,或紫色血疱,甚至色黑坏死,灼热剧痛。都是毒热熏蒸上攻头面所致,因此都可用上法治疗。

【原文】 19. 腮者,肝肾所属,有左肿者,有右肿者,有右及左、左及右者,名曰痄腮,不亟清解,必成大头①,治同上条。(22)

【释义】 论疫病腮肿的治疗。

疫病腮部肿痛,多先在一侧而后及于两侧,甚或延及颈、颊、颌部,呈特殊的虾蟆面容。局部皮肤紧张明亮,但不红,这与发于一侧而红肿灼热的"发颐"(即"化脓性腮腺炎")有所不同。在治疗方面,由于痄腮也是热毒上壅所致,因此,也可用前清热解毒方治疗。至于"发颐"多属热邪不能透泄、郁结于少阳之络而成,在未成脓时,则应以疏散清解,活血消肿为法,不得误为"痄腮"而应用前方,以免过于寒凉,反致邪势冰伏,而郁结难消。

【原文】 20. 颈②属足太阳膀胱经,热毒入于太阳则颈肿,宜本方增石膏、玄参、翘、桔,加银花、夏枯草、牛蒡、紫花地丁、山豆根。(23)

【释义】 论疫病项肿的治疗。

疫病出现项部肿胀,是由于热毒循太阳经上攻所致。治宜清热解毒,用清瘟败毒饮,加重清热解毒之味,并加入解毒散结消肿药,以治疫毒而消项肿。

【原文】 21. 耳后肾经所属,此处硬肿,其病甚恶。宜本方增石膏、玄、地、丹、翘,加银花、花粉、板蓝根、紫花地丁。耳中出血者不治。(24)

【释义】 论疫病耳后肿硬的治疗。

耳为肾窍,疫病耳后乳突处肿硬、压痛,是邪热过盛,肾阴耗伤,热毒郁结耳窍,浸淫耳后所致。在疫病中并发,容易造成阴竭毒壅的危险局面,所以说"其病甚恶"。治宜急清热毒,兼救肾阴。用清瘟败毒饮,加重玄、地等以救肾阴,加板蓝根、地丁等以清热毒。

至于耳中出血,是热毒迫血溢于清窍,为毒邪盛而肾元已败的现象,虽治也难以取效。

【选注】 王孟英:坎为耳,故耳为肾水之外候。然肺经之结穴在耳中,名曰龙葱,专主乎听。金受火烁则耳聋,凡温热暑疫等症耳聋者,职是故也,不可泥于伤寒少阳之文,而妄用柴胡以煽其焰。古云耳聋治肺,旨哉言乎。

【按语】 "耳聋治肺"确能发人深省,然亦不可概言温热暑疫等症耳聋,皆是金受火烁所致。盖心开窍于耳,肾寄窍于耳,少阳经脉循行于耳,肺之结穴在于耳中,故邪在诸经皆可导致耳聋。如暑热闭于心窍而耳聋者清心开窍为是。

【原文】 22. 咽喉者,水谷之道路,呼吸之出入。毒火熏蒸,至于肿痛,亟当清解以开闭塞,宜本方增石膏、玄、桔,加牛蒡、射干、山豆根。(13)

---

① 大头:即"大头瘟"的简称。痄腮和大头虽都因温热毒邪所致,而实是两种不同的病。
② 颈:《说文》:"颈在前,项在后"。足太阳经循项背,故这里应是项。

【评释】 论疫病咽喉肿痛的治疗。

咽为水谷进入的关口，喉为气体出入的通路，二者是胃和肺的门户。热毒熏蒸肺胃，壅遏关口，则咽喉肿痛。临床上如疫喉痧、白喉、喉蛾、喉痈……都有咽喉肿痛，而其他高热疾患，热在肺胃者也可伴发咽喉肿痛。本条就是由疫病热毒熏灼咽喉所致的肿痛，它的特征是局部色深红，但无伪膜，吞咽时疼痛更甚。而疫喉痧、白喉等所致的咽喉肿痛，则各有其特点，临床上应从它们所具有的局部和整个脉症的不同特征，进行详辨。本证咽喉肿痛是由疫病热毒上攻所致，所以治用清瘟败毒饮大清热毒，加用牛蒡、射干、豆根等以散结消肿，利咽止痛。

【选注】 王孟英：加莹白金汁最妙。药汁碍咽者，亟以锡类散吹之。

【按语】 金汁清热解毒之力虽优，但今已无制备者，不如改用大黄较好。锡类散能去腐生新，用于咽喉溃烂者较宜。咽喉肿痛者，不如以金不换散、玉钥匙散等吹之，较为合适。

【原文】 23. 唇者脾之华，唇燃肿，火炎土燥也，宜本方增石膏、翘、连，加天花粉。（19）

【释义】 论疫病唇肿的治疗。疫病唇肿灼热而色焦红，是脾胃热毒熏蒸于上的表现，治宜清解脾胃热毒，所以加重石膏、黄连及花粉等药用量。如唇肿不灼热而色淡的，那又是脾湿所致，须注意辨别。

喘满辨治

【原文】 24. 胸膈乃上焦心肺之地，而邪不易犯。惟火上炎，易及于心，以火济火，移热于肺，金被火灼，其燥愈甚，胸膈郁遏，而气必长吁①矣，宜本方增连、桔，加枳壳、蒌仁。（11）

【释义】 论疫病胸膈痞塞的机理和治疗。胸膈痞塞，可见于多种不同的病证。凡无形或有形之邪壅滞胸膈气机者，就可产生胸膈痞塞的感觉。

本证由于胸痞气塞而"长吁"，是属于无形热邪壅聚于肺、郁遏上焦气机所致。治用清瘟败毒饮增重连、桔，加枳壳、蒌仁以清解热毒宣上焦之气而宽胸利膈。

【选注】 王孟英：邪火上炎，固能郁遏肺气而为膈满，第平素有停痰伏饮者，或起病之先兼有食滞者，本方地、芍未可浪投，临症须辨别施治。惟莱菔汁，既清燥火之闭郁，亦开痰食之停留，用得其宜，取效甚捷。

【按语】 有停痰伏饮者，地、芍之阴柔滋腻自不相宜，应以橘皮、枳、桔之类开豁为宜。莱菔汁既清燥火又化痰食，用于本证确甚为适宜，然尤以生用为佳。

【原文】 25. 诸病喘满，皆属于热，况疫证乎？宜本方增石膏、黄芩，加桑皮、羚羊角。（47）

【释义】 论疫病喘满的治疗。

所谓"诸病喘满，皆属于热"，此说应话看。《内经》病机十九条，以"喘"属于"上"，"满"属于"脾"。喘满从部位来说，有上、中、下三焦之分，有属肺、属脾、属肾之别。从性质来讲，属实属热的固多，而属虚属寒的也不是没有。

疫病出现胸满、气喘，当然是属于热毒壅聚上焦的实证。治疗自必清解热毒，使热毒清

---

① 吁：噘口呼气所发出的声，即喘息时所发出"吁吁"之声。这里所谓"长吁"，是因邪郁胸膈，气机滞塞而表现为呼长吸短的呼吸声及其状态。

而喘满自除,在清热毒的清瘟败毒饮内,加清肃肺热的桑皮,原无不可。羚羊角虽也能清肺热,但它主要作用在于凉肝息风,本证无必要用此。

【选注】 王孟英:杏仁、厚朴、半夏、旋覆花、枇杷叶、蒌仁、莱菔、海蛰、芦根之类,皆可随证采用。

【按语】 杏仁、厚朴、半夏主要适用于痰浊内阻,肺气上逆之喘。旋覆花、枇杷叶、杏仁、莱菔、海蛰等主要用于痰热阻肺、肺气不降之喘。此等药物用于气分热盛之喘,作用皆不大,其中朴、杏、半夏究以不用为宜,以免温燥助热。

目 赤 辨 治

【原文】 26. 红丝绕目,清其浮僭之火而红自退,误以眼科治之为害不浅。宜本方加菊花、红花、蝉蜕、归尾、谷精。(26)

【释义】 论疫病红丝绕目的治疗。

疫病中白睛出现粗细不等的红丝,纵横密布,是热毒挟肝火冲激、瘀热滞阻脉络、熏灼肺金的现象。临床上有热疫所必具的主症可凭,它与眼病以局部病变为主的自不相同。余氏在清瘟败毒饮中,加用清肝散瘀药,自无不可。不过,菊花、蝉蜕、谷精草等,是辛凉宣清上窍药,用于风热眼病较好,用于疫病,其清肝力尚较弱。

【选注】 王孟英:加味亦是眼科之药,不若但加羚羊角、龙胆草二味为精当也。

【按语】 王氏说加羚羊角、龙胆草清肝经邪热,实属精当。

舌 证 辨 治

【原文】 27. 舌乃心之苗,心属火。毒火冲突,二火相并,心苗乃动而嗒舌①、弄舌②。宜本方增石膏、犀、连、玄参,加黄柏。(25)

【释义】 论疫病弄舌的治疗。嗒舌、弄舌,在热疫中出现,都是热毒挟心火上亢的缘故。治用清瘟败毒饮,重用犀角、黄连清心热,并用黄柏配玄参滋水泄火。

【选注】 王孟英:宜加木通、莲子心、朱砂、童溺之类。

【按语】 诸药皆能清泄心火下行,可以选用。

【原文】 28. 舌上白点如珍珠,乃水化之象。较之紫赤黄黑,古人谓之芒刺者更重。宜本方增石膏、犀、连、玄、翘,加花粉、银花。(30)

【释义】 论疫病舌上白点的治疗。

舌上白点如珍珠,实是舌面上的浅溃疡,即叶香岩所谓的"舌绛而有碎点,色白黄者,当生疳也",为心脾热毒上蒸的表现。用清瘟败毒饮加重清热解毒药治疗,确属恰当。

【原文】 29. 舌苔满口如霜,在伤寒为寒证的据,故当温散。而疫证见此,舌必厚大,为火极水化,宜本方增石膏、犀、地、翘、连,加黄柏。误用温散,旋即变黑。(17)

---

① 嗒舌:指舌尖抵于上颚时,下颚随即向下而舌也同时弹动的动作和发出"嗒"的声音,俗叫"弹舌"。多见于小儿热病过程中,病机与"弄舌"同。

② 弄舌:指忽伸忽收,或不时伸出在上下唇及左右口角绕动。在热病中出现,是心脾火盛,或热毒内淫心包。

【释义】 舌苔满布,色白如霜,是伤寒、热疫都有的舌象。但伤寒苔多薄白而不至于满布,舌体、舌质如常;疫病则除苔色如霜满布外,而舌体厚大,舌质必红赤。两者应严加区别。其治疗,在伤寒,当用温散;在疫病,自当以清瘟败毒饮加减。

【选注】 王孟英:凡热证疫证见此苔者,固不可误指为寒,良由兼痰挟湿遏伏热毒使然。清解方中,宜佐开泄之品为治。

【按语】 如枳、桔、藿、佩之类可以选用。

【原文】 30. 疫证初起,苔如腻粉,此火极水化。设误认为寒,妄投温燥,其病反剧,其苔愈厚,精液愈耗,水不上升,二火①煎熬,变白为黑,其坚如铁,其厚如甲,敲之戛戛有声,言语不清,非舌卷也。治之得法,其甲整脱,宜本方增石膏、玄参、犀、连、知、翘,加花粉、黄柏。(31)

【释义】 论疫病误治舌苔干厚如铁甲的治疗。疫病初起,出现苔如腻粉满布,其因与秽浊伏于膜原,与热毒亢盛"火极水化"的不同。前者吴又可、叶香岩先后都曾明确提出,后者即本文所论。二者区分,全在苔的滑腻和干燥:秽浊内伏,苔如积粉,必滑腻不干;热毒初起,必干燥无津,当以此为辨。如热极苔白而用温燥药,必然助邪为虐而热毒愈烈,精伤水涸,苔色就由白变黑,坚厚如甲,使舌体转动不灵,影响讲话,不是因舌卷缩而说话不清。

本证二火煎熬,津因热伤,如不用大剂清解热毒之剂,则热不撤而津不保。但津伤已极,如纯清热而不生津,则热去而津亦不存。因此,必须在清解热毒同时,配以甘寒生津药。至苦寒之味,虽能直折火势,但苦能化燥伤阴,以不用为是。

【选注】 王孟英:此证专宜甘寒以充津液,不当参用苦燥。余如梨汁、蔗浆、竹沥、西瓜汁、藕汁皆可频灌,如得蕉花上露更良。若邪火已衰,津不能回者,宜用鲜猪肉数斤,切大块,急火煮清汤,吹净浮油,恣意凉饮,乃急救津液之无上妙品。

【按语】 热疫而致津液大伤,生津之品,自宜多多选用。不仅温燥忌用,即苦寒之品,亦嫌化燥伤阴,当不用为是。王氏所说不当参用苦燥,理即在此。但热盛而津伤者,是热盛为伤津之因,不清其热而徒用生津,则津液终不得复。王氏谓"此证专宜甘寒以充津液",似欠全面。用鲜猪肉煮清汤凉饮,亦是救津液之一法,然猪肉不如用猪肤。

【原文】 31. 舌上发丁,或红或紫,大如马乳,小如樱桃,三五不等,流脓出血。重清心火,宜本方增石膏、犀角、翘、连,加银花。舌上成坑,愈后自平。(32)

【释义】 论疫病伴发舌疔的治疗。舌上发丁,《医宗金鉴·外科》叫做"舌疔",色紫而疼痛应心,为心脾火毒所致,治用黄连解毒汤加桔梗,并涂紫雪散(即紫雪丹去滑石、丁香、硝石、射香,加冰片、金箔)徐徐咽下。在热疫中出现"舌疔",其势更盛可知,除清瘟败毒饮加重石膏、犀、连、银、翘等外,宜重加紫花地丁、板蓝根等清热解毒之品。

咬 牙 辨 治

【原文】 32. 齿者骨之余。杂证龂齿为血虚,疫证见之为肝热。宜本方增石膏、生地、丹、栀,加胆草。(28)

---

① 二火:在人体指"君火"和"相火"。在这里指热毒炽盛,消灼精液,以致水亏火亢,所以它实指邪火和体内之虚火。

【释义】 论疫病咬牙的治疗。

本证咬牙系热毒犯肝,以致肝热动风。治于清瘟败毒饮中加丹、栀、胆草清肝泻火。如欲凉肝息风,则以加羚羊角更为对证。

至于所谓"杂证咬牙为血虚",是因体虚久病,气血失荣所致,与本证因热盛动风者自有区别。

口 气 辨 治

【原文】 33. 口中臭气,令人难近,使非毒火熏蒸于内,何以口秽喷人乃尔耶。宜本方增石膏、犀、连。(16)

【释义】 论疫病伴有口中臭秽的治疗。口气臭秽,平时多因口腔不清洁,或素有"口臭"(属"体气"之一)的缘故。病中多与胃肠积热,或湿热熏蒸有关。此外,肺痈病也有这一情况,但必有咳唾脓臭痰。

疫病出现口中秽气喷人,自是热毒兼夹秽浊所致,治用清瘟败毒饮加重石膏、犀、连,重在清热解毒,亦可加用一些芳香辟秽药。

【选注】 王孟英:宜加兰草、竹茹、枇杷叶、金银花、蔷薇露、莹白金汁之类,以导秽浊下行。

【按语】 因暑热疫毒口秽,此等芳香辟秽解毒之品,确宜选用。

【原文】 34. 病人自言胃出冷气,非真冷也。乃上升之气,自肝而出,中挟相火,自下而上,其热尤甚。此火极似水,热极之征。阳亢逼阴,故有冷气。宜本方增石膏、犀、地、丹、连,加胆草。(15)

【释义】 论热疫胃出冷气的治疗。

所请"胃出冷气",即病人自觉由胃中嗳出凉气,这在杂证中,一般都因脾胃虚寒,或素有痰饮,临床上必伴有纳少,怯寒,体倦,作呕,便溏(完谷不化)或脘闷,泛恶,舌苔滑腻等症状,可作为辨别依据。

在热疫中胃出冷气,是因"火极似水",即阳亢逼阴挟肝火上冲所致。故治用清瘟败毒饮增重石膏、黄连等以清热毒,加胆草以泄肝火。

渴 饮 辨 治

【原文】 35. 杂证有精液枯涸,水不上升,咽干思饮,不及半杯,而此则思冰,饮水百杯不足。缘火毒熬煎于内,非冰水不足以救其燥,非石膏不足以制其焰。庸工犹戒生冷,病家奉为至言,即温水亦不敢与,以致唇焦舌黑,宜本方增石膏,加花粉。(9)

【释义】 论疫病口渴的辨证和治疗。

在杂证中,除"消渴"证渴饮消水外,一般虽感口干发渴,但饮水不多。热疫则不同,由于热毒炽盛,消灼津液,常大渴引饮,并喜冷思冰,这是引水自救以应急。故热疫伤津口渴,不但不禁饮水,而且应让其凉饮。当然在热盛之际,饮水只能解一时之渴,不能消除热毒。要消除热毒,还必须在清瘟败毒饮中重用石膏清热,加花粉生津止渴。

呕吐辨治

【原文】 36. 四时百病,胃气为本。至于不食,似难为也,而非所论于疫证。此乃邪火犯胃,热毒上冲,频频干呕者有之,旋食旋吐者有之。胃气一清,不必强之食,自无不食矣。宜本方增石膏,加枳壳。(10)

【释义】 论疫病呕吐不食的病机和治疗。

胃主纳谷,为人身后天之本,所以凡呕逆不食,病主在胃。内伤杂病中见之,是胃气上逆,它以呕为主,因呕而致不食,呕止则自能进食。如不因呕而不能进食,多是胃气伤残,久病见之,尤当注意。惟外感热病,初起病在卫表,里无邪扰,多不厌食,当热邪入里犯胃,或湿热中阻气机,胃气受困,则多有呕逆不欲食。

至于热疫中出现干呕不能进食,或随食随吐,是热毒犯胃、胃气失降、挟邪冲逆之故。《素问·至真要大论》说"诸逆冲上,皆属于火",也说明胃热致呕之理。

对此治疗如采用一般开胃消食、降逆止呕药,不但呕不能止,反而助长邪势,必须在清热解毒的消瘟败毒饮中,减去升提药,加入清降药,则热气降而呕自止。

【选注】 王孟英:热壅于胃,杳不知饥,强进粥糜,反助邪气,虽粒米不进而病势未衰者,不可疑为胃败也。若干呕吐食,则本方之甘、桔、丹皮皆不可用,宜加竹茹、枇杷叶、半夏之类。

【按语】 甘、桔升提,丹皮易动胃致呕,所以皆宜去而不用。竹茹、枇杷叶,皆属清降之品,可以取用。半夏虽嫌辛燥,但用于大剂清热泻火方中,是能制其温燥而用其辛开,以发挥它开郁和胃降逆作用,只是用量宜轻不宜重。

【原文】 37. 邪入于胃则吐,毒犹因吐而得发越,至于干呕则重矣,总由内有伏毒,清解不容少缓,宜本方增石膏、甘、连,加滑石、伏龙肝。(37)

【释义】 继论疫病吐与干呕病变的轻重程度和治疗。

干呕和吐,在一般情况下,干呕比吐轻。当邪气壅聚(食积、痰湿、毒秽)于胃,常又以一吐为快,这又比干呕吐不出要好得多。疫病热毒在内,迫使胃气上逆,吐是胃气尚强,驱逐热毒随吐涌越,病较轻;干呕是热毒闭郁于内,病较重。当然,若是以吐为主症的疫病,那又与此相反,而是吐的越急越多,病情就越严重。

疫病呕吐治疗自宜清热解毒。不过,加甘草和伏龙肝则值得商榷,甘草味甘易于壅滞,伏龙肝虽能镇呕而性温燥,用于本证并不适宜。

【选注】 王孟英:甘草宜去,伏龙肝温燥之品,但可以治虚寒呕吐,不宜加入此方。本方桔梗、丹、芍亦当去之,可加旋覆花、竹茹、半夏、枇杷叶,如用反佐则生姜汁为妥。

【按语】 甘草甘能壅胃,桔梗升提助逆,丹、芍易动胃致呕,故皆应去而不用。所加诸药俱属降逆和胃止呕之品,可以选用。

【原文】 38. 呃逆有因胃热上冲者,有因肝胆之火上逆者,有因肺气不能下降者,宜本方增石膏,加竹茹、枇杷叶、柿蒂、羚羊角、银杏仁,如不止,用沉香、槟榔、乌药、枳壳各磨数分,名四磨饮,仍以本方调服。(36)

【释义】 论疫病呃逆的成因和治疗。

临床上出现呃逆的成因很多,本文所指出的三种,在一般情况下,自当审因别治,不是一方所可概施。热疫呃逆,虽有肺、胃、肝、胆之分,但总因疫邪热毒所致。治疗都应用急清热毒的清瘟败毒饮为主,并根据邪犯部位的不同,加入相应的药物。即胃热致呃的,加石膏、竹茹以清胃热;肝热致呃的,加羚羊角以清肝火;肺失清肃致呃的,加枇杷叶、银杏以肃降肺气。至于柿蒂,为治呃要药,虽多用于寒呃,但配以清降药,也可用于热呃,对肺热呃逆,或肝火犯胃致呃都可加用。

二 便 辨 治

【原文】 39. 疫毒移于大肠,里急后重,赤白相兼,或下恶垢,或下紫血,虽似痢实非痢也,其人必恶寒发热,小水短赤。但当清热利水,宜本方增石膏、黄连,加滑石、猪苓、泽泻、木通,其痢自止,误用通利止涩之剂不救。(38)

【释义】 论热疫大便赤白等异常的治疗。

病见里急后重,大便红白相间,是痢疾,还是"疫毒热移大肠"?文中以"恶寒发热""小便短赤"作为疫病的根据来区别。其实,热痢除上述症状外,还有腹痛,每痛即便,便次多为特征。惟疫毒热移大肠,肠络受伤,可以不腹痛而便,或下恶垢、紫血,便急量多而次数并不一定很多,且必有热疫的主症为据。因此,两者不难区别。病证既是热毒移于大肠,治当以清解热毒为主。其中加用猪苓、泽泻等利水药,淡渗伤阴,于本证并不适宜。

【选注】 王孟英:热移大肠,恶垢即下,病有出路,化毒为宜。既知不可通利,何以仍加苓、泽等利水?毋乃疏乎。惟滑石用得对证,他如金银花、槐蕊、黄柏、青蒿、白头翁、苦参、莱菔之类,皆可采也。

【按语】 利小便实大便,只能适用于泌别失职之湿胜濡泻,决不可用于热移大肠之下利。黄柏、苦参虽能坚阴止利,然究嫌苦燥,不如金银花、槐蕊、白头翁、秦皮之清热凉血解毒较为贴切。

【原文】 40. 毒火注于大肠,有下恶垢者,有利清水者,有倾肠直注者,有完谷不化者,此邪热不杀谷①,非脾虚也,较之似痢者稍轻。考其证,身必大热,气必粗壮,小溲必短,唇必焦紫,大渴喜冷,腹痛不已,四肢时而厥逆。宜因其势而清利之,治同上条。(39)

【释义】 论疫病下利的治疗。热疫大便异常,或泻恶垢,或纯利清水,或倾肠直注(即暴泻如水直射),或完谷不化,表现虽有差异,但总因肠热下迫而泄泻,正如《素问·至真要大论》说:"暴注下迫,皆属于热。"再结合文中所指出的大热,息粗,尿短,唇焦,腹痛,大渴喜冷饮等,更足以证明是热毒下迫所致。

至所谓它较前条稍轻,是以似痢非痢之证,为邪气滞塞,且病及血分故重;本证下利,邪气得以下泄而无留滞,且病主在气,所以说"稍轻"。其实,暴泻持续,病情严重时,容易导致阴脱或阳脱,决不能以"轻"而疏忽。

本证由于病因、病机和上条一样,所以治疗也和上条相同。

【原文】 41. 疫证大便不通,因毒火煎熬,大肠枯燥,不能润下,不可徒攻其

---

① 邪热不杀谷:大便"完谷不化",通常是脾肾阳虚不能化谷所致。但当热毒暴注下迫,使水谷不能在肠中停留消化而立即排出,就叫做"邪热不杀谷"。

闭结,而速其死也。宜本方加生大黄,或外用蜜煎导法。(40)

【释义】 论疫病肠燥便闭的治疗。

所谓热疫肠燥大便不通,不能润,不能下,是指不能单独使用润下或攻下药而说。因为单纯的津伤便难,肠得津润则便可通;热结便闭,下之结去而热自解。至于热疫大便不通,是热毒充斥三焦,中焦热邪煎熬大肠津液。这时,如仅用润下或攻泻而不清解热毒,则便虽可通而热毒不能解;仅用清热而不通便,则燥结不去而热毒不除。因此,必须清下并用,以清瘟败毒饮清解热毒为主,加用生大黄或蜜煎导法通润为辅。大便通,热毒除,病自可愈。

【原文】 42. 膀胱热极,小溲短赤而涩,热毒甚者,溲色如油。宜本方加滑石、泽泻、猪苓、木通、通草、萹蓄。(42)

【释义】 论热疫小便短赤的治疗。

热疫小便短赤不利,为热毒内灼,津液耗伤之必有现象。治用清热解毒,使热清毒消则津液不受耗灼而小便自利。如强行通利,更会竭阴助邪。况温病忌淡渗,吴鞠通已有明戒,加用淡渗诸药实非所宜。

【选注】 王孟英:苓、泽等药皆渗利之品,溺阻膀胱者,藉以通导。此证既云热毒内炽,则水已耗夺,小溲自然浑赤短涩,但宜治其所以然,则源清而流洁,岂可强投分利而为砻糠打油之事乎?或量证少佐一二味,慎毋忽视而泛施也。

【按语】 凡用渗利皆为水湿内停而设,非然者,即不可漫用。"源清则流洁",指出了治小便浑赤必须探本求因,一切套法、套方、套药,皆与辨证施治的精神不相符合。

【原文】 43. 疫证遗溺,非虚不能约,乃热不自持,其人必昏沉谵语,遗不自知,宜本方增石膏、犀、连,加滑石。(46)

【释义】 论疫病遗尿的治疗。

遗尿在老年,多由于元气虚衰,膀胱约束无力所致,而热疫遗尿是热毒弥漫、神识失主,以致膀胱不能约束的缘故。因此,它除神昏谵语外,小便必热臭难闻,这和肾虚而遗大不相同,区别不难。证既属于热盛遗尿,治疗自应清热为主。不过,在神昏较重时,以加服至宝丹开窍醒神较为适宜。

出 血 辨 治

【原文】 44. 疫证鼻衄如泉,乃阳明郁热上冲于脑,脑通于鼻,故衄如涌泉,宜本方增石膏、玄、地、芩、连,加羚羊角、生桑皮、棕榈灰。(29)

【释义】 论疫病兼见鼻衄的治疗。

热疫鼻腔出血,出血量很多,这是因阳热过盛,毒犯阳明,血热络伤,故血从鼻腔涌出。它必伴有胃热过盛的高热,烦渴,口臭等症。

对于热盛衄血的治疗,自当在大剂的清瘟败毒饮中加重清胃凉血之品,重用石膏、芩、连、生地、玄参,确甚为对证,但加用羚角、桑皮以清肝泄肺,实不如加酒洗大黄以折其炎上之威,且可导热下行,比较适宜。

【选注】 王孟英:本方宜去桔梗加白茅根。

【按语】 桔梗嫌其升提助衄,白茅根可以凉血止衄。一去一加,恰当得多。

【原文】 45. 舌衄乃血热上溢心苗,宜本方增石膏、黄连、犀、地、栀、丹,加

败棕灰。(33)

【释义】 论疫病伴发舌衄的治疗。舌为心苗,内通心脾之气。热疫热毒内盛,心脾二经为邪所淫,热毒循径上逆,灼伤阳络,迫血从舌渗出。对此治疗,在清瘟败毒饮中,加重犀角、黄连、丹皮、栀子等,以清心凉血。

【原文】 46. 齿衄乃阳明少阴二经之热相并,宜本方增石膏、玄参、芩、连、犀、地、丹、栀,加黄柏。(34)

【释义】 论热疫兼见齿衄的治疗。

齿为骨之余,龈为胃所络。齿衄出血部位是在齿与龈相接之处,其成因不是胃火,就是肾热。属于胃火的必有齿龈肿痛、口臭、便秘等火盛现象;属于肾热的必有牙齿浮动,齿酸痛而龈不肿等阴虚阳浮的表现。热疫出现齿衄,是毒火冲激阳明,灼伤肾阴。故治用清瘟败毒饮加重石膏、黄连清胃火,生地、玄参、黄柏泄肾热。

【原文】 47. 疫证之痰,皆属于热,痰中带血,热极之征。宜本方增石膏、芩、地,加蒌仁、羚羊角、生桑皮、棕灰。(45)

【释义】 论疫病兼见痰中带血的治疗。

痰中带血的原因很多,就热病来说,也有轻重之分。一般风热咳嗽而痰中带血,邪浅病轻而易治;热毒壅肺而咳嗽痰血,则邪聚热重,但治疗得法,病也易愈。热疫痰中带血,是因热毒灼津成痰,损坏肺络所致,多伴有胸闷,气促的症状。毒郁势急,病情危重。治疗自应大清热毒,兼以清肺化痰,活血宁络。加羚羊角,虽可清肺,在此并不对证,棕灰虽能止血而性实温涩,也不贴切,不如换茅根、藕节较好。王孟英认为"宜加滑石、桃仁、苇茎、瓜瓣之类",可参考。

【原文】 48. 邪犯五脏,则三阴脉络不和,血乖行度,渗入大肠而便血,宜本方增生地,加槐花、柏叶、棕灰。(41)

【释义】 论疫病伴发便血的治疗。

便血一证,病位在阳明胃肠,然而"邪犯五脏、三阴脉络不和",血液失去正常运行,渗入大肠,也可以出现便血。热疫中出现便血,虽主要与热毒壅滞胃肠,灼伤脉络,迫血溢于肠中有关,但"阴络伤血则内溢",疫病热毒弥漫脏腑,损伤阴络,以致三阴络血渗入大肠也可形成便血,其病情就更重一些,绝不能疏忽。治疗热疫便血,应在清解热毒同时,兼以凉血,使血分热毒清解则出血自止。所用棕灰,药性温涩,宜改用地榆炭。

【原文】 49. 溺血,小便出血而不痛。血淋,则小腹、阴茎必兼胀痛。在疫证总由血因热迫,宜本方增生地,加滑石、桃仁、茅根、琥珀、牛膝、棕灰。(43)

【释义】 论疫病伴有尿血的治疗。尿血原因很多,以湿热、火毒、阴虚为多见。它既可因膀胱和肾的病变所引起,也可因其他脏腑的病来影响及肾和膀胱而发生。本条从排尿时小腹及尿道有无胀痛来区分"血淋"和"尿血",确是对这二者辨别的可靠方法。

热疫尿血,是因热毒郁滞下焦,伤及阴络,迫血下溢所致,自有热疫的主要表现可凭。治疗当然宜以清热凉血解毒通降为法。用清瘟败毒饮所加各药,尚确恰当。惟棕灰药性温涩,尿道有胀痛感的应忌用。

发 黄 辨 治

【原文】 50. 淫热熏蒸,湿浊壅遏,则周身发黄。宜本方增石膏、栀子,加茵

陈、滑石、猪苓、泽泻、木通。(48)

【释义】 论热疫发黄的治疗。

疫病热毒兼夹湿热,淫溢肌肤则发黄。治热疫发黄,在清热解毒药中,加利胆退黄的山栀、茵陈,渗利祛湿的滑石、猪苓、泽泻、木通等,都很对证。

【选注】 王孟英:此证亦有宜下者。

汪曰祯:青壳鸭蛋敲小孔,纳朴硝于孔中,纸封炖熟,日日服之。义取一补一消,治黄疸甚效。余尝亲试之,初时便溏不爽,服朴硝而便反干畅矣。

【按语】 发黄宜下,是指湿热发黄而挟腑实者。如茵陈蒿汤所治之发黄,即属此等类型。

狐 蜃 辨 治

【原文】 51. 狐蜃。宜本方增石膏、犀角,加苦参、乌梅、槐子。(50)

以上五十一证,热疫恶候,变态无恒,失治于前,多致莫救,慎之慎之。

【释义】 狐蜃一证,多因湿热毒邪留滞不解,郁遏于咽喉、前后阴,以致腐蚀溃烂,它发于咽喉的,叫作"蜃";发于前后阴的,叫作"狐",所以名为"狐蜃"。热疫中见此,当以清瘟败毒饮加重清热解毒药治疗。如局部溃烂较重,可用苦参、雄黄煎汤熏洗,在咽喉可用冰硼散(元明粉五钱　朱砂六分　硼砂三钱　冰片四分　共研)或珠黄散(犀牛黄五分　冰片五分　珍珠六钱　煅石膏五两　为细末,每用少许)吹喉。如溃烂及于牙龈,可用珠黄散外敷。溃烂在下部的,可用三黄粉(雄黄一钱　黄连三钱　黄柏三钱　苦参三钱　冰片五分　共研)外敷。

以上热疫五十一证,原为五十二证,王氏删去"舌长"一证,并将"战汗"列于"瘥后",实为五十证。今将"战汗"仍归于前,合为五十一证。这些证都是热疫的险恶征候,均系疫邪热毒所致,所以都用清瘟败毒饮为主治疗。不过,其中病邪轻重,病位部所,各不相同,兼见的症状,也不尽一致,因此用药必须随证加减。且疫病毒盛、势急、病险,如诊治一误,便会难于挽救,必须慎重考虑。

瘥 后 调 理

津伤未复

【原文】 52. 疫证瘥后,四肢浮肿,勿遽温补。(52)

【释义】 论病后肢肿的治法。热疫病中,脾胃为邪毒所伤,病后脾气未复,脾虚失于制约,所以四肢浮肿。对此,既不能疏利,也不能温补,宜用冬瓜汤泡于术一宿,去术加苡米煎服,以扶助脾气,兼充津液,使脾气健,津液充,则肢肿自消。

【原文】 53. 瘥后饮食渐增,而大便久不行,亦无所苦,此营液未充,若误投通利,死不终朝矣。(53)

【释义】 论病后大便不行的原因和治疗禁忌。热疫病后,饮食日渐增进,而大便多日不解,但没有腹满、潮热等任何不适感觉。这是病中气液被热毒耗伤太过,以致肠中津液一时不复,血亏不能滋润,气虚无力推送的缘故。对此,只要使津液充,气血足,则大便自解。如时日已多,有便意而大便不下,可用当归润燥汤(熟地五钱　当归三钱　麻仁二钱　郁李仁三钱　肉苁蓉钱半　杏仁钱半　白蜜一匙,气虚可加人参、黄芪),或用蜜煎导法。对此如果误作燥结而用通下剂,就会犯"虚虚"之戒。

【原文】 54.热疫为病,气血被其煎熬,瘥后饮食渐进,气血滋生,润皮肤而溉筋骸,或痛或痒,宛如虫行,最是佳境。不过数日,气血通畅而自愈矣。(54)

【释义】 热疫毒邪,煎熬津液,耗伤气血。病后,饮食渐进,水谷精微生化血气,皮肤、肢体百骸都得到灌溉滋润。常见病人于进食时汗出溱溱,皮肤痒如虫行,或肢体活动而微痛,这不可误作病态,而是病后气血输布时的一种反应,只宜糜粥自养,不须服药。

脾胃虚

【原文】 55.瘥后不欲饮食,食亦不化。此脾胃虚弱,宜健脾养胃。(56)

【释义】 论病后胃伤不食,脾虚不化的治法。胃主纳谷,脾主运化,胃以降为和,脾气升则健。热疫后不食,是胃为热伤,失和失纳。王孟英说"不欲进食病在胃,宜养以甘凉",如沙参、扁豆、麦冬、石斛、粳米等味可用,即所谓"胃喜柔润,得阴自安"。

食后不能清化,是病中脾伤,病后气弱,不能化谷。王孟英说:"食不化病在脾,当补以温运。"余氏治法中的加味异功散(四君子汤加陈皮、山楂、谷芽、砂仁、生姜、黑枣)可用,即所谓"脾喜刚燥,得阳始运"。

【原文】 56.瘥后喜唾,胃虚而有余热也。乌梅十个,北枣五枚,俱去核,共杵如泥,如炼蜜丸弹子大,每用一丸嚼化。(61)

【释义】 论疫病后喜唾的治法。

这里所说"胃虚",是指热疫病后,胃气未复,且有余热,以致液出口粘而喜唾。所以用乌梅滋水而清余热,北枣生津而养胃气,名"梅枣含化丸"。用于病后余热未清津伤不复者,甚为对证。

语言失常

【原文】 57.言者心之声也,病中谵妄,乃热扰于心;瘥后多言,余热未净。譬如灭火,其火已息,犹存余焰也。(62)

【释义】 论疫病后多言的治法。

谵妄是精神失常的胡言乱语,有幻视、幻觉,而多言只是说话较多,意识能够自控。二者虽都与心有关,但性质却大不一样。谵妄见于病中,是热盛上扰,而多言见于病后是余热未净。对此,余氏主用生脉饮加通草、石菖蒲、川连、甘草、白芍、灯心等味,以养气阴,清心利窍。

【选注】 王孟英:宜导赤散加麦冬、莲子心、朱砂染灯心。

【按语】 少阴为余热所踞,除多言处,必有心烦不眠、溺短色黄赤等症。清心经余热,王氏所述方药,颇为精专。

【原文】 58.瘥后终日昏睡不醒,或错语、呻吟,此因邪热未净,伏于心包络所致。(65)

【释义】 论疫病后昏睡或错语的原因。昏睡不醒,是神识的轻度障碍,但尚属唤之可以清醒,与昏迷者神志完全丧失而不能唤醒有别。错语则神志基本清楚,但有时不准确。

热疫病后,昏睡不醒,或昏睡唤醒后不能正确回答问题,处于迷蒙状态,并表现出痛苦的呻吟。这是疫邪热毒虽已减退,而留滞在心包的邪热未净,还必须继续清除心包余热。

【选注】 王孟英:宜用丹参、白薇、栀子、麦冬、甘草、木通、盐水炒黄连、竹叶、朱砂染灯心、细茶等药。挟痰者,花粉、天竺黄、石菖蒲、省头草之类,或万氏牛黄清心丸,皆可采用。

【按语】 王氏所述诸药,对于余热留滞较重,或挟有痰浊的,可以据证选用。不过,病后余热,其治当中病即止,勿过用。如属身凉脉弱而神疲倦睡,那又是病后正衰的表现,证治与此大不相同,必须辨清。

【原文】 59. 瘥后有声不能言,此水亏不能上接于阳也,宜补水。(59)

【释义】 论热疫病后有声不能言的治法。

声发自肺系。热疫病后有声可以发出,说明喉咙、声道等局部未被损伤。在热疫病中,不能言语,非痰热阻窍,即是津枯舌强。因此当涤痰清热利窍,或清热生津而各随证治。热疫病后有声不能言,是肾阴被耗,心阳偏旺,舌无津润,转动失灵所致。必伴有舌质干红、舌体强硬的现象。治疗可用滋补肾阴的六味地黄汤为主。惟地黄应用鲜生地,并宜加栀子、莲子心、麦冬、菖蒲等清心开窍之味。

【选注】 王孟英:有余热滞于肺络者,宜清肃;有疫热耗伤肺阴者,宜清养,不仅水亏为然也。

【按语】 《难经·四十难》说:"肺主声。"热病而声音嘶哑、无声者,不是肺之气阴耗伤,就是"金实不鸣"。本条既然有声,不必牵涉及肺,应以证为据。只要有痰热的表现,涤痰清热在所必用。

【原文】 60. 瘥后声颤无力,语不接续,名曰郑声,乃气虚也。宜补中益气汤。(60)

【释义】 论疫病"郑声"的原因和治法。

本条所谓"郑声",似是实非。郑声虽亦"声颤无力,语不接续",但更为突出的是神志失常,故一句话重复不休。本条所述只是说话少气无力,一句话不能连贯说完,又见于疫病之后,当是正气虚衰的缘故。余氏主以补中益气汤,亦属举例而言,治疗总以补虚为原则。

【选注】 王孟英:此证虽属气虚,实由元气无根,补中益气升阳之剂,切勿误投,宜集灵膏。

【按语】 王氏此说值得参考。

心悸

【原文】 61. 瘥后惊悸,属血虚,宜养血镇惊。(57)

【原文】 62. 瘥后怔忡,乃水衰火旺,心肾不交,宜补水养心。(58)

【释义】 以上两条论疫病后心悸证治。但两者轻重不一:前者是因惊而悸,心悸为阵发性;后者不惊也悸,心悸多为持续性。后者都由前者发展而来。在病机方面来说。前者是心血不足,后者则为肾水衰于下,心火旺于上,心肾不能相交所致。

在治疗方面,前者血虚,余氏用"茯神镇惊汤"(人参一钱　炙芪钱半　当归二钱　茯神三钱　远志钱半　龙齿煅二钱　白芍一钱　麦冬二钱　琥珀一钱　研冲服　炙草八分　龙眼三枚　灯心三十寸),以养血镇惊,尚属对证。后者治疗,余氏用"琥珀养心汤"(人参一钱　当归二钱　茯神三钱　炒枣仁钱半　远志钱半　石菖蒲一钱　琥珀一钱　研冲服炙草八分　麦冬二钱　龙眼三钱),这与余氏所说"宜补水养心"之法,就不很贴切,不如改用天王补心丹随证加减。

睡眠不安

【原文】 63. 瘥后心神不安,乃心血亏损,宜养心。(67)

【选注】 王孟英：固是心营不足,亦因余热未清。治如上条可也。

【原文】 64. 瘥后虚烦不寐者,血虚神不守舍也。(68)

【释义】 以上两条,都是论热疫病后血虚所致的病变。就心神不安、虚烦不寐而言,它既有血虚心失所养的一面,也有余火扰动心神的一面,治法都应清养为宜。

【选注】 王孟英：非神不守舍也,亦余火扰动耳,治如上法,或加阿胶,或加生鸡子黄,或加珍珠。审证而用得其宜,贵乎医者之神悟矣。

【按语】 热病后虚烦不寐,心神不安,大都与阴液耗伤、余热扰动有关,王氏之说很是。所谓"治同上条",是指同第66条王氏注语中所列各药。

【原文】 65. 瘥后触事易惊,梦寐不安,乃有余热挟痰也,痰与气搏,故恐惧。(64)

【释义】 论疫病后"余热挟痰"的证候表现。热疫病后,余热未清,痰浊不净,痰热相搏,气机不利,加之病中热毒内伤,心胆亏虚,于是心虚则梦寐不安,胆虚则触事易惊。治疗自应以清热化痰为先,兼以镇惊安神。王孟英认为：宜用竹茹、黄连、石菖蒲、半夏、胆星、栀子、知母、茯苓、旋覆花、橘红等药,尚较妥帖。如加珍珠母、青龙齿以镇惊安神则更为贴切。

出汗

【原文】 66. 瘥后自汗、盗汗,虚象也。宜分阴阳而补益。(66)

【释义】 论疫病后自汗、盗汗的治法。自汗、盗汗,从阴阳而论,自汗为卫虚而阳不固守；盗汗为阴虚而阳不内藏,二者总是阴阳偏虚所致。从脏腑而论,汗为心液,肾主"五液",因此,出汗又每与心肾有关。热疫病中,热毒耗损心肾之阴或心肾之阳,而症见自汗或盗汗,治疗自当据证分清阴虚或阳虚论治。当然,在热疫后,亦有余热未清内迫心阴而汗出的,也不可不知。

【选注】 王孟英：固属虚候,多由余热未清,心阳内炽,慎勿骤补,清养为宜。如西洋参、生地、麦冬、黄连、甘草、小麦、百合、茯苓、莲子心之类,择而为剂可也。

【按语】 本证余氏原主张用加味归脾汤。对余热尽退,确属气虚失固者较可。但对此证之治,还是以王氏清养法较为妥帖。

腰膝痛

【原文】 67. 疫证失治于前,热流下部,滞于经络,以致腰膝疼痛,甚者起不能立,卧不能动,误作痿治,必成废人。宜本方小剂加木瓜、牛膝、续断、萆薢、黄柏、威灵仙。(55)

【释义】 腰膝为肾所主,热疫失治,热毒内灼肾阴,外滞经络,虽病后,余毒仍然留滞不去而腰膝疼痛,甚至动转不得,有如痿状,但实非痿证。因为痿的主症是软弱无力,废而不用,本证的主症则是腰膝疼痛,痛难转动。且痿为虚证,此为热毒内留,二者自有区别。以其余毒内留,故用小剂清瘟败毒饮以清余邪,其加用各药,能舒筋活络,并利腰膝,用之亦属对证。

遗精

【原文】 68. 瘥后遗精。宜交心肾。(63)

【释义】 热疫病后症见遗精,有属于气虚不摄的；有属于心肾不交的。但以肾阴亏损,心火独亢,扰动精室者为多见。治疗可用六味地黄丸,再酌加黄连、莲子以交通心肾,水火济,心肾交,则遗精自止。

复证

【原文】 69. 瘥后余热未净,肠胃虚弱,饮食不节,谷气与热气两阳相搏,身复发热,名曰食复。(69)

【释义】 论疫病后食复的病机与证候特点。在热疫病中,脾胃受伤最重,病后余热不净,脾胃的功能一时难复而运化力弱。这时如果饮食不加节制,必然会造成饮食留滞与余热相搏,又复出现发热、脘闷等症状。因它是由饮食不节所导致,所以叫做"食复"。

治疗可用保和丸加炒白术、黄芩,以清热、消食、和中。如因食面过多而复,还可加麦芽。

【原文】 70. 瘥后早犯女色而病者,名女劳复,女犯者为男劳复。其证头重目眩,腰痛肢疲,面热如烘,心胸烦闷,宜麦冬汤主之。若舌出寸余,累日不收,名曰阳强①,以冰片研末糁之即缩,长至数寸者多不救。(70)

【释义】 论疫病后男、女劳复证的治法。

热疫热毒极重,气血易受劫夺耗伤。当病后邪退正虚,就应善自调摄,以期阴阳达于协调,气血日渐充盈。如这时不注意生活起居,甚至妄生欲念,过早性交,则虚阳因欲火而妄动,阴精因外泄而更衰。其头重目眩、腰痛肢疲,是因明气下衰;面热如烘,心胸烦闷,则为阳气上浮,此因房劳而复,故亦称"房劳复"。其中男女虽有差别,但病证性质相同,治疗都宜用麦冬汤(麦冬一两 炙甘草二两 鲜竹叶十五瓣 北枣肉二枚为细末 每服五钱,秋(粳)米汤盏半温服)以补气液,调阴阳。王孟英认为宜加竹茹、枸杞子。按竹茹能清虚火,枸杞子纯甘多液,能补肝肾之阴,加用于本证,甚为适宜。

余氏指出治舌出不收者用冰片研末糁之,然亦须根据证情配合内服治疗。

阴阳易

【原文】 71. 男子新瘥,余热未尽,而女人与之交接得病者,名阳易;女子新瘥,余热未清,而男子与之交接得病者,名阴易。其症男子则阴肿入腹,绞痛难忍;女人则乳抽里急,腰胯痛引腹内。热攻胸膈,头重难抬,仰卧不安,动摇不得,最危之证。(71)

【评释】 论疫病后阴阳易的治法。阴阳易这一证名,首见于《伤寒论》。对此有两种解释:一是把"易"作"交易"解,认为病后余邪不净而性交,便能互相传染而使男病易女,女病易男;另一种认为,"易"是"改易"(即改变)的意思,那就是指"房劳复"。这两种见解,以后一种的认识比较合乎实际。因为病者与不病者性交,病者元气极虚,不病者身体健壮,即使病者余邪未净,因性交直接传染给不病者,也不至于一发病就成为"阴虚阳亢"证。条中所述证候正是病者久病元虚,一经性交,使正气更衰,邪气转而又复,以致余邪复结于足少阴的表现。是"房劳复"的又一证型,只是"阴虚阳亢"的表现更为重急。对此治疗,古用"烧裈散"。曹炳章先生在《重订通俗伤寒论》按语中说:他尝治温热病后房劳复,头重眼花,腰背痛,小腹里急绞痛,串胯筋挛,身热,心胸烦闷,便闭溲短,用鼠矢二钱 人中白三钱 晚蚕砂三钱 鲜生地五钱 捣生锦纹一钱 蜣螂虫一钱 桃仁钱半 冬葵子三钱 川黄柏一钱 木通钱半 甘草梢八分,取其以浊导浊,效如桴鼓,经治验多人,而不用烧裈散,亦能取效。

---

① 阳强:一指阳亢。见《素问·生气通天论》。一是指男、女劳复"舌出不收"的证名。